临床疑难病例影像分析

主　编　王道清　程留慧　温泽迎
张保朋　王亚洲　周　舟

河南科学技术出版社

·郑州·

图书在版编目（CIP）数据

临床疑难病例影像分析 / 王道清等主编. --郑州:
河南科学技术出版社, 2025.3
ISBN 978-7-5725-1381-7

Ⅰ.①临…　Ⅱ.①王…　Ⅲ.①疑难病—影像诊断
Ⅳ.①R442.9②R445

中国国家版本馆CIP数据核字(2023)第251662号

出版发行：河南科学技术出版社
　　　　　地址：郑州市郑东新区祥盛街 27 号　　邮编：450016
　　　　　电话：（0371）65788613　65788629
　　　　　网址：www.hnstp.cn
出 版 人：乔　辉
策划编辑：邓　为　张　晓
责任编辑：邓　为　张　晓
责任校对：龚利霞
封面设计：中文天地
责任印制：徐海东
印　　刷：河南瑞之光印刷股份有限公司
经　　销：全国新华书店
开　　本：787 mm×1 092 mm　1/16　印张：28　字数：570 千字
版　　次：2025 年 3 月第 1 版　　2025 年 3 月第 1 次印刷
定　　价：168.00 元

编写人员名单

主　　编　王道清　程留慧　温泽迎　张保朋

　　　　　王亚洲　周　舟

副主编　李　超　孟　轲　魏海云　张　卉

　　　　　杨世彤　窦允龙　郭　伟　李艳若

　　　　　杨富阁　刘　杰

编　　委　（按姓氏笔画排序）

　　　　　王亚洲　王道清　王默涵　冯　俏

　　　　　朱永月　全江海　刘　杰　刘璐豪

　　　　　孙樱函　杜海豪　李　超　李艳若

　　　　　杨世彤　杨晓曼　杨富阁　张　卉

　　　　　张保朋　周　舟　周　聪　孟　轲

　　　　　项改生　高晓贺　郭　伟　崔　璐

　　　　　程留慧　温泽迎　窦允龙　廖雯欣

　　　　　魏海云

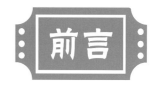
前言

　　医学影像学是现代医学领域中的一个重要分支，随着现代科技的不断发展，医学影像学也在不断地更新和完善，目前，医学影像学已经成为医学临床工作和研究中不可或缺的重要组成部分。自 1895 年伦琴发现 X 线到超声、CT、磁共振成像，再到介入放射和核素显像等技术的相继问世与应用，医学影像学已从单一依靠形态变化进行诊断，发展成为集形态、功能、代谢改变于一体的综合诊断与治疗体系。

　　近年来，随着我国经济与科技的快速发展，人民生活水平不断提高，人均寿命不断增加，人们的保健意识、防治意识逐渐提高，对健康指数的要求也越来越高，对各种疾病的诊疗技术水平也提出了更高的要求。"早发现、早诊断、早治疗"，已势在必行，影像诊断更要做到精细又准确。

　　"精准医疗，影像先行"，俗话讲，影像是临床医师的千里眼，作为影像科医师，要练就一双"火眼金睛"，在纷繁复杂的黑白图像中找到蛛丝马迹，从多变的影像片中抽丝剥茧，找到异常影像，然后分析这些异常影像的形成原因。实践经验的积累、影像诊断思维的培养和提高是每一位影像科医师必须经历的过程。我们细致筛选了 134 例实际工作中遇到的疑难病例及部分罕见病例，包括临床各专业提供的、我们自己遇到的、临床多学科会诊共同讨论的等，结合自己的经验，查阅大量文献与影像学专著，编写了这本《临床疑难病例影像分析》，希望对各位读者、各位临床医师、影像科医师有所帮助。

　　本书依照病变位置分为四部分：头颈部、胸部、腹部、骨肌，每一例都包括基本资料、专科检查、实验室检查、影像图片、影像特征、病理结果、病例小结（临床表现、影像学表现、治疗）、鉴别诊断和参考文献等几个方面。主要特点有：①遴选病例均是容易误诊和漏诊的疑难病、少见病及影像表现不典型的常见病。②所有病例均经手术病理确诊或临床证实。③病例的临床和影像资料较全面，有利于读者提高综合影像诊断能力。④突出实用性和学术性，针对性强。本书适用于中、高级影像诊断医师和影像专业研究生及临床各科医师阅读、参考。

　　随着工作的逐渐开展、经验的不断积累，我们会遇到更多、更有实际意义的病例，后续可能会编写《临床疑难病例影像分析》第二版、第三版，继续为大家服务。

　　最后，感谢河南科学技术出版社的支持与指导！感谢各位编辑在审稿和校对中付出大量的时间和心血！由于我们的知识和编写水平所限，书中可能有疏漏不妥之处，恳请广大读者批评指正。

编者

2024 年 10 月

目录

第三章　腹部

第四章 骨肌

第一章

头颈部

病例1　左侧枕部脑膜瘤

【基本资料】患者，女，67岁，主诉间断头晕半年，加重伴恶心、呕吐1周。

【专科检查】患者头晕，轻微头痛，出现视力、视野障碍。

【实验室检查】无明显异常。

【影像图片】

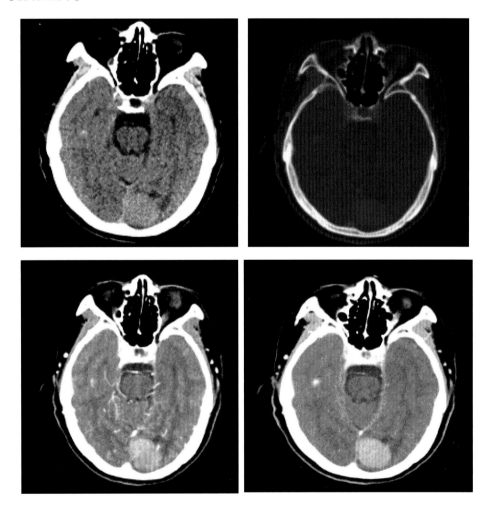

【影像特征】平扫左侧枕部大脑镰旁可见圆形稍高密度影，边界清楚，大小约2.8 cm×3.3 cm，CT值47HU，增强扫描病灶呈中度较均匀强化，大脑镰后局部受压，邻近枕骨呈受压改变。

【病理结果】

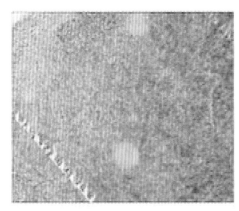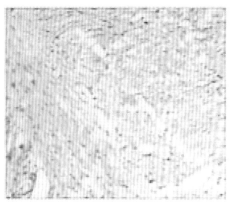

病理诊断：脑膜瘤（上皮细胞型），WHO Ⅰ级。

免疫组化：Vimentin（＋）、EMA（弱＋）、S-100（＋）、PR（局部＋）、GFAP（－）、Ki-67（约 3%＋）。

【病例小结】 脑膜瘤占所有颅内肿瘤的 15%～20%，脑膜瘤一般与硬脑膜相连，邻近骨质增生，肿瘤大小不一，约 85% 发生在幕上，其余部位主要为大脑凸面、颅前窝、矢状窦旁；多见于成年人，女性患者较多。肿瘤位于脑实质外，多为球形，包膜完整，质地坚硬，可有钙化或骨化，少有囊变、坏死和出血。肿瘤生长缓慢，血供丰富，脑膜瘤多紧邻颅骨，易引起颅骨增厚、破坏或变薄，甚至穿破颅骨向外生长。

病理组织学分类及意义：WHO 分类方案将脑膜瘤分为 3 级 15 种亚型，Ⅰ级良性、Ⅱ级非典型性、Ⅲ级恶性。约 90% 的脑膜瘤属Ⅰ级，包括脑膜内皮细胞型、纤维型（成纤维细胞型）、过渡型（混合型）、砂粒体型、血管瘤型、微囊型、分泌型、淋巴浆细胞富集型及化生型 9 型，病理上具有多形性，偶见核分裂象。Ⅱ级主要包括不典型性、透明细胞型、脊索瘤样型 3 型。镜下有丝分裂活跃，至少具有以下 5 个特点中的 3 个，即细胞密集、核浆比高的小细胞、核仁明显且突出、典型结构消失而呈弥漫性或片状生长、区域性或地图样坏死。Ⅲ级包括横纹肌样型、乳头型、间变型 3 型。横纹肌样型脑膜瘤镜下见大量圆形肿瘤细胞与偏心核，乳头型脑膜瘤显示了假乳头状增长模式，间变型脑膜瘤镜下见细胞核退变及多数核分裂象。脑膜瘤生存率及复发率与分级有关，Ⅰ级脑膜瘤 5 年生存率约 92%，Ⅱ级脑膜瘤 5 年生存率约 78%，Ⅲ级脑膜瘤 5 年生存率约 37.7%。手术切除后Ⅰ级脑膜瘤复发率为 7%～25%，Ⅱ级脑膜瘤复发率为 29%～52%，Ⅲ级脑膜瘤复发率为 50%～94%。肿瘤坏死或灶性坏死、出现有丝分裂象被认为是脑膜瘤复发的指标。

临床表现：脑膜瘤几乎可发生于颅内任何位置，尤以上矢状窦旁、大脑镰、脑凸面、嗅沟、鞍结节、蝶骨嵴、海绵窦、小脑幕、桥小脑角等处多见。脑膜瘤多为富血供肿瘤，但其与脑脊液关系密切，某种程度上影响了其细胞增殖，从而使脑膜瘤生长缓慢。脑膜瘤患者多以头痛或癫痫为首发症状，依部位不同，可出现视力、视野、嗅觉或听觉及肢体活动障碍等症状。极少数非典型或恶性脑膜瘤患者因发生肺、胸膜或纵隔淋巴结转移而引起呼吸短促或其他肺部症状。老年患者以癫痫为首发症状者多见，少数可首先表现为精神方面症状。50 岁以上脑膜瘤患者中约 1/5 可能仅表现为精神方面症状，此时可采用影像检查明确有无脑膜瘤。

影像学表现：头颅平片很少应用于脑膜瘤的诊断，常表现为颅内压增高、松果体钙化移位及骨质改变。骨质改变包括增生、破坏或两者同时存在。颅脑 CT 能够显示患者脑膜瘤的具体位置、周围水肿情况和占位效应，还可很好地显示瘤体内的钙化灶，从而能够清楚地了解其骨质增生和骨质破坏的情况。与 CT 相比，MRI 的软组织分辨率很高，而且其还可以实现多方位三维直接成像，通过增强扫描的方式能够将脑膜瘤的血液供应、位置及形态等情况准确地显示出来。MRI 显示良性脑膜瘤和恶性脑膜瘤的脑膜尾征存在着较大差别，以此可以对脑膜瘤的性质进行预判，同时可以显示受压内移的蛛网膜下腔，从而有效地鉴别脑内肿瘤和脑外肿瘤；MRI 还可以清楚地显示脑膜瘤的水肿、占位效应和包膜等情况。MRI 能够清楚地看到肿瘤周围的血管阻塞情况、血管移位情况和血管包绕情况，并且进一步地掌握肿瘤内部的灌注情况、囊性变情况和血供情况。但是 MRI 无法清楚地显示瘤内的钙化灶情况，也不能够提供骨质增生和骨质破坏的情况。CT 和 MRI 两种检查方法的结合能够有效地弥补两者之间的不足，发挥协同优势，从而将脑膜瘤的具体形态、位置、结构及瘤体与周围组织的关系全方位地展示出来，从而极大地提高诊断的效果。

治疗：多数脑膜瘤都是良性肿瘤，如果肿瘤小并且没有明显症状，可以暂时观察，不需要手术治疗。如果肿瘤呈现进行性增大，患者出现临床症状，则需要治疗，一般以手术治疗为主，术后配合药物治疗，不能耐受手术的老年人可采取放射治疗。

〔鉴别诊断〕

1. **大脑凸面的脑膜瘤**　主要与胶质瘤、转移瘤和淋巴瘤相鉴别，胶质瘤和转移瘤的密度多不均匀，可与低密度和囊变的脑膜瘤相似，但后者的脑外占位效应和强化程度高于胶质瘤和转移瘤；淋巴瘤无脑外占位效应，强化程度低。

2. **垂体瘤**　鞍上脑膜瘤主要与之相鉴别。垂体瘤呈等低密度，囊变常见，钙化罕见，强化程度不及脑膜瘤。

3. **听神经瘤**　桥小脑角区脑膜瘤主要与之相鉴别，后者无钙化，密度不均，常有内听道改变，以内听道中心生长。

〔参考文献〕

[1] 陶菁,王小玲.颅内血管外皮细胞瘤与脑膜瘤CT、MRI影像特征对比[J].疾病监测与控制,
　　2018,12(3):205-207.

[2] 张媛,李彦龙,刘连锋,等.MRI图像纹理分析在高级别和低级别脑膜瘤鉴别诊断中的价值分析[J].中国医学装备,2019,16(10):1-2.

[3] 张鹏.探讨CT与MRI应用于脑膜瘤检查中的诊断价值[J].影像研究与医学应用,2019,11(7):153-154.

[4] 李成博,王春,范国光.颅内血管周细胞瘤与脑膜瘤的MRI表现及鉴别分析[J].国际医学放射学杂志,2019,42(1):99-102.

（刘　杰　王亚洲）

病例2　颌下神经鞘瘤

【基本资料】患者，女，41岁，发现右侧颌下肿物，左侧颌下结节进行性肿大。

【专科检查】下颌骨左侧皮下可触及一较大囊状肿块，质软，活动不明显；余体格检查：腹部平坦，未见腹壁静脉曲张，腹壁紧张度正常，腹部无压痛及反跳痛，腹部未触及包块，肝脾肋下未触及，墨菲征阴性，肝浊音界正常，双肾区无明显叩击痛，移动性浊音阴性，肠鸣音未见异常，4次/分。

【实验室检查】无明显异常。

【影像图片】

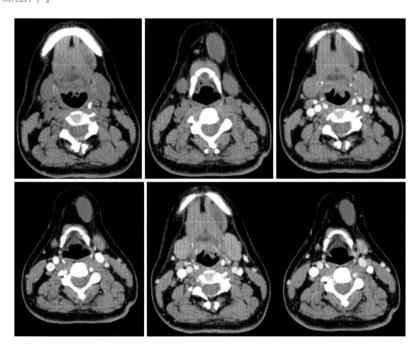

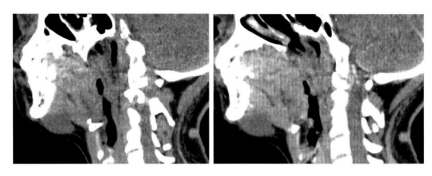

【影像特征】平扫左侧颌下舌部下方可见椭圆形低密度灶,大小约为3.2 cm×1.6 cm,平扫CT值约为21 HU,病灶边界清晰,增强后病灶边缘呈轻度强化,内部未见明显强化。

【病理结果】

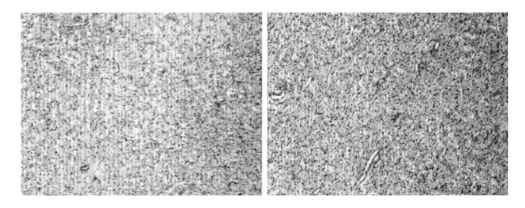

病理诊断:(颌下肿物)神经鞘瘤。

免疫组化:SMA(弱+)、SOX10(+)、S-100(+)、Vimentin(+)、CD34(血管+)、Ki-67(约 2%+)。

【病例小结】 神经鞘瘤可发生在任何年龄,常见于 20～50 岁,无性别差异。易发生在头颈和上、下肢的屈侧,是一种生长缓慢、起源于神经鞘膜施万细胞的良性肿瘤。病理上主要由 Antoni A 区和 Antoni B 区组成。Antoni A 区细胞紧密排列成栅栏状结构,呈束状交叉成旋涡结构,或洋葱皮样结构。Antoni B 区细胞呈星芒状,排列疏松而零乱,细胞内和细胞间有许多空泡或水样液体,形成微囊或较大的囊腔。各神经鞘瘤此两种细胞区的构成比可完全不同,从完全 Antoni A 区逐渐过渡到 Antoni A、Antoni B 区交错,甚至完全为 Antoni B 区所占,更有甚者可完全退变而形成一个大囊。在 Antoni A、Antoni B 区内都可夹有胶原、出血、微囊、钙化等改变。病理改变的特殊性致神经鞘瘤的 CT 表现也颇具特征,且两者有明显相关性。通过 CT 影像、大体标本及病理切片的相互对照比较,在 CT 增强影像上 Antoni A 区集中处呈高密度改变,而 Antoni B 区为低密度改变。

神经鞘瘤一般为沿着神经走行方向梭形生长的孤立性肿块，边缘清晰，有包膜，直径一般 < 5 cm，肿瘤质地多样，以囊实性最为多见。咽旁间隙一般呈倒置的锥形，上至颅底，下达舌骨水平，分为茎突前间隙和茎突后间隙，茎突后间隙内包含着颈动脉鞘，在舌骨上水平的颈动脉鞘内有第Ⅸ～Ⅻ对脑神经走行。颈部交感神经位于椎体两侧、椎前筋膜的深面，垂直纵列于颈椎横突的前方。除上述神经主干外，舌咽神经咽支、迷走神经咽支及交感神经颈上节咽支共同构成咽环。因此神经鞘瘤是舌骨上咽旁间隙的最常见病变之一，且肿瘤起源复杂多样，术后易出现神经损伤。

影像学表现：神经鞘瘤密度或信号多不均匀，一般呈囊实性改变，病灶内易发生囊变、出血。低密度区中伴团状高密度改变为颈部神经鞘瘤最具特征的 CT 增强影像表现之一，点状改变为颈部神经鞘瘤又一特征性 CT 增强表现，点状大小为 1～4 mm 不等，又有高、低密度之分，可在肿瘤内弥漫分布，也可位于肿瘤的中心或厚环上。神经鞘瘤的质地主要取决于病灶内 Antoni A 区和 Antoni B 区的比例，当肿瘤以 Antoni A 区为主时，病灶表现以实性成分为主，实性成分为主的神经鞘瘤 CT 平扫与颈动脉体瘤平扫密度相似，增强后肿块呈条状、弧形强化，而且造影剂消退较慢；当肿瘤以 Antoni B 区为主时，病灶以囊性成分为主，需要和鳃裂囊肿、咽黏膜囊肿及涎腺的病变相鉴别；MRI 表现：神经鞘瘤在 T1WI 上病灶呈等、低信号，在 T2WI 上呈不均匀稍高、高信号。发生出血时，T1WI 上可见稍高信号，在 T2WI 上可见含铁血黄素沉积所致的低信号环。

治疗：神经鞘瘤大多为良性肿瘤，外科手术切除治疗是目前临床中治疗神经鞘瘤较常采用的方式，该方法的治疗效果较为理想，可彻底切除瘤体，复发率较低，很少有恶变。此外，化疗可能对神经鞘瘤有一定的减少复发与远处转移作用。

【鉴别诊断】

1. **颈动脉体瘤** 常具有"抱球征""高脚杯征"等特征性表现，增强后多表现为显著均匀强化，熟悉这些特征性表现有助于鉴别诊断。在咽旁间隙遇到使颈内、外动脉分离移位的肿块时，还需要考虑到神经鞘瘤，尤其是增强后表现为实性富血供的肿块，与颈动脉体瘤鉴别诊断困难，需要仔细观察病灶位置、形态、质地及与邻近血管的关系，进行多平面重组或三维重建来帮助判断。

2. **鳃裂囊肿** 是胚胎发育异常形成的侧颈部囊性肿块，主要发生于下颌角后、胸锁乳突肌前缘、锁骨上窝的位置，病变可使颌下腺前移并压迫颈动脉鞘内移。鳃裂异常可发生于任何年龄，儿童最为常见。影像学检查能详细评价病变与邻近结构的关系，且对病变的定位及定性十分重要。感染或穿刺亦可引起囊内出血，表现为局部高密度影，有时可见液 - 液平面。

3. **咽黏膜囊肿** 咽囊部位在化脓后或者感染后会逐渐转变成咽囊炎，待咽囊脓肿破裂后会出现脓性瘘管。

【参考文献】

[1] 何龙,郭永梅.咽旁间隙神经鞘瘤与多形性腺瘤的影像鉴别诊断[J].广州医科大学学报,2020,48(3):1-6.

[2] 修志刚,吕发金,陈丽平,等.神经鞘瘤MRI影像诊断的多因素分析[J].成都医学院学报,2020,15(4):486-489,494.

[3] 杜心如,郭瑞君.四肢神经鞘瘤的B超及MRI影像诊断[G]//中国超声医学工程学会、北京大学第三临床医学院.中国超声医学工程学会第四届全国肌肉骨骼超声医学学术会议暨新技术国际研讨会论文汇编.中国超声医学工程学会、北京大学第三临床医学院.

[4] 王建华,周广超,李惠,等.舌骨上咽旁间隙神经鞘瘤与颈动脉体瘤影像表现及鉴别诊断[J].中国临床研究,2017,30(11):1491-1494.

（窦允龙　王亚洲　王道清）

病例3　颈部间隙神经鞘瘤

【基本资料】患者,女,45岁,发现右侧颈部包块8个月。2010年外院行右侧乳腺肿块切除术及右侧颌下腺及颈部淋巴结切除术。

【专科检查】右侧颈部近下颌角处可触及一大小约5.0 cm×4.0 cm肿物,质韧,无压痛,边界清,活动度差,并可触及颈动脉波动明显,右侧颌下有一长约4.0 cm手术瘢痕,愈合良好。

【实验室检查】未见明确异常。

【影像图片】

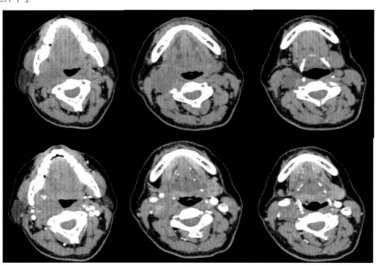

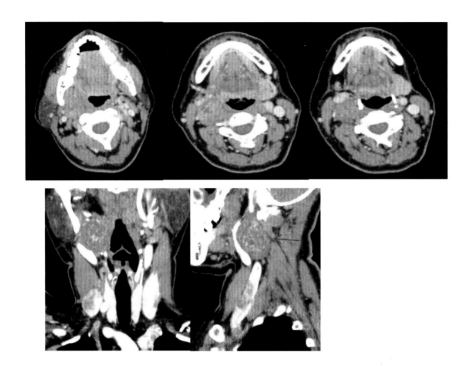

【影像特征】右侧下颌角后内侧可见团块状软组织样稍低密度影，大小约3.5 cm×2.6 cm，其内密度不均匀，CT值约26 HU，增强后呈轻中度不均匀强化，边界清，周围软组织受压；右侧颌下腺未见显示，右侧颈部可见纤维索条影；双侧下颌及颈动脉鞘区多发淋巴结影。

【病理结果】

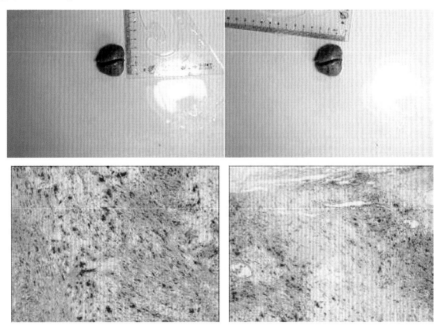

肉眼所见：（送检）3 cm×2.5 cm×1.5 cm 灰白、灰红色组织一块，带完整包膜，切面灰白、灰红，质中。

病理诊断：（颈部）神经鞘瘤。

免疫组化：Vimentin（＋）、S-100（＋）、SOX10（＋）、CK（－）、EMA（－）、Actin（－）、Desmin（－）、CD34（－）、CD117（－）、Ki-67（约3%）。

【病例小结】神经鞘瘤是一种神经源性良性肿瘤，为神经外胚层的施万细胞（Schwann 细胞）增生所致，又称施万细胞瘤。瘤组织主要有 2 种形态改变，常混合存在。Antoni A 区由密集的梭形细胞组成，呈栅栏状排列，构成独特的 Verocay 小体；Antoni B 区为杂乱排列的多形性瘤细胞，间质水肿，有不同程度的黏液变性，形成小囊肿，瘤内血管丰富。免疫组化检查显示大部分肿瘤细胞 S-100 蛋白阳性。

神经鞘瘤多发于成年人，男女发病率无明显差别，一般为单发，也可多发，多发性皮肤神经鞘瘤又称为神经鞘瘤病，可伴或不伴有神经病变。肿瘤沿外周神经或脑神经走行分布，可发生于全身各部位，好发于四肢，也可发生于颈、咽侧的任何部位，以咽及颈中上段为多见，但发生于颈动脉三角区者较少见。发生于颈动脉三角区的神经鞘瘤主要来源于交感神经、迷走神经及舌下神经，亦可发生于听神经、三叉神经、舌咽神经、面神经、舌下神经、副神经。发生于颈鞘内来自于颈动脉三角区的神经鞘瘤生长缓慢，质地中等或偏硬，边界清，一般无痛，可沿神经长轴侧向移动而不能上下移动，来源于交感神经者常出现霍纳征，来源于迷走神经者可伴有声音嘶哑。在颈动脉三角区，肿瘤与颈总动脉及分叉处大血管关系密切，可造成动脉移位，来自迷走神经、颈交感神经的神经鞘瘤的颈动脉皆移位于肿瘤的外半周，位于颈动脉分叉（或）以上颈部者，其动、静脉皆紧贴肿瘤，颈内静脉移位于肿瘤的外半周；迷走神经将颈总（颈内或无名）动脉与颈内（或无名）静脉撑开，动脉位于肿瘤内半周，静脉位于肿瘤外半周，两者在弧形线上呈 90° ～ 180° 角。肿瘤内可出血，也可传导搏动。

影像学表现：CT 平扫表现为梭形或类梭形均匀等密度，或略低密度肿物，长轴与神经走行方向一致。密度低于肌肉，可均匀或不均匀。CT 增强则呈均匀明显强化，或不均匀等密度肿物，伴中心点状、片状更低密度区，肿物与周围组织关系欠清楚，或有清晰脂肪线存在；病灶可推移血管（不包绕血管）。肿物内可有囊性变，边界清楚。增强扫描 Antoni A 区明显强化，Antoni B 区轻度强化，囊变区无强化。需要注意的是，两种组织在肿瘤内部构成比例及分布不同，影像表现为不均匀密度，增强后不均匀强化，不要误认为是肿瘤坏死囊变。

【鉴别诊断】

1. 颈动脉体瘤　颈动脉体瘤位于颈总动脉分支处，颈内外动脉分离，边界不清，有搏动感。CT/MRI：增强动脉期明显不均匀强化，静脉期强化减低，更趋向于均匀；T1WI 可见椒盐征。推移、包绕颈内、外动脉，分叉角增大，呈"高脚杯征"或"抱球征"。CTA：MIP 图瘤体显影。

2. **神经纤维瘤** 神经纤维瘤有以下特征性表现：①质韧，有弹性，无包膜；②瘤细胞疏散，栅栏状或旋涡状结构偶见；③瘤体内常可见起源的神经插于其中；④瘤体内常可见汗腺及脂肪组织，无厚壁血管；⑤阿尔辛蓝（Alcian blue）染色阳性。

3. **卡斯尔曼病（Castleman disease，CD）** 属原因未明的反应性淋巴结病之一，临床较为少见。圆形、类圆形、分叶状，大小不一，边界清或不清；软组织密度；灶状或条状低密度灶；点状、分支状钙化；动态增强扫描：呈明显强化、渐进性强化、延迟强化的特点。

4. **淋巴结转移癌** 原发肿瘤病史，常多发，大小标准不同；最大纵径与横径之比小于 2，球形或不规则，边界不清（结外侵犯）；鳞癌转移：淋巴结边缘强化伴中心低密度；甲状腺癌转移：无论大小均可出现囊变、钙化、明显强化。

5. **淋巴瘤** 双侧多见（不局限在某一淋巴引流区域内）；圆形、卵圆形，大小不一，边界清楚；密度 / 信号均匀；增强呈轻中度均匀强化；DWI 高信号、ADC 低信号。

【参考文献】

[1] 姜世超,王珍,王如.颈交感神经鞘瘤的诊断与治疗分析[G]//中华口腔医学会口腔颌面外科专业委员会.第十三次全国口腔颌面外科学术会议暨中华口腔医学会口腔颌面外科专业委员会成立30周年纪念活动论文汇编.中华口腔医学会口腔颌面外科专业委员会.

[2] 郝大鹏,满凤媛,王振常,等.颈动脉间隙内颈动脉体瘤和神经鞘瘤的影像学鉴别诊断[J].中国医学影像技术,2010,26(2):258-261.

[3] 鲜军舫,王振常,罗德红,等.头颈部影像诊断必读[M].北京:人民军医出版社,2007.

[4] 高传平,刘华,郝大鹏,等.颈动脉体瘤CT和MRI诊断[J].实用放射学杂志,2008,24(9):1287-1288.

[5] SAITO D M, GLASTONBURY C M, E-L SAYED I H, et al. Parapharyngeal space schwannomas: preoperative imaging determination of the nerve of origin[J].Arch Otolaryngol & Head Neck Surg, 2007,133(7): 662-667.

（李 超 周 舟 王道清）

病例4 颈部淋巴结结核

【基本资料】患者，女，21 岁，发现颈部淋巴结肿大 20 天。

【专科检查】双侧颈部可触及肿大淋巴结，最大者约 2 cm×2 cm，质韧，边界尚清，活动度可，颈软，无抵抗感，双侧颈动脉无异常搏动，颈静脉未见异常，甲状腺不肿大，未闻及血管杂音。

【实验室检查】血常规（-），游离三碘甲状腺原氨酸（FT3）：5.32 pmol/L，游离甲状腺素（FT4）：9.92 pmol/L↓，促甲状腺激素（TSH）：9.66 mU/mL↑，甲状腺过氧化物酶抗体 (TPO-Ab)：1.5 U/mL。

【影像图片】

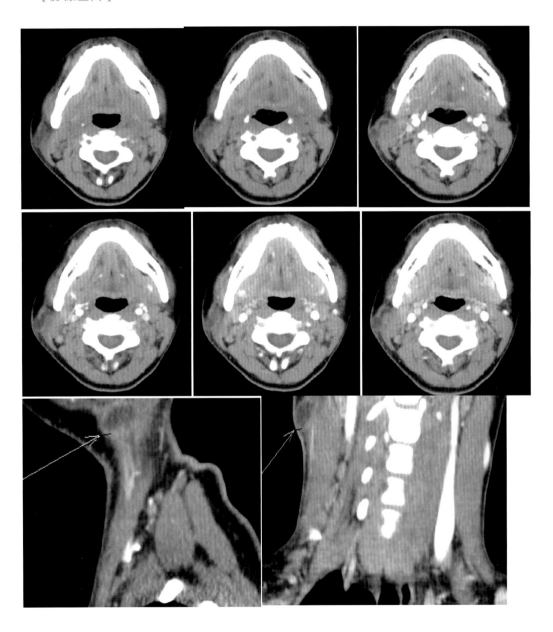

【影像特征】右侧腮腺下方外侧皮下可见不规则形低密度影，较大截面约2.1 cm×1.0 cm，增强后呈环形强化，周围脂肪间隙清晰。

【病理结果】

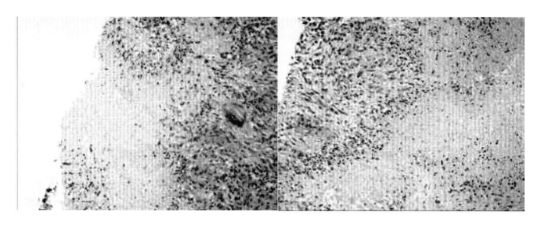

病理诊断:(右颈部淋巴结穿刺)肉芽肿性炎,考虑结核性病变。

【病例小结】淋巴结结核是一种肺外结核,它既是全身结核的局部表现,也是局部感染的结果。病原菌是人型或牛型结核分枝杆菌。以小儿及青壮年发病较多,成年人发病高峰在 25 ~ 45 岁,女性稍多;全身淋巴结均可受累,以颈部、纵隔、腋窝及腹股沟较多见,其中颈部最为常见,约占 75%。肺结核伴淋巴结结核者多以肺结核症状为主,起病缓慢,主要症状为发热、盗汗、咳嗽、咳血、胸痛、体重减轻。颈部淋巴结结核多以颈部包块就诊。颈部淋巴结感染途径:上颈部淋巴结结核多由口腔、扁桃体等处结核杆菌的感染引起,而下颈部及锁骨上的结核灶多由肺部感染所致,一般在抵抗力强时不易发病,只有人体抵抗力下降时,由原发感染部位通过淋巴管或由胸内结核病变累及纵隔、气管旁淋巴结,向上蔓延至颈部淋巴结引起颈部淋巴结结核,只有极少数由血行感染引起。

颈部淋巴结结核依照病理学变化可分为 4 型,不同的类型其 CT 表现不同。Ⅰ型为结节型或肉芽肿型,表现为单一或散在的密度均匀的软组织结节影,与周围组织分界清楚,CT 增强扫描呈轻度均匀强化。Ⅱ型:淋巴结干酪样坏死,淋巴结包膜未坏死,与周边尚无粘连。肿大的淋巴结中心呈低密度,但淋巴结周围的脂肪间隙尚能分辨,CT 增强扫描呈环状强化,中心低密度影更加清楚。Ⅲ型为浸润型,有明显的淋巴结周围炎,与周围组织有粘连,移动受限,平扫表现为多发中心低密度区,增强后边缘环状强化,其周围脂肪间隙消失。Ⅳ型为脓肿型,肿大的淋巴结中心软化,病变相互融合成较大的低密度区,边缘厚且呈不规则的环状强化,周围脂肪间隙消失。脓肿破溃或切开引流,创口经久不愈形成窦道。事实上,上述各型常混合存在,结核性淋巴结增大在增强前后的密度改变具有一定的特征性,尤其环状强化与间隔状强化有助于淋巴结结核的诊断。

总之，青年女性，颈部单侧，多个、多区域淋巴结肿大，CT增强扫描呈边缘强化或分房样强化、中心坏死及形成一个大的单房，可伴有周围肌肉脓肿，周围脂肪层不清，内部可见点状或斑点状钙化为颈部淋巴结结核的典型表现。

【鉴别诊断】

1. **转移性淋巴结** 转移性淋巴结一般是指恶性肿瘤通过淋巴管转移至其旁，或者其相关的淋巴结，造成肿瘤细胞在淋巴结滋养、繁殖，引起淋巴结癌性的肿大。淋巴结转移是恶性肿瘤最常见的一种转移方式。转移性淋巴结多发生于年龄较大，有原发肿瘤病史，尤其是头颈部原发肿瘤病史者，转移淋巴结多发于上颈部，多表现为边缘强化及中央低密度，一般认为转移淋巴结增强呈厚环强化（强化环的厚度大于淋巴结直径的20%）。结核性淋巴结易融合成团，与邻近肌肉粘连，常引起皮下脂肪层呈鱼网状改变，局部皮肤增厚或破溃，此征象少见于转移性淋巴结与淋巴瘤。一般认为形态不规则的花环样边缘强化病变，失去淋巴结正常结构，表现为大单房，伴有周围肌肉脓肿，周围脂肪密度增高、脂肪层不清楚或闭塞、消失，邻近肌肉增厚肿胀、皮肤增厚，与病灶分界不清，为结核的特征性表现。

2. **淋巴瘤** 是起源于淋巴结和淋巴组织的恶性肿瘤，以无痛性进行性淋巴结肿大为特征，主要分为霍奇金和非霍奇金淋巴瘤两类。其症状为肝脾肿大，全身各组织器官均可受累，伴发热、盗汗、消瘦、瘙痒等全身症状。颈部淋巴瘤多为双侧淋巴结肿块，病变内多无液化坏死，CT增强扫描呈均匀强化。

3. **炎症** 是机体对于刺激的一种防御反应，表现为红、肿、热、痛和功能障碍。炎症可以是感染引起的感染性炎症，也可以不是由于感染引起的非感染性炎症。其鉴别点：①颈部淋巴结炎，Ⅰ型淋巴结结核与淋巴结炎鉴别有一定困难，因为两者影像上表现相似，鉴别困难；②颈部化脓性炎症，颈部的化脓性炎症多有明显红、肿、热、痛等临床症状。

【参考文献】

[1]杨洁,杨亚英.颈部淋巴结病变的影像学诊断进展[J].实用放射学杂志,2008,24(10): 1421-1425.

[2]陈荣华,吴宏洲,陈恩德,等.颈外侧部肿块的影像学诊断与鉴别诊断[J].中国医学影像学杂志,2012,20(6):412-415.

[3]樊艳青,谭正,黄枫,等.颈部淋巴结核的MRI和CT影像特征与病理学对照分析[J].放射学实践,2013,28(6):628-631.

（窦允龙　张保朋）

病例5 鼻息肉

【基本资料】患者，女，63岁，主诉：鼻塞伴嗅觉减退2月余，加重2天。

【专科检查】鼻内镜示：左侧嗅裂区见荔枝状新生物。

【实验室检查】无异常。

【影像图片】

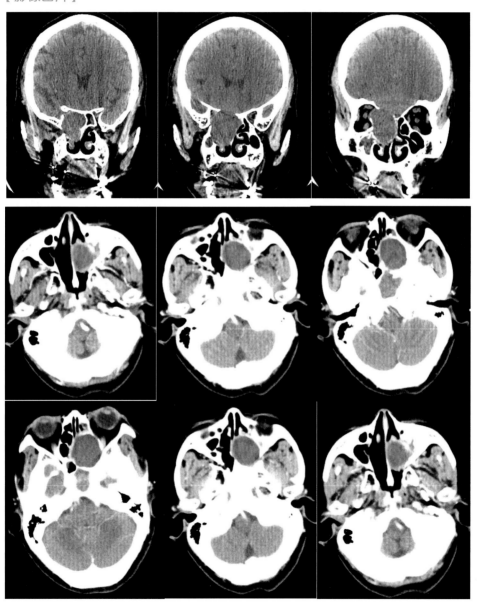

【影像特征】冠状位显示左侧筛窦、左侧鼻腔内可见类椭圆形软组织密度影，大小约2.7 cm×3.0 cm，边界较清，密度较均匀，呈膨胀性改变，邻近骨质受压、吸收变薄。增强后病灶局部呈轻微强化。

【病理结果】

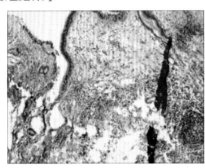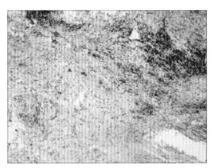

肉眼所见：（送检）2 cm×1.5 cm×0.2 cm，灰白的、灰红的带骨碎组织一堆，全埋制片，脱钙。

病理诊断：（左侧筛窦及鼻腔）鼻息肉。

【病例小结】鼻息肉（nasal polyp）为一种常见病，为变态反应或鼻黏膜的慢性炎症；慢性鼻炎、鼻窦炎及脓性分泌物长期刺激使黏膜发生水肿和增生而形成，伴有黏膜下液体聚积，鼻息肉的发生与上皮屏障功能障碍、接触过敏原或病原体及免疫功能失调有关，是炎症和纤维蛋白沉积的结果，鼻息肉分为水肿型（最常见）、腺泡型、纤维型。鼻息肉可单独或同时发生于鼻腔和鼻窦，多见于上颌窦及筛窦，双侧发病多见，好发于成年人，多位于上颌窦、筛窦和鼻腔，后鼻孔少见。根据病因及发病部位，一般分为3种类型：①炎症性息肉：单侧或单个息肉形成，多由局部感染引起，切除后不易复发。其中的出血坏死性鼻息肉好发于上颌窦，少数原发于鼻腔，青壮年居多；②过敏性息肉：常为双侧、多发，如不排除过敏原因，息肉切除后容易复发；③后鼻孔息肉：因息肉有一长蒂从鼻腔经后鼻孔伸入鼻咽部而得名。临床表现可有鼻塞、嗅觉减退、头痛、耳鸣、听力下降等，一般无反复鼻出血。鼻镜检查可见表面光滑、灰色或淡红的如荔枝肉样半透明肿物，柔软无痛，一般无出血。病理大体表现为表面光滑、半透明、触之柔软、不痛。镜下改变以变态反应和鼻黏膜的慢性炎症为主，为高度水肿的疏松结缔组织，组织间隙明显扩大，使神经支配的腺体扩张，血管壁的通透性增高。

CT表现为鼻腔或鼻窦内软组织密度影，边缘光滑，有蒂，密度多均匀，低于周围软组织密度，增强无强化或轻度强化，仍低于周围软组织密度，轮廓更清晰，后鼻孔息肉多来自上颌窦，与同侧上颌窦软组织相连，无骨质破坏，长期慢性病变可导致邻近鼻甲、鼻窦骨壁吸收变薄等。

结合临床表现及鼻镜检查，鼻息肉CT诊断不难确定，CT主要诊断依据有：多为中、青年发病，病史较长，常发生于双侧鼻腔，可见类圆形或不规则形软组织密度灶，均合并鼻窦炎症并多为双侧，常伴有影响鼻腔及鼻窦引流的解剖变异，一般无鼻甲及窦壁骨质破坏。

【鉴别诊断】

1. 内翻性乳头状瘤　发病年龄偏大，CT 平扫一般多见于单侧鼻腔外侧壁，形态不规则的软组织密度灶，沿自然空间上下、前后方向生长，多有窦壁骨质及鼻甲吸收或破坏，并由鼻窦口侵入窦腔。增强扫描肿瘤多呈均匀或不均匀中度强化。MRI：T1WI 为低到中等强度信号影，信号强度与骨骼肌相当，T2WI 上表现为混杂中等信号或高信号影，信号强度高于骨骼肌。应用对比剂增强后，肿瘤组织呈均匀中度强化，特征性表现为病变呈卷曲的"脑回状"强化，伴发的鼻窦内潴留液不强化。

2. 胆固醇性肉芽肿　是组织对胆固醇结晶的异物反应，由肉芽组织组成，其中含有大量的胆固醇结晶及异物巨细胞，多发生于中耳及乳突，鼻窦少见。影像表现为：鼻腔及鼻窦内较低密度息肉样肿块，增强无强化。

3. 真菌性鼻窦炎　分为侵袭性（急性、慢性）和非侵袭性（真菌球型、变应性），以真菌球型最多见；多为单侧，上颌窦最常见，其次为蝶窦、筛窦及额窦，中老年女性好发。影像表现为：膨胀性生长，软组织团块伴钙化最具特征性（坏死菌丝中磷酸钙盐沉积），窦壁增生硬化与骨质吸收并存；窦腔黏膜水肿增厚并明显强化。

4. 鼻窦黏液囊肿　分为原发性和继发性，前者由黏膜下囊肿扩张而形成，后者多由窦腔引流阻塞引起。影像表现为：窦腔内均一性密度增高，多呈类圆形，窦腔膨胀性扩大，窦壁压迫吸收；增强内容物无强化，囊壁呈不同程度环状强化，并发感染时明显环形强化。

5. 出血坏死性鼻息肉　又称血管瘤性或血管扩张性鼻息肉，占鼻息肉 4%～5%；好发部位：上颌窦；好发人群：中青年；以血管增生和坏死为主的血管型鼻息肉，有较多炎症细胞浸润和新生扩张的毛细血管，局部有坏死组织及陈旧性出血。光镜下见病变表面被斑片状化生的鳞状上皮所覆盖，大部分为不规则的薄壁血管，血管中有散在纤维蛋白血栓，海绵样血管聚集区与无血管区相间，散在大量吞噬含铁血黄素的巨噬细胞并伴有斑片状新鲜的出血灶及纤维素样坏死，小部分呈典型炎性息肉表现。影像表现为：膨胀性生长，邻近骨质压迫吸收，以上颌窦内侧壁多见；多数密度不均匀，有息肉、出血、坏死成分；增强扫描：小斑片状、结节状、菜花状强化。

【参考文献】

[1]敖天,程雷.慢性鼻窦炎伴鼻息肉的内型研究及其指导下的精准控制与治疗[J].山东大学耳鼻喉眼学报,2022,36(3):7-14.

[2]KONG I G,KIM D W. Pathogenesis of recalcitrant chronic rhinosinusitis:the emerging role of innate immune cells[J].Immune Netw,2018,18(2):e6.

[3]吴继昌,蔡昌枰,王士礼.鼻息肉的病理生理研究进展[J].国际耳鼻咽喉头颈外科杂志,2013(2):101-104.

[4]税荣春.慢性鼻窦炎伴鼻息肉不同组织病理类型的临床特征分析[D].贵州：遵义医科大学,2020.

（李艳若　程留慧　王道清）

病例6 鼻窦恶性黑色素瘤

【基本资料】患者，女，81岁，主诉：间断性右侧鼻出血3月余，加重伴眼前黑曚1小时。

【专科检查】外鼻居中，鼻窦区无肿胀、压痛；取出右侧鼻腔填塞物后见鼻前庭无狭窄，皮肤无红肿，鼻毛无脱落；鼻腔黏膜色淡水肿，鼻中隔右偏挤压右侧下鼻甲，右侧下鼻甲底部、中鼻道见暗红色新生物，触之易出血，左侧中下鼻甲不大，左侧各鼻道未见异常分泌物潴留。

【实验室检查】未见明显异常。

【影像图片】

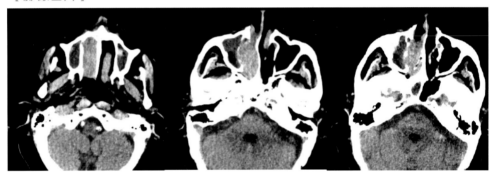

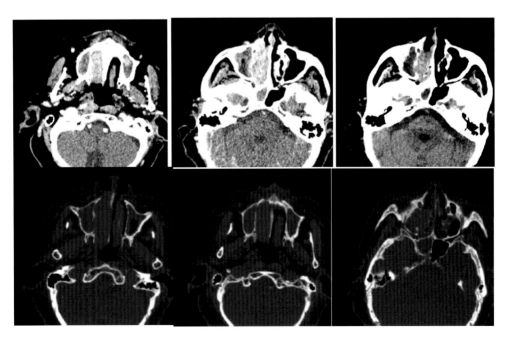

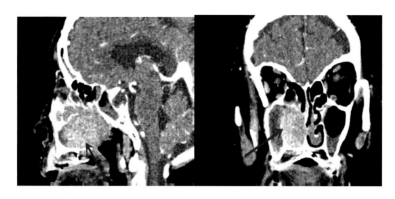

【影像特征】CT 轴位平扫：右侧鼻腔内软组织密度影，形态不规则，内密度不均匀，增强显示右侧鼻腔内软组织肿块呈明显强化；邻近上颌窦骨质及中下鼻甲骨质吸收。双侧上颌窦局部黏膜增厚。

【病理结果】

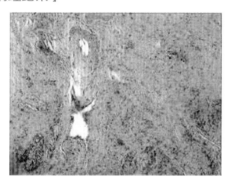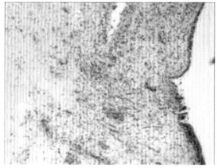

肉眼所见：（送检鼻腔新生物）直径 3.5 cm 灰红色碎组织一堆，切面呈灰白、灰红色，质中。

病理诊断：（鼻腔新生物）恶性肿瘤，结合形态及免疫组化，病变符合恶性黑色素瘤，结合临床排除转移后考虑原发。

免疫组化：CK（－）、Vimentin（＋）、S-100（＋）、HMB 45（＋）、Desmin（局部＋）、CD20（－）、CD3（－）、CK5/6（－）、SMA（部分弱＋）、CD56（局部＋）、Myogenin（－）Syn（局部＋）、P40（－）。

【病例小结】恶性黑色素瘤亦称黑色素瘤，来源于能够产生黑色素的神经嵴细胞，可发生于皮肤、黏膜等部位，鼻腔鼻窦恶性黑色素瘤占所有黑色素瘤的比例不到1%，在所有鼻窦恶性肿瘤中占4%～8%。本病多见于中老年人，头颈部恶性黑色素瘤包括鼻腔鼻窦，国内报道男性略多于女性，国外男女相近。由于头颈部血供及淋巴引流十分丰富，黏膜黑色素瘤比皮肤黑色素瘤侵袭性更强，预后更差，5 年生存率仅为20%～46%，且治疗后大部分 1～2 年会发生局部复发和远处转移，淋巴结转移以颌下及颈部淋巴结为主，血行转移以肺、肝、脑转移多见。肿瘤大多数位于鼻外侧壁，部分位于中鼻甲和下鼻甲。在鼻旁窦中，最常见的部位是上颌窦，其后分别是筛窦、额窦和蝶窦。

临床症状：早期症状主要包括鼻塞、面部疼痛、流涕和鼻出血，晚期可能会出现复视和眼球突出等症状。临床上应用最广的是 Ballantyne 分期标准。Ⅰ期：肿瘤局限于原发部位，没有颈淋巴结及远处转移；Ⅱ期：肿瘤有区域淋巴结转移，但没有远处转移；Ⅲ期：肿瘤有远处转移。病理特点：黑色素瘤根据瘤细胞胞质内黑色素的量分为色素型和无色素型，无色素型约占 1/3，鼻内镜下肿块也因黑色素含量的不同呈黑色、灰黑色、棕色或暗红色等，无色素和含微量黑色素者可表现为粉红色肿块，诊断困难，但质脆和易出血为共同特征。S-100、Me-lan 及 HMB45 阳性是诊断黑色素瘤的"金标准"，Vimentin、Ki-67 阳性有助于明确诊断。

影像学表现：CT 早期主要表现为：①局限于中鼻道和鼻腔后 2/3 的不规则软组织肿块影，呈鼻息肉样软组织沿鼻腔腔道生长；②肿块密度不均，其内未见钙化，坏死囊变相对少见，周围骨质呈溶骨性吸收破坏，边缘整齐，无硬化边；③病变进展较快，常侵犯邻近眼眶、颅底、翼腭窝等结构，由于不少患者就诊时较晚，肿瘤体积较大或已发生邻近结构浸润，影像学上很难明确原发部位；④增强扫描病灶多为不均匀中度或明显强化，表现无特异性，但对显示病灶边缘，特别是眶内和颅内侵犯的边界十分必要。MRI 表现肿瘤内含有的黑色素成分是顺磁性物质，MRI 对黑色素极敏感，因此 T1WI 表现为高信号，T2WI 表现为低信号，与其他肿瘤信号相反，但由于鼻腔鼻窦恶性黑色素瘤黑色素含量较少和肿瘤出血率高达 46%，决定了 MRI 信号的混杂特性，因此有学者将黑色素瘤的不同 MRI 表现分为 4 种类型：①黑色素型，当肿瘤较小（直径＜2 cm）且肿瘤含有丰富的黑色素颗粒时表现为典型的 T1 高信号，T2 低信号；②无黑色素型，表现为 T1 低信号，T2 高信号；③混合型：黑色素型和无黑色素型混合，当肿瘤较大，黑色素含量较少时，T1WI 以等信号为主，局部可见斑片状、条状高信号，T2WI 以高信号为主，内可见条状、斑片状低信号，该征象可能与肿瘤内部丰富的血管网及胶原纤维间隔有关；④出血型，表现为血肿不同时期的信号特征。肿瘤在 DWI 上均呈高信号，ADC 呈低信号，提示肿瘤弥散受限，推测可能为肿瘤生长较快，瘤内存有出血及不彻底坏死物；SWI 可见低信号结节影，提示瘤内出血可能。

鼻腔鼻窦恶性黑色素瘤以手术为主，当临床考虑鼻腔鼻窦恶性黑色素瘤时，多不主张行活检，切忌用钳咬方式，否则有可能加速瘤细胞转移扩散的速度。

〔鉴别诊断〕

1. **鳞状细胞癌** 好发部位是上颌窦，其次是鼻腔、筛窦，浸润型生长，形状不规则，软组织肿块，明显骨质破坏。CT：等密度，肿瘤较大时密度不均伴坏死，可伴钙化，窦腔扩大，邻近骨质明显破坏。MRI：T1WI 呈等信号，T2WI 呈等信号或低信号，坏死区呈长 T1 长 T2 信号；DWI 弥散受限；增强后呈轻或中度不均匀强化，坏死区无强化。颈部淋巴结转移，中心坏死，神经侵犯。

2. **内翻性乳头状瘤** 多为单侧上颌窦与窦口中鼻道复合体的软组织肿块，相邻的骨质可受压吸收，MRI 典型表现为 T2WI 或增强 T1WI 上呈较规整的栅栏状或卷曲脑回状改变。

3. **鼻息肉** 常见病，慢性炎症长期刺激，黏膜发生水肿和肥厚而形成息肉可单独或同时发生于鼻腔、鼻窦。CT：鼻腔、鼻窦内软组织密度影，边缘常光滑，密度常较均匀，有蒂为特征表现。MRI：T1WI 为中等信号影，T2WI 高信号影，增强不强化或可强化（内有增生血管时）。

4. **淋巴瘤** 多发生于鼻腔前部或中线结构，进展缓慢，骨质破坏不明显，易侵犯面部软组织，增强多为轻到中度强化。

5. **腺样囊性癌** 最常见的鼻腔鼻窦恶性涎腺肿瘤，以缓慢进展、广泛浸润、嗜神经播散、局部复发倾向和晚期远处转移为特点。以早期沿神经跳跃性侵犯为特点，CT 上可见相应神经通过的管孔扩大和骨质破坏，MRI 上肿块呈略高混杂信号，并可见神经的增粗及强化。

【参考文献】

[1]GANTIA,RAMAN A,SHAY A,et al.Treatment modalities in sinonasal mucosal melanoma:A national cancer database analysis[J]. Laryn goscope,2020,130(2):275-282.

[2]马荣昌,李勇强,李建哲,等.鼻腔鼻窦恶性黑色素瘤6例临床分析[J].临床耳鼻咽喉头颈外科学杂志,2015,29(9):828-831.

[3]袁伟,王伟芳，王胜资,等.原发鼻腔鼻窦黏膜恶性黑色素瘤94例临床分析[J].中华放射肿瘤学杂志,2014,23(5):406-409.

[4]饶丽华,李先登,曹平平,等.9例鼻腔鼻窦原发黑色素瘤临床分析并文献复习[J].临床耳鼻咽喉头颈外科杂志,2014,28(15):1162-1164.

[5]顾慧,徐文贵.不同影像学检查在诊断恶性黑色素瘤转移中的价值比较[J]. 中国实验诊断学,2014,18(1):72-76.

（郭 伟 张保朋）

病例7 内翻性乳头状瘤伴局部癌变

【基本资料】患者，女，88岁，鼻塞9月余。

【专科检查】半年前取活检提示炎性坏死组织；2个月前患者上述症状加重，鼻腔黄色分泌物增多。

【实验室检查】无明显异常。

【影像图片】

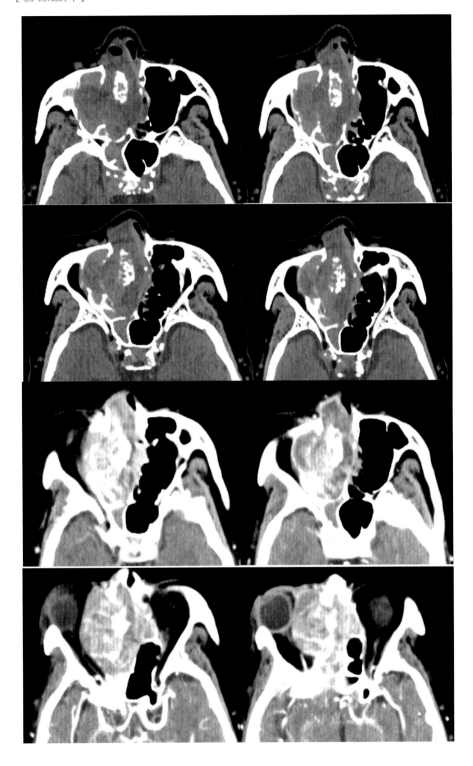

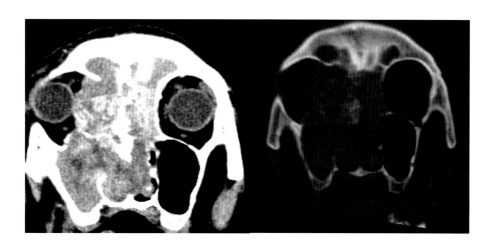

【影像特征】平扫右侧上颌窦、鼻腔及额窦可见团块状软组织混杂密度影，密度欠均匀，内多发斑片状高密度影；肿块呈膨胀性，部分窦壁骨质破坏吸收，部分窦壁受压、吸收、变薄。右上颌窦内侧壁及鼻中隔受压移位，病灶向眼眶内及翼腭窝、额部生长，致右眼内直肌受压外移，右眼球向外上方突出，右额叶局部受压，增强后明显不均匀强化。

【病理结果】

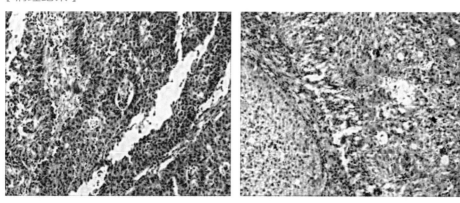

病理诊断： 内翻性乳头状瘤局灶恶变为鳞癌。

免疫组化： P16（＋）、P63（＋）、Cyclin D1（－）、P53（强弱不等＋）、Ki-67（约30%＋）。

【病例小结】内翻性乳头状瘤是鼻腔鼻窦常见的良性肿瘤之一，属于乳头状瘤的一种，约占鼻腔鼻窦乳头状瘤的 70%，占全部鼻腔鼻窦肿瘤的 0.5% ~ 4%。本病病因尚不清楚，多数学者认为是一种良性的真性肿瘤，因为它容易复发和恶变成癌，少数认为与炎症刺激和上皮化生以及病毒感染有关。该病好发于男性，男女比例在（3 ~ 5）∶1，年龄范围在 6 ~ 89 岁，中年男性多见于 50 ~ 70 岁，平均约 54 岁，大多数为单侧病变，双侧同时发病罕见。内翻性乳头状瘤的瘤体常见于鼻腔，累及鼻腔外侧壁多见，其次是上颌窦和筛窦，累及蝶窦、额窦和鼻中隔的较少。绝大多数内翻性乳头状瘤仅有一个原发部位。晚期累及多个部位，常难以分辨原发部位。患者常表现为鼻塞及鼻内肿块，可伴有流涕，有时带血，可有头面部疼痛和嗅觉异常等；随着肿瘤扩大和累及部位不同，可出现相应的症状和体征。检查见肿瘤外观呈乳头样改变，表面颗粒状不光滑，色粉红，质较硬，触之易出血，病变可来源于鼻窦黏膜，向前脱出至鼻腔，向后延伸至鼻咽及口咽部。有下列情况时，应考虑内翻性乳头状瘤恶变可能：①全部切除后，迅速复发；②较快侵犯邻近组织；③反复鼻出血；④头面部疼痛提示有骨及神经受累。

影像学表现：病变形态依据发生部位不同而有所不同，发生于上颌窦与窦口中鼻道复合体区的病变常呈哑铃形；分布于筛窦与鼻腔之间的病变，分布范围广泛，病变形态不规则；内翻性乳头状瘤CT表现呈等密度，少数有高密度钙化，邻近骨质受压变形、吸收或破坏。MRI 表现可见 T1WI 呈等或低信号影，T2WI 呈混杂等或高信号；增强后 T1WI 明显不均匀强化，特征性表现为病变呈卷曲的"脑回状"强化，鼻窦内潴留液不强化。术后复发病例，病变多沿着缺损窦壁匍匐蔓延，形态大多不规则。CT 对于鼻腔、鼻窦病变的定性与 MRI 比较具有很大的局限性，其主要原因是对软组织的分辨率较差，难以区别该部位的软组织、液体及黏膜，增强扫描也是如此。然而 MRI 恰恰弥补了以上不足。因此在临床怀疑鼻腔、鼻窦占位性病变时应该首选 MRI 检查。CT 观察骨质结构、钙化具有一定优势，应作为辅助检查。

总之，内翻性乳头状瘤虽是一种良性肿瘤，但易术后复发及有恶变倾向，治疗上则以手术切除为主，务求彻底切除病变以减少复发可能，既往多采取根治性手术。而随着功能性鼻内镜外科手术的开展，以保留鼻及鼻窦功能的鼻内镜手术逐渐体现出了和鼻外进路等根治性手术相同的疗效。MRI 和 CT 对鼻腔鼻窦内翻性乳头状瘤诊断，以及病变范围判断具有重要意义，对指导临床拟定治疗方案有巨大帮助。

【鉴别诊断】

1. **鼻息肉** 鼻息肉呈线状强化或不强化的软组织肿块。在 CT 图像上主要表现为类圆形或不规则软组织密度影，增强扫描可有不同程度的强化，并常伴有鼻腔鼻窦引流结构异常，但一般无骨质破坏。而出血坏死性息肉是鼻息肉的一种特殊类型，是一种以出血、坏死为特征的血管性息肉，除了表现为密度不均匀的软组织密度影外，可伴钙化，增强扫描后病灶边缘呈结节状强化，中心无明显强化，窦壁骨质多数呈膨胀性扩大，部分伴有骨质增厚硬化、邻近骨质压迫吸收。

2. **真菌性上颌窦炎** 好发于上颌窦，其典型的 CT 征象是软组织密度影，伴局灶性点状或絮状高密度影，典型的骨质增生或骨质破坏也有助于真菌性鼻窦炎的诊断。

3. **鼻腔血管瘤** 是鼻腔鼻窦常见的良性肿瘤，可分为毛细血管型和海绵型，CT 图像上主要显示为边界清楚的软组织肿块，可见静脉石，增强扫描显著强化。纤维血管瘤具有局部侵袭性，易累及邻近结构。

4. **鼻腔或鼻窦上皮性恶性肿瘤**　呈浸润性生长，分界不清；周围骨质呈溶骨性破坏。

5. **鼻腔恶性淋巴瘤**　多来源于鼻窦黏膜，为血液系统恶性病变，可向外膨胀性生长至鼻腔，肿物呈等密度，增强后轻中度强化。

【参考文献】

[1] 徐苓梅,韩福刚.CT增强纹理分析对鼻腔鼻窦内翻性乳头状瘤与其他良性肿物的鉴别诊断价值[J].临床放射学杂志,2021,40(1):26-29.

[2] 鲁际,张安莹,向超,等.原发性鼻腔淋巴瘤的临床与CT表现分析[J].影像诊断与介入放射学,2013,22(2):83-86.

[3] 黎昕,代海洋,蓝博文,等.鼻腔非霍奇金淋巴瘤的影像学诊断[J].中国临床医学影像杂志,2015,26(4):232-233,246.

[4] 于静,廖欣,雷平贵,等.CT在鼻腔内翻性乳头状瘤与非霍奇金淋巴瘤鉴别诊断中的价值[J].贵阳医学院学报,2016,41(4):450-453.

（魏海云　王亚洲）

病例8　鼻咽血管纤维瘤

【基本资料】患者，男，54岁，反复性鼻出血数年，右侧鼻孔触及异物，常伴有流鼻涕、闭塞性鼻音、嗅觉减退。

【专科检查】鼻镜检查右侧鼻腔有炎性改变，收缩下鼻甲后，见鼻腔后部粉红色肿瘤。

【实验室检查】血常规（-），肿瘤标志物（-）。

【影像图片】

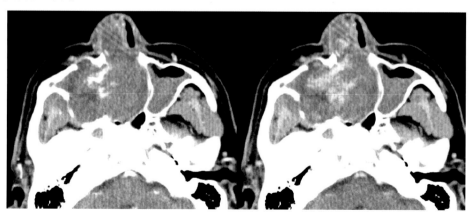

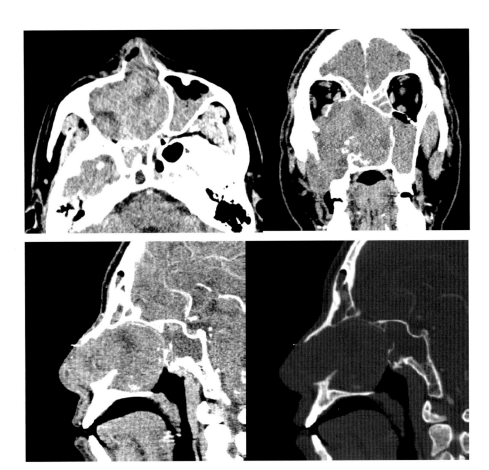

【影像特征】平扫显示右侧上颌窦与鼻腔内可见一巨大团块状软组织密度影，较大截面约为 7.0 cm×5.9 cm，其内密度欠均匀，增强后病灶呈不均匀轻中度强化，动脉期可见异常增粗血管团；左侧上颌窦、双侧筛窦、双侧蝶窦及双侧额窦内均可见软组织密度影；右侧上颌窦上、下、内、外、后壁、鼻中隔明显骨质破坏及吸收，以右侧上颌窦外侧壁为著，且肿块明显向外侵犯窦壁外部分肌肉组织；双侧眼眶内侧壁破坏吸收，双侧眼内直肌及视神经明显受压；鼻咽前壁欠光整。

【病理结果】

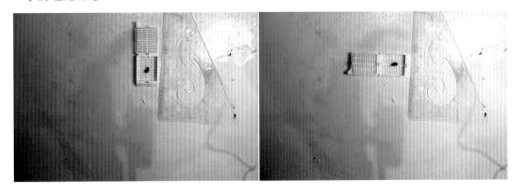

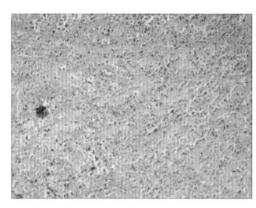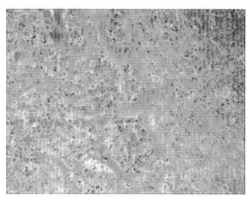

肉眼所见:(送检):直径 0.4 cm 组织 1 粒,全埋制片。

病理诊断:(右侧鼻腔)镜下见坏死及炎性渗出,可见多量丰富、扩张血管,符合鼻咽血管纤维瘤。

特殊染色:PAS(－)、六胺银(－)。

免疫组化:CD31(＋)、CK(－)、LCA(组织细胞＋)。

【病例小结】青少年鼻咽血管纤维瘤(juvenile nasopharyngeal angiofibroma,JNA)在组织病理学上是一种高度血管性的良性肿瘤,由致密结缔组织、大量弹性纤维和血管组成。以严重且反复的鼻出血和持续性鼻塞为主要症状,占所有头颈部肿块的0.05%～0.5%,且基本只发生于青春期男性,因此又被称为"男性青春期出血性鼻咽纤维血管瘤"。但目前有明确病例表明,JNA 不只发生于青春期男性,在中年人及老年人,甚至女性依然可能发病。JNA 发作的机制未明,可能与肿瘤的雄性激素依赖性有关。鼻内镜观 JNA 常表现为鼻咽部的红色圆形或分叶形肿瘤,当肿瘤增大可堵塞后鼻孔进入鼻腔,形成鼻腔内肿瘤占位表现。

JNA 患者典型的临床表现包括严重且反复的鼻出血和持续性鼻塞,以及通常在确诊前几个月出现的鼻腔或鼻咽部肿块,随着肿瘤侵及鼻咽外其他部位,常伴有非特异性症状表现。肿瘤侵入眶内,可出现视力下降,复视,眼球动度受损,眼球突出,随着病情进展,甚至出现眶尖综合征表现;侵入颅内,可出现头痛及颅内神经受压症状,从而出现脑神经损伤瘫痪,但也有可能没有任何额外临床症状的情况出现;侵入鼻腔,可出现外鼻畸形,较大的肿瘤损害双侧鼻腔通畅性,更有可能危害嗅觉;侵入翼腭窝,可引起面部疼痛,面颊肿胀隆起;压迫咽鼓管咽口可引起耳闭塞感、耳鸣,甚至出现听力下降;侵入翼管可引起干眼症状。部分罕见病例,可发生肿瘤入侵口腔等其他罕见部位,而出现相关症状表现。也有报道表明 JNA 可隐匿性发病,而无典型临床表现,包括以急性呼吸道梗阻为首发症状而就诊。

影像学表现:血管纤维瘤分 4 期:Ⅰ期肿瘤局限于鼻咽部;Ⅱ期肿瘤扩展至鼻腔或蝶窦;Ⅲ期上颌窦、筛窦、眼眶、翼腭窝、颞下窝或面颊部受累;Ⅳ期侵入颅内。

CT平扫见软组织肿块，边界欠清晰，CT值35～45HU，依肿瘤生长扩展方向不同，相邻组织或器官内可见与之相连的不规则等密度或稍高密度肿块，以及受侵孔道扩大、变形或移位，受累的骨质吸收、破坏。文献报道鼻咽腔和翼腭窝肿块伴有翼腭窝扩大，内翼板破坏是本病特征性表现，发生率达87%。肿块在特征性位置有边界良好的分叶状轮廓，在增强CT中呈现明显强化，CT提供了良好的软组织成像，可很好地显示邻近鼻窦骨质、眼眶及颅底的骨质浸润破坏，而根据浸润破坏的范围及严重程度可提示术后残留复发的风险，评估肿瘤分期。

综上所述，虽然青少年鼻咽血管纤维瘤并不是一种常见疾病，但是近年来发病率却有逐步上升的趋势，临床上JNA患者的诊治仍较棘手。因为肿瘤具有易出血等明确特征，故术前并不建议进行病理学检查，由于缺乏病理学证据，术前明确疾病诊断较为困难，但依靠CT、MRI及血管造影等检查可确定肿瘤大小、浸润边界及其性质特征等，从而为疾病治疗提供必要依据。

【鉴别诊断】

1. **鼻咽恶性肿瘤** 呈弥漫浸润性生长，与周围组织分界不清，且常有颈部淋巴结转移，颅底骨质破坏为不规则或虫蚀状，无显著受压表现。鼻咽纤维血管瘤血供极丰富，增强后强化极显著，与周围组织分界较清楚，沿颅底孔隙生长，可呈哑铃状或多头状，颅底骨质受压改变，孔隙变大。

2. **鼻息肉** CT密度较低，密度近似水，患侧常合并鼻窦炎，临床无反复鼻出血的症状，增强后无强化，相邻骨结构可轻度吸收变薄，但无破坏。

3. **恶性肉芽肿** CT或MRI示沿鼻腔、鼻窦、鼻咽部黏膜局限性或弥漫性增厚，软组织肿胀并骨质侵蚀性破坏，多无软组织肿块，增强扫描恶性肉芽肿有不同程度的强化。血管纤维瘤具有鼻咽部或翼腭窝肿块伴翼腭窝扩大，内翼板破坏，而无合并肺部恶性肉芽肿性病变。鉴别一般不难。

4. **淋巴瘤** 鼻咽部巨大的软组织肿块，其内可出现坏死，坏死区无强化或灶周环形强化。颈部或全身淋巴结肿大有助于鉴别。

【参考文献】

[1]陈桂美,李先玉.鼻咽部纤维血管瘤的影像学诊断[J].实用癌症杂志,2015, 30(12):1924-1926, 1930.

[2]闫钟钰,王玉辉,梁熙虹,等.鼻咽纤维血管瘤CT、MRI和DSA影像学分析[J].临床放射学杂志,2014,33(7):982-987.

[3]韩杰,杜晓霞,杜玉凤,等.影像导航鼻内镜下行鼻咽纤维血管瘤切除患者的护理[J].中华护理杂志,2012,47(8):743-744.

[4]曹代荣,郑颖彦,肖泽彬,等.320排动态容积CT在鼻咽纤维血管瘤诊疗中的应用[C].第14次全国口腔颌面医学影像学专题研讨会暨国家级口腔颌面医学影像学新进展学习班论文汇编,2016:82.

（杨富阁　周　舟）

病例9 舌根部弥漫大B细胞淋巴瘤

【基本资料】患者，女，49岁，咽部异物感2个月。

【专科检查】咽喉腺样体无肿大，双侧扁桃体无肿大，表面无分泌物，挤压扁桃体隐窝有分泌物溢出，咽喉壁黏膜无充血。间接喉镜下见会厌无水肿，抬举良好，梨状窝对称无积液，双侧室带无充血、肥厚，声带边缘光滑，无充血，声门闭合良好；声门下黏膜正常，无新生物。

【实验室检查】未见明确异常。

【影像图片】

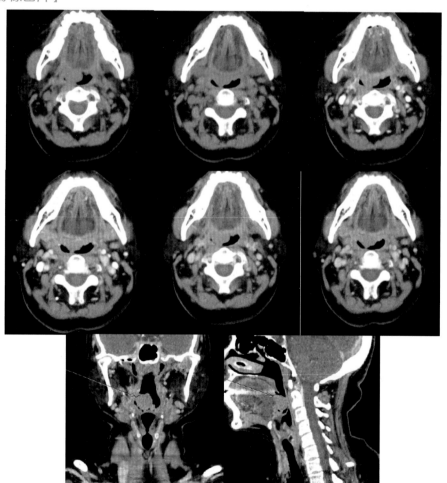

【影像特征】舌根部偏右侧见一软组织肿块影，大小约 2.1 cm×1.4 cm，基底较宽，局部形成软组织结节并突向口咽腔内，口咽腔及会厌前间隙变窄；其内密度均匀，增强后轻中度均匀强化。

【病理结果】

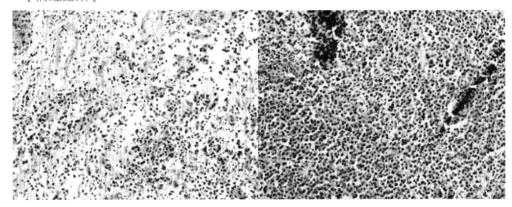

病理诊断：（舌根）考虑弥漫大 B 细胞淋巴瘤，非特殊型，生发中心来源。

免疫组化：CD20（弥漫 +）、CD79a（+）、CD3（部分 +）、CD5（局部 +）、MM1（+）、BCL-6（+）、CD10（+）、BCL-2（局部 +）、CD163（散在组织细胞 +）、CD138（个别浆细胞 +）、S-100（散在 +）、CyclinD1（-）、CD30（-）、C-MYC（-）、Ki-67（约 60%+）。

【病例小结】弥漫大 B 细胞淋巴瘤（DLBCL）是血液淋巴造血系统恶性肿瘤，全球每年约有 15 万新发病例，占所有非霍奇金淋巴瘤（NHL）的 30% 左右。DLBCL 是一种高度侵袭、异质性的淋巴瘤。DLBCL 的主要发生人群为中老年人，男性多于女性，发病中位年龄约为 70 岁，容易侵犯淋巴结外的器官和组织。患者通常表现为进行性淋巴结肿大和（或）淋巴结外病变，一经诊断需要尽早治疗，60% 左右的早期患者可通过 R-CHOP（利妥昔单抗、环磷酰胺、多柔比星、长春新碱和泼尼松）免疫化疗方案治愈。而 R-CHOP 方案治疗失败的患者，尤其是一线或挽救方案难治性患者，通常预后不良。淋巴瘤的病因迄今尚不清楚，病毒病因学颇受重视，就目前研究的状况来看，与恶性淋巴瘤关系比较密切的病毒有 EB 病毒、人类 T 细胞白血病淋巴瘤病毒。DLBCL 的诊断依赖于对肿瘤组织的病理学检查，需要血液病理学专家对切除的活检标本进行评估，对淋巴瘤的精细分类除形态学特征之外，需要特殊检查包括免疫组化、流式细胞术、荧光原位杂交（FISH）和分子检测。细针穿刺标本不足以行病理学诊断，最好行完整淋巴结活检，在切除活检不可行的情况下，可行粗针穿刺获取组织标本。免疫组化应包括：CD20、CD3、CD5、CD10、CD45、BCL2、BCL6、Ki-67、IRF4/MUM1、MYC，FISH 为 MYC。其他可选免疫组化标志如 Cyclin D1、kappa/lambda、CD30、CD138、EB 病毒原位杂交、ALK、HHV8、SOX11，FISH 为 BCL2、BCL-6 重排。

临床表现：①发热。热型多不规则，多在 38 ~ 39 ℃，部分患者可呈持续高热，也可呈间歇低热，少数有周期热。②消瘦。多数患者有体重减轻的表现，在 6 个月内减少原体重的 10% 以上。③盗汗。夜间或入睡后出汗。

局部表现：①淋巴结肿大。包括浅表和深部淋巴结，其特点是无痛性、进行性淋巴结肿大，早期彼此不粘连，晚期则可融合，抗炎、抗结核治疗无效。②淋巴结肿大引起的局部压迫症状。主要是指深部淋巴结，如肿大的纵隔淋巴结，压迫食管可引起吞咽困难；压迫上腔静脉引起上腔静脉综合征；压迫气管导致咳嗽、胸闷、呼吸困难及发绀等。淋巴结外表现不一，淋巴瘤可侵犯全身各组织器官，如肝脾浸润引起肝脾肿大；胃肠道浸润引起腹痛、腹胀、肠梗阻和出血；肺和胸膜浸润引起咳嗽、胸腔积液；骨骼浸润引起骨痛、病理性骨折；皮肤浸润引起皮肤瘙痒、皮下结节，扁桃体和口、鼻、咽部浸润引起吞咽困难、鼻塞、鼻衄，神经系统浸润引起脊髓压迫、脑神经病变等。

影像学表现：到目前为止，CT 仍是诊断及分期的首选影像学方法。对观察淋巴结肿大或淋巴瘤浸润实质和空腔脏器方面具有较高的敏感性与特异性。CT 扫描常规包括头颈、胸、腹及盆腔，一般需做增强扫描，可提高实质脏器如肝、脾、肾浸润的敏感性和评价淋巴结受累的准确性。CT 表现为软组织肿块，平扫时为均匀等密度，经增强后逐渐强化。累及部位多表现为淋巴结肿大，且密度均匀，但有部分表现为融合状。病灶不发生钙化，坏死及囊变现象较少见。影像学表现具有一定特征性，但需结合病理活检确诊。在颈部表现为：①常见双侧颈部多发淋巴结肿大，大小不等，可见部分融合，少数可以为单发淋巴结肿大。平扫病灶为等密度，密度较均匀，较少侵犯邻近结构，增强后病灶呈较均匀轻中度强化。②肿瘤可见于腭扁桃体、软腭、舌根、鼻咽等，构筑呈环状的淋巴管网，表现为该处的软组织增厚肿胀或呈肿块，甚或向鼻咽等腔内突出。

【鉴别诊断】

1.喉癌　喉癌是喉部最常见的恶性肿瘤，CT 呈等密度的软组织肿块，形态不规则，密度可均匀，当瘤内有坏死时呈等、低密度混杂密度影，瘤周可有水肿及软组织浸润，增强肿瘤有不同程度的强化。MRI 显示 T1WI 等信号，T2WI 则高信号，瘤内坏死区呈更长 T1、T2 信号，增强肿瘤可有强化。

2.淋巴结结核　肺结核伴淋巴结结核者多以肺结核的临床症状为主，起病缓慢，主要症状为发热、盗汗、咳嗽、咳血、胸痛、体重减轻。CT 增强后环状强化与间隔状强化有助于淋巴结结核的诊断。

3.炎症　化脓性炎症多有明显红、肿、热、痛等临床症状。

【参考文献】

[1]张伟,蒋丽君,包慎,等.原发于舌根的弥漫大B细胞淋巴瘤1例[J].宁夏医学杂志,2021,43(12):1090, 1225.

[2]谢萌,张青青,郭瑞昕,等.头颈部弥漫大B细胞淋巴瘤的临床特征分析[J].临床耳鼻咽喉头颈外科杂志,2022, 36(1):1-7.

[3]梁红民,崔兆勋,白龙龙.头颈部淋巴瘤临床表现以及影像学和病理特征分析[J].中国肿瘤临床与康复,2020，27(1)：44-47.

[4]刘丁丁,钱晓云,刘永泽,等.84例原发头颈部淋巴瘤临床及病理特征分析[J].山东大学耳鼻喉眼学报,2018,32(6):48-51.

[5]邱建龙,陈远钦,刘立飞.头颈部原发性结外非霍奇金淋巴瘤76例临床病理分析[J].临床误诊误治,2013,26(1):93-95.

（窦允龙　周　舟　王道清）

病例10　腮腺腺样囊性癌

【基本资料】患者，男，55岁，右耳后下方疼痛20天。

【专科检查】耳部后下方及颌下肿块，触痛明显，皮肤、色温正常，边界清楚，无耳痛、耳内流脓。

【实验室检查】未见明显异常。

【影像图片】

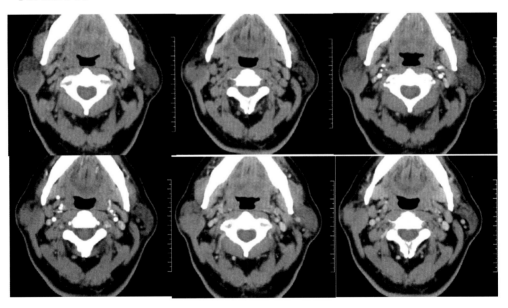

【影像特征】右侧腮腺浅叶后方见类圆形稍高密度影，大小约 2.4 cm×2.1 cm，局部边缘欠清，增强后呈中度渐进性强化；与右侧胸锁乳突肌关系密切，分界不清；双侧颈部见多发稍大淋巴结影。

【病理结果】

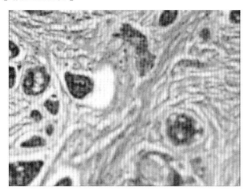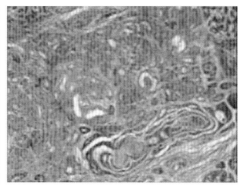

肉眼所见:(送检):8 cm×5.5 cm×3.2 cm,灰红黄色碎块组织一堆,切面灰白、灰黄,质稍韧。

病理诊断:(右侧腮腺)腺样囊腺癌。

免疫组化:CK(＋)、CD117(＋)、P63(基底细胞＋)、CALPONIN(－)、Ki-67(约15%+)。

【病例小结】腺样囊性癌是一种少见的上皮来源的恶性肿瘤,主要见于头颈部涎腺组织,约为头颈部涎腺肿瘤的10%,亦有乳腺、泪腺、前庭大腺、子宫、结肠等其他腺体组织腺样囊性癌的报道。涎腺组织中,腺样囊性癌最常见于腮腺,腮腺腺样囊性癌(parotid adenoid cystic carcinoma,pACC),又叫腮腺圆柱瘤,是成人腮腺内第二常见的恶性肿瘤,发病率仅次于腮腺黏液表皮样癌,占腮腺肿瘤的2%～5%。腮腺腺样囊性癌多见于中年人,40～50岁最常见,女性略多于男性。临床上,腮腺腺样囊性癌患者通常表现为腮腺内质地较硬的肿块,患者可表现为面神经麻痹和(或)面瘫的症状及体征,约33%的患者就诊时可有疼痛,这与该肿瘤易于侵犯面神经、沿面神经周围生长的特性相关。

病理学特征:病理形态学上,腮腺腺样囊性癌分为管状型、筛孔型、实体型,以筛孔型最常见,实体型的预后最差。镜下可见瘤细胞呈圆形或卵圆形,似基底细胞,并呈球团形聚集;黏液呈球团形,在其周围有一层或多层肿瘤细胞。这种独特表现是其他涎腺上皮肿瘤所没有的,据此特点可诊断为腺样囊性癌。管状型可见两层细胞组成的管状结构,内层为上皮细胞,外层为肌上皮细胞;筛孔型为簇状、巢状肿瘤细胞,内见孔状、筛网状黏液样物或透明样物;实体型为肿瘤细胞排列呈巢状,内含大的基底细胞,细胞多形性,有丝分裂普遍,只有少量小管或筛孔可见。这三型细胞密度依次增加,预后逐步变差。

影像学表现:CT表现:①假包膜型。表现为腮腺内孤立性囊实性肿块,囊性部分位于肿瘤一侧,肿块与周围正常腮腺分界清晰,周边似可见完整包膜,平扫肿块实性部分与肌肉密度相仿，囊性部分呈低密度，增强扫描肿块实性部分明显强化，囊性部分囊壁可见强化，囊内容物无强化。②弥漫浸润型表现为此种类型。主要表现为腮腺弥漫性肿大，密度增高，但未见明确肿瘤形成。MRI信号特点分为两种类型：一类为较均质信号，T1WI为等信号，T2WI为均匀稍高信号；另一类为不均质信号，内见斑片状坏死区或条状分隔，增强扫描强化不均匀。

腮腺腺样囊腺癌目前主要进行以手术为主、放疗为辅助的综合治疗，由于该肿瘤的神经侵袭性，在术中是否需要保留神经，尤其是面神经，需要个体化，因人而异。术后放疗能很好地提高局部控制率，尤其是镜下切缘阳性病例，是手术治疗的重要补充。化疗的敏感性较差，对于晚期患者，靶向治疗和基因治疗还在探索阶段。

【鉴别诊断】

1. **咽旁间隙肿瘤**　发生在腮腺深叶的肿瘤通常需要与咽旁间隙的肿瘤相鉴别，如果肿瘤与腮腺深叶之间有明确的脂肪间隙，说明肿瘤来源于咽旁间隙，如果肿瘤与腮腺深叶组织分界不清，颈内动、静脉受压向前内移位则表明肿瘤来源于腮腺深叶。

2. **腮腺内常见良性肿瘤**　腮腺多形性腺瘤，又叫腮腺混合瘤，是腮腺内最常见的良性肿瘤，占所有腮腺肿瘤的65%，可发生于任何年龄，女性发病率高，约为男性患者的2倍。CT上多形性腺瘤通常表现为边缘光滑的球形肿块，密度高于腺体，小的肿瘤密度均匀，大的肿瘤常因坏死、出血、囊变而密度不均匀，与腺样囊性癌不同，混合瘤的坏死多位于肿瘤中心，而假包膜型腮腺腺样囊性癌的囊变区均位于肿块周边。增强扫描，腮腺混合瘤强化程度多不如腮腺腺样囊性癌强化明显。腺淋巴瘤（Warthin腺瘤）是继多形性腺瘤之后居第2位的腮腺良性肿瘤，占全部腮腺肿瘤的6%～10%，82%患者在40～70岁，平均55岁，男性发病率略多于女性，约15%可为双侧多发病灶，常发生于腮腺尾部下颌三角处，为无痛性、大小不同的活动性肿块，CT表现为边缘光滑、均质的软组织肿块，增强肿块强化不明显或呈轻度强化，可与腮腺腺样囊性癌相鉴别。

3. **腮腺恶性肿瘤及炎症**　腮腺慢性炎症通常表现为腮腺弥漫性肿大，密度增高，与弥漫浸润性腺样囊性癌不同，腮腺慢性炎症很少沿肌间隙和（或）血管间隙浸润性生长。CT表现上，弥漫浸润性腺样囊性癌与腮腺内其他恶性肿瘤鉴别困难，应借助于CT或超声引导下经皮穿刺活检。

【参考文献】

[1]文华,江桂华,邱迎伟,等.腮腺腺样囊性癌的CT诊断及鉴别诊断[J].中国现代医学杂志,2013,23(23):85-88.

[2]刘灶松,叶瑶,魏新华,等.涎腺腺样囊性癌的CT、MRI表现及病理对照研究[J].中国CT和MRI杂志,2017,15(11):41-44.

[3]伍丹丹,郭军,孟庆江,等.头颈部腺样囊性癌的CT诊断[J].实用口腔医学杂志,2019,35(6):887-890.

（孟　轲　温泽迎）

病例11 腮腺腺淋巴瘤

【基本资料】患者，男，60岁，主诉：发现腮腺肿物4月余。

【专科检查】右侧下颌角处触及肿物，大小约4 cm×3 cm，无疼痛，质韧，左侧未触及明显异常，双侧颈部未触及异常肿大淋巴结。

【实验室检查】C反应蛋白：7.9 mg/L（0~4）↑；肿瘤标志物（−）。

【影像图片】

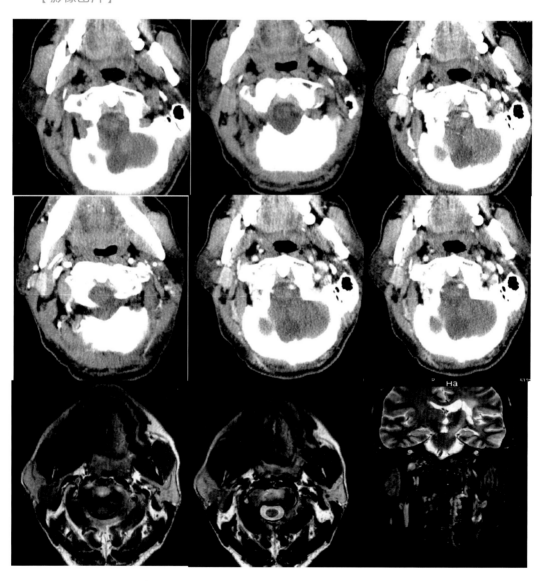

【影像特征】CT 平扫显示右侧腮腺深叶见一类圆形软组织结节影，密度均匀，边界清楚，直径约 2.0 cm。增强后病灶呈明显均匀强化，静脉期强化程度略减低。MRI 示病灶呈稍长 T1、长 T2 信号，压脂序列呈稍高信号影，边界清晰。

【病理结果】

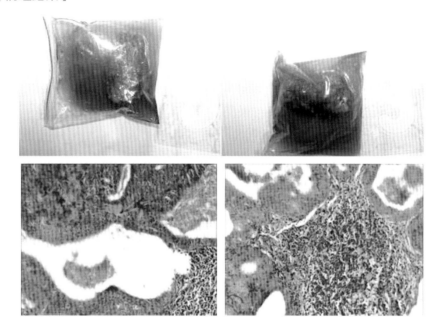

肉眼所见：（送检）：6 cm×3.5 cm×1.5 cm灰红色、黄色组织1块，切面可见一2.5 cm×1.5 cm×1.5 cm结节，界清，质中。

病理诊断：（腮腺）腺淋巴瘤（Warthin 瘤），局部腺上皮增生活跃。

【病例小结】Warthin 瘤（沃辛瘤）又名腺淋巴瘤或乳头状淋巴囊腺瘤。"腺淋巴瘤"的命名容易与恶性淋巴瘤相混淆，前者为良性肿瘤，后者则为恶性肿瘤。修订后的世界卫生组织组织学分类建议用"Warthin 瘤"这一命名。在多数国家，Warthin 瘤是第 2 常见的涎腺肿瘤，占腮腺良性肿瘤的 6% ~ 10%，其发生率仅次于多形性腺瘤（混合瘤），近年来发病呈上升趋势。Warthin 瘤生长缓慢，常无明显临床症状，多因腮腺区无痛性肿块就诊，病程长短不一，该病发病率男性多于女性，且好发于老年患者，吸烟为其密切相关因素，部分可有消长史。

Warthin 瘤是来源于腮腺内异位起源的上皮及淋巴组织，由双层嗜酸性上皮和丰富的淋巴样间质构成，肿瘤包膜完整，被膜内外及淋巴间质内有丰富的毛细血管及较多的小静脉，血供较丰富。

影像学表现：①病灶好发于腮腺浅叶的下极，10% 发生在腮腺深叶，约 2.7% 发生在邻近的淋巴结内，其中有一些肿瘤最初被认为是来自于颌下腺，但实际上来自于腮腺前尾叶或来自于淋巴结。②病灶多数有完整包膜，呈边界清楚的椭圆形或圆形。病灶长轴多平行于下颌骨的升支（有作者认为这一征象具有一定的特异性，提示腺淋巴瘤多纵向生长）。③病变可单发或多发，并可双侧多发。12%～20% 为多灶性，5%～14% 为双侧性。男性多见，占 85%，发病年龄平均为 55 岁，35 岁以下少见。④ CT 平扫常表现为密度高于正常腮腺的结节或团块影，因腺淋巴瘤好发于老年男性，该年龄患者腮腺大部分已脂肪化，腺体呈较低密度，与瘤体形成鲜明的对比。⑤呈囊实性或实性，腺淋巴瘤较常发生囊变，病灶越大，囊变发生率越高。囊变区多呈裂隙样，部分呈"调色板"样，研究认为裂隙样囊状改变具有特异性，对腮腺腺淋巴瘤的定性诊断有一定价值。⑥增强扫描呈"快进快出"模式。该征象具有显著特征性，可作为与腮腺混合瘤的重要鉴别征象。⑦贴边血管征或血管包绕征，增强扫描病灶周围可见丰富血管影围绕，部分病灶同时可见周围血管影延伸至瘤体内，此征象较具有特征性，提示腺淋巴瘤为富血供肿瘤，与腺淋巴瘤早期明显强化密切相关。⑧可并发上颈部淋巴结肿大，该征象有可能从另一角度表明腺淋巴瘤瘤体组织的发生与淋巴组织密切相关。

总之，腮腺腺淋巴瘤具有一些特征性表现：位于腮腺浅叶，密度高于正常腮腺，增强呈"快进快出"模式，囊实性病灶内囊变区呈裂隙样特异性，贴边血管征或血管包绕征较具有特征性，提示病灶为富血供肿瘤；可并发上颈部淋巴结肿大。

【鉴别诊断】

1. **多形性腺瘤**　好发于中年女性，可发生腮腺任何部分，常见于浅叶，可跨叶生长，常单发，平扫密度多不均匀，易出血、囊变。轻中度强化，渐进、延迟强化为主，少数可表现为轻度或明显不均匀强化，与基质中细胞外间隙丰富，对比剂在其中停留时间较长、延迟廓清有关。肿瘤囊变主要由于瘤内缺血坏死、黏液变性形成，常常表现为大囊环状强化，囊壁可见残余结节样实性成分。腺淋巴瘤常见微囊、裂隙样囊变及多囊分隔样强化。另外，由于多形性腺瘤成分复杂，部分可见斑点状钙化，而腺淋巴瘤少有钙化。肿瘤血管贴边征对两者鉴别有重要意义，腺淋巴瘤边缘常常可见贴边的血管影，肿瘤可见细小血管穿行，多形性腺瘤较少见此特征。

2. **基底细胞腺瘤**　好发于老年女性，临床多为无症状或表现为无痛性渐大肿块，与吸烟史无关，CT 多表现为腮腺浅叶单发类圆形/圆形、边界清晰的结节或肿块，病灶多伴有囊变，部分病灶可见中央瘢痕。CT 增强扫描病灶多呈渐进性明显强化（快进慢出表现），强化程度高于腺淋巴瘤，病灶边缘小结节征象罕见但具有较高特异性，但无明显包绕血管或贴边血管征。

3. **腮腺恶性肿瘤**　患者的发病年龄多大于 60 岁，病程较短，可有疼痛感，CT 检查表现为腮腺较大肿块，多位于深叶或跨浅、深叶，形态不规则，多呈分叶状，边界不清，常呈浸润性生长，密度不均匀，其内多见坏死液化，增强扫描明显不均匀强化，常伴区域淋巴结转移形态不规则。当腺淋巴瘤合并感染导致边缘毛糙时需与其鉴别，较长的病程、消长史及炎症性的临床症状有利于两者鉴别。

【参考文献】

[1]朱华,高建梅.腮腺多形性腺瘤与腺淋巴瘤的CT特征及鉴别诊断[J].临床医学研究与实践,2021,6(10):109-111.

[2]李广彬.腮腺腺淋巴瘤的CT表现及CT诊断效果分析[J].内科,2021,16(1):109-111.

[3]杨小庆,唐晨虎,陈新,等.腮腺Warthin瘤的CT、MRI表现及鉴别诊断[J].影像研究与医学应用,2021,5(21):105-106.

[4]孙倩茹,谌业荣,唐志洋,等.腮腺基底细胞腺瘤与多形性腺瘤、腺淋巴瘤的CT对比分析[J].影像研究与医学应用,2021,5(23):74-76.

[5]郭永强,黄文瑜,王成亮,等.腮腺腺淋巴瘤的MSCT、MRI表现及临床病理回顾性分析[J].中国CT和MRI杂志[J].2017,15(11):56-59.

（孟　轲　刘　杰　程留慧）

病例12　腮腺神经鞘瘤

【基本资料】患者，男，18岁，发现左侧耳前肿物1年余，无压痛。

【专科检查】耳廓对称无畸形，无牵拉痛，左耳前局部隆起，约核桃大小，按压无疼痛，活动度差，耳周无肿大淋巴结。

【实验室检查】无明显异常。

【影像图片】

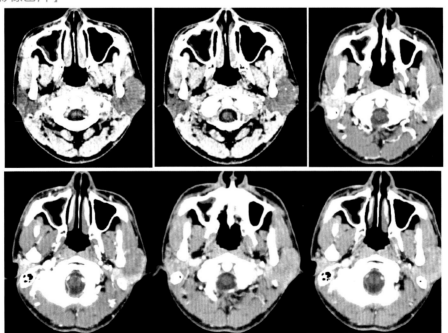

【影像特征】左侧腮腺见一混杂密度影，病灶可见包膜，增强扫描病灶呈轻中度不均匀强化。

【病理结果】

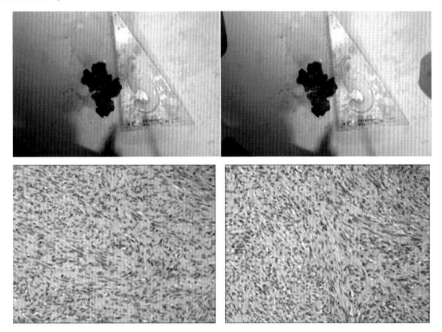

肉眼所见：（送检）直径 5 cm 灰白、灰红色块状组织一堆，切面灰白、灰红，质中。

病理诊断：左侧腮腺梭形细胞肿瘤，结合免疫组化考虑神经鞘瘤，细胞增生活跃。

免疫组化：S-100（+）、Vimentin（弱+）、CD34（+）、CK（−）、P63（−）、Actin（−）、Desmin（−）、BCL-2（−）、Ki-67（3%）、PHHH3（−）。

【病例小结】神经鞘瘤是起源于周围神经鞘膜施万细胞（Schwann 细胞）的一种较罕见的良性包膜肿瘤，多数表现为有包膜缓慢生长的孤立性肿块，好发于头颈部及四肢屈侧，一般无症状，少数可伴有疼痛，特别是体积较大者及神经鞘瘤病。头颈部神经鞘瘤发生率为 25% ~ 40%，听神经瘤多见。发生于腮腺的神经鞘瘤较少见。腮腺内面神经鞘瘤（intra-parotid facial nerve schwannoma，IFNS）约占所有面神经肿瘤的 10%，占所有腮腺肿瘤的 0.2% ~ 1.5%。IFNS 病理表现为：大体标本为卵圆形，边界清楚，包膜完整，切面呈淡黄色、质地中等、无出血、坏死及囊性变。镜下观察瘤体界线清晰，纤维包膜完整。长梭形肿瘤细胞紧密排列，界线不清呈编织状；胞核纤细、两端较尖，间隔以淡染嗜伊红的胞质，成簇聚集的肿瘤细胞形成旋涡状。经典型神经鞘瘤的肿瘤细胞由束状区（Antoni A）和网状区（Antoni B）组成，前者由密集的小梭形细胞构成，呈栅栏或旋涡状，后者瘤细胞排列稀疏。

面神经起自颅内的面神经核，沿脑池、内耳道向外穿腮腺到达面部。头颈部的神经鞘瘤多发生在感觉神经或混合神经的感觉支，而面神经是以运动神经为主的混合神经，因此 IFNS 发生率极低。IFNS 从外周神经鞘膜的施万细胞中产生，将神经纤维推向一侧"偏心性"生长，瘤体包膜内不含神经纤维，加之病程进展缓慢，故早期不伴有面瘫、疼痛等神经症状，易误诊为其他组织来源的良性肿瘤。多数患者以腮腺区无痛性肿块就诊，均不伴有面瘫等神经症状，无神经鞘瘤疾病家族史。肿瘤单发，形状为卵圆形，活动度良好。由于 IFNS 的发病率低又缺乏特异性表现，临床上很难考虑将面神经鞘瘤作为术前诊断，造成术前确诊率极低。

影像学表现： IFNS 在 CT 图像上正常腮腺是脂肪性腺体密度，故呈低密度，低于周围肌肉，但高于皮下、颞下窝及咽旁间隙内的脂肪。前述两种组织类型 CT 表现为 Antoni A 区密度相对较高，增强扫描明显强化，Antoni B 区密度相对较低，增强扫描强化不明显，囊变区无强化。CT 可较好地定位 IFNS 的空间位置及形状，表现为清晰的低密度病变，但与其他良性肿瘤表现相似。冠状位增强 CT 特异性表现为茎突乳突孔非破坏性的扇形扩张，茎突乳突孔脂肪垫的消失。但是，由于腮腺肿瘤在影像学上表现出基本相同的特征，特别是当神经鞘瘤出现液化时，由于影像表现的多样性，较难与腮腺导管囊肿、淋巴上皮囊肿、腺淋巴瘤等进行鉴别诊断，从而导致术前影像学诊断率偏低。

综上所述，虽然腮腺内面神经鞘瘤是罕见的，但当遇到腮腺区肿块伴或不伴面神经功能障碍的病例时，应高度怀疑并告知患者神经鞘瘤的可能性，以及肿块切除伴随的面神经损伤的风险。临床上腮腺内面神经鞘瘤的术前诊断是困难的，尽管有 FNAC（细针穿刺细胞学检查）和影像学检查，大多数确诊还是依赖术后病理检查，免疫组化中 S-100 蛋白、Vimentin 的阳性表达。

【鉴别诊断】

1. **多形性腺瘤** 最常见的唾液腺良性肿瘤，病程长，生长缓慢，腮腺是最好发的部位，其次是下颌下腺，常见于青壮年，主要表现为无痛性软组织肿块。CT 表现为腮腺内圆形或椭圆形软组织肿块影，边缘清楚，与正常腺体分界清楚，病灶较大者密度不均，其内可见液化坏死、出血及囊变，增强后呈中度强化。病变血供不如腺淋巴瘤，周围血管、肌肉受压移位，脂肪间隙清晰，周围淋巴结不肿大。

2. **腮腺腺淋巴瘤** 即 Warthin 瘤，仅次于多形性腺瘤的常见良性肿瘤，可双侧发生（10%），多见于成年男性，发病高峰年龄 50～70 岁，生长缓慢，病程较长，男：女约 5：1，几乎全部发生在腮腺浅叶下极。肿块有消长史是其突出临床表现。增强后早期病灶明显强化，血供丰富，延迟强化程度下降，呈"快进快出"改变。

3. **腮腺基底细胞腺瘤** 发病年龄相对较大，女性好发，多见于腮腺浅叶，CT 上呈圆形或类圆形，边缘清楚，实性密度与肌肉密度相近，囊变较常见，血供较丰富，增强扫描动脉期实性成分显著强化，静脉期强化程度与动脉期变化不明显，即呈"快进慢出"改变。

4. **黏液表皮样癌** 腮腺内最常见的原发恶性肿瘤，30～50 岁多见，瘤体质地较硬，形状不规则，生长速度较快，部分可在颈部触及肿大淋巴结。低分化黏液表皮样癌多为密度不均匀的软组织肿块，内部可出现液化坏死和钙化，病变呈侵袭性生长，增强后强化明显，常于患侧颈动脉鞘区见多发肿大淋巴结。

【参考文献】

[1]SIMONE M,VESPERINI E,VITI C,et al.Intraparotid facial nerve schwannoma:two case reports and a review of the literature[J].Acta Otorhinolarynqol Iral,2018,38(1): 73-77.

[2]高明华,尹雪莱,胡永杰,等.52例腮腺区神经鞘瘤临床治疗及预后分析[J].上海口腔医学,2018,27(4): 411-414.

[3]王坚,朱雄增.软组织肿瘤病理学[M].2版.北京人民卫生出版社,2017.

[4]徐天舒.腮腺内面神经鞘瘤6例临床分析[J].口腔医学,2010,30(12):719-721.

[5]杨维良,胡天明.颈部神经鞘瘤77例的诊断与治疗[J].中华普通外科杂志,2006, 21(12):874-875,878.

（张 卉 周 舟）

病例13 腺瘤型结节性甲状腺肿

【基本资料】患者，女，21 岁，发现左侧甲状腺结节 2 天。

【专科检查】无明显压痛、无反跳痛。

【实验室检查】FT3、FT4、TSH 无明显异常。

【影像图片】

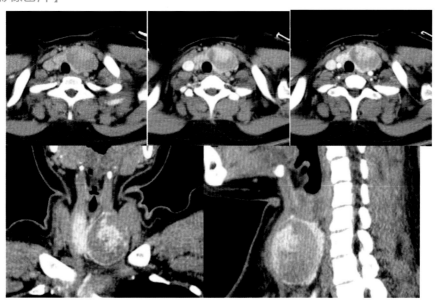

【影像特征】甲状腺左侧叶可见一混杂密度影，较大截面约为 3.4 cm×4.2 cm，增强后病灶明显不均匀强化，实性部分明显强化，囊性部分未见明显强化，病灶似见包膜，气管明显受压向右侧移位，周围及双侧颈部未见明显肿大淋巴结显示。

【病理结果】

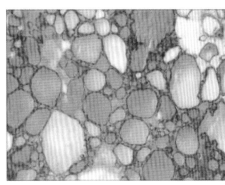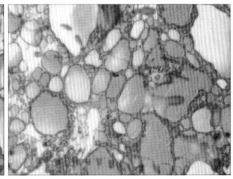

肉眼所见：（送检）5 cm×3.5 cm×1 cm 灰红色碎块状组织一堆，切面灰红，质中。

病理诊断：（左侧甲状腺）腺瘤型结节性甲状腺肿。

【病例小结】结节性甲状腺肿又称腺瘤样甲状腺肿，实际上是指地方性甲状腺肿和散发性甲状腺肿晚期所形成的多发结节。发病率很高，有报道可达人群的 4%，多见于中年女性。结节性甲状腺肿是由于患者长期处于缺碘或相对缺碘及致甲状腺肿物质的环境中，引起甲状腺弥漫性肿大，病程较长后，滤泡上皮由普遍性增生转变为局灶性增生，部分区域则出现退行性变，最后由于长期的增生性病变和退行性病变反复交替，腺体内出现不同发展阶段的结节。

结节性甲状腺肿的临床特点：①患者有长期单纯性甲状腺肿的病史。发病年龄一般大于 30 岁。女性多于男性。甲状腺肿大程度不一，多不对称。结节数目及大小不等，一般为多发性结节，早期也可能只有一个结节。结节质软或稍硬，光滑，无触痛。有时结节境界不清，触摸甲状腺表面仅有不规则或分叶状感觉。病情进展缓慢，多数患者无症状。较大的结节性甲状腺肿可引起压迫症状，出现呼吸困难、吞咽困难和声音嘶哑等。结节内急性出血可致肿块突然增大及疼痛，症状可于几天内消退，增大的肿块可在几周或更长时间内减小。②结节性甲状腺肿出现甲状腺功能亢进症（Plummer 病）时，患者有乏力、体重下降、心悸、心律失常、怕热多汗、易激动等症状，但甲状腺局部无血管杂音及震颤，突眼少见，手指震颤亦少见。老年患者症状常不典型。③如为热结节（又称毒性结节）时，患者年龄多在 40 岁以上，结节性质为中等硬度，有甲亢症状，甚至发生心房纤颤及其他心律失常表现，如有出血时可有痛感，甚至发热。结节较大时可发生压迫症状，如发音障碍，呼吸不畅，胸闷、气短及刺激性咳嗽等症状。④如来自碘缺乏地区的结节性甲状腺肿患者，其甲状腺功能可有低下表现，临床上也可发生心率减慢，水肿与皮肤粗糙及贫血表现等。少数患者也可癌变。

结节性甲状腺肿的 CT 表现特征：甲状腺呈波浪状肿大，呈多发圆形或类圆形低密度结节灶，多数病灶出现中心性坏死，实体部分呈显著均质强化，坏死部分无明显强化，周边呈环状强化，病灶边缘清晰。病灶甲状腺轮廓清晰、包膜完整；病灶内钙化多呈小点状或沙粒样。有时可见气管、食管和大血管的移位。CT 平扫及增强检查灵敏度及特异度不高，需要结合甲状腺穿刺组织病理检查定性，但是对周围解剖结构及淋巴结情况评估很有意义。

【鉴别诊断】

1. 甲状腺癌 中老年妇女好发，病理分型：乳头状、滤泡状、未分化癌及髓样癌 4 种。CT 表现：形态不规则的软组织密度肿块，可累及部分或大部分甲状腺组织，密度不均，可坏死、囊变、钙化，增强病灶呈不均匀强化，有局部侵犯或转移时可有颈部淋巴结肿大。

2. 甲状腺腺瘤 常见的良性肿瘤，病理分型：滤泡状腺瘤、乳头状囊性腺瘤，以前者多见，腺瘤周围有完整的包膜，患者大多为中青年女性，大部分无任何临床症状，甲状腺形态大多正常。CT 表现：肿瘤呈稍低密度结节状肿块，边缘光整、锐利病灶均匀强化，少数腺瘤可有钙化。

3. 亚急性甲状腺炎 约占甲状腺疾病的 5%，男女比例 1∶（3～6），以 40～50 岁女性最为多见。起病 1～3 周前常有上呼吸道感染、低热等前驱症状。甲状腺肿大，质地较硬，甲状腺区明显触痛，少数有颈部淋巴结肿大。甲状腺轻、中度肿大，甲状腺滤泡结构破坏，组织内存在许多巨噬细胞。甲状腺毒症期表现为血清 T3、T4 升高，TSH 降低，摄碘率减低（24 小时小于 2%）。CT 表现为甲状腺体积多肿大，病变处甲状腺边缘模糊，与正常甲状腺组织界线不清。呈弥漫片状或结节状低密度影，低密度区一般在 45HU 左右，密度低于骨骼肌，腺体边缘轮廓清晰。增强扫描呈轻度或明显不均匀强化。一般无占位效应。

4. 桥本甲状腺炎 本病是最常见的自身免疫性甲状腺疾病。女性多见，高发年龄在 30～50 岁。表现为甲状腺中度肿大，质地坚硬。晚期可出现甲状腺功能减低的表现。CT 表现为甲状腺对称弥漫性增大（双侧叶及峡部均匀增大），密度普遍低于正常甲状腺，类似周围肌肉。包膜完整，与周围组织无粘连，分界清晰，可伴结节。增强均匀或不均匀强化。

【参考文献】

[1] 杨恩东.结节性甲状腺肿与甲状腺腺瘤临床病理特点分析[J].中国冶金工业医学杂志,2022, 39(1):124.

[2] 陈萍,朱连华,方可敬,等.超声造影结合定量分析技术在鉴别诊断甲状腺良恶性结节中的应用价值[J].第三军医大学学报, 2019,41(6):587-593.

[3] 袁野,代玲瑜,李玲,等.超声引导下射频消融治疗对单纯性甲状腺肿患者甲状腺激素水平的影响[J].临床放射学杂志,2018,37(11):1910-1914.

[4]于楠,康琦,高莹,等.甲状腺嗜酸细胞腺瘤与结节性甲状腺肿的临床特点比较[J].重庆医科大学学报,2018,43(12):1596-1599.

[5]闫妍,苗立英,梅放,等.结节性甲状腺肿伴瘢痕形成易误诊为甲状腺乳头状癌的原因分析[J].中国超声医学杂志,2018,34(9):779-782.

（杨富阁　周　舟）

病例14　结节性甲状腺肿

【基本资料】患者，女，54岁，1个月前发现右侧颈部肿物，4天前出现疼痛感，无眼球突出等甲亢表现，无吞咽困难、呼吸困难等不适。

【专科检查】颈软，无抵抗，右侧颈部触及明显肿物，大小约 2 cm×2 cm，伴疼痛。甲状腺肿大。

【实验室检查】T：36.1℃；P：108 次 / 分↑，R：21 次 / 分↑；BP：126/70 mmHg。甲状腺功能测定（TPOAB、TGAB、TSH、FT3、FT4）及肿瘤标志物未见明显异常。

【影像图片】

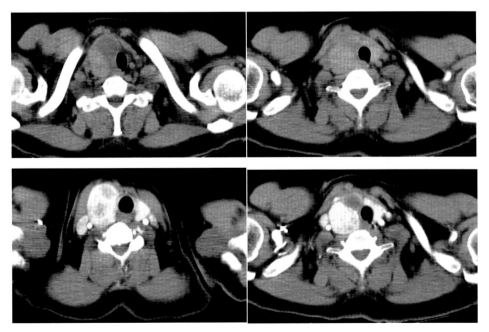

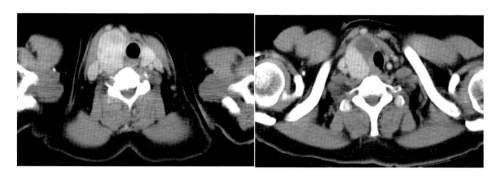

【影像特征】甲状腺右侧叶体积明显增大，大小约 4.7 cm×3.5 cm，边缘不整，密度不均，内见多发不同密度结节影，边界不清，增强动脉期明显不均匀强化，静脉期病灶强化趋于均匀；甲状腺右侧叶下方、上纵隔可见多发低密度结节影，增强后病变边缘轻度强化，内部未见明确强化，周围脂肪间隙模糊。双侧颈部及胸廓入口处未见明显肿大淋巴结影。

【病理结果】

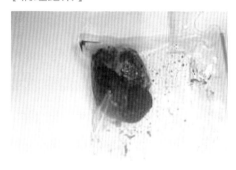 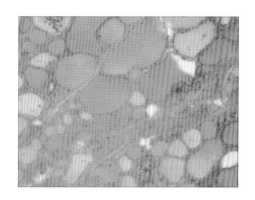

肉眼所见：（送检）6 cm×5 cm×4 cm 灰红色组织 1 枚，包膜完整，切面灰红，质中。

病理诊断：（右侧）结节性甲状腺肿。

【病例小结】结节性甲状腺肿又称腺瘤样甲状腺肿，实际上是指地方性甲状腺肿和散发性甲状腺肿晚期所形成的多发结节。结节性甲状腺肿是由于患者长期处于缺碘或相对缺碘及致甲状腺肿物质的环境中，引起的甲状腺弥漫性肿大。患者有长期单纯性甲状腺肿的病史，发病年龄一般大于 30 岁，女性多于男性。甲状腺肿大，开始呈弥漫性、对称性，后出现单个或多个大小不等、质地不一的结节，呈不对称性。甲状腺结节可发生囊性变、坏死、出血、纤维化或钙化，囊内出血或囊性变可在短期内迅速增大，出现疼痛。甲状腺肿结节生长缓慢，可随吞咽上下移动。随着腺体增大和结节增多，可出现压迫症状：①气管压迫；②食管压迫；③喉返神经压迫；④颈交感神经压迫；⑤上腔静脉压迫。部分患者可合并甲亢（毒性结节性甲状腺肿），可出现甲亢症状，但比 Graves 病症状轻。部分病例的结节可恶变，出现质硬结节，甚至颈部淋巴结肿大。

结节性甲状腺肿在病理上分为囊肿型、多结节型及单结节型 3 种类型。①囊肿型：囊性病变表现为类圆形、均匀一致的低或高密度影，边缘模糊，增强扫描囊壁和结节明显强化，囊内容物不强化，结节和囊壁与周围甲状腺组织同步强化。②多结节型：肿瘤主要由含胶质较少的增生滤泡上皮组成，呈圆形、类圆形或不规则性，结节以外的甲状腺组织密度不均匀或欠均匀，强化不明显。③单结节型：甲状腺内密度稍减低，内见类圆形低密度影，病变内密度不均匀，强化均匀，强化程度低于正常甲状腺组织。结节性甲状腺肿囊性变表现为结节内部液性密度改变，边界清楚，坏死性密度相对较高。

影像学表现：CT 表现为双侧或单侧甲状腺叶体积弥漫性增大，内可见多发大小不等的圆形或类圆形低密度结节灶，密度多不均匀，部分病灶内可见蛋壳状钙化、斑片状及碎石状粗大钙化，增强后病灶呈不同形式、不同程度强化，但密度仍低于正常甲状腺组织，部分病灶内可见范围不等的囊变影，增强后囊壁环状强化、壁结节强化，囊内岛状强化，是结节性甲状腺肿较为典型的 CT 表现。单结节的甲状腺肿，尤其是出现囊变时，与甲状腺腺瘤表现一致。单发结节性甲状腺肿大多数表现为椭圆形，其长轴与身体的纵轴一致，但也有少部分表现为圆形；瘤体的密度可以呈不均匀低密度、等密度及混杂密度，这是由瘤体成分的不同所致的，瘤体稍低密度区域主要是胶质性结节，而囊性低密度主要是出血、囊变及坏死区，钙化及新鲜出血表现为高密度。增强后除坏死囊变区无强化外，实性结节和囊实性结节的实性部分明显不均匀强化，部分结节强化程度接近于正常甲状腺，同时瘤体强化的程度与瘤体的血供有关。瘤体的边缘多清楚，边缘连续性完整，增强边缘显示更清楚；瘤体发生钙化时呈高密度，钙化位于瘤体的外缘，而且钙化的形式多表现为斑片状，钙化是由于瘤体坏死、退变局部钙盐沉积所致的；瘤体周围组织改变：结节性甲状腺肿对周围组织以推压为主，可有粘连。瘤体可压迫气管、食管和血管，引起呼吸困难、吞咽障碍和头面血液回流障碍，此时称毒性结节性甲状腺肿，也称 Plummer 病。

多发性结节是 CT 诊断结节性甲状腺肿的病理基础，具有重要的临床诊断价值。钙化在结节性甲状腺肿的诊断中有重要的意义，钙化多出现于甲状腺肿的结节期，多为斑片、斑点状粗钙化及蛋壳状钙化，颗粒状小钙化少见。

〔鉴别诊断〕

1. **甲状腺腺瘤**　甲状腺腺瘤亦多单发，平扫多呈均匀低密度，病灶边缘清晰，可见明显的低密度包膜，可伴囊性变、出血，钙化少见，因病灶内无纤维或纤维增生不明显，增强后瘤体明显强化，强化程度可高于周围正常甲状腺组织的强化程度，边界较平扫模糊。而结节性甲状腺肿增强后边界多较平扫清晰，部分结节性甲状腺肿因瘤体上皮样或腺瘤样增生而表现为平扫和增强均无清晰的边界，无法与甲状腺腺瘤相鉴别，鉴别诊断依赖于组织学检查。

2. **甲状腺癌**　甲状腺乳头状癌病灶多为分叶状或不规则状。甲状腺癌明显强化，但强化一般较周围正常甲状腺弱。甲状腺癌边界模糊、不规则，边缘连续性常中断。沙粒样钙化为甲状腺癌的特征性表现。甲状腺癌易粘连、侵犯周围组织及血管，并可有颈部淋巴结肿大及远处转移。

3.桥本甲状腺炎　甲状腺侧叶及峡部弥漫性肿大，边缘规则锐利，密度均匀，比正常甲状腺密度低，增强后腺体内有条索或斑片状高密度灶，鉴别不难。

【参考文献】

[1]林家乐,黄彬鸿,龙光峰,等.对比分析病理诊断与多层螺旋CT诊断结节性甲状腺肿的影像表现特点与病灶检出情况[J].黑龙江医学,2022,46(1):53-55.

[2]张艾红,岳松伟,巴建,等.MSCT检查对结节性甲状腺肿、乳头状甲状腺癌的鉴别诊断价值对比[J].中国CT和MRI杂志,2022,20(6):39-41.

[3]李雷.甲状腺肿瘤的CT影像特征及对良恶性鉴别诊断价值分析[J].中国现代药物应用,2022,16(3):105-107.

[4]叶丽丽,杜凡,何祥发,等.结节性甲状腺肿与甲状腺腺瘤CT诊断价值[J].临床放射学杂志,2020,39(6):1069-1073.

（孟　轲　张保朋）

病例15　甲状腺乳头状癌

【基本资料】患者，女，24岁，主诉：体检发现甲状腺结节1周。

【专科检查】颈软，无抵抗感，双侧颈动脉无异常搏动，颈静脉未见异常，气管居中，甲状腺无肿大，左侧叶中下极可触及约20 mm大小结节，右侧叶可触及约15 mm大小结节。心率80次/分，律齐，各瓣膜听诊区未闻及病理性杂音。

【实验室检查】促甲状腺激素0.14 mU/L↓，余未见明显异常。

【影像图片】

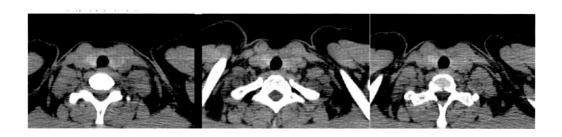

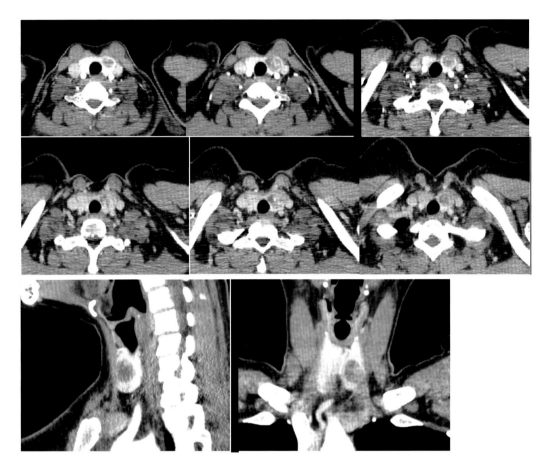

【影像特征】平扫甲状腺左侧叶可见低密度结节影，较大截面约 2.3 cm × 1.7 cm，其内密度欠均匀，局部可见点状钙化影；增强扫描病灶呈中高度不均匀强化，病灶与周围组织分界较清。甲状腺右侧叶密度较均匀，增强扫描呈较均匀强化。双侧颈部间隙可见多发淋巴结，较大短径约 8 mm，增强呈轻度较均匀强化。

【病理结果】

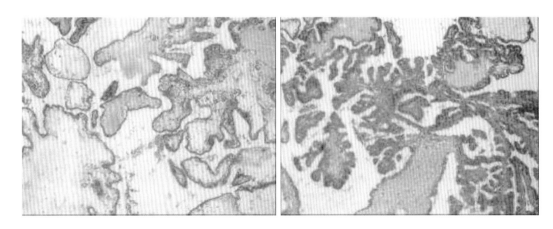

肉眼所见：（送检）3.5 cm×2.5 cm×1.5 cm 灰红色组织 1 块，切面可见一直径约 2 cm 的灰白色结节，切面灰白，质中。

病理诊断：（左侧甲状腺）包裹型乳头状癌。

【病例小结】甲状腺癌是最常见的头颈部和内分泌系统恶性肿瘤疾病，它发病率高，占人体恶性肿瘤疾病的 1.2% ～ 2.3%。甲状腺乳头状癌是甲状腺癌中常见的一种，其发病比例高达 85%，起病隐匿，多见于 21 ～ 40 岁的中青年女性，恶性程度较低，病程发展缓慢，极易被诊断为良性肿瘤疾病，误诊率可达到 40%，颈部淋巴结转移率较高。高频超声及 CT 检查均为甲状腺肿瘤主要影像学检查方式。直径 ≤ 1 cm 的甲状腺癌几乎全为乳头状癌。有资料统计 CT 发现临床症状不明显的乳头状癌（直径常 ≤ 1 cm）的灵敏度为 59%，中央区和周缘区特异度分别 76% 和 71%；中央及周缘区的阳性预测值、阴性预测值分别为 84%、47% 及 73%、57%。

影像学表现：甲状腺为碘含量丰富的软组织，CT 扫描结果多为均匀高密度，并受 CT 薄层扫描局限性影响，肿瘤内部微钙化情况效果有限，但对于周边鸡蛋壳样钙化病灶、粗钙化情况可以充分完整显现，此方面检查优势强于超声。CT 可客观显示甲状腺组织浸润及淋巴结转移等相关情况。因甲状腺含碘量非常高，血供较为丰富，表面有较为完整的双层被膜覆盖，与周围脂肪、肌肉等组织相比，CT 结果上具有更高的密度，并且边缘连线也较为完整，与邻近结构分界较为清晰。从甲状腺乳头状癌的生长特点和形态特征来看，其呈现为浸润性生长，并且各个部位的瘤体周围组织对瘤体的生长造成不同的限制，这就导致瘤体形态呈现为明显的不规则状。甲状腺乳头状癌在发生发展过程中，会致使甲状腺的贮碘功能受损，加之病灶血管癌栓形成会使得肿瘤组织出现坏死，故使得 CT 的平扫结果往往表现为低密度状态。甲状腺乳头状癌通常伴随有明显的纤维化表现，这使得其相较于正常甲状腺组织，表现出血管低密度特征。为此，在实施增强扫描之后，甲状腺乳头状癌会有不同程度的强化，但与正常组织相比，其强化程度往往较低。

若存在病灶较小同时合并桥本甲状腺炎的情况，根据其病理特征可了解到，桥本甲状腺炎表现为浆细胞、淋巴细胞弥漫性浸润，且滤泡细胞受损，故采用 CT 对甲状腺乳头状癌进行诊断期间，相较于正常的甲状腺组织，其病灶的对比度明显更低，并且通过平扫和增强都不易发现病灶。

甲状腺乳头状癌绝大部分表现为较为明显的浸润性生长，常伴随有包膜及甲状腺组织浸润，这就导致良性病变压迫时的清晰光整界面特征丧失，而呈现出明显的包膜终端或边缘不规则缺损，且在实施增强扫描后，瘤体的实性部分与周围组织之间的边界也相对更为模糊。Wanqing Chen 等表示在甲状腺乳头状癌 CT 诊断中，上述征象是其非常重要的判断标准。因甲状腺乳头状癌出现钙化的情况较多，为此，在甲状腺乳头状癌 CT 诊断中，钙化也是其中一项重要征象指标，根据病理基础来看，甲状腺乳头状癌钙化通常是因砂粒体而形成的。甲状腺乳头状癌的钙化普遍表现为大小不等、圆颗粒状，且位于淋巴腔间隙或者肿瘤间质中。

【鉴别诊断】

1.**结节性甲状腺肿**　CT常表现为甲状腺不同程度增大，轮廓清晰呈波浪状；腺体内多个、散在、形态规则、边缘清晰的低密度结节；可见斑片、斑点状粗钙化，颗粒样钙化少见；不侵犯周围组织结构；少部分肿物可向下延伸至纵隔。增强扫描增生的滤泡形成壁结节，血供丰富，强化较明显；复旧的滤泡内含大量胶质成分，形成结节性甲状腺病变的主体，强化不明显。

2.**甲状腺腺瘤**　CT扫描常表现为甲状腺内的孤立结节，边缘光滑；部分肿瘤与周围结构之间有明显被压迫的脂肪间隙；结节密度低于正常甲状腺或呈囊性低密度。增强扫描结节的实性部分均匀强化，但强化程度低于正常甲状腺；囊性部分不强化；瘤周包膜不强化。瘤周正常甲状腺组织受挤压表现为增强扫描包膜外环形强化。

3.**甲状腺囊肿**　依据其内容的物质性可分为5种，即出血性囊肿、坏死性囊肿、浆液性囊肿、胶性囊肿及混合性囊肿，最为常见的就是胶性囊肿和浆液性囊肿，其结节通常较为柔软，并且触碰时会有囊性感，当其囊肿压力较大时，触碰时的感觉较硬。甲状腺囊肿钙化少见，部分边缘弧形、小结节状钙化。CT表现为囊性低密度影，边界清，囊内容物视成分不同而密度各异，增强扫描囊壁不强化。

【参考文献】

[1]杜丹丹,李小虎,刘斌,等.CT影像组学对甲状腺腺瘤及乳头状癌的诊断价值[J].安徽医科大学学报,2019，54(6):950-953.

[2]王丽珊,文智.甲状腺常见良、恶性占位性病变的CT鉴别诊断[J].医学综述,2012,18(21):3661-3663.

[3]杨海,舒艳艳,韩志江,等.直径＞1.0cm的甲状腺乳头状癌多种CT征象的多因素分析[J].中华内分泌外科杂志,2018,12(1):51-54,60.

[4]严梦寒,翁璐昕,宗燕君.彩超联合CT对甲状腺乳头状癌颈部微小转移淋巴的应用[J].中国CT和MRI杂志,2020，18(4):33-35.

[5]WANQING C,RONGSHOU Z,PETER D B,et al.Cancer statistics in China,2015[J].CA:A Cancer Journal for Clinicians,2016,66(2):115-132.

（李　超　张保朋）

病例16 木村病

【基本资料】患者，男，47岁，发现右侧颊部肿物20年。

【专科检查】右颊面部肿物质硬，无压痛，活动度差，肤色、皮温正常，无发热。

【实验室检查】嗜酸性粒细胞 3.11×10^9/L ↑，免疫球蛋白E（IgE）↑。

【影像图片】

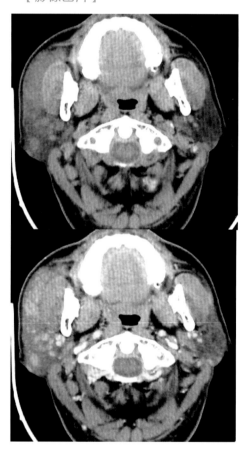
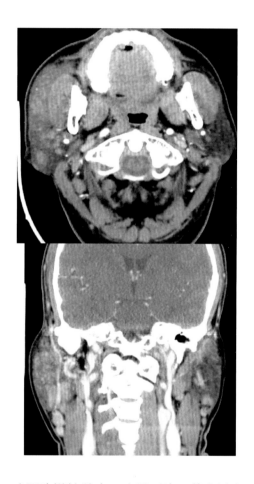

【影像特征】平扫示右侧面颊部、腮腺区、咬肌弥漫性肿大，边界不清，其内见多发结节状、团片状软组织密度影，呈等或稍低密度影；增强扫描动脉期轻度强化，静脉期进一步强化，增强方式呈渐进性强化。

【病理结果】

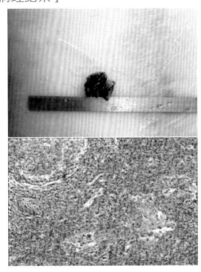 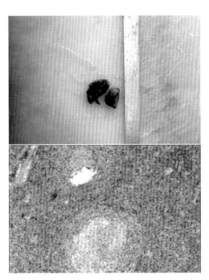

肉眼所见：标一（右腮腺下极肿物及淋巴结）灰红组织一块，切面灰红、实性、质中。标二（右咬肌区肿物）灰红组织一块。

病理诊断：（右腮腺下极肿物及淋巴结、右咬肌区肿物），符合木村病（Kimura 病）。

【病例小结】木村病，也称为 Kimura 病，是一种非常少见的、病因不明且进展缓慢的良性病变。最常发生于面颈部，表现为皮下多发慢性无痛肿块，同时伴随外周血嗜酸性粒细胞（EOS）及免疫球蛋白 E（IgE）水平的升高。1937 年，我国金显宅教授在研究嗜酸性粒细胞浸润的良性肿大淋巴结中发现，称其为嗜伊红球增多性淋巴母细胞瘤。1948 年，日本学者木村（Kimura）更为详细地阐述了该病，并将其命名为不寻常性淋巴组织增生性肉芽肿，确定该病为肉芽肿性疾病，这种疾病后来被称为木村病。有文献根据病理性质将 Kimura 病称作嗜酸性淋巴肉芽肿、嗜酸性淋巴滤泡肉芽肿等。Kimura 病以亚洲男性多见，男女之比为 4∶1，< 20 岁的患者为 17∶1，20 ~ 39 岁的患者为 4∶1，≥ 40 岁的患者为 2∶1。木村病病因不甚清楚，一般认为属于过敏性疾病，可反复发作，逐渐形成炎性肿物。亦有人认为本病属变态反应性疾病，白色念珠菌可能为致敏原。本病与常见嗜酸性肉芽肿不同，有特殊的病理改变，是一种独立的疾病。病理改变主要为淋巴结肿大、淋巴结内淋巴细胞增生和嗜酸性粒细胞浸润，伴血管增生。有时皮肤、皮下组织可见嗜酸性粒细胞，骨髓腔和腮腺组织亦可见淋巴细胞和嗜酸性粒细胞增生。

临床上，木村病发病慢，病程长，可达十几年，可自行消退，也有反复消长者。绝大多数合并淋巴结肿大。病变好发于头颈部及四肢，尤多见于腮腺、颌下腺，有时发生于泪腺。肿块与皮肤粘连、界限不清。局部病变皮肤粗糙、增厚、色素沉着，有瘙痒感，15% 患者伴蛋白尿。典型患者外周血白细胞可轻度升高，白细胞分类中嗜酸性粒细胞的比例明显增高，可达 60% ~ 70%，绝对计数也显著升高，可高出正常人数倍到数十倍，血浆 IgE 升高。本病抗生素治疗无效，对激素治疗敏感，采用手术切除加术后放疗效果较好。临床表现为"三联征"：缓慢生长的头颈部无痛性单发或多发皮下软组织肿块；外周血及组织中嗜酸性粒细胞增多；血清 IgE 水平显著增高。

影像学表现：CT 上将病灶按形态分为 3 型。Ⅰ 型：多发结节型，表现为腮腺、颌下、颏下或颈部间隙多发结节状软组织影，边界清晰，无融合趋势，周围脂肪清晰，平扫呈等密度，增强明显均匀强化。Ⅱ 型：弥漫肿块型，表现为腮腺、颌面、耳周皮下弥漫性软组织肿块影，边界模糊，邻近皮肤增厚，平扫等或稍高密度，增强轻中度不均匀强化。Ⅲ 型：混合型，同时具有结节及肿块特点。增强后病灶可见轻到中度均匀或不均匀强化，主要取决于病灶内增生的血管及纤维成分的分布及所占比例。本例病灶特点为：单侧颊面部、腮腺及咬肌弥漫性肿大，内多发结节及片状影，边界不清，轻度强化，静脉期持续强化，无明显坏死。加之临床上肿块质地硬，无红、肿、热、痛症状，而且病史较长，符合木村病的影像表现。

因此，对于 CT 发现年轻男性颈部软组织无痛性肿块，边界不清，无感染症状及征象，可建议查血尿常规和血 IgE，必要时穿刺活检，均有助于诊断。本病还需与血管淋巴组织增生伴嗜酸性粒细胞浸润鉴别，后者西方人多见，主要是以血管增生为主，伴有淋巴细胞及嗜酸性粒细胞浸润。

【鉴别诊断】

1. 颌面部淋巴瘤 多好发中老年人，双侧多发，颈部、颌下及腮腺区常见。临床表现为颈部多发淋巴结肿大（无痛性进行性颈淋巴结肿大），一般伴有明显的全身症状。CT 表现：颈部多发淋巴结肿大，肿大淋巴结有明显融合趋势，肿块密度常均匀，增强后呈轻度均匀强化，血管漂浮征为其特点。

2. 颈部淋巴结结核 常见于青少年患者，单侧或双侧耳后、颈外侧浅淋巴结肿大。常伴有肺部结核病史，并伴低热、乏力等全身症状。CT 表现：病灶多发，最大径常小于 2 cm，肿大淋巴结可融合（呈花环状或串珠状），坏死（较小的淋巴结即可发生中心性坏死），伴钙化（点片状钙化），密度不均匀，增强后呈环形强化。

3. 弥漫性海绵状血管瘤 患侧腮腺可呈明显弥漫性肿大，但一般密度不均匀，且增强后多有明显的不均性强化，可伴有钙化。临床上质地较软，皮温高。

【参考文献】

[1] 何晓,徐艳萍,王言言.木村病诊疗体会及临床分析[J].中国耳鼻咽喉头颈外科,2016,23(7):413-414.

[2] 刘立梅,高清平,王则胜,等.木村病45例临床分析[J].内科急危重症杂志,2015,21(2):101-104.

[3] 吕海丽,王振霖,张名霞,等.木村病的临床诊断与治疗[J].中国耳鼻咽喉颅底外科杂志,2015,21(1):43-45.

[4] 蒋山姗,洪桂洵,王显龙,等.木村病的影像诊断及临床特点[J].罕少疾病杂志,2013,20(6):33-36.

[5] 张凯,贾志宇,张英怀.木村病临床研究进展[J].现代口腔医学杂志,2013,27(6):369-372.

（杨晓曼 周 舟）

病例17　左侧下颌骨鳞癌

【基本资料】患者，男，50岁，无明显诱因牙痛伴左颌下肿胀6月余，拔牙术后伤口久不愈合伴疼痛加重。

【专科检查】左颊部肿胀，按压疼痛。

【实验室检查】各指标无明显异常。

【影像图片】

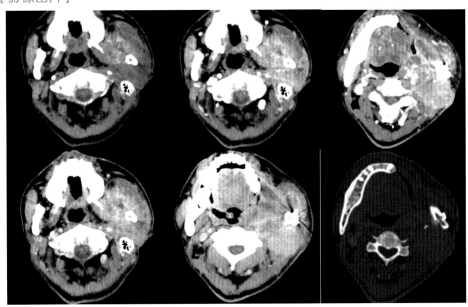

【影像特征】左侧下颌部可见软组织肿块影，较大层面截面约6.7 cm×5.9 cm，边界欠清晰，密度不均匀，病灶与周围组织结构分界欠清，增强扫描动脉期病灶内实性成分呈中度不均匀强化，静脉期病灶强化程度略下降，病灶内可见小斑片状液化坏死区，骨窗示左侧下颌骨局部骨皮质毛糙。

【病理结果】

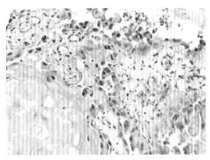
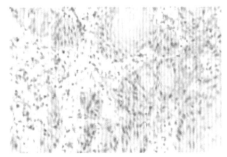

病理诊断：（颌下）鳞状细胞癌Ⅰ～Ⅱ级。

【病例小结】颌面部部位较特殊，解剖结构复杂，含有多种扁骨及不规则骨，各类骨源性肿瘤及类肿瘤病变均可发生在此处，我国的口腔颌面部肿瘤发病率和患病率均不高，一般良性比恶性的多见，良性肿瘤以牙源性及上皮性肿瘤为多见。颌面部的恶性肿瘤以癌为常见，肉瘤少见，癌瘤中以鳞状细胞癌最常见，约占80%以上，其次是腺性上皮癌及未分化癌。根据文献2005年世界卫生组织（WHO）肿瘤分类，原发性鳞状细胞癌最终成为独立的一类疾病，分为3个亚型：①侵犯骨髓腔并导致骨吸收的实性肿瘤；②由牙源性囊肿发展而来的鳞状细胞癌；③与其他牙源性上皮性良性肿瘤相关的鳞状细胞癌。

临床症状：原发性鳞状细胞癌好发于40～60岁，男女比为（2～3），但日本有资料报道则相反，其男女之比为2：3。肿瘤多发生在下颌骨磨牙后部，上颌骨者少见，这可能与发生于上颌骨的原发性鳞状细胞癌有时难以和上颌窦癌相鉴别，而被直接归类于后者有关。早期一般无明显疼痛，当肿瘤浸润深层肌肉或合并感染时，疼痛明显；主要表现为疼痛、肿胀、拔牙后创口不愈、颌骨膨隆、下唇麻木等症状。当肿瘤出现浸润、溃疡（特别是伴发感染）形成时，可引起局部继发性出血、疼痛加重；牙周组织受累后，可出现牙痛或牙齿松动，常伴有颌下淋巴结肿大。下颌骨鳞状细胞癌的临床首发症状较多，并无典型的具有诊断意义的特点，易误诊为颌骨骨髓炎、囊肿及牙槽脓肿等，影响患者的治疗及预后。

影像学表现：X线常表现为颌骨呈大小不等、边界不清、形态不规则的溶骨性破坏或囊性阴影，早期病损局限于根尖区，骨皮质之内。X线表现为溶骨性破坏或囊性阴影者，应高度重视，及时拔除受累牙，自牙槽窝刮取组织行病理确诊。CT平扫颌面部肿胀，可见软组织肿块，病灶范围不清，增强后动脉期呈中高度不均匀强化，静脉期强化程度下降，病灶与周围组织分界不清，常伴有颌下肿大淋巴结及下颌骨骨质破坏。

临床上治疗的主要方法是根治性手术治疗，同时辅以放疗、化疗。手术切除的范围要比一般恶性肿瘤更加彻底和广泛，病变限于一侧者行半侧下颌骨切除，对病变范围大的患者甚至可行全下颌骨切除。对可疑淋巴结转移者应行颌颈联合根治术，并术后配合放疗。

综上所述，原发下颌骨鳞状细胞癌的早期诊断极为重要，对出现牙痛、面部肿胀、下唇麻木且拔牙后症状不缓解的40岁以上男性患者，应及时行CT检查及活检，以便及早诊断；该病治疗以病变区的扩大切除术及选择性颈淋巴结清扫术为首选，术后配合放疗，可提高患者的生存率。

【鉴别诊断】

1. **颌面部肉瘤** 肉瘤是颌面部发病率较低的恶性肿瘤，发病率低于1%，多形性肉瘤好发于四肢及躯干，发生于颌面部者更少见。CT表现：颌面部软组织肿块，较大者病灶密度不均匀，与周围粘连或相互融合成块状，活动欠佳；增强后呈不均匀环形强化，病灶中心强化不明显，其内分隔可见强化。

2. **颌面部转移瘤** 即全身其他器官的恶性肿瘤转移至颌骨，有肿瘤病史，原发肿瘤多位于乳腺、肺，有时找不到原发灶，转移至颌骨部位者多见于下颌骨后部，亦常合并其他部位转移。CT：受累骨呈溶骨性（最常见）、成骨性（乳腺癌及前列腺癌多见）或囊性改变。颌骨转移瘤与原发肿瘤的组织形态学一致。

3. **牙龈鳞癌** 病理：根据细胞分化程度和角化成熟情况分 3 级，即 1 级高分化、2 级中分化和 3 级低分化。多见于 40 ~ 60 岁，男性多于女性。主要分为 2 型，即外突型（菜花状）和溃疡型（浸润生长）。X 线特点：牙槽突骨质破坏，早期仅为牙槽嵴破坏，继续发展可成扇形骨质破坏（口大底小）。

4. **造釉细胞瘤** 占牙源性上皮肿瘤的 80%，良性具有局部侵袭性的多形性肿瘤，来源于造釉器、牙板、牙源性囊肿上皮，多呈囊实混合性，单房或多房，易造成邻近骨质破坏，可穿破周围骨皮质造成周围软组织侵犯。CT 影像表现：80% 位于下颌磨牙及升支区，60% 为多房型，完整或不完整骨性分隔，在 CT 上表现为低 - 等密度、混杂密度、软组织密度，可见明显的骨质缺损，骨皮质穿破，无硬化缘。

【参考文献】

[1] 赵燕风,罗德红,吴宁,等.颌面部骨源性肿瘤与类肿瘤病变的CT表现[J].中国医学影像技术,2005,21(2):234-237.

[2] 杜文,彭歆.人工智能技术在口腔颌面部肿瘤诊断中应用的研究进展[J].口腔疾病防治,2022,30(5):361-365.

[3] 郭照中,刘学,张恒,等.双源CT在颌面部肿瘤诊疗中的临床应用[J].临床口腔医学杂志,2012,28(1):56-58.

（张 卉 程留慧 王道清）

病例18 非角化型鳞状细胞癌

【基本资料】患者，女，71 岁，主诉：2 周前无明显诱因出现咽部不适，口吐黏液，喉中痰鸣，不易咯出，饮水稍呛咳，无咽痛、吞咽困难等不适，无发热。

【专科检查】咽喉：腺样体无肿大，咽隐窝光滑，硬腭、软腭、悬雍垂无畸形，运动良好，黏膜无充血，腭弓无充血，右侧扁桃体Ⅲ度肿大，表面不光滑，挤压扁桃体隐窝有分泌物溢出，咽喉壁黏膜无充血。

【实验室检查】C 反应蛋白 29.7 mg/L（0~4 mg/L）↑；中性粒细胞计数 17.45×10⁹/L [（1.8~6.3）×10⁹/L]↑；中性粒细胞百分比 94.7%（40%~75%）↑；白细胞 18.4×10⁹/L [（3.5~9.5）×10⁹/L]↑。肿瘤标记物筛查未见异常。

【影像图片】

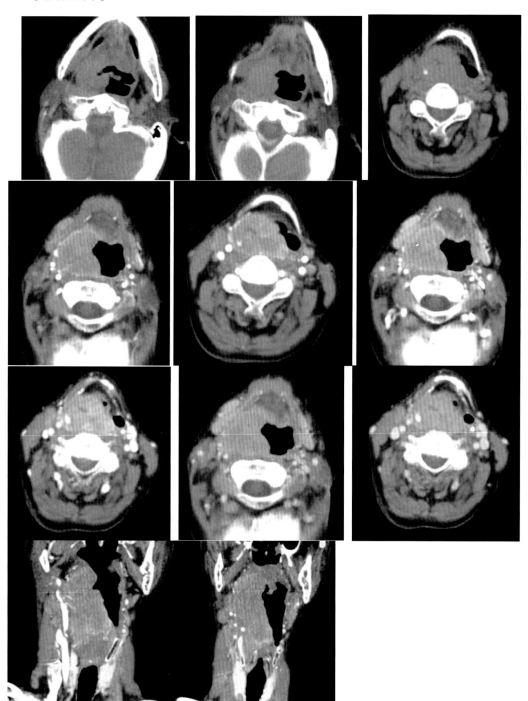

【影像特征】平扫口咽部软组织明显增厚，可见不规则软组织肿块影，增强后病灶轻、中度较均匀强化，口咽腔明显狭窄，咽旁间隙消失，病灶与舌根部周围软组织分界不清，周围可见多发肿大淋巴结；左侧颈部间隙可见多发淋巴结。

【病理结果】

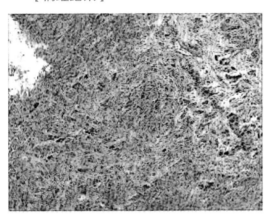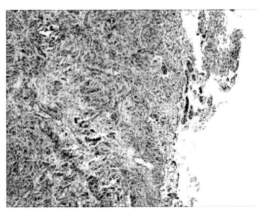

肉眼所见：（送检）直径 1cm 灰白、灰红色碎组织一堆，切面灰白、灰红，质中，全埋制片。

病理诊断：（右侧扁桃体）非角化型鳞状细胞癌。

免疫组化：CK7（散在＋）、P16（散在＋）、P40（＋）、P63（＋）、CD3（T 淋巴细胞＋）、P53（强弱不等＋）、Ki-67（约 60%＋）、PD-L1（SP263，CPS 约 40）、MLH1（＋）、MSH2（＋）、MSH6（＋）、PMS2（＋）。

【病例小结】鼻咽癌（nasopharyngeal carcinoma，NPC）是最常见的耳鼻咽喉恶性肿瘤，是原发于鼻腔黏膜的恶性肿瘤，出现在鼻咽腔顶和侧壁，发病后以鼻涕、耳闷、复视、听力下降和头痛为主要表现。鼻咽癌以鳞癌最为常见，占 95% 以上，病理分为角化性癌、非角化性癌及基底细胞样癌 3 类，以非角化性未分化型癌为主，其次是非角化性分化型癌和角化性癌。偶见鼻咽腺癌、类癌、腺样囊性癌等。非角化癌（NK NPC）占鼻咽癌的大多数，与基因易感性、EB 病毒（Epstein-Barr virus，EBV）感染等有关，中国南方地区是 NK 型鼻咽癌的高发地带。根据上皮分化程度，非角化癌细分为未分化型与分化型，二者预后并无显著差异。鼻咽癌发病高峰为 40 ~ 60 岁，临床表现以血涕或鼻出血多见，50% ~ 70% 患者可见淋巴结肿大形成的包块，继发中耳炎时引起听力丧失，咽鼓管咽口阻塞或受侵。非角化型 5 年生存率约为 75%。多数患者伴有淋巴结转移，通常为双侧，以咽后淋巴结为首站转移淋巴结，远处转移较少见。NK 型鼻咽癌对放疗敏感。

影像学表现：CT 平扫鼻咽后壁、顶壁、侧壁、咽隐窝、咽鼓管、软组织肿胀增厚或肿块影，密度均匀，肿瘤坏死可出现密度不均。对比增强后肿瘤呈均匀性轻度到中度强化，病灶突入鼻咽腔的软组织肿块延伸至后鼻孔、鼻腔。咽旁间隙、翼内肌、翼外肌、颞下窝、颈动脉鞘区、咽后淋巴结常见转移，淋巴结常较大，可伴或不伴坏死。病变亦可通过卵圆孔、破裂孔进入颅内。骨窗可见斜坡或翼板骨质破坏。

【鉴别诊断】

1. **腺样体增生** 是指腺样体因咽部感染或反复炎症刺激而发生病理性增生肥大，并引起鼻塞、流涕、耳闷、耳痛、听力下降、咽部不适、咳嗽等症状。发生于儿童、青少年及 HIV 患者，CT 表现为腺样体呈对称性肿大，无邻近结构侵犯。

2. **鼻咽部非霍奇金淋巴瘤** 鼻咽部恶性淋巴瘤是原发于鼻腔、鼻窦和咽部的结外淋巴瘤，位于中线。组织学类型大多数为非霍奇金淋巴瘤（NHL）。初期常表现为类似"感冒"或"鼻窦炎"的症状，主要体征有：咽和鼻黏膜充血、扁桃体肿大、分泌物增多、出血。CT 表现为局限性或侵袭性肿块，几乎涉及颈部的任何组织，密度较为均匀，增强扫描呈轻至中度较均匀强化。

3. **鼻咽小涎液腺恶性肿瘤** 较少见，源于咽黏膜间隙中的小涎腺，属侵袭性肿瘤，CT 表现为以咽黏膜间隙为中心的强化、浸润性肿块，很少出现淋巴结转移，侵袭性强，肿瘤较小时即可有深部浸润，须评估周围骨质侵蚀情况。

4. **垂体大腺瘤** 垂体腺瘤原发于蝶鞍，直径 > 1 cm 称为大腺瘤，肿瘤较大时可达蝶骨，累及鼻咽，蝶鞍扩大是其可靠的影像学征象。多为椭圆形，也可呈不规则形，向鞍上生长形成"束腰征""雪人征"，增强扫描呈不均匀强化。一般症状表现为双颞部、额部头晕、头痛；占位效应表现为视力障碍、海绵窦神经症状和梗阻性脑积水。激素分泌异常时表现为相应的症状。

【参考文献】

[1] 李旌.联合检测EB病毒不同抗体及其DNA诊断鼻咽癌的价值[J].中国现代药物应用，2020，14(20):102-104.

[2] SO N,MCDOWELL LJ,LU L,et al. The prevalence and determinants of return to work in nasopharyngeal carcinoma survivors[J]. Int J Radiat Oncol Biol Phys,2020,106(1):134-145.

[3] 张改霞,谢希翔,何婉怡.内镜NBI技术应用于鼻咽癌早期诊治中的价值[J].中国医疗器械信息,2021,27(16):159-160.

[4] 邱烨,张俊杰.鼻咽癌早期筛查的研究进展[J].中国耳鼻咽喉颅底外科杂志,2020,26(2): 201-204.

[5] 聂林,吴涛,胡晓楠,等.多模态MRI在鼻咽癌早期诊断中的价值[J].湘南学院学报,2021,23(3): 37-41.

（孟　轲　程留慧）

病例19 鼻腔侵袭性纤维瘤病

【基本资料】患者，男，53岁，鼻塞伴反复鼻出血10余年，加重1个月。

【专科检查】鼻：鼻窦区无肿胀、压痛，鼻前庭无狭窄，左侧黏膜可见糜烂，下鼻甲稍肿胀。咽喉：腺样体无肿大，左侧硬腭肿胀，硬腭前中央可见一花生粒大小肿物，周围皮肤稍红肿，触及有波动感。鼻内镜检查示：鼻中隔偏曲，双鼻腔鼻中隔底部可见圆形隆起，表面尚光滑，左侧为著。

【实验室检查】未见明显异常。

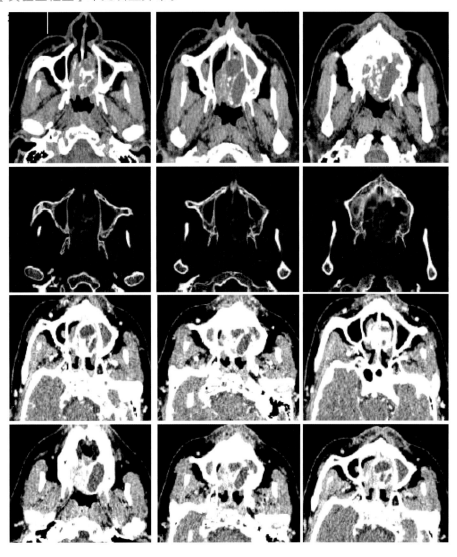

【影像特征】左侧上腭可见一囊性低密度灶，范围约 1.4 cm×3.0 cm，周围可见点状致密影，上颌骨硬腭及犁骨骨质增厚破坏，增强后病灶呈不均匀强化。

【病理结果】

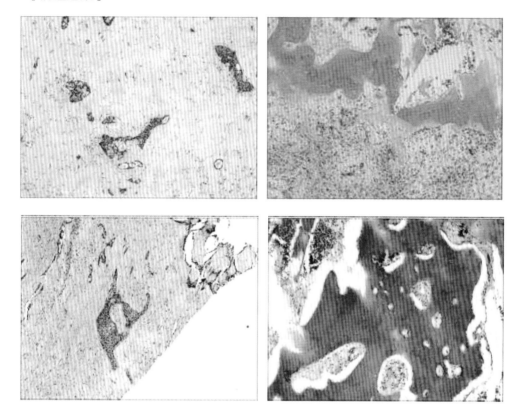

肉眼所见。（送检左鼻腔肿物 1）直径 1.2 cm 灰白、灰红色碎组织一堆，部分为骨组织。（送检左鼻腔肿物 2）直径 1.1 cm 灰白色组织一块，部分为骨组织。

病理诊断：（左鼻腔肿物 1）侵袭性纤维瘤病（低度恶性）；（左鼻腔肿物 2）纤维瘤病。

【病例小结】侵袭性纤维瘤病（aggressive fibromatosis，AF）又称硬纤维瘤病、韧带样型纤维瘤病，是一种成纤维细胞克隆性增生性病变，病情发展无法预测。世界卫生组织软组织肿瘤分类中将其定义为软组织中间型肿瘤，具有浸润性生长，局部易复发，但不转移的特点。该肿瘤来源于间充质祖细胞，其肿瘤细胞表达间充质干细胞特有的基因和细胞表面标志物。侵袭性纤维瘤病病理上主要表现为以排列呈"编织状"或"席状"的大量肌成纤维细胞及成纤维细胞为主，周围伴有大量胶原纤维束。侵袭性纤维瘤病发病机制仍不清楚，与多种因素有关，5% 的侵袭性纤维瘤病与家族性腺瘤性息肉病有关，体内雌激素水平及雌激素拮抗药如他莫昔芬的应用和手术创伤均与该病有关。

临床上，侵袭性纤维瘤病可发生于任何年龄，高发年龄为 30~40 岁，发生于腹部者多＞20岁；女性发病率高于男性，男女比为（2∶5）。侵袭性纤维瘤病发病部位较广泛，根据发病部位可分为腹内型、腹外型和腹壁型。腹壁外的肿瘤中较多见于怀孕或怀孕后妇女的下腹部。腹壁外发病率为 0.2 ~ 0.5/ 万，其中头颈部病变占腹壁外的 1/3。大多数侵袭性纤维瘤表现为无痛性的肿块，部分较大病变累及了周围血管、神经后可引起疼痛或相应功能障碍。对于腹内病变，需关注患者是否合并有 FAP 和 Gardner 综合征，必要时可行结肠镜予以排除。实验室检查多无特殊。术后易复发是侵袭性纤维瘤病的重要特征，其术后复发率可达 77%。AF 因高复发及易局部侵犯，因此需要以手术为主的个体综合化治疗，辅助放化疗、激素治疗及保守性治疗等。手术首次彻底切除是预防复发的关键，主张切除距肿瘤边缘 2 ~ 3cm 的部分的正常组织。

　　腹外型侵袭性纤维瘤病 CT 表现：①软组织侵袭性纤维瘤病：主要表现为不规则或分叶状等或略低密度肿块，易与神经血管束或骨质粘连、包绕及侵犯骨质，因与肌肉密度相近，故边界多不清，肿瘤呈均匀或不均匀中等强化，位于胸壁者可向胸腔内侵犯胸膜及相邻的骨质，巨大者可向内侵犯心包、腹腔，肿瘤邻近骨质受侵犯时其影像表现不一，可仅表现为骨膜反应及边缘侵蚀改变，亦可表现为明显的溶骨性骨质破坏，增强扫描肿瘤呈轻或中度强化。②骨侵袭性纤维瘤病罕见，仅占全部肿瘤及肿瘤样病变的 0.06% ~ 0.58%，主要发生于四肢长骨干骺端，位于不规则骨者较罕见，骨的侵袭性纤维瘤病分为中央型和边缘型，中央型主要表现为膨胀性溶骨破坏，边缘可伴硬化边，多无骨膜反应，可有骨外软组织肿块，而边缘型为压迫性骨质吸收，边缘伴密度增高的软组织肿块。X 线上瘤体内"树根""根须"状肿瘤性骨小梁的出现具有一定的特征性，而 CT 上大部分肿瘤不具有特征性。

　　【鉴别诊断】

　　1. 软组织肉瘤　软组织肉瘤虽然为恶性肿瘤，但对周围组织多为推压改变，周边较少存在水肿区，且随瘤体增大多出现囊变坏死而使肿瘤密度不均，而侵袭性纤维瘤病对周围组织具有侵袭性，瘤体体积可较大，但较少出现囊变坏死，密度多较均匀，且瘤体周边水肿区较常见。

　　2. 神经源性肿瘤　神经源性肿瘤主要沿神经根分布走行，且与周围组织分界清楚，部分肿瘤囊变、钙化明显。

　　3. 外伤后血肿　外伤后血肿多为发病部位外伤后出现的局部肿块，增强后病灶无强化，且血肿密度与外伤时间有一定关系。

　　4. 胃肠道间质瘤　胃肠道间质瘤体积较大者常伴有囊变、坏死及钙化，多与肠腔相通，增强扫描肿瘤均表现为明显不均匀强化。

　　5. 淋巴瘤　淋巴瘤虽然形态亦多不规则，且坏死亦少见，但其呈多结节融合状或分叶状，且腹膜及肠系膜肿大淋巴结常见。

【参考文献】

[1]顾雅佳,杨天锡,王玖华,等.侵袭性纤维瘤病的CT诊断[J].实用放射学杂志,1997,4:17-19,16.

[2]周建军,周康荣,曾蒙苏,等.韧带样型纤维瘤病的CT和MR诊断[J].中国医学影像技术,2007,23(11):1700-1702.

[3]刘国辉,伍伟景,谢鼎华,等.头颈部侵袭性纤维瘤病（3例报告并文献复习）[J].中国耳鼻咽喉颅底外科杂志,2003,9(1):25-27.

[4]张洁,贺文,马大庆,等.多层螺旋CT诊断肠系膜侵袭性纤维瘤病[J].中国医学影像技术,2010,26(9):1715-1717.

[5]罗振东,陈卫国,贾铭，等.侵袭性纤维瘤病CT表现及鉴别诊断[J].中国医学影像学杂志,2012,20(6): 405-408.

（张　卉　周　舟　王道清）

第二章
胸部

病例20 肺腺癌

【基本资料】患者，女，65岁，发现右上肺肿块1周。

【专科检查】肺下界正常，双肺呼吸音清，未闻及干、湿啰音。

【实验室检查】未见明显异常。

【影像图片】

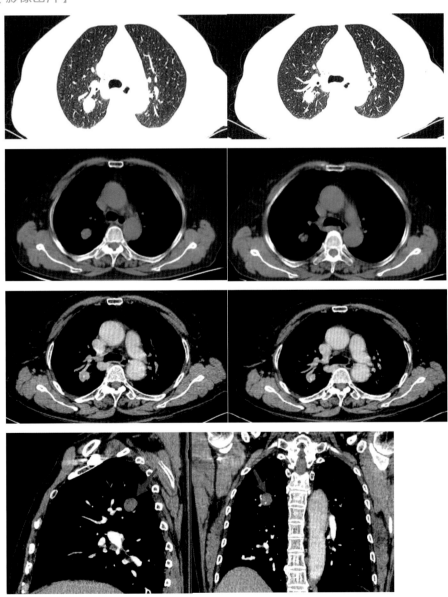

【影像特征】右肺上叶后段可见一类圆形稍低密度结节影，大小约 2.4 cm×2.2 cm，内可见点状钙化，病灶边缘可见"脐凹"征，少许毛刺及血管聚集，增强扫描呈轻中度强化。

【病理结果】

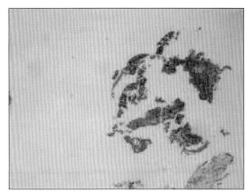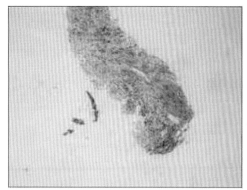

肉眼所见：（送检）长 0.5 cm，直径 0.1 cm，灰白、灰褐色条状组织 2 条，全埋制片。

病理诊断：肺腺癌。

免疫组化：TTF-1（–）、Napsin（–）、CK7（+）、CK5/6（–）、P-40（–）、WT-1（–）、TG（–）、Ki-67（3%）。

【病例小结】肺癌是全球最常见的恶性肿瘤之一，同时也是全球癌症死亡的首要原因，在我国城市人口恶性肿瘤死亡原因中居于首位。肺癌在组织学上分为小细胞肺癌（SCLC）和非小细胞肺癌（NSCLC），其中非小细胞肺癌约占全部肺癌的 80%，其又包括鳞状细胞癌、腺癌、大细胞癌。与小细胞肺癌相比，非小细胞肺癌癌细胞生长分裂较慢，扩散转移相对较晚。目前，肺癌发病的病理类型分布较以往不同，肺腺癌发病率的增长趋势高于肺鳞癌，现已成为发病率最高的肺癌。肺腺癌的女性发病率高于男性，男女患病比为 1∶2。根据 2021 WHO 最新版肺腺癌病理分类，肺腺癌分为浸润前病变〔包括非典型腺瘤样增生（AAH）和原位腺癌（AIS）〕、微小浸润性腺癌（MIA）、浸润性腺癌（IAC）、浸润性腺癌变异型。研究表明原位腺癌、非典型腺瘤性增生、微小浸润性腺癌等病变生长缓慢且预后良好，5 年生存率近 100%，故将其归为非浸润性腺癌组，而浸润性腺癌的 5 年生存率显著降低，单独归为浸润性腺癌组。

肺腺癌的病因至今尚不完全明确，研究表明肺腺癌可能与苯并芘有关，发病机制是多种基因或是外界因素作用的。肺腺癌的常见临床症状表现为咳嗽、胸痛、局部喘鸣、发热和气急等，随着病情的发展，患者会表现为消瘦、乏力和食欲减退等全身表现。临床中约有 80% 的早期肺癌无症状表现，所以需要定期检查，排除肺癌，尤其是 40 岁以上人群。

影像学表现：CT 作为诊断肺腺癌的首要方法，通过找到有意义的 CT 影像特征可以初步评估肺腺癌侵袭程度及病理学亚型。早期肺腺癌患者胸部 CT 常表现为磨玻璃样结节（ground grass nodule，GGN），但需要注意的是，GGN 也可见于感染、出血等良性疾病。GGN 表现为肺部结节模糊度增高，似磨玻璃样，但不掩盖支气管及肺血管结构，当 GGN 病灶中出现实性成分，可以是肿瘤组织浸润，也可以是局灶性肺泡结构塌陷纤维化形成、小支气管内黏液潴留，或者局部增粗的血管影像。肺部结节的最大直径及实性成分的大小可以区分浸润前与浸润性病变。有研究结果提示，通常情况下，由 AAH-AIS-MIA-IAC 肿瘤演变的过程中，肺部结节最大直径依次增大，实性成分逐渐增多。其中，① AAH 在 HRCT 上主要表现为直径 ≤ 5 mm 的圆形或类圆形均匀的纯磨玻璃影，多位于肺外周，不含实性成分，边缘无毛刺及胸膜牵拉，周围无微小血管进入；② AIS 表现为纯磨玻璃病变，最大直径 > 5 mm，且 ≤ 30 mm；③ MIA 表现为混合磨玻璃病变，实性成分在中央，且最大直径 ≤ 5 mm；④ IAC 表现为混合磨玻璃病变，实性成分最大直径 > 5 mm 或实性结节，常伴有空泡征、分叶征、毛刺征、胸膜凹陷征、支气管征、血管集束征。分叶征和毛刺征与结节的侵袭性相关。随着浸润程度的加深，肿瘤细胞呈浸润周围组织的方式生长并牵拉周围的组织，出现毛刺征、分叶征、胸膜凹陷征或牵拉征等表现，同时血管或支气管在其生长过程中管壁被肿瘤细胞侵犯，病变内部促纤维化反应，可导致支气管走行扭曲、扩张。血管改变是鉴别肺结节的良恶性及浸润程度的有意义特征，浸润程度越高，发生血管异常改变的概率增加。肺腺癌病变随病理分级的进展及非附壁型占比的增加，结节内肺血管、支气管异常的比例均逐渐增加，提示新生血管生成与支气管异常作为肿瘤生长的基本改变，与肿瘤细胞侵袭性密切相关。病变的 CT 值按照 AAH、AIS、MIA、IAC 的顺序，总体呈现逐渐升高的趋势。肺磨玻璃病变的基础是肺泡内被部分液体填充，导致肺泡塌陷、毛细血管液体增多以及细胞或纤维化所致肺泡间隔增厚，故从 AAH 到 IAC，CT 值会逐渐增加。

【鉴别诊断】

1. **肺结核球**　轮廓多较光滑，密度较高且较均匀，其内的干酪样物质可液化并经支气管排出后形成空洞，多为厚壁；部分结核球内可见成层的环形或散在的斑点状钙化；邻近肺野内可见卫星灶；病理基础是中央的干酪坏死区为纤维包膜所包裹，干酪坏死因缺乏血管而无强化，因此，结核球的主要强化形态是无强化及包膜样强化。

2. **肺错构瘤**　周围型错构瘤直径多在 2.5 cm 以下，瘤体内可见斑点状或爆米花状钙化，部分病变有脂肪密度，多数病变边缘清楚、光滑，CT 增强大多数病灶无明显强化。

3. **肺炎性假瘤**　圆形或类圆形高密度影，密度较均匀，边缘多清楚而光滑，少数可呈毛刺样改变，增强检查大多数肿块较显著均匀强化。

4. **肺脓肿**　肺癌中央部分坏死液化形成空洞时 X 线片上表现容易与肺脓肿混淆。肺脓肿在急性期有明显感染症状，痰量较多、呈脓性，X 线片上空洞壁较薄，内壁光滑，常有液平面，脓肿周围的肺组织常有浸润，胸膜有炎性变。

【参考文献】

[1]刘枫林,马伟.肺癌患者临床流行病学及病理学特点分析[J].中国病案,2021,22（5）:53-55.

[2]李艳芳.青年肺腺癌发病趋势临床病理特征及生存预后分析[D].北京:北京协和医学院＆中国医学科学院,2017.

[3]CHEN Z，FILLMORE C M,HAMMERMAN P S,et al.Non-small-cell lung cancers:a heterogeneous set of diseases[J]. Nat Rev Cancer,2014,14(8):535-546.

[4]XU J Y,ZHANG C,WANG X,et al.Integrative proteomic characterization of human lung adenocarcinoma[J].Cell,2020,182(1):245-261,e17.

[5]WILLIAM D. R espiratory Society International Multidisciplinary Classification of Lung Adenocarcinoma[J].J Thoracic Oncology,2011,6(2):244-285.

（郭　伟　周　舟　王道清）

病例21　肺腺性乳头状瘤癌变

【基本资料】患者，男，83岁，间断咳嗽，咳痰9年余，再发加重咳血3小时。

【专科检查】肺部叩诊清音，双肺呼吸音粗，可闻及散在干、湿啰音。

【实验室检查】中性粒细胞百分比76.4%↑，淋巴细胞百分比15.1%↓。

【影像图片】

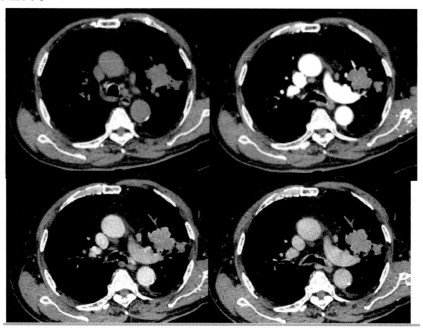

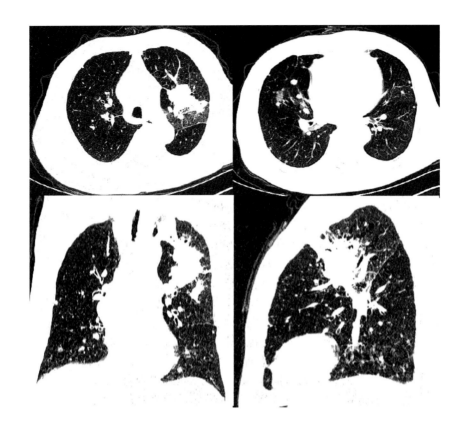

【影像特征】左肺上叶可见不规则软组织肿块影，边缘呈分叶状改变，较大层面约 3.9 cm×4.6 cm，增强后呈轻、中度强化，左肺上叶部分支气管及肺动脉分支局部包绕狭窄，另两肺可见多发大小不等结节状高密度影。肝顶部可见环形强化结节影，直径约 1.8 cm。

【病理结果】

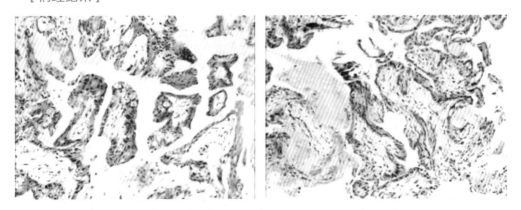

肉眼所见：（送检）直径 0.1 cm，灰白色碎组织一堆。

病理诊断：（肺活检）镜下可见腺性乳头状瘤样结构，局灶纤维结缔组织内可见个别异型细胞浸润，病变考虑腺性乳头状瘤癌变。

免疫组化：TTF1（＋）、CK7（＋）、CK5/6（局部＋）、P40（局灶＋）、NapsinA（局灶弱＋）、SATB2（－）、Ki-67（约 10%＋）。

【病例小结】肺支气管内实性乳头状瘤（SEPs）为主要发生于成人的罕见良性肿瘤，占所有肺肿瘤的不足 0.5% 及肺良性肿瘤的约 7%。根据乳头表面被覆上皮的不同，主要分为鳞状细胞乳头状瘤、混合性鳞状细胞腺性乳头状瘤（mixed squamous cell and glandular papilloma，MSCGP）和腺性乳头状瘤，其中以 MSCGP 最为罕见。腺性乳头状瘤同样较为罕见，好发于中老年人，中位年龄为 68 岁，男性略多于女性。肿瘤多发生于支气管或细支气管内。少数病例也可发生于肺实质内，癌变者罕见，可血性远处转移。肺腺性乳头状瘤病因尚未明确，有研究在 18 岁非吸烟男性腺性乳头状瘤患者中检测出 HPV 阳性及鼠类肉瘤滤过性毒菌致癌同源体 B 基因变异，由此推测 HPV 感染及鼠类肉瘤滤过性毒菌致癌同源体 B 基因变异可能在年轻非吸烟患者的发病中起到一定的作用。有文献报道，肺腺性乳头状瘤吸烟者占比超过 50%，据此可推测肺腺性乳头状瘤的发生、发展与吸烟具有一定的关系。

在组织学上，腺性乳头状瘤主要表现为：大体观察为灰红色或灰白色息肉样肿物，与周围肺组织境界清楚，无浸润性生长，切面实性，质地中等。镜检观察为低倍镜下，肿瘤内见乳头状生长结构，内含宽大的纤维血管轴心，部分纤维间质伴有玻璃样变性，纤维轴心的表面被覆腺上皮细胞，呈单层或复层，腺上皮细胞呈立方状至柱状，部分可见纤毛，部分细胞浆嗜伊红色，部分胞浆内含黏液空泡，细胞核形态温和，呈圆形或卵圆形，未见明显异型及核分裂象。肺腺性乳头状瘤免疫组化特点为：肿瘤细胞常表达 CK-pan，多数肿瘤细胞不表达 Vimentin、Napsin A，Ki-67 增殖指数 < 5%；鳞状上皮及腺上皮 CK7 及 TTF-1 常为阳性；鳞状上皮及基底细胞常表达 p63、p40、CK5/6。

腺性乳头状瘤患者临床症状多不特异，部分病例可表现为胸闷、咳嗽、咳痰、咳血等症状。若病变位于支气管内，患者有阻塞性症状，包括喘鸣和咯血。有研究发现伴有症状的患者多数表现为支气管内肿物，且肿瘤直径一般 > 1 cm。因此推断这可能与肿瘤发生部位及大小相关，当肿物逐渐增大，阻塞支气管腔或细支气管腔，甚至发生炎症时，可引起咳痰、咳血、胸闷、胸痛等反应性症状。

影像学多表现为支气管腔内或肺实质内的境界清楚的占位性病变，少数当肿瘤生长于肺边缘近胸膜处时则可以出现胸膜凹陷。支气管镜检查发现，支气管腔内肿物表现为菜花状肿物，肿物基底与支气管壁相连续，但无明显浸润，也无支气管壁僵硬的现象。有时肿瘤也可表现为支气管壁轻度隆起的隐匿性生长方式，支气管镜检查可发现病变处支气管壁增厚。发生癌变可以血行转移到远处，本病例发生癌变，多发肺内转移，同时伴肝内转移。该病通常以手术切除为主，完整切除的病例长期随访均未见复发及转移。由于此瘤罕见，临床及影像学医师对其缺乏认识，尤其是对于某些伴有继发性改变的病例，常被误判为恶性肿瘤。

【鉴别诊断】

1.原发性（转移性）黏液表皮样癌 也可生长于支气管内，主要由黏液样细胞、表皮样细胞和中间细胞组成。黏液样细胞分化成熟时呈杯状或柱状，胞质透明，核在基底部；表皮样细胞类似口腔黏膜的复层鳞状上皮，可见细胞间桥，偶见角化；中间细胞呈立方形，体积较小，大小一致，胞质少，类似上皮的基底细胞，虽与腺性乳头状瘤相比具有一定的相似性，但黏液表皮样癌肿瘤细胞缺乏一定的极性，且腺性乳头状瘤中缺乏中间细胞，主要呈乳头状生长。

2.黏液腺腺瘤 与腺性乳头状瘤相比，黏液腺腺瘤通常以富含黏液的囊腔或管状结构为主，可在局部形成少量乳头状结构，但不是肿瘤的主要成分。

3.乳头状腺瘤 乳头状腺瘤一般为实性生长，其发生一般与支气管无关，乳头状结构的表面被覆上皮均为单层立方上皮，并伴有肺泡上皮细胞的分化。

4.支气管内乳头状鳞癌 该肿瘤一般位于肺门部，呈外生性生长或支气管内生长，是一种特殊类型的肺鳞癌，当仅伴有非常局限的上皮内扩散，伴或不伴有浸润时与腺性乳头状瘤很难相互鉴别，但是大多数病例中存在浸润，且鳞状细胞癌可表现角化，有角化珠形成和（或）细胞间桥等特征，细胞也有明显的异型性。小的活检标本表现为分化良好的乳头状鳞状上皮时，诊断尤其应该谨慎。

【参考文献】

[1]王恩华,张杰.临床病理诊断与鉴别诊断:气管、肺、胸膜及纵隔疾病[M].北京：人民卫生出版社,2018.

[2]王恩华.细支气管腺瘤:易与癌混淆的良性肿瘤[J].中华病理性杂志,2019，48(6):425-432.

[3]董正伟,张莉萍,贾小力,等.肺混合性鳞状细胞和腺性乳头状瘤的临床病理学观察[J].中华病理学杂志，2015,44(11):792-793.

[4]鲁昌立,许霞,张尚福,等.孤立性支气管乳头状瘤的临床及病理特点[J].临床与实验病理学杂志,2010,26(1):67-72.

（刘 杰 周 舟）

病例22 不典型腺瘤样增生

【基本资料】患者，女，58岁，反复咳嗽、咳痰、胸闷1个月。

【专科检查】胸廓对称无畸形，胸骨及肋骨无明显叩击痛。乳房发育正常且对称，双侧呼吸运动对称，肋间隙正常，语颤正常，无胸膜摩擦感，叩诊清音，呼吸节律规则。肺部：肺下界正常，听诊双肺呼吸音粗，双肺未闻及干、湿啰音。

【实验室检查】嗜酸性粒细胞百分比 10.0% ↑，肿瘤标志物特异生长因子 67.3 U/mL（0~64 U/mL）↑。

【影像图片】

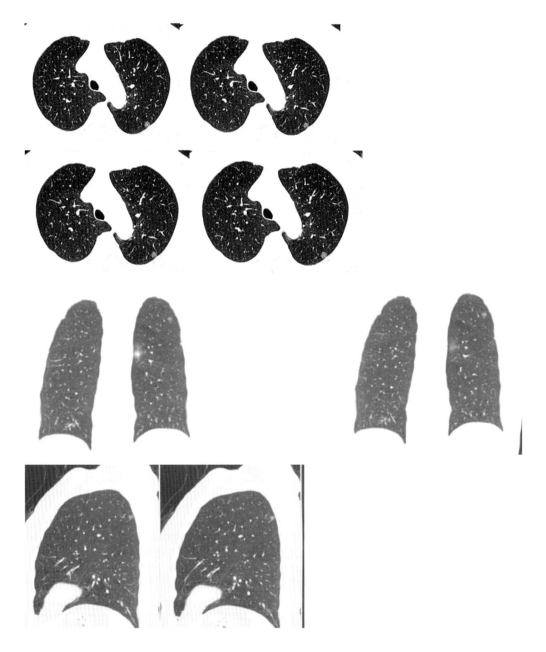

【影像特征】右肺上叶尖段见一类圆形磨玻璃结节影，大小约 0.5 cm×0.6 cm，边界清晰，其内可见小充气支气管影，病灶边缘局部与胸膜粘连，增强后示结节内可见细小血管影。

【病理结果】

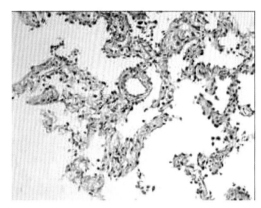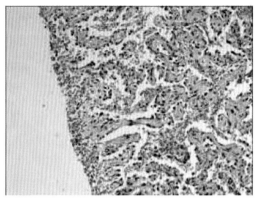

病理诊断：镜下见肺泡间隔增宽，表面被覆钉突样肺泡上皮细胞，排列稀疏，考虑不典型腺瘤样增生。

免疫组化：TTF-1（＋）、NapsinA（＋）、Ki-67（约3%+）。

【病例小结】肺腺癌是肺癌最常见的组织学类型，约占所有肺癌的50%。肺腺癌不同的组织亚型在临床影像学、病理学和遗传学上有很大差异。2021年，国际肺癌研究协会、美国胸科学会和欧洲呼吸学会共同对2011版肺腺癌分型做出修改，按照肺腺癌发生开展的线性关系组织分类系统，分为浸润前病变（AAH/AIS）、微小浸润性腺癌（MIA）、浸润性腺癌（IAC）、浸润性腺癌变异型。不典型增生（AAH）是最早期的浸润前病变，是一类局限性、小增殖性病灶，由排列在肺泡壁上或排列在呼吸性细支气管壁上的Ⅱ型肺泡上皮细胞或Clara细胞轻度到中度不典型增生引起。因为与早期肺癌的形态学特征及分子生物学检测结果具有某些相似性，故AAH被认为是一种癌前病变。统计表明，AAH在肺腺癌患者中的发病率明显高于其他人群，AAH患病的性别差异表现为女性发病率要高于男性。当AAH多发时，在同一肺叶或不同肺叶可以出现AAH与AIS或MIA同时存在或先后出现、不同时存在的现象，称为同时性多原发肺癌或异时性多原发肺癌。

AAH多位于肺的周围，少数也可位于中央部位，病灶上叶发病率高于下叶，左、右肺叶间发病率无差别。病理上通常表现为发生于中央肺泡接近呼吸性细支气管处直径≤5 mm的pGGN（纯磨玻璃样结节），肿瘤细胞沿肺泡壁呈贴壁状生长。细胞呈轻中度非典型性增生，增生的细胞呈圆形、立方形、低柱状或钉样，可有核内包涵体，细胞间有裂隙，无间质、血管或胸膜浸润。形态学上，从AAH到AIS具有渐进性。AAH无明显临床症状和体征，影像学CT检查成为发现"可疑"AAH的唯一手段。

影像学表现：AAH薄层CT表现为类圆形小病灶，边界清晰，通常直径≤5 mm，单发或多发，呈低至中等密度均匀的磨玻璃样阴影，部分内可见充气支气管或小空泡，但AAH内的充气支气管一般形态规则，可稍扩张，未发现有扭曲及管壁明显增厚的改变。病灶的边缘部分有分叶，但无毛刺及胸膜凹陷征的改变。病变主要以 pGGO 为主要表现，少数较大病灶有实性成分。AAH 生长非常缓慢，无间质、血管或胸膜浸润。

【鉴别诊断】

1. 肺原位腺癌（AIS）　50% 以上患者为女性，62% 的患者无吸烟史。局灶性最常见，约占 50%，患者多无临床症状，仅在 CT 查体时偶然发现，预后较好，术后 7 年生存率达 100%。影像学上与 AAH 相似，表现为局灶性 pGGN，云雾状、边缘光整，直径 ≤ 3 cm。AIS 典型者表现为 pGGO，或部分实性或实性结节，空泡样改变，局限性小（< 3 cm）腺癌，大多 < 2 cm，肿瘤细胞仅沿肺泡结构生长（伏壁样生长），密度稍高于 AAH 的 GGO，黏液型 AIS 呈实性结节或实变，单发或多发。AIS 特征性的表现为病灶周边常见微细血管移动进入病灶，同时在其内部还可见微血管分支出现形成"肿瘤微血管 CT 成像征"，该征象是其与 AAH 最为关键的不同之处。

2. 微小浸润性腺癌（MIA）　为孤立性、以鳞屑样生长方式为主且浸润灶 ≤ 5 mm 的小腺癌。磨玻璃密度中的实变影为病理上肿瘤细胞的浸润性生长。在最大径 ≤ 3 cm 的 AIS 病灶内出现实变影，则提示 AIS 已演变为 MIA。MIA 的病例特征为肿瘤细胞沿肺泡壁伏壁生长，伴有肺泡塌陷、弹性纤维中重度增生和网状结构断裂，癌细胞可在纤维瘢痕化区域内开始侵犯周围间质，形成早期微浸润病灶。在 CT 表现上，除了在磨玻璃结节中存在 ≤ 5 mm 的较高密度实性浸润灶及肿瘤微血管 CT 成像征象外，病灶外缘还可有细小毛刺，内部亦可见空泡征及细支气管充气征。

3. 局灶性肺间质纤维化　在 CT 上表现为多边锐利状的磨玻璃影，其最大直径 <2 cm，有纤维化结节和肺泡塌陷时，其内可见实性成分。在短期内不会出现显著变化，是良性病变中表现为持续存在的磨玻璃结节的一个主要类型。局灶性纤维化亦可以表现为持续存在的磨玻璃结节。病灶周边正常的肺组织受牵拉边缘凹陷而形成多角形或多边形，而 AAH 边缘光滑。

4. 肺结核　各型结核有不同的 CT 表现，以过敏占优势而形成的结核炎性渗出病变的 CT 表现为磨玻璃影像。结核在病理上分为渗出、增生、干酪、空洞 4 个时期，CT 表现也与这 4 个时期的病理基础有关，故形成了肺结核多灶性、多态性、多钙化、少肿块、少堆聚、少增强的特征。

5. 转移瘤　恶性肿瘤的胸壁转移和直接浸润，以肺癌转移较多见，组织学大部分为腺癌，常形成不规则肿块，邻近胸壁境界和层次消失，胸膜外脂肪层模糊不清，而且常伴有肋骨骨质破坏。

【参考文献】

[1]杨文洁,严福华. 2015版《低剂量螺旋CT肺癌筛查专家共识》和《肺亚实性结节影像处理专家共识》解读[J].诊断学理论与实践, 2017, 16(1): 32-37.

[2]罗海亮,顾禄寿,罗好曾,等.低剂量螺旋CT在肺癌门诊机会性筛查中的应用[J].中国肿瘤, 2017,

　　　26(3):185-189.

[3]张国桢,郑向鹏,李铭.微小肺癌:影像诊断与应对策略[M]北京:人民军医出版社,2015.

[4]朱晓龙,李永,张新慧,等.CT对肺部磨玻璃结节的早期诊断价值[J].中国临床医生杂志,2018,
　　46(4): 435-437.

[5]姜海波.基于螺旋CT影像的肺部毛玻璃结节的诊断价值[J].实用癌症杂志,2017, 32(10): 1657-
　　1658, 1666.

（孟　轲　周　舟）

病例23　肺鳞癌

【基本资料】患者，女，55岁，反复咳嗽、咳痰、胸闷1年，再发加重伴气喘、呼吸困难1周。

【专科检查】胸式呼吸，呼吸节律整齐，深度均匀，双侧呼吸运动未见异常。双侧触觉语颤对称，无胸膜摩擦感。右肺叩诊浊音，呼吸音可闻及干、湿啰音。

【实验室检查】无明显异常。

【影像图片】

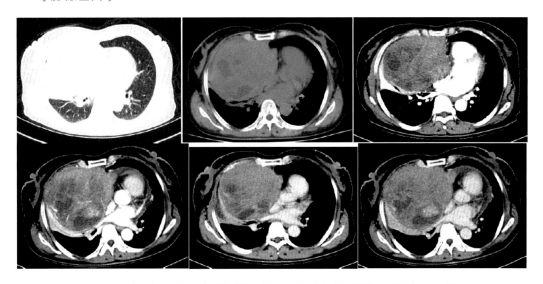

【影像特征】平扫右肺中上叶纵隔旁可见巨大软组织肿块，病灶大小约：13.9 cm×12.3 cm×10.6 cm（上下 × 左右 × 前后），病灶内密度不均匀，增强扫描病灶实性成分呈轻中度不均匀强化，其内可见斑片状液化坏死区，病灶血管成分较少，邻近肺组织受

压不张，胸膜牵拉征象不明显，右侧胸腔可见少量液性密度影；纵隔结构向左侧偏移，邻近上腔静脉及右心房明显受压变形，心包内可见少量积液影。

【病理结果】

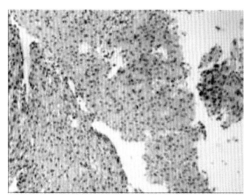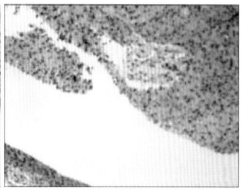

肉眼所见：（送检）长 0.2 ~ 0.3 cm，直径 0.1cm，灰白、灰黄色条状组织 3 条，另见直径 0.1cm，组织一堆，全埋制片。

病理诊断：（右肺部占位）鳞状上皮癌，不除外浸润。

免疫组化：CK5/6（+）、P-40（+）、CK（+）、SOX-2（−）、Vim（−）、TTF（−）、P53（局灶 +）、Ki-67（10%）。

【病例小结】肺部恶性肿瘤中以肺癌最为常见，肺癌是起源于支气管黏膜的恶性肿瘤，可发生于气管、各级支气管至末梢细支气管，肺鳞癌和肺腺癌是肺癌中最常见的病理类型。肺癌是发病率和死亡率增长最快、对人群健康和生命威胁最大的恶性肿瘤之一。肺癌多呈浸润性生长，无包膜，因而瘤体多呈不规则球形改变，肿瘤境界不整齐。由于肺癌生长较快，在肿瘤的剖面上常见坏死及出血。肺癌发病的个体以老年人多见，40 岁以后发病率增高，在我国男性发病率大于女性，CT 检查用于肺癌的鉴别诊断及分期，也是早期诊断的重要方法。

根据肺癌的发病部位可分为中心型和周围型，按病理组织学分型：①鳞状细胞癌：最常见，发病年龄较大，发展较慢，易形成空洞，转移较晚。肺鳞癌起源于支气管黏膜上皮，肿瘤细胞易向支气管腔内生长，易形成向支气管腔内凸起的菜花状、结节状或息肉状肿物，导致支气管闭塞，进而出现阻塞征象。②腺癌：女性患者相对多见，早期出现血行转移。③细支气管肺泡癌：恶性程度低，发展较慢。④小细胞癌：发病年龄较轻，恶性程度高，早期易发生淋巴结转移及血行转移。⑤大细胞癌：早期易发生肺内、纵隔、胸膜及远处转移。

肺癌转移方式：淋巴转移是最常见的转移方式；血行转移在小细胞癌及腺癌中多见；直接侵犯以鳞癌多见；支气管播散主要见于细支气管肺泡癌和部分腺癌；其临床表现主要与病变发生的位置大小及转移部位有关；早期表现为咳嗽、血痰、胸痛、发热等；发展期可出现胸部症状、转移症状及内分泌症状。

CT是肺癌筛查及诊断的首选手段，影像表现主要为肺内肿块＋支气管狭窄闭塞改变＋转移征象。CT检查显示支气管管壁增厚、管腔狭窄及阻塞，是诊断中央型肺癌的主要依据，对于CT诊断困难的中央型肺癌病例，应做支气管镜及活检。中央型肺癌发生于肺门附近，故容易侵犯肺门及纵隔大血管，表现为血管壁毛糙，管腔受压变细或闭塞，部分有癌栓形成，以肺动、静脉及上腔静脉受累多见，有时还可见累及左心房。周围型肺癌表现为肺内结节或肿块，病灶多有边缘分叶、毛刺等形态特点。癌性结节的边缘欠规整，可呈小分叶、小棘状或锯齿状，其内可表现为小结节堆聚、小空泡征、支气管充气征、癌性空洞等。此外，由于鳞癌肿瘤巢团较大，生长过程中对周围血管有较强的挤压力，血管容易被压迫闭塞，多形成中心坏死或空洞，影像呈"湖泊样"改变。本病例病理结果为肺鳞癌，尚未发生淋巴结转移及直接侵犯改变，而鳞癌病灶一般较大并易形成空洞，鳞癌破坏力较大，即支气管与肺动静脉破坏较多，故病灶内血管成分相对较少而缺血坏死成分多见。

【鉴别诊断】

1.肺结核 好发部位较固定（上叶尖后段、下叶背段），支气管狭窄改变少见，肺内病灶大小形态多不均匀、多样化，并可见空洞形成，周围可见卫星灶形成。支气管结核的特点是：女性多于男性，且以青中年人群居多（可能与年轻女性体质发育、内分泌的周期变化及体内免疫环境的不同等诸多因素有关），病变范围较长，为环周性狭窄，无腔内肿块，同时有肺内与肺门、纵隔淋巴结结核；而肺癌支气管狭窄较局限，为偏心性的，有腔内肿块，年龄较大等。

2.炎性假瘤 炎性细胞组成的肉芽肿，呈三角形、楔形或类圆形，增强后呈明显均匀性强化，亦可坏死形成空洞。

3.肺错构瘤 肺实质结节，边缘清楚，可呈浅分叶，病灶内可见脂肪密度即爆米花样钙化，增强后强化不明显。

4.肺平滑肌瘤 多表现为肺内孤立性球形病灶，密度均匀，边界清楚，可有浅分叶，多见于年轻女性患者，多为体检时偶然发现。

5.机化性肺炎 病灶边缘较模糊，可见条索粗大的支气管血管束与病灶相接，增强后病灶强化显著。

【参考文献】

[1]WU F, ZHOU H, LI F, et al. Spectral CT imaging of lung cancer: Quantitative analysis of spectral parameters and their correlation with tumor characteristics[J].Academic Radiology,2018,25(11): 1398-1404.

[2]李燕,董兰兰.中央型小细胞肺癌与肺鳞癌CT征象分析[J].医学影像学杂志,2021,31(4): 586-589.

[3]罗洁,陈斌,江森,等.肺癌合并上腔静脉综合征的介入治疗[J].中华肿瘤杂志,2013,35(8):627-631.

[4]张红娟,武志锋,鄂林宁,等.小细胞肺癌与非小细胞肺癌早晚期CT征象对比分析[J].山西医科大

学学报,2019,50(1):54-58.

[5]丁卫民,王敬萍,傅瑜,等.球囊扩张术治疗支气管结核气道狭窄的临床价值[J].中华结核和呼吸杂志,2010,33(7): 510-514.

（张　卉　张保朋）

病例24　肺肉瘤样癌

【基本资料】患者，男，50岁，主诉：咳嗽、咯痰2年加重5个月。

【专科检查】胸廓正常，胸骨无叩痛。呼吸运动正常，肋间隙正常，语颤正常，无胸膜摩擦感，未触及皮下捻发感，叩诊清音，呼吸规整。肺下界正常，双肺呼吸音粗，可闻及干、湿啰音。

【实验室检查】CA19-9：89 U/mL ↑；CA50：30.3 U/mL ↑；NSE：23 ng/mL ↑。

【影像图片】

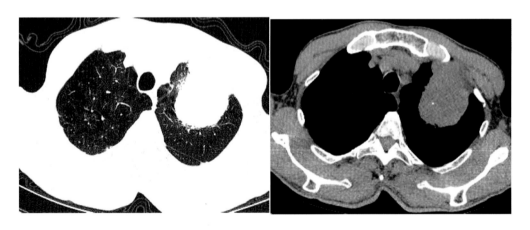

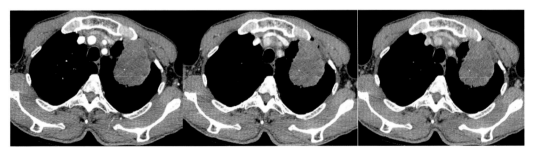

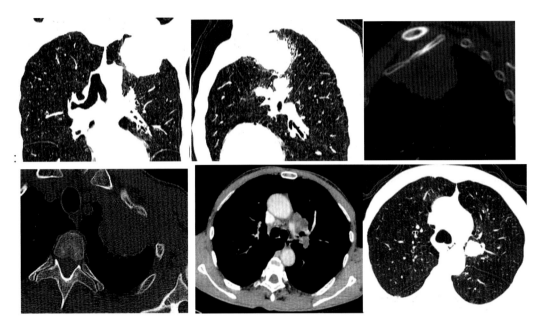

【影像特征】左肺上叶见团块状高密度影，大小约 6.6 cm×5.5 cm，呈浅分叶，纵隔窗病灶密度不均，可见点状钙化及片状低密度区，增强后病灶边缘部强化明显，呈中度强化，中心低密度区强化轻微，局部不强化，病灶与胸膜分界不清；肿块下方亦可见高密度结节，直径约 2.3 cm，增强后轻中度不均匀强化；纵隔内及左肺门淋巴结肿大，增强后轻中度不均匀强化，部分呈环状强化；左侧第 2 前肋局部骨质破坏，密度减低。

【病理结果】

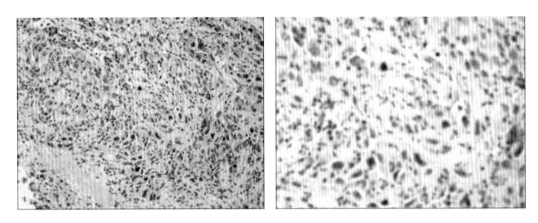

肉眼所见：（送检）0.7 cm×0.5 cm×0.1 cm 灰白、灰红色条状组织一堆，切面灰白、灰红，质中。

病理诊断：（左上肺占位）恶性肿瘤。结合免疫组化病变符合肉瘤样癌。

免疫组化：CK（＋）、Vimentin（＋）、CK5/6（－）、P-40（－）、TTF-1（－）、NapsinA（－）、CR（－）、CD56（－）、Ki-67（60%）、PD-L1（－）。

【病例小结】肉瘤样癌（sarcomatoid carcinoma，SC）是一种既含有癌，又含有肉瘤样形态的恶性肿瘤，可发生于全身多个部位，其本质是具有肉瘤样成分的癌，肉瘤样成分由癌化生而来。肺肉瘤样癌（PSC）是一组分化差的非小细胞癌，在所有肺癌中所占比例极低，其恶性程度高，侵袭性强，预后差。

临床与病理特点：PSC 多见于有重度吸烟史的老年男性，发病年龄多为 60 岁以上。临床表现无特异性，常与肿瘤的发生部位及侵犯程度有关；发生于大气道的中央型 PSC，由于邻近气管并多造成局部侵犯，症状出现较早，多以咳嗽、咳痰、痰中带血等症状为主；周围型 PSC 若侵犯胸膜或胸壁，可引起胸痛。PSC 在组织学上兼有癌和肉瘤两种成分，癌成分多为鳞癌，其次为腺癌，少数可为未分化癌、小细胞癌、神经内分泌癌等，肉瘤样成分最常见的为纤维肉瘤。若肉瘤样组织比例大于 50% 时，可诊断为肉瘤样癌，反之，若肉瘤样组织比例过少，则宜诊断为癌。免疫组化检测主要包括：上皮细胞角蛋白（CK）、上皮细胞膜抗原（EMA）、波形蛋白（Vimentin）、肌间线蛋白（Desmin）等。其中 CK、EMA 表达对 PSC 的诊断有决定性作用。

CT 影像学表现：①发生部位：多为单发肿块，双肺上叶多见，有报道认为右肺上叶尤其多发。②大小：由于本病临床表现无特异性，早期诊断较为困难，误诊率高，且肿瘤侵袭性强，生长速度快，所以发现时瘤体通常较大，文献报道称肿块直径为 0.7 ～ 8.6（4.5±1.9）cm，但肿块大小与其类型并无明确关系。③形态和边缘：较小的病灶多呈类圆形，边缘毛糙，可见浅分叶，而较大的病灶因向各方向生长速度不一致，分叶状比较明显，但多呈浅分叶，深分叶少见；多数周围型 PSC 可无毛刺及胸膜凹陷征，极少数 PSC 内可见空泡征。④CT 平扫特点：多呈不均匀软组织密度肿块，钙化少见；其内的密度减低区可能为坏死组织，平扫并无特征性表现，故需要增强扫描与其他肺部疾病加以鉴别。⑤CT 增强特点：具有一定特征，多呈分层状或厚薄不均环状或斑片状轻中度持续强化。病变周边多以癌组织为主，血供较丰富，强化较明显；病变中心区则以肉瘤成分占优，血供较差，易出现黏液样变性、坏死或出血，强化程度较低或不强化。若囊变坏死较多并形成分隔时可呈"蜂窝状"改变。⑥周围及远处转移情况：周围型 PSC 侵及胸膜；部分 PSC 可有纵隔及肺门淋巴结转移，且多局限于同侧肺门 / 纵隔淋巴结；远处转移多发生于骨、脑、肺、肝脏或者肾上腺等部位。

总之，临床上 60 岁以上的吸烟男性，CT 发现肺外周较大肿块，伴坏死或空洞、增强呈不均匀环状或斑片状强化，有胸膜受累，无论有无纵隔或肺门淋巴结肿大，应考虑本病的可能。PSC 影像学无特异性，需依靠病理，必要时结合免疫组织化学检查以便确诊 PSC。

【鉴别诊断】

1. **原发性支气管肺癌**　肺癌病灶边缘更易出现长短不等毛刺、深浅不一分叶，空泡征常见；而 PSC 病灶边缘多为浅分叶征，毛刺、胸膜凹陷征及空泡征少见。PSC 多为分层强化或厚薄不均环状强化，且实性成分多为轻中度持续强化，液化坏死面积较大，可与肺癌的流出型强化相区别。

2. **肺脓肿**　多有发热史，咳脓臭痰，实验室检查白细胞增高，且抗感染治疗有效。CT表现多为较光滑厚壁空洞，增强后空洞壁强化明显，而PSC多表现为密度不均的软组织肿块，且呈轻中度强化，可与之相鉴别。

3. **硬化性肺泡细胞瘤**　多为肺内孤立、境界清楚、形态规则、密度均匀的实性结节，增强扫描多为均匀或不均匀强化，其强化程度主要取决于肿瘤成分及微血管密度；而PSC边缘多较模糊，呈浅分叶且密度不均匀。PSC作为一种高度恶性肿瘤，除原发肿瘤表现之外，还可以见到淋巴结及远处转移征象，可与硬化性肺泡细胞瘤相鉴别。

【参考文献】

[1]SEOK J Y,KIM Y B.Sarcomatoid hepatocellular carcinoma[J].Korean J Hepatol,2010,16(1):89-94.

[2]徐晓莉,宋伟,隋昕,等.原发性肺肉瘤样癌的CT表现与病理特点[J].中国医学科学院学报,2016,38(1):93-98.

[3]吴红珍,江新青,魏新华,等.原发性肺肉瘤样癌的CT诊断[J].中国医学影像学杂志,2013,21(2):85-87,91.

[4]王中领,陆紫微,钱农,等.肺肉瘤样癌多层螺旋CT特征[J].临床放射学杂志,2013,32(7):951-955.

（杨世彤　程留慧　王道清）

病例25　右肺中叶软骨瘤

【基本资料】患者，男，66岁，主诉：咳嗽3个月，加重伴咯血1小时。

【专科检查】肺下界正常，听诊双肺呼吸音清，双肺未闻及干、湿啰音。

【实验室检查】未见明显异常。

【影像图片】

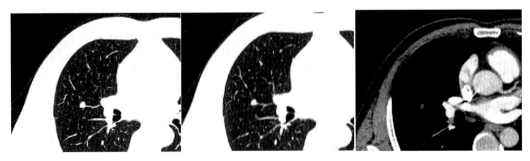

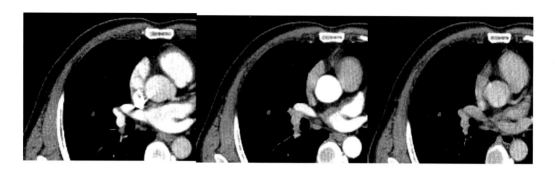

【影像特征】平扫右肺中叶见圆形结节影，大小约 8.2 mm × 7.6 mm，边缘光滑，边界清楚，病灶内未见明显钙化影，增强扫描呈轻度不均匀强化。

【病理结果】

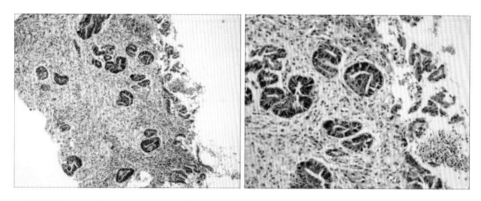

肉眼所见：（送检）直径 2 cm 灰红色组织 1 块，切面灰红，质中。

病理诊断：（右肺中叶）软骨瘤。

【病例小结】软骨瘤是起源于软骨细胞的良性肿瘤，软骨瘤通常见于长骨，肺内的软骨瘤分为支气管内支气管软骨瘤和肺实质内的肺软骨瘤，虽然肺软骨瘤是一种良性疾病，但与 Carney 三联征相关，也可能发生恶变，所以肺软骨瘤也存在一定的致命风险。Carney 三联征是由肺软骨瘤、胃肠道平滑肌肉瘤和肾上腺外副神经节瘤组成，临床上出现 3 种或者其中任意 2 种肿瘤即可诊断；该病多见于年轻女性，临床上 Carney 三联征中的肺部肿瘤常为分化良好的软骨瘤，表现为多中心肿瘤而无肿瘤所致的局部症状，患者可以长期无任何症状，或者仅有胃部肿瘤所致的腹痛、消化道出血以及贫血、消瘦等非特异性症状。

Carney 三联征中肺软骨瘤的特点：①肿瘤中软骨组织为黏液样或玻璃质，几乎全部钙化和（或）骨化；②肿瘤中有纤维囊分隔，被纤维假膜环绕的软骨或骨性组织与周围分界明显；③肿瘤通常多发，但这类肿瘤缺乏有丝分裂能力并且无侵袭性或转移性。Carney 三联征中的胃肠道平滑肌肉瘤和肾上腺外的功能性副交感神经瘤有潜在致命的可能，因此对年龄小于 35 岁的肺软骨瘤患者，尤其是女性患者，临床上需要完善相关检查，特别是消化系统和神经系统的检查以排除其他两种肿瘤。

肺软骨瘤临床上很罕见，发病率约占所有良性肺肿瘤的0.1%。目前有关肺软骨瘤的报道较少，发病多为40~50岁女性。肺软骨瘤的起源尚不清楚，可能为：①胚胎发育时残留在肺脏中的异位软骨组织；②其他部位的软骨细胞随血流入肺脏；③结缔组织、纤维网细胞在一定条件刺激下向胚胎原始方向发展，成为胚胎性的间叶组织，以后发育成软骨细胞，生成软骨组织。

大多数患者无症状，肺软骨瘤的症状取决于肿瘤的大小和位置，有文献报道，肺软骨瘤多位于两肺外带，且右肺发病多见。靠近大支气管或者肿瘤较大时，可出现咳嗽伴咯血或痰和呼吸急促等症状，主要是由于肿瘤压迫了周围的组织造成的；位于肺外周者累及肋间神经或侵犯胸壁时，可引起胸痛。

肺软骨瘤的典型影像表现：边界清楚的圆形或椭圆形结节或肿块，大小为1.0～4.0 cm，可有分叶，呈较均匀的软组织密度肿块，大多伴钙化，病灶内无裂隙、无毛刺、卫星性病变，无肺门、纵隔肿大淋巴结。钙化形态包括：中央性、弥漫性、爆米花状、层状、点状、树枝状，当出现点状及树枝样钙化时提示可能存在恶变，增强CT扫描可见早期或延迟期轻度不均匀强化，CT值上升多< 10 HU。

【鉴别诊断】

1. **结核瘤** 多有结核病史，是由纤维组织包绕干酪样结核病变或阻塞性空洞被干酪物质充填形成的球形病灶。好发部位为上叶尖后段及下叶背段，为2～3 cm的圆形或椭圆形球形病灶，边缘光整，单发多见，一般密度均匀，也可有钙化灶或液化坏死形成空洞，一般空洞为偏心性，周围可见到纤维条索影及散在的卫星灶，这是结核瘤的特征性影像表现。

2. **错构瘤** 是肺部最常见的良性肿瘤，占肺部良性肿瘤的75%。多发生于中年人，平均年龄40~50岁，男性多于女性。临床表现和发生部位有关，中央型可有咳嗽、发热，肺部阻塞性感染；周围型常无症状，多为体检时发现。CT表现为边缘光滑的圆形或类圆形病灶，无毛刺，可有分叶征，可见血管进入，多为单发，病灶直径多< 5 cm，表现为软组织密度肿块，内多有脂肪成分，爆米花样钙化是错构瘤特征性影像表现，增强扫描无强化或轻度强化。

3. **周围型肺癌** 周围型肺癌CT上常表现为毛刺样肿块，邻近胸膜凹陷，不均匀强化，强化程度较肺软骨瘤更明显，常伴有肺门或纵隔肿大淋巴结。

4. **炎性假瘤** 约占肺部肿瘤的0.7%，可在任何年龄发病，以青壮年多见，平均发病年龄为30~40岁。多为单发，双肺发病率接近，CT上表现为边界清楚的结节影，直径可为0.7～16 cm，多在4 cm以内，密度多均匀，也可因小脓肿、空泡形成而表现为密度不均匀，多位于肺的周边部位，呈尖端指向肺门的楔形病变，病变近侧指向肺门的粗大纹理，为炎症吸收不全所致。增强扫描明显强化，持续时间较长。

【参考文献】

[1]王鹤翔,李杰,陈艳艳,等.肺软骨瘤的CT诊断[J].实用放射学杂志,2019,35(3):371-373,395.

[2]TIAN D,WEN H Y,ZHOU Y, et al．Pulmonary chondroma: a clinicopathological study of 29 cases and a review of the literature[J].Mol Clin Oncol,2016,5(3):211-215.

[3]王琼,张国俊,汪斌,等.肺软骨瘤型错构瘤16例临床分析[J].中国实用内科杂志,2019,39(2):168-170.

[4]徐峰,朱蒙蒙,鲍雷,等.肺软骨瘤的CT表现及病理分析[J].实用放射学杂志,2018,34(5):673-675.

[5]涂占海,林征宇,曹代荣,等.肺原发性软骨瘤的CT表现[J].中国临床医学影像杂志,2013,24(4):255-258.

（杨晓曼　张保朋）

病例26　肺纤维瘤

【基本资料】患者，男，21岁，入院检查时偶然发现。

【专科检查】未见明显异常。

【实验室检查】未见明显异常。

【影像图片】

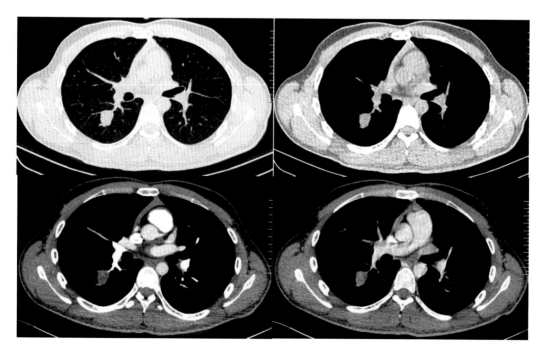

【影像特征】右肺下叶背段见一类圆形高密度影，边缘光整，病灶内见斑片状低密度；增强动脉期强化不明显，延迟期呈中度延迟强化，与支气管及血管相连。

【病理结果】肌纤维性肿瘤（低度恶性）。

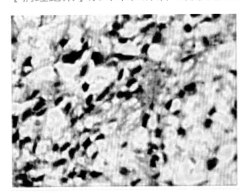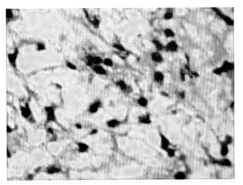

肉眼所见：（送检）长 0.7 ~ 1 cm，直径 0.05 ~ 0.1 cm，灰白、灰黄色组织 2 条，全埋制片。

病理诊断：（肺活检）富含黏液的纤维 / 肌纤维性肿瘤，倾向低度恶性。

免疫组化：Vismentin（＋）、ALK（局灶＋）、MUC4（局灶＋）、SMA（局部弱＋）、CgA（－）、CK7（－）、P63（－）、S-100（－）、TTF（－）、CD34（－）、Melan（－）、Ki-67（约 2%）。

【病例小结】肺纤维瘤是一种较少见的以梭形细胞为主的间叶细胞肿瘤，为肺部的一种良性肿瘤，来源于胚胎发育障碍或来源于间叶组织或是支气管壁的上皮或腺体，可发生于肺的周围、气管或支气管壁上。目前肺纤维瘤被认为是一种 CD34 表达阳性的间叶组织细胞肿瘤，该细胞广泛分布于全身各处的结缔组织中，并具有向成纤维细胞及肌成纤维细胞分化的特征，WHO 软组织肿瘤分类中将其归属于成纤维细胞 / 肌成纤维细胞来源的肿瘤。

肺纤维瘤一般无临床症状或症状轻微，多在查体或肿块巨大压迫肺组织时出现相应症状，一般为单发，偶可多发。女性多见，好发于 20~40 岁。肺纤维瘤具备肺内良性肿瘤的一般特征，多为孤立性肿块，大小不等，少数直径可达 15 cm。肿瘤边缘整齐、光滑，有完整包膜；也可呈浅分叶状，无毛刺及卫星病灶。肿瘤内部密度较均匀。与其他良性病变（如平滑肌瘤、错构瘤等）相比，无特异性表现，故术前确诊困难，诊断需依赖手术探查、术后病理检查和免疫组化检查。本病治疗以手术切除为主，预后良好。

影像学表现：X 线胸片表现呈圆形或类圆形软组织肿块影；一般无包膜，但境界较清楚。通常无分叶及毛刺；肿瘤多数位于肺的周边，少数可位于大的支气管周围。MRI 表现肿瘤多呈软组织肿块影，位于肺野内，圆形或类圆形，边界清晰。

CT 表现为肺内肿块大小不等，密度均匀，CT 值为软组织密度，为 35 ~ 50 HU；轮廓光滑，无分叶及毛刺；少数纤维瘤可见沙粒状钙化；增强扫描可见中等强化，肿块周边强化明显。

【鉴别诊断】

1. **肺错构瘤** 右肺较左肺多见，下叶较上叶多见；临床上多发生于中年人，平均年龄为 40~50 岁，男性多于女性，多数患者无明显症状。CT 表现可分为周围型和中央型。周围型：发生于肺内，多位于胸膜下，病灶边缘光滑，多呈圆形或类圆形，无或少毛刺征，瘤体较小，多为 1.5 ~ 3 cm，极少数大于 5 cm，瘤体较大的可有"浅分叶"征；肿块内多有脂肪密度区，为其典型表现；典型钙化为"爆米花"状，但具有此特征者少见；增强后肿块无强化或仅有轻度强化。中央型：发生于气管、叶支气管黏膜下；多在较大支气管内，位于支气管腔内的错构瘤一般较小，常呈结节状软组织密度影及钙化影，局限于管壁一侧，周围支气管壁无浸润增厚。远端肺组织可继发阻塞性肺不张或肺炎，但因病灶多位于较大的支气管，所以发生率极低。

2. **肺硬化性血管瘤** 以 30~50 岁多见，中年女性多发；病灶大小为 0.5 ~ 8 cm，小于 5 cm 者占 90%；临床症状无明显特征，患者一般无症状；生长缓慢。CT 表现多为近肺门区的圆形、卵圆形边界清楚的肿物或结节，无分叶及毛刺；病变密度均匀，较大的病灶为混杂密度影或为高、低两个密度区；增强扫描：肿块强化明显并出现混杂密度，逐渐均匀强化；贴边血管征：位于肺门旁的病灶周围可见血管呈环形强化。

3. **肺平滑肌瘤** 为间叶组织来源肿瘤，多为单发；肿瘤位于肺周围为实质型，肿块多呈圆形，边缘清楚、光滑，也可轻度分叶，无毛刺；肿瘤生长在支气管腔内者可见肺不张或阻塞性肺炎，并可见突入支气管腔内的软组织影，支气管腔内结节影，表面光整，其内密度均匀，多不破坏支气管壁。

4. **肺内畸胎瘤** 肺内畸胎瘤是指纵隔内无畸胎瘤而原发于肺内，并且被肺实质所包围或位于支气管腔内的畸胎瘤；仅发生于肺内的极为罕见；好发于儿童及青壮年，男性较多；临床上咳出毛发或油脂样物质，为本病的特征性表现；一般好发于靠近前纵隔旁的肺叶或肺段内；病灶大多较大，内出现半月形或半圆形条索状或蜂窝状的脂肪密度，或伴有钙化、骨化或牙齿样物质。

【参考文献】

[1]梁作禹,王威亚.肺腺纤维瘤:原发于肺的罕见良性肿瘤[J].诊断病理学杂志,2022,29（1）:81-85.

[2]赵才勇,崔凤,刘陈汉.胸部孤立性纤维瘤的CT诊断及鉴别[J].浙江创伤外科,2022,27（2）:374-376.

[3]ORGANIZATION W H,CANCER I A F O. WHO Classification of Tumors of Soft Tissue and Bone[M]. 2013.

[4]Zuo Z, Zhou H, Sun Y, et al. Rapidly growing solitary fibrous tumors of the pleura: a case report and review of the literature[J]. AME Publishing Company, 2020,8（14）:890-900.

（项改生 温泽迎）

病例27 真菌性肺炎

【基本资料】患者，男，55岁，反复发热、咳嗽、咳白色黏痰1月余，偶有胸痛、胸闷、气促、气短等症状。

【专科检查】呼吸音粗，右肺湿啰音。

【实验室检查】血常规（－），肿瘤标志物（－）。

【影像图片】

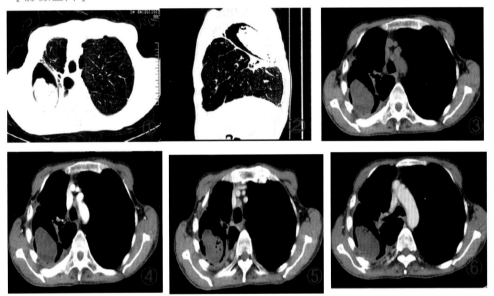

平扫肺窗显示右肺上叶可见一薄壁空洞影，大小为6.7 cm×12.2 cm，其内可见一球状软组织密度影，可见"鸟巢征"。图③～⑥为纵隔窗平扫及三期增强，各期均未见明显强化。

【病理结果】

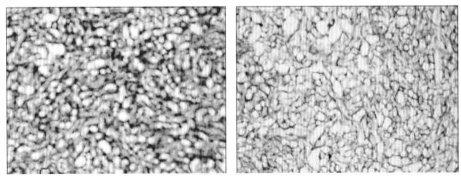

　　肉眼所见：（送检）直径 0.2 cm 灰褐色碎组织一堆，全埋制片。

　　病理诊断：（右上肺）真菌团块。（TCT）镜下未见恶性肿瘤细胞。

　　免疫组化：CK（－）、Vimentin（－）、特殊染色 :PAS（＋）。

　　【病例小结】肺部真菌感染情况主要分为三大类，第一类是原发性真菌感染，第二类是由真菌引起的过敏反应，第三类是由真菌引发的机会性感染。真菌性肺炎主要发病于免疫力较低，或者免疫力下降的人群当中，因此在为其诊治的过程中要十分注意患者的原发疾病，并要对患者的病因进行全面的分析。

　　由于真菌性肺炎具有一定的隐匿性，其临床表现与影像学诊断并无明显的特异性，但对患者的痰液进行检查是十分有必要的。在查痰的过程中要重点注意的是，白色念珠菌和曲霉菌不仅会出现在真菌性肺炎患者的痰液中，同时也会出现在正常人的痰液中。若能够在患者的痰中查出新型隐球菌中的圆形厚壁孢子，就能提高对新型隐球菌感染的诊断价值。

　　影像学表现：CT 表现为①肺炎型：肺内弥漫的密度均匀或不均匀影像，主要特征为肺段内斑片病灶，可伴有不同程度的支气管扩张、肿块及结节等症状，可累及几个肺叶或肺段。②空洞型：以多发病变为主，一个或几个肺叶内出现单发或多发病灶。病灶特点：壁多较薄，呈大小不等的空洞性病灶；部分病灶中心部分不均匀坏死，由增粗紊乱的间质形成粗大网格，网格间为含气空腔样病变或液性物质，可显示"鸟巢征"；部分病灶呈片状磨玻璃样改变，边缘模糊，洞壁不规则，呈多发大小不等透光区。③间质肺炎型：病变较少侵犯胸膜下，为两肺弥漫或一个肺叶、肺段的间质性肺炎改变，与胸膜间存在相对正常的肺组织影像（呈带状）。④结节及肿块型：多发，结节直径为 3 ～ 20 mm，通常较小，边界清晰，周围可见树芽征，部分结节周围可出现"晕征"，表现为结节周围出现淡片样磨玻璃影。肿块样病灶单发多见，通常密度均匀，病灶边缘光滑，易与周围型肺癌、结核球混淆，部分病灶短期复查即可表现偏心性空洞。

　　【鉴别诊断】

　　1. 周围型肺癌 / 结核球　表现为孤立结节或肿块时需与周围型肺癌、结核球鉴别。周围型肺癌常见于中老年男性，有痰中带血史，分叶、毛刺、空洞及胸膜凹陷征等征象较常见，有时伴有纵隔及肺门淋巴结肿大及胸水；真菌性肺炎结节或肿块多见于胸膜下，可见空洞和晕征，胸膜凹陷征极少见，肺门及纵隔淋巴结一般不肿大；结核球往往位于上叶及下叶背段，周围伴有卫星灶及钙化。

　　2. 转移瘤　表现为多发结节时需与多发性肺转移瘤鉴别，转移瘤常边界清，空洞少见，并有原发肿瘤史。

　　3. 细菌性肺炎　实变型肺真菌感染需与一般细菌感染性肺炎相鉴别。一般性肺炎沿肺叶、肺段分布有均质性实变，受累组织体积不缩小，内见支气管充气征，经抗炎治疗后好转，复查病变有吸收；真菌性肺炎往往表现为中心密度高，但周围密度明显变淡而稀疏，形成"晕征"，抗菌治疗无效且临床症状加重。

4. 结核 弥漫性肺真菌感染需与结核鉴别。肺结核多位于两肺上叶及下叶背段，结核痰菌阳性，影像学上以斑片、斑点播散灶为主，空洞及钙化、纤维索条常见，同时抗结核治疗有效；弥漫性真菌感染常合并有基础病，并以结节、肿块及实变为主，抗结核治疗无效。

【参考文献】

[1]袁彩云,陶毅,陈令金,等.多层螺旋CT在老年真菌性肺炎中的诊断价值[J].影像研究与医学应用,2021, 5(18):116-117.

[2]余亮.CT检查用于真菌性肺炎的诊断分析[J].当代医学,2019,25(17):168-169.

[3]郑向军.CT检查在小儿肺部疾病诊断中的应用[J].医疗装备,2017, 30(6):91-92.

[4]刘灶松,罗良平,江新青.异基因造血干细胞移植受者真菌性肺炎的CT表现及动态变化[J].医学影像学杂志,2016, 26(11):1998-2001.

（杨富阁 温泽迎）

病例28 肺结核性肉芽肿

【基本资料】患者，女，46岁，右手麻木2年，右侧肢体无力1年。

【专科检查】胸廓正常，胸骨无叩痛。乳房正常对称，呼吸运动正常，肋间隙正常，语颤正常，无胸膜摩擦感，未触及皮下捻发感，叩诊清音，呼吸规整。肺下界正常，双肺呼吸音清，未闻及干、湿啰音。

【实验室检查】无明显异常。

【影像图片】

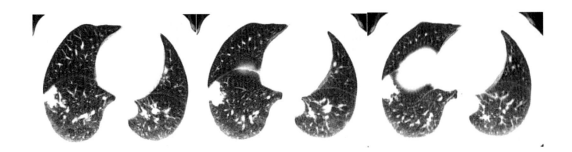

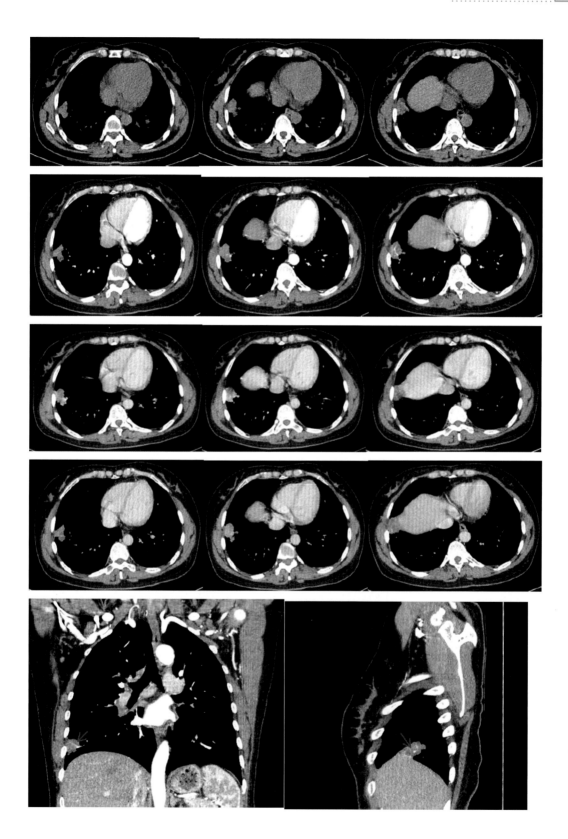

【影像特征】平扫右肺下叶外基底段可见不规整软组织肿块影，内可见小点状钙化，边缘可见分叶，最大截面约 3.4 cm×2.1 cm，增强后轻中度不均匀强化，右肺门可见肿大淋巴结，增强扫描呈不均匀强化。

【病理结果】

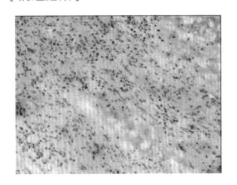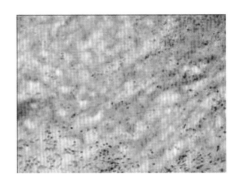

病理诊断：肺结核性肉芽肿。

【病例小结】肺结核（tuberculosis, TB）是一种由结核分枝杆菌感染肺部所引起的具有传染性的慢性疾病，在全世界广泛流传。结核杆菌感染肺部之后，感染部位会形成肉芽肿，其结构包括核心的干酪样坏死组织，坏死灶周围的上皮样细胞、朗汉斯巨细胞，以及外层的淋巴细胞。此时，感染机体处于潜伏状态，无明显疾病征兆。而 5%～10% 潜伏感染者会在 2～3 年内进展为活动性肺结核，引起结核杆菌的播散与传播，其传染性强，死亡率高。肺结核肉芽肿是一种特殊类型的肺结核，多数起源于继发性肺结核病灶，是肺结核转向痊愈时被纤维膜包围的干酪性病灶，直径一般为 ≥ 2 cm 的圆形、卵圆形或不规整的纤维干酪病灶。

肺结核肉芽肿影像学表现：①肺结核肉芽肿易发生在肺上叶尖后段、下叶背段。②肺结核肉芽肿病灶直径以 3 cm 以下多见。③肺结核肉芽肿大多边缘清晰、光滑，少分叶征，偶有分叶是多个结核灶堆积而成，常为浅分叶。肺结核肉芽肿周围毛刺少见，伴有毛刺时，可见毛刺较少且粗长，其是纤维组织反应性增生引起的。④肺结核肉芽肿空洞和钙化常见，主要是结核球中心多有干酪样坏死组织经支气管排出形成的空洞和周边钙化，空洞壁薄、居中、内缘光滑整齐。⑤肺结核肉芽肿邻近肺野内可见小斑片状结核结节，称为"子灶"或"卫星灶"，此征象对于肺结核肉芽肿的诊断具有极高的临床意义。⑥肺结核肉芽肿邻近胸膜可出现"胸膜凹陷征"。⑦肺结核肉芽肿可引起肺门、纵隔淋巴结肿大，诊断时的鉴别要点在于观察肿大淋巴结有无钙化。肺结核肉芽肿伴肺门淋巴结肿大且钙化密度较高或可见弧形、环形及点状钙化者，此征象对肺结核肉芽肿有一定意义。有学者认为"支气管树爬行征"是结核性肉芽肿较具特征的一种影像表现：即病灶在外周生长，形成软组织结节或肿块，近肺门侧有沿支气管血管束向肺门生长的趋势，肿块的外侧较内侧大，因此，病变的最大径是斜行的，与肺的横轴和纵轴成一定角度。在 CT 横断面连续层面观察或在定位像上、冠状位重建显示更加显著。此征象为肺内结核性肉芽肿的较具特征性表现。其病理基础可能为结核杆菌在肺外周生长形成肉芽肿，由于结核杆菌为专性需氧菌，所以病变沿着支气管血管束向通气更加良好、氧分压更高的肺门周围生长，或是沿着淋巴管通路类似淋巴管炎向肺门播散。

【鉴别诊断】

1. **肺癌** 多位于肺前段、中叶及舌段；肺癌直径在 3 cm 以上多见；而肺癌病灶边缘欠光整，分叶、切迹多见，其病理基础是肺癌由于生长速度不均，生长过程受到支气管的阻挡，以及小叶间隔对中早期肺癌的屏障作用，而形成"分叶征"，肺癌的毛刺较多、细短、僵直，癌组织浸润性生长、增殖、间质性反应，腺癌生长过程中癌灶内产生纤维组织收缩将周围血管向病灶集中而形成毛刺。毛刺在肺癌的诊断中有重要作用。周围型肺癌的空洞少见，多为偏心空洞、壁厚、内缘凹凸不平；但肺癌的"胸膜凹陷征"，多伴有"气管血管集束征"；肺癌引起肺门淋巴结转移肿大者未见钙化。

2. **韦格纳肉芽肿病（WG）** 是一种系统性血管炎病，基本病理改变为坏死性肉芽肿和小血管炎，可有多系统、多器官受累，以上呼吸道及肾脏受累最为常见。由于该病少见，初期症状多变且缺乏特异性，易导致误诊漏诊，延误治疗。

3. **肺嗜酸性粒细胞性肺病** 以气道、肺泡或肺间质嗜酸性粒细胞增多为特征的一类疾病，伴或不伴血嗜酸性粒细胞性增加；其病理特点为富含嗜酸性粒细胞的肉芽肿性炎症与坏死性血管炎，常伴有哮喘与嗜酸性粒细胞增加，该病的特点是哮喘、嗜酸性粒细胞增加和血管炎形成的"三联征"。

4. **肺炎性假瘤** 呈圆形或椭圆形，病灶多位于肺内表浅部位，多具有典型"方形征"，即病变两侧缘垂直于胸膜，呈刀切样。病变没有沿支气管血管束向肺门生长的趋势。

5. **实变期的大叶性肺炎** 病变呈肺大叶性或肺段性分布，其内多有"空气支气管征"，且病变边缘被胸膜所局限且平直。

【参考文献】

[1]中华医学会结核病学分会,《中华结核和呼吸杂志》编辑委员会.气管支气管结核诊断和治疗指南（试行）[J].中华结核和呼吸杂志,2012,35(8):581-587.

[2]FONTANILLA J M, BARNES A, VON REYN C F. Current diagnosis and management of peripheral tuberculous lymphadcnitis[J]. Clin Infect Dis,2011,53(6):555-562.

[3]吴伯勋,徐德安,皮金才,等.胸膜腔巨大结核性肉芽肿一例[J].临床放射学杂志,2012(3): 456.

[4]廖鲁燕.双肺弥漫性结节状结核性肉芽肿1例[J].中国防痨杂志,2006,28(4):202.

[5]张晓东.孤立实性肺结节：一种基于CT的深度学习列线图帮助区分结核肉芽肿和肺腺癌[J].国际医学放射学杂志,2021(1):120.

（李 超 王亚洲）

病例29 机化性肺炎

【基本资料】男，61岁，间断咳嗽咯痰、胸闷气短1月余，加重伴发热、咯血5天。

【专科检查】无明显异常。

【实验室检查】无明显异常。

【影像图片】

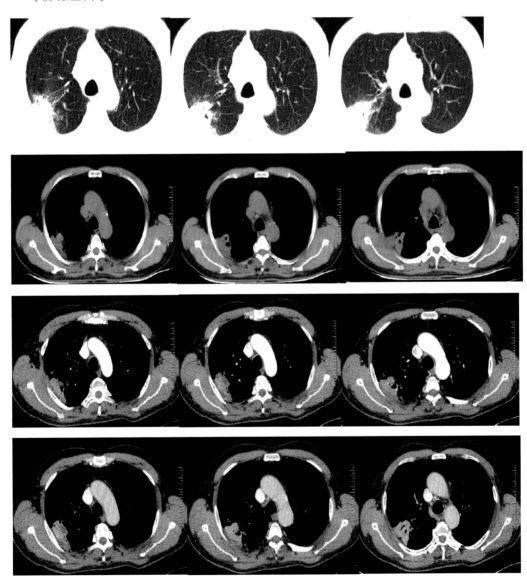

【影像特征】平扫右肺上叶近胸膜处可见团块状密度增高影，边缘模糊，内可见小空洞影，邻近胸膜增厚，增强后病灶轻中度不均匀强化，静脉期及延迟期病灶呈延迟强化，病灶内部可见无强化的坏死区。

【病理结果】

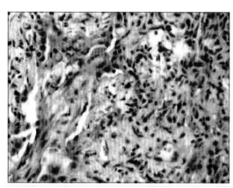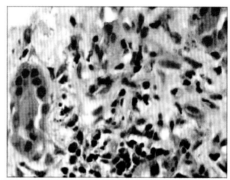

病理诊断：机化性肺炎，肺泡腔扩张，肺泡间隔增宽，肺泡上皮轻度增生，间质纤维组织增生，其间较多淋巴细胞、浆细胞、组织细胞浸润，未见癌。

免疫组化：CK（肺泡上皮＋）。

【病例小结】机化性肺炎（organizing pneumonia，OP）最早于 1983 年由 Davison 等首次描述，是各种原因引起的肺组织修复性炎症反应，其原因包括感染、药物毒性损伤、吸入有害气体、放射性损伤、胃食管反流、结缔组织疾病、过敏及肺移植等。OP 是一种较少见的肺部良性病变，多为各种原因导致的肺部炎症未彻底治愈的后遗改变。在普通肺炎患者中，经过 3 周的治疗其炎症会完全消退，但是其中有少部分的患者病变较广泛，导致炎症并不能完全吸收，此时就会有大量的纤维组织形成，最终出现机化性肺炎。此外一些高龄患者本身存在糖尿病、慢性阻塞性肺疾病、抗生素治疗不当也会出现机化性肺炎。在临床上根据患者病变范围可分为弥漫性和局灶性两种。局灶性机化性肺炎（focal organizing pneumonia，FOP）常表现为肺内结节或肿块影。其病理基础为炎症区域的肺泡有纤维细胞增生并侵入到患者肺泡腔内发展成纤维化，并有慢性炎性细胞的浸润。患者支气管也可出现慢性炎症，也可能会因为炎性病变导致支气管弹力组织被破坏从而出现支气管扩张，病灶周围因存在大量的纤维组织引起患者病灶收缩，因此，患者病灶周围常出现胸膜增厚情况，末梢气管内成纤维细胞增生及肉芽组织沉积，合并淋巴细胞及浆细胞为主的炎性细胞浸润。

局灶性机化性肺炎其临床表现、影像学检查及肺功能缺乏特异性，临床表现主要为咳嗽、咳痰、痰中带血及胸痛等症状。部分患者可无临床症状，于体检中发现。局灶性机化性肺炎可分为 4 型：Ⅰ.结节型：病灶常为圆形或类圆形，病灶边缘清楚或模糊，周围可存在"毛刺征"、索条状影，有的患者可见有尖角样改变，肺部组织呈扭曲结构，支气管出现增厚，这是由于病变周围的渗出物质、间质纤维化出现改变，结缔组织增生以及瘢痕收缩的作用。Ⅱ.肿块型：①发病年龄>40岁，以50～70岁最常见；②病灶全部呈单侧分布，最常见的病变位置是肺上叶；③病灶形态多样，以不规则形和多角形多见；④密度均匀或不均匀，不均匀病灶中央密度高于外周，且周围可见带状低密度的晕圈征，部分病灶内可见"空泡征"或"支气管充气征"；⑤病灶边缘与胸膜垂直，呈"刀切样"改变，边缘不规则，存在锯齿状改变，边缘模糊；⑥肺门及纵隔无肿大淋巴结；⑦抗感染治疗可见病灶疏散或明显缩小。其病理基础为周围炎症逐渐吸收，纤维组织出现，成纤维细胞增生并伴有肉芽组织增长，纤维化更明显。Ⅲ.浸润型：为斑块状，病灶边缘模糊不清，可见"支气管充气征""支血管集束征"，这是患者病灶周围组织纤维增生所导致的。Ⅳ.实变型：病灶为楔形，密度均匀，边缘清晰，有少数患者病灶内可见坏死及"支气管充气征"征，同时可伴有胸腔积液及胸膜增厚的情况出现。在增强扫描中，局灶性机化性肺炎病灶可为不均匀强化也可为均匀强化。其强化区域多在病灶的周边位置，中央多为片状无强化区。

综上所述，结节、肿块型FOP的CT表现多样，并无显著特征性，结节型FOP更难与周围型肺癌相鉴别，以下表现可能具有相对特征性：结节或肿块边缘呈"锯齿状"或出现"反晕征"；结节或肿块位于胸膜下，周围肺组织模糊，邻近胸膜增厚或胸膜下脂肪增生，肋间隙无破坏；横断位显示为肿块或结节，MPR显示病灶呈楔形团片状，与支气管走行一致；结节或肿块呈明显延迟强化，中心坏死区囊壁光滑，肿块内部可见完整柔和的血管穿行。无症状者无需治疗，若有症状及出现感染需对症治疗及抗感染治疗。对经系统抗感染治疗病灶不吸收，尤其是对伴有胸痛、咯血和痰中带血等症状，各种检查难以排除肺癌者应积极手术治疗。对粘连轻、病变局限者，可施行肺段切除或楔形切除。纵隔及肺门炎性肿大淋巴结无需廓清，本病手术效果良好。

【鉴别诊断】

1.**周围型肺癌**　周围型肺癌边缘一般分叶，有细短毛刺，肿块内"空气支气管征"表现为管壁僵硬、截断，肿块旁支气管血管束受累，呈"串珠样"及支气管截断改变。增强后多为不规则、结节样强化。位于胸膜旁肿块多累及胸膜，胸膜下脂肪间隙消失，肺门、纵隔淋巴结增大。而局灶性机化性肺炎的边缘多为炎症周围纤维化收缩与邻近肺的张力作用所致的"锯齿状"或"弓形凹陷征"；病灶周围及病灶内支气管常表现为紊乱、轻度扩张，无癌性支气管狭窄阻塞表现。

2.**浸润型肺结核**　肺结核病有咳嗽、痰中带血、胸痛、潮热等症状；经痰结核分枝杆菌检查阳性，抗结核治疗有效；多表现为纤维化、钙化、渗出等多种性质病灶同时存在。

【参考文献】

[1]DAVISON A G, HEARD B E, MCALLISTER W A C, et al. Cryptogenic organizing pneumonitis[J]. Q

J Med,1983(52):382-394.

[2]刘伟,潘琳琳,谢雪婷,等.结节和肿块型局灶性机化性肺炎与肺癌的鉴别[J].临床放射学杂志,2017,36(2):215-218.

[3]王术生,俞咏梅.结节、肿块型局灶性机化性肺炎的CT表现[J].中国医药导报,2018,15(19):129-132.

[4]苟晓明.单发局灶球形肺炎多层CT扫描的具体表现特征及鉴别价值分析[J].心血管病防治知识（学术版）,2016,15(12):113-115.

[5]徐天鹏,郝宏毅.球形肺炎的CT特征分析[J].宁夏医学杂志,2015,37(8):724-725.

（李艳若　郭　伟　王亚洲）

病例30　硬化性肺细胞瘤

【基本资料】患者，女，44岁，主诉：咳嗽，咳痰1周，加重伴胸闷、气喘1天，发现左肺上叶结节1天。

【专科检查】无明显阳性体征。

【实验室检查】无异常。

【影像图片】

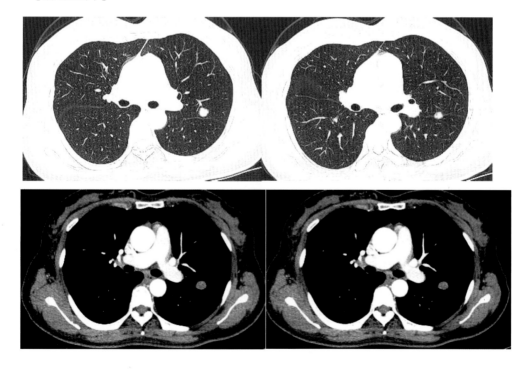

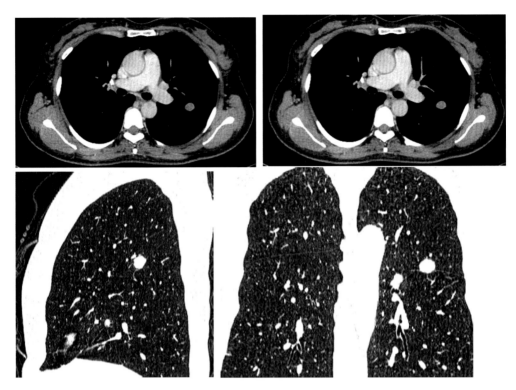

【图像特征】平扫肺窗显示左肺上叶舌段斜裂旁类圆形软组织密度结节影，大小约 1.1 cm × 1.0 cm，病灶边界清，密度尚均匀，边缘浅分叶，重建显示邻近斜裂胸膜受压。纵隔窗显示病灶内点状钙化。增强显示病灶周围血管贴边征，动脉期及静脉期呈轻强化。

【病理结果】

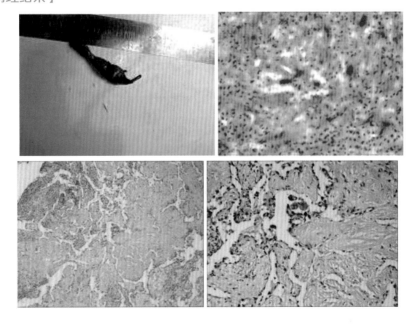

肉眼所见：（送检）5 cm×4 cm×1 cm 灰白、灰红色组织一块，切面可见直径 1.5cm 灰白结节，质中。

病理诊断：（左侧肺）硬化性肺细胞瘤。

免疫组化：EMA（＋）、TTF-1（＋）、NapsinA（＋）、CK5/6（－）、s-100（－）。

【病例小结】硬化性肺细胞瘤于 1956 年首先报道，也被称为硬化性血管瘤，起源于原始呼吸道上皮细胞，特别是Ⅱ型肺泡上皮，2015 年 WHO 肺肿瘤分类更名为硬化性肺细胞瘤，并归属于"腺瘤"。好发于亚洲中老年女性，40~60 岁高发年龄，平均年龄约 46 岁，女性多于男性。硬化性肺细胞瘤缺乏特征性的临床表现，多数病例为体检偶然发现孤立性肺结节或肺内肿块，通常被认为是良性肿瘤，但极少数出现肺外转移，绝大部分为单发。肿瘤较大时压迫邻近结构可引起咳嗽、呼吸困难、胸痛及咳血等非特异表现。

硬化性肺细胞瘤发病机制不明，目前大多数学者认为其来源于肺泡Ⅱ型上皮细胞。组织学形态多由实性区、乳头区、血管瘤样区、硬化区 4 种基本结构混合存在，其间可夹杂不同程度的出血及含铁血黄素沉着。肿瘤细胞主要包括 2 种，即表面细胞（Ⅱ型肺泡细胞）和圆细胞（间质细胞）。肿瘤实性区呈圆细胞片状分布，表面或小管状结构被覆表面细胞；乳头状结构表面被覆表面细胞，乳头轴心为间质细胞；出血区（所谓的血管瘤样区）可见大的出血的腔隙，腔隙可被覆表面细胞，可见含铁血黄素、泡沫细胞、胆固醇结晶；硬化区则可见致密的透明胶原灶。免疫组化具有一定的特征性，表面细胞表达 CK7、TTF-1、Napsin A、EMA、CKpan、Vimentin、β-Catenin（常细胞膜阳性）、硬化性肺细胞瘤 B；而间质细胞多仅表达 TTF-1、EMA、Vimentin、β-Catenin（细胞质阳性），不表达或局灶弱表达 CK7、CKpan、Napsin A、硬化性肺细胞瘤 B。

硬化性肺细胞瘤肉眼所见几乎均为界线清楚的圆形或类圆形肿物，切面主要取决于肿瘤的组织学构成，一般而言，组织学以出血区为主的切面多为灰红色、质软、囊性或囊实性；以实性区或硬化区为主的切面多为灰白或灰白间杂灰红色、质硬、实性。病灶大小在 0.8～6.0 cm，可见于任何肺叶，左下叶和右下叶偏多发。

影像学表现：①硬化性肺细胞瘤好发于胸膜下，以纵隔胸膜旁及叶间裂胸膜更多见，若出现跨叶间裂生长，反映硬化性肺细胞瘤具有一定的侵袭性；②硬化性肺细胞瘤在形态学上多表现为肺内孤立的圆形或类圆形实性结节，直径≤3 cm，轮廓锐利，密度均匀，少数病灶边缘可有浅分叶，这与硬化性肺细胞瘤多为膨胀性生长，病变有完整包膜或挤压周围肺组织形成假包膜有关；③硬化性肺细胞瘤多为富血供肿瘤，且强化方式较为复杂，主要是因为硬化性肺细胞瘤瘤体构成不同，常为 2～3 种血管瘤样区、乳头区、实性区或硬化区中按不同比例混合构成。动态增强扫描多为中度至明显强化，典型强化特征是病灶持续强化且有渐进性强化趋势；④硬化性肺细胞瘤瘤周常出现一些较为特征的影像学表现特异征象，如血管贴边征、晕征、空气新月征、假包膜征、病灶内强化血管征。近年来，国内外对硬化性肺细胞瘤的 PET／CT 报道逐渐增多，PET／CT 能够提供病灶分子水平的糖代谢及解剖形态学信息，为诊断硬化性肺细胞瘤提供了新的思路。研究表明 ^{18}F-FDG PET 上 PSP 可表现为异常放射性浓聚，一般为轻到中度，影响 PSP ^{18}F-FDG 摄取的因素尚不清楚，有学者研究认为浓聚的高低可能与肿瘤大小相关。病变体积越大，其所含活性细胞数越多，对 ^{18}F-FDG 摄取可能就越高。根据 Miura 的计算，PSP 的肿瘤倍增时间约为 490 天，随肿瘤体积的增大，SUV 逐渐增高。当病变直径 > 4 cm 时，SUV_{max} > 2.5，而病变直径 < 2.3cm 时，肿瘤一般表现为对 ^{18}F-FDG 的轻度摄取。

目前临床治疗硬化性肺细胞瘤广泛采用手术切除的方式。大多数研究报道认为，手术切除可以治愈该肿瘤，且术后无需额外治疗。胸腔镜手术是最常见的手术方式。总之，硬化性肺细胞瘤属于肺内良性肿瘤，临床较少见，CT 表现一般符合肺内良性肿瘤的影像学改变，但对于发生于肺门旁的、肺内多发的、合并肺恶性肿瘤的、呈浅分叶状的以及体形巨大的不典型 PSP 应注意与肺癌、转移瘤、错构瘤及淋巴结肿大等相鉴别，避免误诊。PET／CT 对 PSP 术前诊断有一定参考价值，但仍需要大样本资料进一步进行研究。

【鉴别诊断】

1. **肺癌** 形态不规则，多分叶，边缘毛糙，有毛刺及胸膜凹陷，气管血管树聚集，远端阻塞性肺炎，肺门纵隔淋巴结肿大及远处转移，增强扫描多轻中度强化。

2. **结核球** 好发于上叶尖后段及下叶背段，病灶内多钙化，周围伴卫星灶，常合并肺内其他部位病灶。

3. **肺错构瘤** 肺错构瘤可呈分叶状，但一般具有典型的爆米花样钙化或脂肪成分，硬化性肺细胞瘤钙化较少见。

4. **肺转移** 多有原发肿瘤病史，大部分多发病灶，单发少见，常合并其他部位转移。

【参考文献】

[1] 黎良山,徐甜甜,柯勤兵,等.硬化性肺泡细胞瘤的CT表现[J].临床放射学杂志,2017,36(2):227-230.

[2] YANG C H, LEE L Y. Pulmonary sclerosing pneumocytoma remains a diagnostic challenge using frozen sections: a clinicopathological analysis of 59 cases[J]. Histopathology, 2018,72:500-508.

[3] 曾亮,邹海华,崔灿,等.肺少见神经内分泌癌的CT表现（附38例病例分析）[J].放射学实践,2017,32(12):1266-1270.

[4] 李国雄,刘志军,张海捷,等.肺硬化性肺泡细胞瘤的18F-FDG PET/CT显像特征[J].中国医学影像技术,2017,33(6):889-892.

（魏海云 程留慧）

病例31 胸腺鳞癌

【基本资料】患者，男，53岁，胸闷、气短10余天。

【专科检查】未见明显异常。

【实验室检查】肿瘤标志物：细胞角蛋白19片段测定：10.2 ng/mL ↑。

【影像图片】

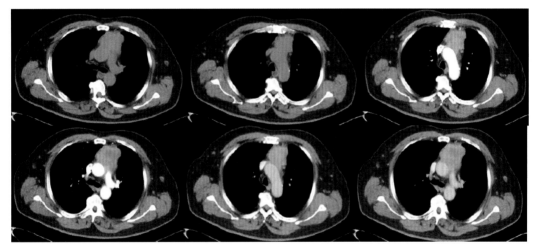

【影像特征】前上纵隔可见团块状软组织密度影，大小约4.8 cm×5.7 cm，增强扫描呈轻中度欠均匀强化，病灶与心包分界不清。

【病理结果】

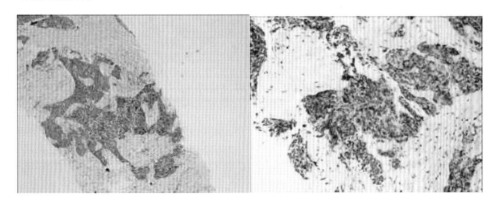

肉眼所见：(送检)长1 cm，直径0.1 cm，灰白、灰黄色组织1条，全埋制片。

病理诊断：(纵隔肿物穿刺)恶性肿瘤，符合胸腺鳞癌。(TCT)镜下见少量肿瘤细胞。

免疫组化：CD117（+）、CD5（+）、CK19（+）、P40（+）、P63（+）、Syn（−）、TTF-1（−）、P53（局部+）、Ki-67（约40%+）、PD-L1（SP263、CPS约3）、MLH1（+）、MSH2（+）、MSH6（+）、PMS2（+）。

【病例小结】胸腺癌是少见肿瘤，在所有的纵隔肿瘤中约占2.7%。胸腺鳞癌更为少见。2004年WHO重新修订了胸腺肿瘤的分类方法，将胸腺癌单独列出，并根据不同组织分化类型进一步命名，其中胸腺鳞癌最常见，但是其发生率也非常低，属于罕见肿瘤，文献也鲜有报道。腺癌与重症肌无力没有关联，罕见出现重症肌无力的病例。

临床表现：多偶然发现纵隔肿物，肿瘤长大到一定程度时，可因肿物压迫而出现胸痛、胸闷、咳嗽及胸前部不适，30%～50%的胸腺瘤患者合并重症肌无力。大多数患者为胸痛或胸部不适，部分患者可有消瘦、盗汗、咳嗽、呼吸困难等症状，若肿瘤较大可出现上腔静脉阻塞表现。

病理特征：纵隔肿瘤起病隐匿，常无明显症状，一旦出现症状往往说明肿瘤体积较大，肿瘤性质复杂。纵隔内组织器官较多，胚层结构来源复杂。常见于成年男性，平均年龄在50岁左右。

影像学表现：CT表现有一定特征性，通常无钙化，强化形式为不均匀强化，强化程度为轻中度强化，很多研究认为胸腺癌的强化特征为不均匀明显强化，也有研究认为胸腺癌的强化为不均匀轻度强化，低分化胸腺鳞癌，肿块呈明显不均匀轻度强化，中高分化胸腺鳞癌，肿块呈不均匀中度强化，病变的强化程度可能与组织分化程度有关，但是病变的强化一定是不均匀的，且强化程度为轻度或中度强化。MRI表现：一般肿瘤T1WI呈中等或略低信号，T2WI多呈中等略高信号，肿瘤内的囊变区为长T1、长T2信号影。MRI不能显示肿瘤内的钙化。

手术切除是胸腺鳞癌的主要治疗手段。影响胸腺鳞癌患者生存率的不利因素有肿瘤的分化程度、有无远处转移、有无邻近组织受侵以及手术切除范围及不完全切除等。

【鉴别诊断】

1. **胸腺瘤** 胸腺瘤（thymoma）是起源于胸腺上皮细胞的胸腺上皮性肿瘤（thymic epithelial tumors, TETs），是前纵隔最常见的肿瘤，其发病率在原发性前纵隔肿瘤中约占50%，胸腺瘤在成年人群中多发，发病原因与性别无明显关系，早期症状表现不明显，部分患者以重症肌无力为表现，早期容易被忽视。胸腺瘤影像学多表现为形态规则的圆形或类圆形肿块，边缘光滑，坏死囊变发生率较高，CT增强扫描胸腺瘤实性成分呈中度较明显强化，静脉期强化稍有减退。钙化表现不一，表现为包膜局限性或环形钙化。

2. **胸腺淋巴瘤** 胸腺淋巴瘤，表现前上纵隔巨大肿块，呈浸润性生长，包绕侵犯血管、心包、气管和食管，常合并有淋巴结肿大，好发于20~30岁的年轻女性，肿块一般较大，密度较均匀，很少有出血、坏死、钙化，一般不侵犯肺和胸壁，而胸腺癌好发于老年男性，肿块内常有出血、坏死，有时可见点状钙化，容易侵犯胸壁和肺。

3. 纵隔型肺癌 纵隔型肺癌，亦可表现为前上纵隔胸腺区不规则的软组织肿块，边缘不清楚，但纵隔型肺癌常有支气管壁增厚，远端有阻塞性肺炎或肺不张表现，肿块有毛刺、分叶及棘状突起，常有肺门淋巴结转移。

【参考文献】

[1]何强,陆纪元,谈炎欢.多层螺旋CT扫描对B3型纵隔胸腺瘤诊断及术后复查的应用价值分析[J].中国CT和MRI杂志[J].2020,18(1):69-71.

[2]廖俊杰,李胜开,蓝博文,等.高危胸腺瘤与胸腺癌的CT征象鉴别[J].中国医学影像学杂志,2019,27(7):513-516.

[3]潘卫星,谢继承,王官良,等.多层螺旋CT对AB型胸腺瘤的诊断价值[J].医学影像学杂志,2019,29(4):680-682.

[4]连海英,朱砚.良恶性胸腺瘤的CT诊断及鉴别诊断[J].中国CT和MRI杂志,2017,15(11):19-21.

（窦允龙 温泽迎）

病例32 胸腺瘤

【基本资料】患者，女，65岁，主诉：言语不清伴吞咽困难2个月，头晕1个月。

【专科检查】无阳性体征。

【实验室检查】血常规：白细胞 2.8×10^9/L↓，中性粒细胞计数 1.23×10^9/L↓。肝功能基础检测项目：总蛋白 61.5 g/L↓，白蛋白 39.1 g/L↓。肿瘤标志物筛查（女性）、糖化血红蛋白测定、心肌标志物（TNI+MYO+CKMB 质量）未见异常。

【影像图片】

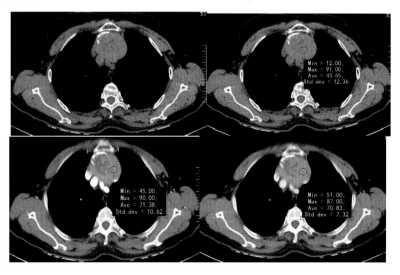

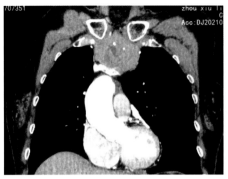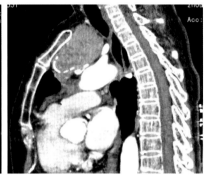

【影像特征】CT平扫前上纵隔见类圆形软组织肿块,最大截面大小约6.6 cm×4.7 cm×6.3 cm,边界清晰,密度不均,内见斑点状、弧形钙化,局部囊变坏死,增强扫描肿块呈轻中度不均匀、延迟性强化,周围血管结构受压推移,以左侧头臂静脉受压推移明显,分界尚清晰。

【病理结果】

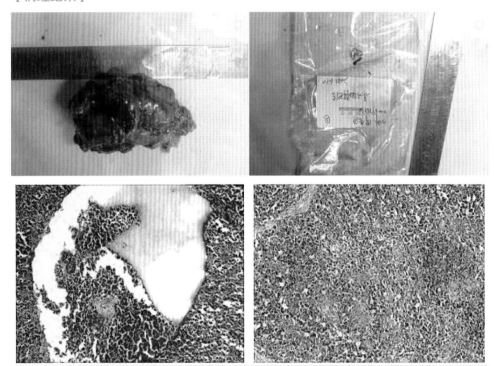

肉眼所见:(纵隔肿瘤)送检:12.5 cm×7 cm×5 cm灰红色组织1块,表覆少量脂肪组织,切面灰白、灰红,质中等、偏韧,中央可见5 cm×3 cm的囊实性区域,界清,有出血坏死,局部稍硬。

病理诊断:(纵隔肿瘤)胸腺瘤,B_2+B_1型,周围脂肪组织未见明确肿瘤累及,淋巴结未见肿瘤转移(0/2)。

免疫组化：CK19（上皮＋）、CD20（部分上皮＋）、TDT（淋巴细胞＋）、CD3（淋巴细胞＋）、P63（上皮＋）、CD5（淋巴细胞＋）、CD117（-）、CD56（-）、Ki-67（淋巴细胞及部分上皮细胞＋）。

【病例小结】起源于胸腺上皮细胞或淋巴细胞的胸腺肿瘤最为常见，占胸腺肿瘤的95%，是前纵隔最常见原发性实性肿瘤，约占10%，好发于30~50岁，20岁以下罕见，男性发病高于女性，早期患者常无自觉症状，多于体检时发现，当肿瘤长到一定体积时，对周围器官的压迫可出现胸痛、胸闷、咳嗽及上腔静脉梗阻综合征等，25%~50%的胸腺瘤伴有重症肌无力。病理分为以下几型：A型，髓质型或梭型细胞胸腺瘤；AB混合型；B型（B_1、B_2、B_3）；C型，胸腺癌。胸腺瘤以AB型及B_2型最为常见，其中A型、AB型和B_1型称为低危型胸腺瘤，B_2、B_3型称为高危型胸腺瘤。病理上AB型胸腺瘤与A型胸腺瘤鉴别困难。胸腺瘤大都发生于前纵隔，少数可位于颈根部、肺内、胸膜甚至纵隔外。

胸腺瘤CT表现：良性胸腺瘤（A型＋AB型），前纵隔圆形或卵圆形软组织肿块，边缘清晰，可分叶，包膜完整，多数密度均匀，也可发生囊变，肿瘤内可见钙化（边缘弧形钙化），大部分生长不对称，位于前纵隔一侧。增强扫描均匀或不均匀轻中度强化（密度比肌肉密度稍低），周围见清晰的脂肪间隙。恶性胸腺瘤（B型），分叶状或形态不规则肿块，边缘不清，脂肪间隙消失，包膜不完整，铸型生长包绕周围组织或器官，密度不均匀，易发生囊变、坏死，少数肿瘤内可出现点状钙化，肿块常较大，增强后明显不均匀强化。胸腺癌（C型）肿块与周围组织分界不清，有分叶、毛刺，密度不均，可出现坏死、出血、囊性变，周围组织器官受压变形，胸膜、心包增厚，出现胸腔、心包积液，淋巴结肿大。

胸腺瘤治疗，目前公认首选通过外科手术完整地切除胸腺瘤及周围所有胸腺边上的脂肪组织，即扩大胸腺切除术。对于胸腺瘤包膜较完整、未侵犯周围组织的胸腺瘤，不管术后病理类型如何，只要完整地切除胸腺组织，基本达到根治目的，术后不需要辅助放疗和化疗，对于少数侵犯周围组织的胸腺瘤，比如分期分型较差的一类，建议患者术后进行放疗或者放化疗。

【鉴别诊断】

1.胸腺肿块样增生　①胸腺增生好发于青壮年，多为15~35岁女性，而胸腺瘤的平均发病年龄为54.9岁。②肿块样胸腺增生多位于前上纵隔近中线区，而低危胸腺瘤多为偏侧；在形态上，肿块样胸腺增生多呈复合形，增生的占位性病变边缘膨隆，整体上保留了正常胸腺的三角形或四边形外观；而低危胸腺瘤在各个方向的生长速度较一致，因此形态多趋于类圆形。③肿块样胸腺增生多为均匀软组织密度，而低危胸腺瘤常合并囊变、出血、间隔和钙化，密度多不均匀。④胸腺增生CT表现为与肌肉密度相似或稍低密度，平扫CT值显著低于低危胸腺瘤，增强后肿块样胸腺增生的平均CT值及净强化值均显著低于低危胸腺瘤，提示前者血管密度可能相对稀疏。

2. **实性畸胎瘤** 发病年龄相对较轻，肿瘤内常有脂肪、钙化、毛发多胚层结构存在，良性者都有包膜，肿瘤边缘清晰光滑，密度较高，可见线样囊壁钙化，如果见牙齿或骨质影，即可确诊。但是与恶性畸胎瘤鉴别困难。

3. **淋巴瘤** 以中纵隔的多发淋巴结肿大为主，表现单发前纵隔肿块少见。部分病例有胸外淋巴结肿大，可伴有乏力、发热、体重减轻等全身症状。

4. **转移瘤** 多有明确恶性肿瘤病史，如肺癌、食管癌，肺癌转移者多伴有一侧肺门淋巴结肿大。

【参考文献】

[1]付兰.纵隔胸腺瘤CT诊断与临床表现分析[J].影像研究与医学应用,2021，5(8):139-140.

[2]刘文慈,夏俊,罗文暄,等.AB型胸腺瘤的CT诊断[J].临床放射学杂志,2016，35(8):1187-1189.

[3]李启凡,王伟,于跃,等.354例胸腺瘤外科治疗的临床分析[J].南京医科大学学报（自然科学版）,2020,40(5):708-712.

[4]李国梁,吕明闯,张印,等.多层螺旋CT对纵隔肿瘤病变患者诊断价值[J].中国CT和MRI杂志,2021,19(7):77-79.

（魏海云　程留慧　王道清）

病例33　纵隔海绵状血管瘤

【基本资料】患者，女，69岁，主诉：持续胸痛1周，加重1天；1周前无明显诱因出现胸痛，疼痛时伴恶心、食欲下降，偶伴咳嗽、咳痰，1天前疼痛加重剧烈，活动受限，伴呼吸困难。2007年曾行"后纵隔占位手术"。

【专科检查】肺部听诊呼吸音增粗，未见明显干、湿啰音；胸部叩诊未见异常。前胸廓轻度按压痛。

【实验室检查】血常规（－）；肿瘤标志物（－）。

【影像图片】

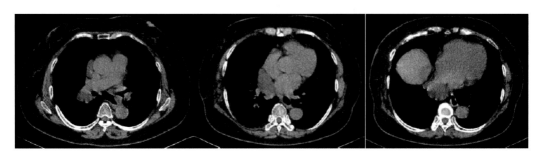

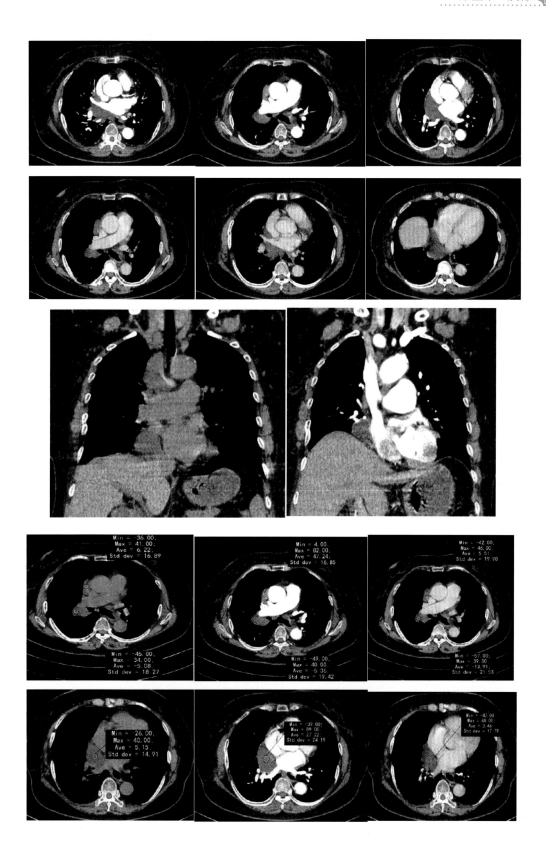

【影像特征】平扫右侧纵隔可见不规则低密度影，升主动脉旁右侧病变内似可见结节样高密度影，病灶沿血管周围间隙呈匍匐样生长，与周围血管分界较清。增强病变呈轻度强化，内局部似见血管影。

【病理结果】

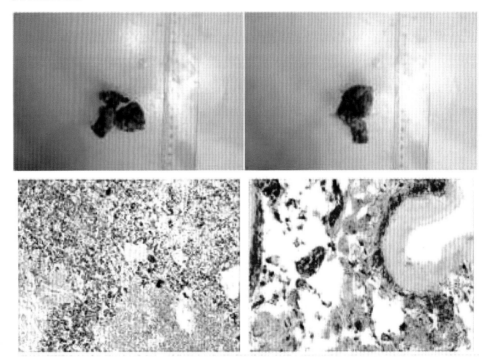

术中所见：肿物呈囊性，内含乳白色液体；位于前纵隔右侧靠近肺门处，呈狭长形，上至上腔静脉旁，下至下肺静脉旁。

肉眼所见：(送检)5 cm × 4.5 cm × 1.5 cm灰黄色碎块状组织一堆，切面灰白灰黄，质中。

病理诊断：纵隔海绵状血管瘤。

【病例小结】纵隔海绵状血管瘤（cavernous hemangioma of the mediastinum，CHM）是一种罕见的先天性血管发育异常所致的良性肿瘤，国内有文献报道其占纵隔肿瘤的2.1%。CHM可发生于纵隔内任何区域，国内研究报道大部分病例发生于前纵隔，其次是后纵隔。纵隔海绵状血管瘤为来源于被隔离的胚胎性血管母细胞组织或正常血管发育异常的一种血管畸形，由扩张的大小不等的海绵状血管窦构成囊性肿块，其内壁衬以血管内皮，血窦腔内充血或有钙化的血栓存在（静脉石），是显著扩张的动脉与静脉直接吻合而成，实质为动静脉瘘。肿瘤生长较缓慢，病程可达数十年。病理上CHM肿瘤内血管窦腔间质组织有明显的平滑肌组织增生和纤维化，其血管窦腔内同时可能有不同程度的血栓形成，其内血流形式多变。

临床表现：该病多发生在青壮年，性别差异不大。患者一般无临床症状，多为体检发现，肿瘤较大时可出现邻近脏器受压的症状，如呼吸困难、咳嗽、胸痛、声音嘶哑、吞咽困难等；纵隔内血管瘤若生长迅速可压迫上腔静脉、胸导管、迷走神经、膈神经、喉返神经、胸膜等，引起上腔静脉梗阻综合征、霍纳综合征、膈肌麻痹、声音嘶哑、刺激性干咳等临床症状，严重时可发生动静脉瘘、瘤体破裂出血。

CT 表现：平扫：纵隔内见形态不规则、密度较低且不均匀的软组织密度肿块，肿瘤局限、较小时，呈圆形或类圆形，边缘光整；呈弥漫性生长时，表现为一侧或两侧纵隔增宽，呈波浪状。部分病灶内可见钙化灶或静脉石。增强：病变多呈明显不均匀强化，因其内部组成成分不同及血窦内血栓而强化方式多样，可类似肝脏血管瘤的边缘结节状强化，肿瘤中心部由于瘢痕形成或血管内血栓，可不强化或延迟强化。研究结果显示，纵隔海绵状血管瘤中扩张的血管窦腔间质组织有明显炎性纤维化和平滑肌组织增殖，可能是造成肿瘤强化不均匀或不强化的原因。也有研究报道，造影剂的注射方式、速度、延迟时间亦会影响病变的强化类型。本病例强化不明显，考虑可能与肿瘤中心瘢痕形成、血窦内栓子形成有关。

总之，纵隔海绵状血管瘤 CHM 为罕见良性肿瘤，缺乏特异性临床症状；当 CT 发现位于前上纵隔或后上纵隔的轻中度不均匀强化、边界清楚的椭圆形肿块，鉴别诊断需考虑 CHM 的可能性；如肿块内见明显结节样强化灶，则高度提示 CHM 的诊断；如肿块内出现特征性的静脉石及增强后造影剂反流所致的畸形静脉显影，则基本可确诊。

【鉴别诊断】

1. **纵隔淋巴瘤** 一般体积较大，常跨越左右纵隔生长，多呈多结节融合，常包绕邻近大血管，肿瘤向血管间隙生长，血管呈包埋征象，心脏、大血管整体均匀一致地向后方推压移位，肿瘤旁常见软组织结节、肿大淋巴结，密度不均匀，多伴有坏死、囊变，且坏死多位于病灶中央部位（体积较大的弥漫性大 B 细胞淋巴瘤更容易发生坏死），钙化罕见；肿瘤也可侵及纵隔大血管、气管及邻近肺组织，引起心包积液、胸腔积液，属于少血供肿瘤，增强扫描多呈轻度强化，可见到细小血管穿行。

2. **胸腺瘤** 好发于 40 岁以上，部分伴有重症肌无力；多数表现为偏侧性、密度均匀或不均匀的肿块，常见钙化；侵袭性胸腺瘤体积大、形态不规则，有明显分叶或边缘常见小结节样突起，与周围心脏大血管分界不清，常沿血管间隙浸润，呈灌铸型接触，累及胸膜常致胸膜结节状增厚；增强扫描后实质成分呈中度至显著强化。

3. **畸胎瘤** 多为混杂密度，内可见软组织密度、脂肪密度、水样密度、钙化，肿块内脂肪液平面具有一定的特征性。畸胎瘤内的骨化及牙齿影也可与纵隔海绵状血管瘤相鉴别。

4. **纵隔囊肿性病变** 支气管囊肿、心包囊肿及皮样囊肿等，平扫显示囊肿呈圆形或类圆形、边缘光滑清晰、水样密度且均匀的肿块，钙化少见；增强几乎不强化。

5. **神经源性肿瘤** 多位于后纵隔，肿块内钙化少见，边缘光整，常伴邻近椎间孔扩大，增强后呈轻度较均匀强化。

【参考文献】

[1]李达仕,马为.纵隔海绵状血管瘤一例[J].中国呼吸与危重监护杂志,2018,17(2):187-189.

[2]孟蒙,王波.前纵隔蔓状血管瘤一例[J].现代医用影像学,2017,26(3):872-873.

[3]胡雅君,卢春燕,唐静,等.纵隔海绵状血管瘤的多层螺旋CT表现及病理基础[J].华西医学,2015,30(11):2081-2084.

[4]王顺生,张盛箭.纵隔海绵状血管瘤的CT影像学特征[J].肿瘤影像学,2017,26(4):268-271.

[5]LI S M,HSU H H,LEE S C,et al.Mediastinal hemangioma presenting with a characteristic feature on dynamic computed tomography images [J].Thorac Dis,2017,9(5):412-415.

（项改生　程留慧　王道清）

病例34　纵隔节细胞神经瘤

【基本资料】患者，女，71岁，外院体检发现左侧上纵隔占位性病变，咳嗽，咳痰，胸闷气短10天。

【专科检查】胸廓对称无畸形，胸骨及肋骨无明显叩击痛。乳房发育正常且对称，双侧呼吸运动对称，肋间隙正常，语颤正常，无胸膜摩擦感，未触及皮下捻发感，叩诊清音，呼吸节律规则。肺部：肺下界正常，听诊双肺呼吸音粗，双肺可闻及干、湿啰音。

【实验室检查】无明确异常。

【影像图片】

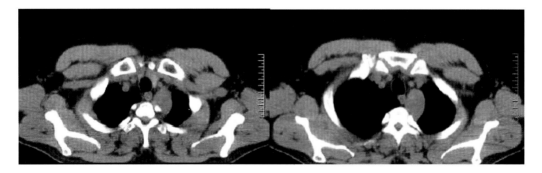

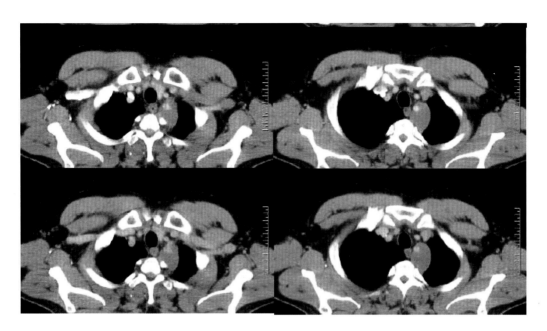

【影像特征】中后纵隔可见椭圆形软组织影，密度均匀，边界清楚，较大层面约2.6cm×4.4cm，增强扫描病灶未见确切强化，左侧锁骨下动脉被包绕。

【病理结果】

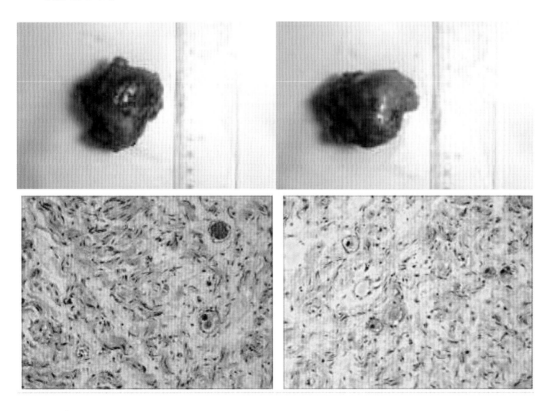

肉眼所见：（送检）5.0 cm×4.5 cm×2.8 cm 灰红色结节 1 块，包膜完整，切面灰白，质韧。

病理诊断：（纵隔肿物）节细胞神经瘤。

免疫组化：CD349（血管＋）、Dcmin（局部＋）、EMA（－）、S-100（部分＋）、SMA（＋）、SOX-10（局部＋）、STAT-6（－）、Ki-67（约 1%＋）。

【病例小结】节细胞神经瘤（ganglioneuroma, GN）是一种少见的良性神经源性肿瘤，起源于形成交感神经系统的原始神经嵴细胞，主要位于脊柱旁交感神经节和肾上腺髓质区，最常见于后纵隔（41.5%）、腹膜后（37.5%）、肾上腺（21%）和颈部（8%），少数发生于精索、心脏、骨骼和小肠。GN 由于发病率较低，易产生误诊。GN 可发生于任何年龄，以 10 岁以上儿童或青少年多见。男女比例接近或女性略多于男性。GN 分化良好，由神经节细胞及成熟的间质构成，间质内含有神经纤维、施万细胞及黏液基质，具有良性生物学行为，诊断依赖于神经节细胞的观察，与节细胞性神经母细胞瘤（GNB）及神经母细胞瘤（NB）的鉴别要点在于肿瘤内不含神经母细胞、异型细胞，核分裂象少见。肿瘤大体病理质地柔软，多呈圆形或卵圆形，部分为不规则形或梭形，沿周围器官及血管呈塑形生长，呈"伪足征"或"滴水状"。切面呈灰色或黄色，有完整纤维包膜。镜下肿瘤主要由成熟的神经节细胞、施万细胞和胶原纤维组成，肿瘤间质含大量的黏液基质。免疫组化：S-100、NSE、CgA 通常为阳性，CD57、CD99 等为阴性。

在临床上，多数患者无明显症状，部分有局部不适或疼痛、咳嗽、胸闷等临床表现。GN 可以合成儿茶酚胺，但很少导致高血压，大多数产物以儿茶酚胺前体形式存在，导致尿中香草杏仁酸、高香草酸和其他产物排出，95% 以上患者可以检测出异常，偶尔导致严重腹泻，切除后消失。

影像学表现：①密度：边界清楚的类圆形或圆形软组织肿块，CT 平扫大部分为低密度，也可为等密度。多数密度均匀（低于肌肉密度），一般不发生囊变坏死。多有完整包膜。②形态：柔软，呈钻孔样、塑形样生长；可包绕大血管，血管管腔形态无明显异常，不引起血流动力学异常，较大肿块对邻近器官可产生推挤，但不侵犯周围结构；发生于后纵隔的节细胞神经瘤，横断位呈半月形或匍匐状紧贴胸椎体，冠状位呈半梭形，外缘弧线状，内缘轻微锯齿状，病灶上下径大于前后径及左右径，病理上与其质地较软有关。③钙化：节细胞神经瘤 20%～42% 出现钙化。钙化位于肿瘤内部者多表现为斑点状或短条状，也可见结节状较大钙化（<1 cm），但边缘清晰。位于边缘者多为弧形钙化。少量、微细、点状钙化，对节细胞神经瘤有定性意义。④增强：早期不强化或轻度渐进性强化，瘤内可见细线样分隔，并可轻度强化。增强扫描不强化，这与肿瘤内含有相对大量黏液基质而其他成分含量相对较少有关。轻度延迟强化，这可能与部分肿瘤内细小血管含量相对较多、肿瘤细胞外间隙内含有的大量黏液基质阻滞了对比剂的灌注有关，这也可作为其重要的影像学征象之一。

【鉴别诊断】

1. 神经纤维瘤及神经鞘瘤　①神经纤维瘤及神经鞘瘤好发于中青年，常呈"哑铃"

状改变伴椎间孔扩大，神经鞘瘤易坏死囊变，钙化少见，增强扫描呈不均匀轻中度强化，而节神经细胞瘤密度低且呈轻度渐进性强化方式，且囊变坏死少见；②神经鞘瘤和神经纤维瘤形态较规则，多较圆，而节细胞神经瘤略扁，长径多与人体长轴一致；③神经鞘瘤和神经纤维瘤较规则且可压迫邻近结构和骨质，甚至可对骨质造成侵蚀和破坏，而节细胞神经瘤可包绕大血管，但对血管管腔形态无明显异常影响，且不引起血流动力学改变。

2. **神经母细胞瘤**　节细胞性神经母细胞瘤发病年龄小，边界不清晰，内部病变多为囊变、出血、坏死及粗大钙化，周边组织，呈现淋巴结转移，当增强扫描后，肿块以不均匀延迟强化为表现。对于 GN，其密度均匀，边界清晰，内部以钙化为表现，多见于细小点状钙化，不对周边组织侵犯，增强扫描后呈现轻度强化。

3. **囊性畸胎瘤**　囊性畸胎瘤的病灶可见脂肪和钙化影，增强后囊壁可见强化，而内容物不发生强化。

4. **淋巴管瘤**　发生于颈部者需与淋巴管瘤相鉴别，淋巴管瘤亦可沿组织间隙塑形生长，但儿童多见，且增强扫描淋巴管瘤较少强化。

【参考文献】

[1]宋杨,杨彬,何其舟,等.神经节细胞瘤的MSCT诊断价值[J].中国医学计算机成像杂志,2019,25(3):222-226.

[2]赵越,杨斌.节细胞神经瘤的CT及MRI表现[J].放射学实践,2019,34(3):316-321.

[3]LUO L,ZHENG X,TAO K Z,et al.Imaging Analysis of Ganglioneuroma and Quantitative Analysis of Paraspinal Ganglioneuroma[J].Med Sci Monit,2019,15(25):5263-5271.

[4]王彤,张军,王宏伟,等.椎管内外节细胞神经瘤CT与MRI诊断[J].中国临床医学影像杂志,2019,30(5):305-308,359.

[5]张蔚,陆超,刘剑羽,等.腹膜后良性神经鞘瘤与节细胞神经瘤CT表现的对比研究[J].中国医学影像学杂志,2019,27(7):491-495.

（孟　轲　周　舟）

病例35　前纵隔T淋巴母细胞淋巴瘤

【基本资料】患者，女，16岁，颜面部水肿1月余。

【专科检查】无明显阳性体征。

【实验室检查】无明显异常。

【影像图片】

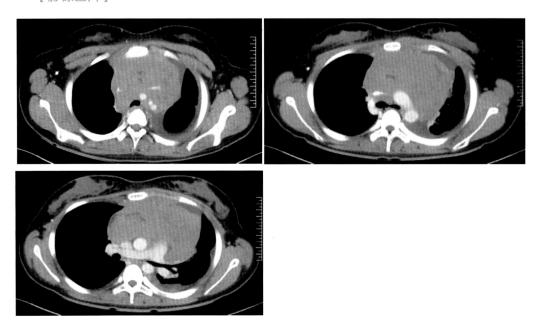

【影像特征】前中纵隔内见不规则软组织密度肿块影，边界不清晰，其内密度欠均匀并见斑片状低密度影，增强后肿块轻度持续强化，主动脉弓及其主要分支头臂干、左锁骨下、左颈动脉近段及上腔静脉被包绕，局部受压变窄；病变与心包分界不清，左侧胸腔可见少量积液。

【病理结果】

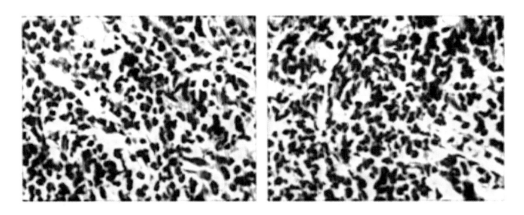

病理诊断：T 淋巴母细胞淋巴瘤。

免疫组化：CD5（＋）、CD3（＋）、TdT（＋）、BCL-2（＋）、Ki-67（约 80%）。

【病例小结】淋巴瘤是小儿免疫系统最常见的恶性肿瘤，原发于淋巴结及结外淋巴组织，几乎可侵及全身所有脏器。淋巴瘤占儿童期恶性肿瘤的 10% ~ 15%，其发病率仅次于白血病和神经系统的肿瘤，占儿童期恶性肿瘤的第三位。根据肿瘤组织结构的特征，淋巴瘤分为霍奇金淋巴瘤（Hodgkin lymphoma，HL）和非霍奇金淋巴瘤（non-Hodgkin lymphoma，NHL），尽管霍奇金淋巴瘤和非霍奇金淋巴瘤在病理形态、分型、病变分布、好发部位及临床过程等方面有诸多不同，但在影像学上并不能区分出此两种淋巴瘤。儿童淋巴瘤在肿瘤组织内部与成人淋巴瘤有明显的不同，临床表现缺乏特征性，初诊时误诊率较高。淋巴瘤是起源于淋巴造血系统的恶性肿瘤，主要表现为无痛性淋巴结肿大、肝脾大，可侵犯全身任何组织和器官，一般会有发热、瘙痒、盗汗及消瘦等全身症状，若纵隔肿大淋巴结压迫气管、食管、上腔静脉，则出现相应症状，如咳嗽、吞咽困难及上腔静脉阻塞综合征等。淋巴瘤的病因不明，发病机制目前尚不清楚，可能与病毒感染、环境因素和免疫功能低下有关。淋巴瘤有两个发病高峰期：青年人和老年人；病灶多呈轻中度均匀强化，强化不均匀与不良预后有关，治疗前钙化、坏死、囊变及出血少见。儿童淋巴瘤最常见的病理类型包括：Burkitt 淋巴瘤、Burkitt 样淋巴瘤、大 B 细胞淋巴瘤、淋巴母细胞淋巴瘤、间变型大细胞淋巴瘤和其他外周型 T 细胞淋巴瘤。T 细胞性淋巴母细胞淋巴瘤（T-cell lymphoblastic lymphoma, T-LBL）是起源于不成熟前体 T 淋巴细胞的高度侵袭性恶性肿瘤，好发于青少年和青壮年，在 NHL 中发病率排第二位。该疾病发病率低，在非霍奇金淋巴瘤中约占 2%，但有着较高的复发率及病死率，临床表现为受累范围广，进展凶险，且 >90% 病例以巨大纵隔占位或胸腺肿物、骨髓受累为首发表现，90% 的患者出现胸腺或纵隔肿大。

影像学表现：CT 上肿大的淋巴结常为软组织密度，为等、稍低密度，密度一般均匀，坏死囊变少见，增强后轻度强化，较大的淋巴结中央可见坏死区，增强后无强化。MRI 上表现为 T1WI 均匀低信号，T2WI 低或高信号，信号均匀，DWI 呈高信号，ADC 值减低明显；增强后肿块呈均匀性轻中度强化，且持续性强化；肿块包绕血管但不侵犯血管，造成血管壁不光整、管腔狭窄；对邻近的大血管如肺动脉、主动脉及上腔静脉有包绕及浸润现象。淋巴结钙化常在放疗和化疗之后，治疗前的淋巴瘤极少钙化。治疗后淋巴瘤中心坏死及囊变区域增大、增多，而囊变的淋巴瘤在治疗前少见。

治疗：诊断 T 细胞性淋巴母细胞淋巴瘤后，一般给予全身静脉化疗，获得缓解并完成 2~3 次巩固化疗后，接受造血干细胞移植或者选择自体造血干细胞移植、选择异基因造血干细胞移植。同时，对于化疗后残存的局部包块，可接受放射疗法。对于中枢神经系统受累者，可按照中枢淋巴瘤进行规范鞘内化疗。

总之，儿童恶性淋巴瘤并无特异性影像学特征，因其累及部位及浸润方式的不同而有多种影像表现。但结合临床症状及体征，并从流行病学特征、发病年龄、发病部位、病程长短、病灶大小、病灶形态及并发症上进行分析，可大致定性诊断。因为疾病的预后及治疗手段的不同，霍奇金淋巴瘤和非霍奇金淋巴瘤的鉴别也十分重要。

【鉴别诊断】

1. **胸腺瘤** 胸腺瘤多发生于40岁以上，多数表现为偏侧性密度均匀或不均匀的肿块，其内常见钙化，钙化是胸腺瘤相对于淋巴瘤比较有特异性的一个征象。胸腺瘤肿块较大者可挤压周围血管，淋巴瘤包绕血管多见。胸腺瘤的强化比较明显，强化幅度多数 > 30HU。侵袭性胸腺瘤累及胸膜常致胸膜结节状增厚，而淋巴瘤以胸腔积液为主，胸膜增厚较少见。

2. **纵隔型肺癌** 与原发纵隔肿瘤相似，但肿块与纵隔贴近的基底部往往小于肿块的最大径线，肿块边缘毛糙、可有分叶，多数呈不均匀强化，如有邻近支气管的狭窄、闭塞更有助于诊断。

3. **神经内分泌肿瘤** 多见于中年人，可伴有内分泌症状，肿块较大，常出现坏死，实性明显强化，易侵犯邻近心脏、大血管及肺部，并常发生远处转移。

4. **精原细胞瘤** 多见于20-40岁男性，部分有HCG升高。CT多表现为偏向一侧的实性肿块，常有分叶，密度均匀或不均匀，可伴有出血、坏死、囊变，一般为轻中度强化。

【参考文献】

[1]YOU M J, MEDEIROS L J, HSI E D. T-lymphoblastic leukemia/lymphoma[J]. Am J Clin Pathol, 2015,144(3):411-422.

[2]徐红艳,刘志强,黄慧.针吸细胞学在儿童神经母细胞瘤诊断中的价值[J].临床与实验病理学杂志,2016,32(12):1389-1391.

[3]李静羽,朱立强,顾兵.针吸细胞学在儿童体表恶性肿瘤诊断中的应用价值[J].临床与病理杂志,2018,38(4):731-735.

（刘 杰 王亚洲）

病例36 组织细胞增生性病变

【基本资料】患者，女，29岁，间断发热半月。超声提示：双侧颈部及锁骨上淋巴结肿大。

【专科检查】咽充血，听诊双肺呼吸音粗，双肺可闻及细湿啰音；胸骨叩击痛；双侧颈部及锁骨上淋巴结及双侧腋下可触及数个肿大淋巴结，绿豆大小，活动度可；双侧甲状腺可触及肿大。

【实验室及相关检查】白细胞 18.6×10^9/L ↑，中性粒细胞百分比86.4% ↑，淋巴细胞百分比9.2% ↑，CRP:64.7 mg/L ↑。

【影像图片】

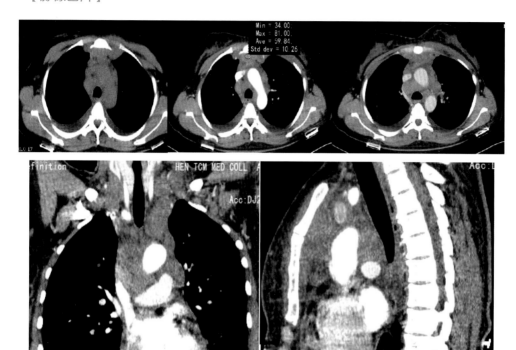

【影像特征】双侧颈根部、双侧腋窝、锁骨上窝、纵隔内见多发肿大淋巴结，部分融合，增强后呈轻度较均匀强化，左前胸壁局部肿大。

【病理结果】

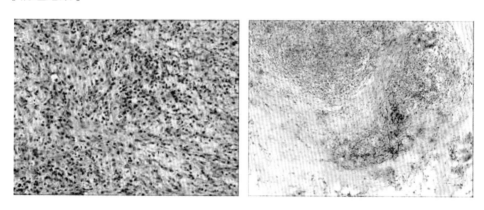

肉眼所见：（送检）：直径1.3cm灰白、灰红色组织2块，切面灰白、灰红，质中，全埋制片。

病理诊断：结合免疫组化，符合组织细胞增生性病变。

免疫组化：S-100（灶+）、CD21（-）、CD23（FDC网+）、CD30（个别细胞+）、CD4（部分细胞+）、CD79a（B细胞+）、CD163（+）、CD35（FDC网+）、CD1a（-）、ALK（-）、Ki-67（局部约30%）。

【病例小结】淋巴结是机体重要的免疫器官，各种损伤和刺激常引起淋巴结内的淋巴细胞和组织细胞反应性增生，使淋巴结肿大，称为淋巴结反应性增生，其成因很多，细菌、病毒、代谢的毒性产物、变性的组织成分及异物等，都可成为抗原或致敏原刺激淋巴组织引起反应。由于致病原因不同，镜下淋巴结反应性增生的成分和分布情况不同。淋巴结反应性增生为良性病变，但肿大的淋巴结无论肉眼观或镜下都容易与淋巴结的肿瘤混淆，但其治疗和预后差别很大。非特异性反应性淋巴滤泡增生的主要特点为淋巴结肿大、淋巴滤泡增生、生发中心明显扩大。反应性淋巴滤泡增生易与滤泡性淋巴瘤混淆，后者的淋巴结结构已被破坏，滤泡大小形状相似，界线不明显。滤泡内增生的细胞呈异型性，但类型比较一致，核分裂象较少，一般不见吞噬异物的巨噬细胞，增生的淋巴细胞为单克隆性；而反应性淋巴滤泡增生时增生的淋巴细胞为多克隆性。巨大淋巴结增生又称血管滤泡性淋巴结增生或卡斯尔曼病。这是一种特殊类型的淋巴结增生，其不是肿瘤也不是错构瘤，可发生于任何年龄。巨大淋巴结增生最常发生于纵隔淋巴结，也可见于肺门淋巴结及颈部、腋窝、肠系膜、阔韧带和腹膜后淋巴结。肿大的淋巴结常呈圆形，包膜完整，界线清楚，切面呈灰白色。镜下可分为两种亚型：①玻璃样血管型：最多见。巨大淋巴结增生中90%以上属于这种类型。患者多无症状。淋巴结内淋巴滤泡增生，散在于淋巴结皮质和髓质内。一般淋巴滤泡和生发中心不大。淋巴结内毛细血管增生伸入淋巴滤泡。这些毛细血管内皮细胞肿胀，血管周围常有胶原纤维或玻璃样物质环绕，位于淋巴滤泡中央。滤泡之间的淋巴组织中也有多数血管，血管周围有纤维组织或胶原纤维环绕，并常伴有浆细胞、免疫母细胞、嗜酸性粒细胞和组织细胞浸润。②浆细胞型：较少，约占10%。患者常有全身症状，如发热、乏力、体重减轻、贫血、血液丙种球蛋白增高和低白蛋白血症。淋巴结切除后症状可消失。淋巴结内淋巴滤泡增生，生发中心明显扩大，周围的淋巴细胞较少。生发中心内各种细胞增生，核分裂象多见，并有许多吞噬了细胞碎屑的巨噬细胞。淋巴滤泡之间有大量浆细胞，其间也可有较少数淋巴细胞、免疫细胞和组织细胞浸润。

影像学表现：①大小：目前CT、MRI仍以淋巴结短径的大小作为诊断标准。受累淋巴结短径多≤1.5 cm。②受侵部位及数目：受侵淋巴结数目最多的部位是颈外侧区，可能与颈淋巴结表浅，易于发现以及其引流区炎性病变易引起免疫反应的疾病较多有关。③密度及增强特征：平扫时淋巴结密度均匀，等于或略低于邻近肌肉，增强后均匀强化。淋巴结强化形式及程度与病理的关系：正常淋巴结的强化情况不仅与血管数量有关，而且血流、对比剂的剂量、注射方法以及组织廓清对比剂的方式都是影响其影像表现的重要因素。反应性增生的淋巴结强化程度多为明显强化，病理显示淋巴结淋巴滤泡增大，髓索髓窦内小血管明显增多，是部分淋巴结明显强化的病理基础。出现环状强化可能与淋巴结中心局部坏死有关。

【鉴别诊断】

1. **淋巴瘤**　初诊时，大多数淋巴瘤患者淋巴结多肿大，融合成团块，增强常为轻中度强化。而淋巴结反应性增生一般不累及纵隔淋巴结，且多为明显强化，无融合趋势。

2. **淋巴结转移癌**　多有原发肿瘤病史，肿大淋巴结密度不均匀，可有囊变、钙化，增强后不均匀强化，边界不清，并可侵犯邻近结构。借此可与淋巴结反应性增生鉴别。

3. **淋巴结结核**　淋巴结结核多见于青壮年，肿大淋巴结密度不均，因其中心干酪坏死而常呈花环状强化，其内可见分隔，当多个淋巴结融合时呈现典型的花环状强化。

【参考文献】

[1] 丁莹莹,李鹍,汪永平.淋巴结反应性增生的CT诊断[J].实用放射学杂志,2006,22(5):584-586.

[2] 徐胜生.64层螺旋CT灌注成像鉴别颈部淋巴结反应性增生、淋巴结结核与淋巴结转移癌[C]//中华医学会放射学分会.中华医学会第16次全国放射学学术大会论文汇编.上海:中华医学会放射学分会,2009.

[3] 李佩玲,常妙,刘婷,等.巨淋巴结增生症的多层螺旋CT表现[J].中华放射学杂志,2013,47(1):64-67.

[4] 谈瑞生,王小仁,蔡顺达.胸腹部巨淋巴结增生症的多层螺旋CT诊断[J].实用医学影像杂志,2020,21(2):140-142.

（魏海云　王亚洲）

病例37　巨大淋巴结增生症

【基本资料】患者，男，62岁，双下肢无力1年，再发半年，明显加重1周。

【专科检查】肌电图检查示：四肢神经广泛损害，锥体束传导未引出，脊髓刺激周围段传导未引出，四肢深感觉传导未引出，考虑周围神经病变。

【实验室检查】未见明显异常。

【影像图片】

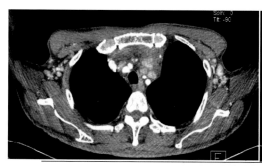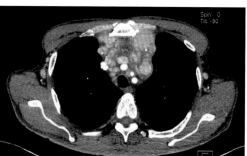

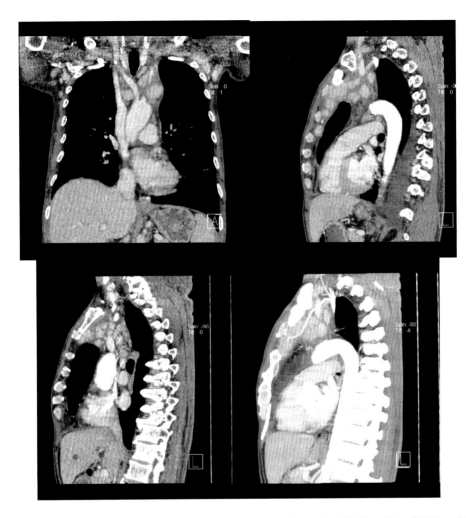

【影像特征】平扫见纵隔、双侧腋窝、颈根部多发大小不等肿大淋巴结影，病灶边界清晰，密度均匀，增强后动脉期病灶呈中度均匀强化，静脉期病变仍呈持续性强化，重建后显示病灶周边有血管影。

【病理结果】

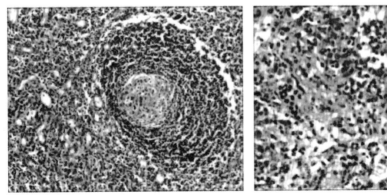
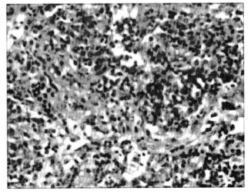

肉眼所见：（送检颈部淋巴结）3c m×1.5 cm×1.5 cm 及 1.2 cm×1 cm×0.6 cm 灰黄、灰红色组织 2 块，切面灰红，质稍脆，另见 1.5 cm×1 cm×0.8 cm 灰白、灰红色组织 1 块，切面灰白、灰红。

病理诊断：（颈部）病变符合 Castleman（巨大淋巴结增生症），大部分区域呈透明血管型，小部分区域呈浆细胞型。

【病例小结】巨大淋巴结增生症（Castleman disease，CD）是少见的一种良性淋巴组织增生性疾病，又称血管滤泡淋巴结增生及血管淋巴样错构瘤，好发于肺门及中纵隔，少数情况下也会累及肠系膜淋巴结，临床易误诊为其他富血供的肿瘤。卡斯尔曼病可发生于任何年龄，为淋巴组织及小血管增生性良性病变。主要病因不明，人类疱疹病毒 -8（HHV-8）的感染及人体内白介素 -6（IL-6）的过度产生为首要考虑因素；免疫缺陷导致浆细胞及 B 淋巴细胞过度增生也认为是其发病的原因。

约 60% 的 CD 患者无临床症状，多在查体时发现单个区域淋巴结肿大，最常见的受累部位是纵隔、颈部、腹部和腹膜后，临床表现主要为肿大淋巴结造成邻近组织器官的压迫，如呼吸困难、咳嗽等症状。

临床分型按肿大淋巴结的分布，分为局灶型（LCD）和多中心型（MCD），LCD 为单个淋巴结或一组淋巴结的病变，MCD 则累及多组淋巴结。病理学分型包括：①透明血管型（HV），临床多为局灶型，约占 90% 以上，多无临床症状，常在体检时发现，病理表现为滤泡间小血管的玻璃样变及淋巴滤泡散在增生；②浆细胞型（PC），临床以多中心型多见，约占 10%，多伴有临床症状，病理以滤泡间浆细胞浸润及大滤泡为主，血管增生较少；③混合型，可以以任一型为主或者兼有两型的表现。

影像学表现：CT 平扫，病灶多为类圆形孤立均质软组织肿块，部分呈长椭圆形，边界清晰，多无出血、坏死及囊变。有学者认为，出血、囊变、坏死少见的原因为淋巴细胞不易坏死以及透明血管型 CD 血供和侧支循环丰富。文献报道 5% ~ 10% 的透明血管型 CD 可见钙化，而且钙化呈典型的弧形、分支状，散在或簇状分布于病灶中心。有文献报道钙化原因可能是毛细血管壁增厚，且伴有玻璃样变性、纤维化变性等退变。增强病灶动脉期明显强化，静脉期及延迟期持续强化，增强后部分病灶内可见有裂隙样低密度影剂迂曲血管影，裂隙样低密度形成的原因考虑是内皮细胞过度增生致血管闭塞对比剂不易进入，迂曲血管形成考虑为病灶周边有滋养动脉及增生的毛细血管。

综上所述，CD 影像学表现有一定特征性：① CT 平扫：单个淋巴结肿大表现为类圆形、椭圆形均质软组织肿块，边界清晰，可有分叶及钙化；部分病灶内见裂隙样低密度；出血、囊变及坏死少见；累及一组淋巴结者，表现为多个淋巴结肿大，但相互之间无融合。② CT 增强：表现为动脉期显著强化，静脉期及延迟期呈持续强化。病灶内部或周边可有迂曲血管影，对其诊断也有一定价值。鉴别诊断缺乏特异性，需结合临床影像学表现。当然，最终确诊需依赖手术病理和免疫组化分析。

【鉴别诊断】

1. **颈部淋巴结结核**　淋巴结结核钙化多呈层状，增强后呈轻度强化或环状强化，而 CD 增强后呈显著持续强化。

2. **结节病**　结节病多为对称性肺门及气管旁肿大淋巴结，可有蛋壳样钙化，且多伴有肺内间质改变，增强后强化程度低于 CD。

3. **淋巴瘤**　常以无痛性淋巴结肿大为首发症状，以血管前间隙及气管旁常见，易融合成不规则肿块，可液化坏死，钙化少见，增强后呈均匀强化，中心坏死者呈环状或间隔状强化，而 CD 以孤立不融合肿块为特征。

4. **神经源性肿瘤**　神经源性肿瘤多沿神经或血管走行分布，常伴有坏死、囊变，而 CD 出血、囊变、坏死少见。

5. **转移性淋巴结肿大**　多有原发肿瘤病史，肿大淋巴结易坏死，密度多不均匀，增强扫描多呈中度环形强化。

6. **胸腺瘤**　临床多有重症肌无力症状，好发于前上纵隔，侵袭性胸腺瘤常侵犯周围组织。

【参考文献】

[1]贾雄,刘晓红,贺亚萍.巨淋巴结增生症的影像学表现及病理分析[J].西北国防医学杂志,2020,41(8):508-512.

[2]SERPA CARMOMA F,CUEVA M.Castleman disease:Laparoscopic resetion of unicentric disease in the hepatic hilum:A case report[J].Ann Med Surg(Lond),2021,67:102494.

[3]蔡利强,毛新峰,陈春强,等.局灶性透明血管型Castleman病的CT表现与病理特点分析[J].浙江中西医结合杂志,2021,31(1):40-43.

[4]杜鹏宇,朱红红,孙冰,等.特发性多中心型Castleman病的诊断学特征并文献复习[J].中华诊断学电子杂志,2022,,10(1):63-66.

[5]田路,刘建立,来洪建,等.腹盆腔Castleman病的MSCT表现探讨[J].中国CT和MRI杂志,2015,13(8):90-93.

（李艳若　程留慧　王道清）

病例38　左心房黏液瘤

【基本资料】患者，女，55 岁，主诉：间断胸闷 4 月余。

【专科检查】心前区无隆起，心尖搏动正常，无震颤及心包摩擦感。心浊音界正常，律齐，心音有力，各瓣膜听诊区未闻及病理性杂音，无心包摩擦音。

【实验室检查】血常规、血生化、糖化血红蛋白未见异常。

【影像图片】

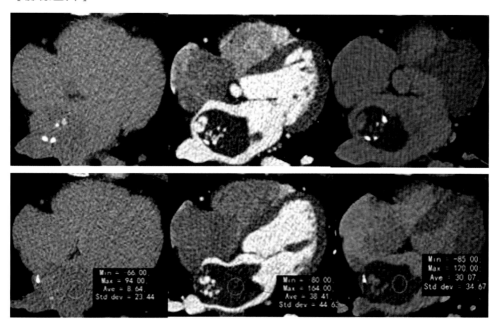

【影像特征】左心房增大，内见一不规则稍低密度肿块影，边界欠清，较大横截面约为 5.6 cm×3.3 cm，肿块内部密度不均匀，可见高密度钙化影；增强后左心房可见不规则充盈缺损，呈"海草样"改变，肿块局部于舒张期通过二尖瓣突入左心室内；随扫描时间的延长，肿块本身强化程度逐渐减弱；左心房右后壁明显变薄，病灶内见多发血管影。

【病理结果】

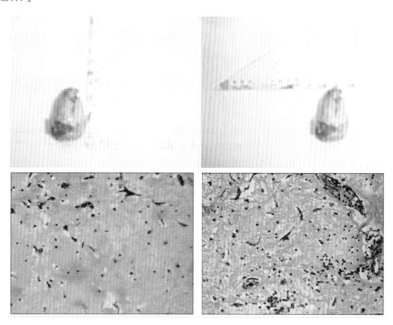

肉眼所见：（送检）6 cm×4 cm×2.5 cm 灰白、灰黄色组织 1 块，切面灰白、灰黄，质中。

病理诊断：（左心房）黏液瘤。

【病例小结】黏液瘤是心脏常见的原发性良性肿瘤，占心脏原发性良性肿瘤的 50%～75%，临床上女性多见，好发年龄为 30~60 岁，接近于冠心病高发年龄，少数患者有家族史。现在多数学者认为心脏黏液瘤是一种真性肿瘤，起源于原始多潜能间叶细胞，瘤体主要由黏液基质、弹力纤维及黏液瘤细胞构成，伴不同程度的出血、坏死、囊变、纤维变，甚至钙化和骨化，外观是一种团块状或息肉样葡萄串状的半透明胶冻物，瘤体均有蒂附着于房间隔，切面呈灰白色，质软易碎，其脱落的碎屑可进入血液循环系统，引起肺循环或体循环动脉栓塞。镜下特点：表面被覆单层扁平或立方上皮样细胞。在大量黏液样基质中分散，大小不一，形态多样，排列呈团、簇、条索或网状，并沿小血管呈放射状、花环状排列，显示形成血管壁趋向。

心房黏液瘤患者常会出现一系列的临床表现，主要与肿瘤的位置、大小及堵塞二尖瓣程度有关，可出现胸闷、心悸、气短、呼吸困难、昏厥等症状，甚至能引起体循环或肺循环栓塞，临床医师容易误诊为风心病、二尖瓣狭窄等其他心脏疾病。同时会并发贫血、白细胞含量增加、珠蛋白水平及血浆 C- 反应蛋白增高等，这些现象的出现经相关的研究证实与肿瘤本身及构成肿瘤组织的变化有关系，一般情况下，在经过手术治疗后以上现象均会消失。部分黏液瘤可随血流运动伸入二尖瓣口，引起舒张期二尖瓣口机械性阻塞，造成与二尖瓣狭窄相似的血流动力学异常，从而左房压力升高，左房增大，肺静脉回流受阻，引起肺静脉淤血、肺动脉高压，导致右心压力负荷加重，右房右室增大。又因左房容量不断增大，可造成二尖瓣关闭不全，从而左房进行性增大，左室容量负荷加重，左室增大。有一部分心房黏液瘤表面的绒毛经过血流的强大冲击会发生脱落导致栓塞，其发生与患者的病程无显著的关系。患者身体的各个部位均可发生栓塞，而其中以脑栓塞最为常见，肺动脉栓塞在右心房黏液瘤中较为多见，其主要的临床表现为肺动脉高压，并且黏液瘤生长快，因此，当患者被确诊为心房黏液瘤后应及时进行手术治疗。

影像学表现特点：①发生部位：黏液瘤在心脏各房、室均可发生，最常见于左心房（占 75%～80%），其次是右心房（占 15%～20%），最常见的部位是靠近房间隔卵圆窝及其周围区域。②形态及边缘：肿瘤多呈圆形或卵圆形，边界清楚，轮廓光整，部分肿瘤可呈现菜花状或有分叶。③瘤蒂情况：肿瘤均有蒂，与心房壁（房间隔或左房侧壁）相连，瘤蒂宽窄不等，蒂较长者肿瘤活动范围大，可于舒张期突入房室瓣口或心室内。④ CT 平扫特点：由于肿瘤内部具有大量黏液样基质，因此平扫肿瘤呈稍低密度或低密度，伴有絮状、斑片状或弧线状钙化；部分肿瘤可伴有不同程度的出血、坏死、囊变等。⑤ CT 增强特点：增强后肿瘤呈"海草样"充盈缺损，漂浮于充满造影剂的左心房内，具有一定的特征性；关于肿瘤的强化程度，文献报道尚存在分歧，大部分学者认为肿瘤增强扫描有不同程度强化，原因为肿瘤内有不同程度的新生血管。一部分学者认为肿瘤增强扫描动脉期无强化,延迟期可轻度强化或无明显强化,因此,黏液瘤本身的强化特点有待进一步研究。⑥除了肿瘤本身外,还应注意检查主动脉及周围血管有无种植瘤栓塞。

【鉴别诊断】

1. **风湿性心脏病二尖瓣狭窄** 左心房黏液瘤堵塞二尖瓣口时,临床表现与风湿性心脏病二尖瓣狭窄相似,但后者有风湿热病史,增强后心房内无肿块所致的充盈缺损,可与黏液瘤相鉴别。

2. **心房血栓** 临床上多有房颤病史,且栓子多附于左心耳、左房后侧壁或心尖部,附着面宽,形态不规则,密度较黏液瘤高,陈旧性血栓可伴有钙化,呈层状,动态观察无明显活动,且增强后无强化,可与黏液瘤相鉴别。

3. **心血管肉瘤** 为恶性肿瘤,通常可发生邻近结构受侵,特别是心包受累及肺、纵隔的转移;而黏液瘤作为良性肿瘤,通常不会侵犯邻近结构,也不会发生远处转移。

【参考文献】

[1]梁坚豪,朱新进,赵继泉,等.16层螺旋CT对左房黏液瘤的诊断价值[J].中国CT和MRI杂志,2010,8(5):38-39,68.

[2]杜鹏,刘家祎,黄小勇.左心房粘液瘤320层CT影像分析[J].医学影像学杂志,2011,21(2):198-200.

[3]李佩玲,赵一冰,黎庶,等.心房黏液瘤的多层螺旋CT表现[J].中国医科大学学报,2013,42(3):217-220.

[4]HONG S,PARK K T,CHOE H,et al.Total occlusion of the abdominal aorta caused by detachment of cardiac myxoma[J].Korean J Thorac Cardiovasc Surg,2012,45(3): 183-185.

[5]周永昌,郭万学.超声医学[M].3版.北京:科学技术文献出版社,1998.

（杨世彤　周　舟）

病例39　支气管源性囊肿

病例一

【基本资料】患者,女,49岁,颈部皮下肿块4年余,疼痛1月余。

【专科检查】左侧颈部皮下可触及大小约4cm×3cm包块,质韧,表面光滑,边界清晰,活动度尚可,甲状腺未触及结节,未闻及血管杂音。

【实验室检查】未见明显异常。

【影像图片】

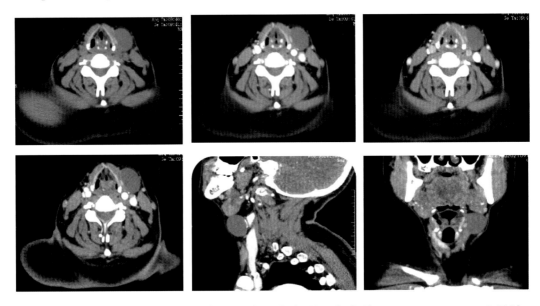

【影像特征】左侧甲状软骨旁可见囊性密度影，大小约 3.1 cm×2.0 cm，边界清，增强未见明显强化；甲状腺双侧叶及峡部实质密度均匀，未见明显异常密度及强化影；甲状腺周围脂肪间隙清晰，未见明显异常密度影及强化影；双侧颈部间隙可见多发小淋巴结影。

【病理结果】

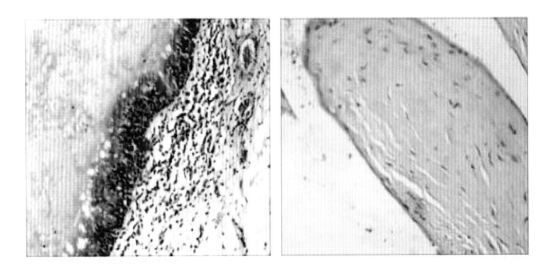

肉眼所见：（左侧颈部肿物）送检：3.5cm×3cm×2.5cm 灰红色椭圆形囊性肿物 1枚，切开内容暗黑色胶冻样物。

病理诊断：（左侧颈部肿物）支气管源性囊肿。

病例二

【基本资料】患者，女 38 岁，进食哽咽感 1 年余，加重 2 个月。

【专科检查】未见明显异常。

【实验室检查】肿瘤标志物相关检测（女性）胃蛋白酶原 136.69 μg/L ↑，特异性生长因子 74.0 U/mL ↑。

【影像图片】

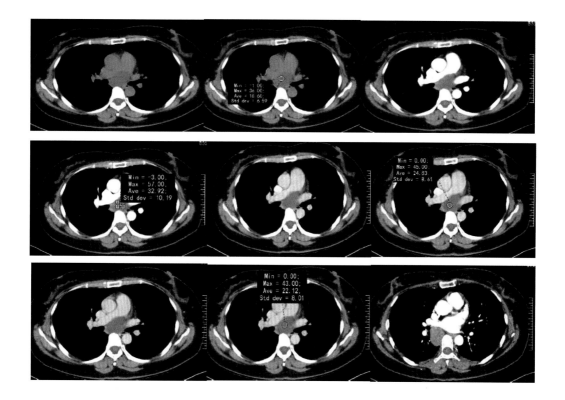

【影像特征】纵隔窗显示中纵隔气管隆突下可见囊性低密度影，较大截面大小约 3.7 cm × 3.0 cm，CT 值约 20 HU，边界清晰，周围组织结构受压，增强后未见强化，右下肺门处可见类圆形软组织样密度影，CT 值约 41 HU，较大截面大小约 3.4 cm × 3.0 cm，右肺下静脉受压，增强未见明显强化。

【病理结果】

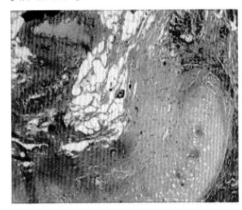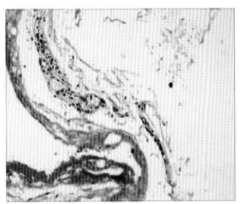

肉眼所见:（送检）4 cm×3 cm×1 cm 灰褐色碎组织一堆，其间可见直径 2 cm 囊壁样组织，壁厚 0.1 ~ 0.5 cm，部分为淋巴结。

病理诊断:（纵隔）镜下见囊壁组织，囊壁局部内衬复层纤毛柱状上皮，囊壁内可见少量黏液上皮，并见少量软骨组织，局部烧灼变形，结合临床考虑支气管源性囊肿。

【病例小结】支气管源性囊肿是胚胎时期支气管发育异常的先天性良性病变，属于前肠囊肿之一，系在胚胎时期，支气管芽自腹侧的前肠间质发出后，未由实心索状结构发展成贯通的管状结构，其内分泌物潴留、积聚膨胀形成囊肿。本病多无症状，常在体检时发现。囊肿较大时可出现压迫症状；其与气道相通，常继发感染，可表现为咳嗽、胸痛、咯血。根据内部成分不同分为含液囊肿、含气囊肿、气液囊肿。根据发病部位分为肺内型：多位于下叶；纵隔型：典型发病部位为中纵隔、气管或主支气管旁、气管隆嵴附近，右侧多见；异位型：较少见，好发于颈部和邻近支气管树的胸廓部，亦可发生在脑、背、肩、腹部等，基本上位于躯干及头颈等近中线区域。

影像学表现:①纵隔型：可发生于纵隔的任何位置，以中纵隔为主，多位于气管旁及隆突下。囊肿多紧贴着气管或支气管生长，但极少与支气管相通，在二者交界面囊肿边缘呈扁平状或"D"形，此为支气管源性较特征的表现。病灶单发多见，多呈椭圆形或类圆形，边缘光滑，呈均一的液性或软组织密度囊肿的 CT 值与囊内液体成分相关：囊液含水分较高者类似浆液性囊肿，CT 值为 0 ~ 20 HU；囊液蛋白质含量高（黏液性囊肿）或合并感染时，CT 值可增高至 20 ~ 60 HU；若合并出血 CT 值可达 70 ~ 80 HU；少数囊肿内容物含钙高或草酸钙结晶时，其 CT 值可高达 100 HU 以上。软组织密度囊肿 CT 平扫极易误诊为肿瘤性病变，增强检查有助于囊肿与肿瘤性病变的鉴别。支气管源性囊肿增强后除部分囊壁强化外，其内容物均无强化。②肺内型支气管囊肿：肺下叶较肺上叶多，左肺叶较右肺叶多见，可表现为软组织密度、液性密度、囊实性密度肿块或含气囊腔等。单纯支气管囊肿通常囊壁光滑且较薄，囊壁增厚、周围渗出性改变或囊内气液平面形成提示存在感染，含气囊肿常常可以并发形成曲菌球。支气管囊肿囊壁弧线状钙化及囊肿周围局限性气肿是其有价值的征象。支气管囊肿为囊性病变，CT增强时病灶不强化或仅囊壁强化。③异位型支气管囊肿：指发生于肺及纵隔外的支气管囊肿，可见于躯干皮下表浅组织、颈部、腹膜后、鞍区、椎管、脊髓等部位，原因可能与胚胎时期肺胚芽发育移行异常有关，部位变异较大，临床缺乏特异性。

【鉴别诊断】

1. **肺大疱** 一般发生在有慢性支气管炎、肺气肿病变基础的肺内，常发生在肺尖、肺底及肺外带胸膜下，肺大疱可在短期内出现或消失，先天性支气管源性囊肿则长期存在，部位固定不变。

2. **心包囊肿** 多发生于心包反折处，以右心肋膈处最为常见，常以半弧形宽基底或狭窄的蒂与心包相连。

3. **食管囊肿** 发病率低，小儿多见，主要位于后纵隔食管旁，与食管分界欠清，几乎均发生于食管壁内或附着在食管壁上，常向食管腔内突出，较早出现食管压迫症状。

4. **鳃裂囊肿** 临床表现为反复出现的颈部质软肿物，多在上呼吸道感染后增大，经抗生素治疗后可缩小。典型部位为颈动脉间隙的外侧、颌下腺的后方、胸锁乳突肌的前缘，非感染的病变CT表现为囊肿壁薄而光滑，感染的囊肿表现为囊壁不规则增厚，增强后有强化。

【参考文献】

[1]张传德,印隆林,孙菊.支气管源性囊肿的CT及MRI表现[J].医学影像学杂志,2022,32(3):433-436.

[2]杨建华. 后纵隔支气管囊肿1例[J].医学影像学杂志,2019,29(5):888-889.

（魏海云　温泽迎）

病例40 支气管错构瘤

【基本资料】患者，女，72岁，主诉：咳嗽、胸闷1月余，加重3天。

【专科检查】胸廓对称无畸形，胸廓及肋骨无明显叩击痛，双侧呼吸运动对称，肋间隙正常，语颤正常，无胸膜摩擦感，呼吸节律规则。听诊：双肺呼吸音粗，右肺呼吸音低、可闻及散在湿啰音。

【实验室检查】无明显异常。

【影像图片】

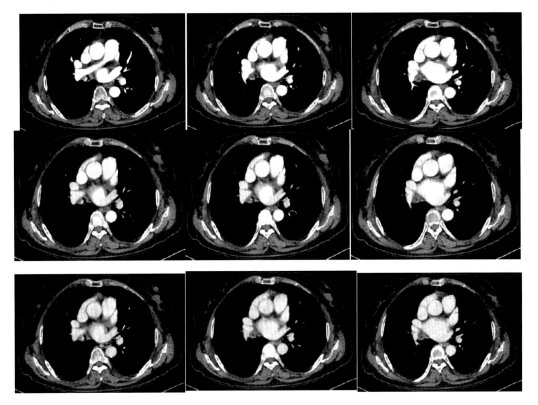

【影像特征】平扫右肺中间段支气管内可见一小结节影，相应支气管管腔狭窄，病灶密度不均，其内可见点片状高密度影，右肺透亮度局限性增加，增强扫描病灶强化不明显。

【病理结果】

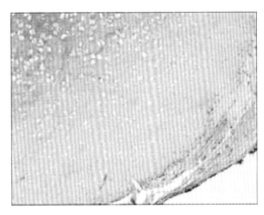
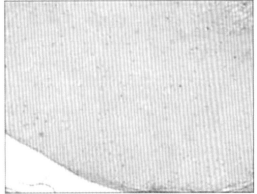

肉眼所见：1 cm × 0.8 cm × 0.5 cm 灰白色结节 1 枚，切面灰白，质中。

病理诊断：（肺）镜下可见多量软骨组织和少量纤维脂肪组织，病变符合错构瘤。

【病例小结】肺错构瘤的发病率在良性肺肿瘤中最高，约占 75% 或更多。超过 85% 的病例中，肺错构瘤以肺结节的形式存在，多于体检时发现。根据疾病的部位，临床分为肺内型和支气管型。其中支气管腔内型错构瘤仅占 1.4% ~ 11%。究其发病原因，学术界有以下几种观点：①先天畸形；②真正的肿瘤；③正常组织增生过度；④炎症演变而来。大多数学者倾向于认为肺错构瘤不是真正的肿瘤。而是一种先天性肿瘤样畸形，是正常肺组织器官组成成分（软骨、纤维组织、脂肪组织、支气管腺体、上皮细胞等）的异常混合，根据主要成分，它分为软骨、纤维组织、脂肪和其他不同类别。典型的支气管内型错构瘤较肺内型包含更多的脂肪成分。研究表明，肺错构瘤的个体染色体 14q24 和 12 q14-15 或 6 q21 已经重新排列，这表明肺错构瘤可能具有某种遗传倾向。

肺错构瘤的临床分类标准是肺内型和支气管型，其中支气管内型是罕见的。王树成等建议分为 4 型：①肺内型：位于肺实质内的单个病灶；②多发型：个数不定，分布不定，可以在一侧也可在双侧肺叶；③腔内型：主支气管和支气管腔肿瘤；④弥漫型：肿瘤数目非常多的情况。大多数肺内错构瘤都是在体检中发现的，并且很多没有症状。支气管错构瘤患者与阻塞性炎症有关，如咳嗽、咳痰、胸闷、胸痛及呼吸困难。部分病例会出现痰中带血或咯血症状，极易误诊为恶性肿瘤。气管镜：腔内错构瘤可见于口腔内有一个光滑的鼻状新生物表面，质量坚韧，出血少见，周围黏膜光滑。

影像学表现：X 线诊断支气管内肿瘤的敏感性仅为 66%。肺错构瘤可见边缘平滑、均匀或不均匀的圆形或椭圆形阴影，可以有裂片，周围没有渗透，没有卫星病灶。通常，直径为 1 ~ 4 cm，并且在斑点钙化中可见中心。有报道指出单个或多个小点状钙化有较高诊断价值。"爆米花"征是肺错构瘤的特征性表现，但是其他疾病也可以出现该征象。胸部 CT：常可见钙化和脂肪，针对病灶中心层面选用高分辨薄层扫描，可增加准确率；当未发现钙化和脂肪时，增强 CT 扫描有助于区别于其他肿瘤。根据其组分的不同，CT 显示出不同征象：若以软骨样成分为主，血供不丰富，增强后无强化或轻度强化；若上皮、结缔组织较多，强化较明显。多平面重建（multi-planner reconstruction，MPR）有助于病变观察，特别是平行于支气管的 MPR 图像，可帮助诊断。

【鉴别诊断】

1. 肺癌　更常见于中年和老年人，多 > 50 岁，有遗传史，并有吸烟史的高风险因素。男女发病率接近。肺癌的呼吸道症状越来越进展，自然生存期短，进展迅速。CT 图像主要是软组织密度影，边缘裂片和毛刺，较大的图像具有坏死和囊性低密度区域。增强 CT 可见均匀强化或不均匀强化，可见小结节积聚，钙化少见，无包膜增强征象。部分恶性肿瘤（如黏液表皮样癌）常出现支气管黏液栓塞，而错构瘤无分泌黏液功能，少见或无支气管黏液栓塞。

2.**肺结核球（瘤）** 该病在年轻患者中更常见，病变在结核的好发部位更常见，例如，肺上叶的尖后段，下叶的背侧段或基底段。病变边界清晰，密度高，病灶周围常伴有卫星灶。

3.**孤立性纤维瘤** 它可以在胸膜、胸膜下或肺实质中发现，也可以在支气管壁中看到。支气管壁是具有边缘平滑的结节，密度均匀且密集。发生于胸膜者其纤维瘤通常与胸膜附近的内脏胸膜相连。

4.**平滑肌瘤** 通常发生在主支气管壁中，在显微镜下可见支气管上皮或鳞状上皮，并且在肺实质的肿瘤中可见捆绑的平滑肌细胞。

5.**软骨瘤** 光滑的分叶状的密度高突起，位于大支气管壁上的软骨组织处。与支气管壁紧密连接，肿瘤组织可以骨化或钙化，并且难以与支气管内错构瘤相鉴别。然而，显微镜下的软骨瘤仅由单个软骨组分组成并且能很好地区分。

【参考文献】

[1]程伟伟,王莹,王寒黎,等.支气管腔内型错构瘤1例并文献复习[J].临床肺科杂志,2019,24(7):1347-1349.

[2]DE FALCO ALFANO D,TOTARO M,ZAGA C,et al.Endobronchial lipomatous hamartoma diagnosed on computed tomography scan in young new mother-a case report[J].Int J Surg Case R ep,2014,5(12) :1113-1116.

[3]高亭,刘小伟,何小鹏,等.支气管镜下氩等离子体联合冷冻治疗支气管内型肺错构瘤临床分析[J].中国现代医学杂志,2018,28(25):115-119.

[4]方春晓,孙博.支气管内型错构瘤1例[J].中国医学影像技术,2016,32(7) :1074.

[5]王增智,李栋,李杰,等.支气管内型错构瘤五例临床分析[J].中华结核和呼吸杂志,2019,42(1):15-19.

（张　卉　程留慧　王道清）

病例41　胸壁非霍奇金B细胞淋巴瘤

【基本资料】患者，男，66岁，胸闷、气喘2个月。

【专科检查】胸廓正常，胸骨无叩痛。双乳正常对称，呼吸运动正常，肋间隙正常，语颤正常，无胸膜摩擦感，未触及皮下捻发感，右上肺叩诊实音，呼吸规整。肺下界正常，右肺呼吸音低，未闻及明显干湿啰音。

【实验室检查】未见明确异常。

【影像图片】

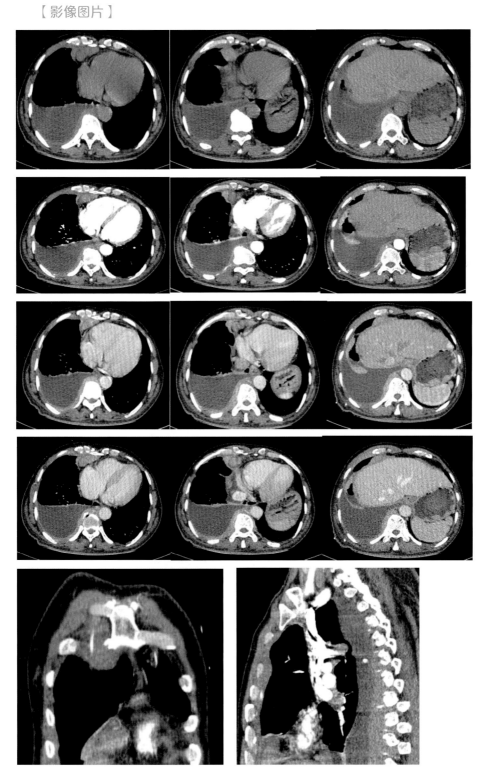

【影像特征】右侧前、后肋胸膜可见多发边界清晰、密度较均匀增厚影，增强后呈中度较均匀强化，邻近肋骨未见明显骨质破坏影。右侧胸腔积液，右肺组织呈受压改变。

【病理结果】

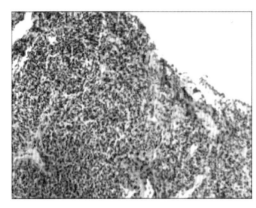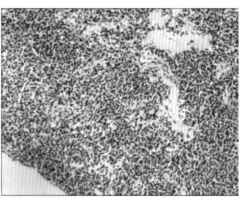

病理诊断：（前胸壁）非霍奇金 B 细胞淋巴瘤。

免疫组化：CD20（+）、CD79a（+）、MUM-1（+）、CD5（灶+）、BCL-2（+）、CD23（残留滤泡网+）、Cyclin D1（-）、CD10（-）、CD3（局部+）、CD43（局部+）、BCL-6（-）、CK（-）、CD56（-）、Ki-67（局部40%+）。

【病例小结】非霍奇金淋巴瘤（non-Hodgkin's lymphoma，NHL）与霍奇金病（Hodgkin's disease，HD）都是淋巴组织系统性恶性增生性疾病，但二者在组织学、传播方式、对治疗的反应和预后方面均有不同。HD 发展相对较慢，有明确的临床和病理学特征，被认为是一种单独疾病，其生物学行为多侵犯邻近淋巴结区，较少侵犯结外器官。比 HD 复杂，是一组恶性程度不等、临床表现各异的恶性淋巴瘤，其病理组织学分型比较复杂，至今没有统一的意见。目前应用较为普遍的是 1982 年国际专家组制定的NHL "供临床应用的工作方案"，主要分为低度恶性、中度恶性和高度恶性三大类。NHL易侵犯淋巴结以外的多个系统和脏器，NHL 结外多系统侵犯因其部位和生长方式的不同而具有相对特异的影像学表现。因此，合理的影像学检查是确定 NHL 存在、分期、范围以及随访观察的主要手段，它不仅可为病理穿刺活检提供导向，而且可为 NHL 的诊断、鉴别诊断及治疗方案的选择提供可靠的依据。NHL 的确诊依赖于手术病理或穿刺活检。

在临床上，5% ~ 40% 的 NHL 有胸部侵犯，包括纵隔、肺门淋巴结、肺部、胸膜、胸壁及心包受侵。患者可表现为发热、咳嗽、咳脓痰或胸痛、胸水，抗感染治疗无好转。

原发性肺淋巴瘤极少见，且多为 NHL；继发性肺受侵分为结节型、肺炎 - 肺泡型、支气管 - 血管 - 淋巴管型及粟粒 - 血行播散型。不论原发性还是继发性，其影像学表现相似。X 线平片：肺门区或肺野内多个结节聚集，纵隔影增宽，带状胸膜增厚，胸水。CT扫描：纵隔、肺门区淋巴结肿大、融合成片的软组织密度影，呈浸润性生长，大血管被包埋，可出现颈部、锁骨上、腋窝等部位淋巴结肿大。肺受侵也可表现为结节型，如合并感染呈大片实变影。由于病变主要起始于肺间质，如细支气管及支气管壁、小叶间隔及胸膜下间质，因此 HRCT 影像学表现为沿支气管、血管束分布的单发或多发圆形结节和肿块影，病变融合可呈段、叶分布。低度恶性病变浸润肺以间质为主但不破坏支气管架构，出现支气管充气征，为沿肺段分布的肿块或实变影内出现充气支气管影。有研究对原发性肺非霍奇金淋巴瘤的 HRCT 表现与病理学表现对照，发现病灶中支气管扩张是由于淋巴细胞浸润支气管周围组织，引起部分或完全气道阻塞所致。病灶增强后均匀强化，恶性程度较高的病变可出现坏死，表现为空洞征，较为罕见。原发性肺非霍奇金淋巴瘤增强后病灶的内部呈均匀强化，呈现血管造影征，HRCT 表现为在肺实变或肿块内出现强化的肺血管，其机制是肿瘤细胞浸润导致肺组织的实变，但未破坏、分离肺血管结构。原发性肺非霍奇金淋巴瘤肿瘤细胞可直接侵犯肺泡间隔，HRCT 上表现为多发、散在、边界模糊的磨玻璃密度影（ground glass opacity，GGO）。GGO 的病理基础还包括瘤细胞阻塞淋巴管导致淋巴液回流障碍等。原发性肺非霍奇金淋巴瘤的胸部其他征象包括胸腔积液和心包积液，有关胸腔积液的文献报道发生率为 3% ~ 27%。

【鉴别诊断】

1. **炎性肺腺癌** 临床上起病缓慢，有的为体检发现，亦可出现咳嗽、咯大量泡沫样痰等，HRCT 表现为团块状病灶中可见含气支气管影，多呈扭曲不规则狭窄、中断，管壁僵硬等。

2. **韦格纳肉芽肿** 韦格纳肉芽肿为原因不明的多系统疾病，其病理特征为坏死性肉芽肿性小血管炎。可能是由于循环内抗中性粒细胞胞质抗体（ANCA）的存在。可发病于任何年龄，但好发于 45-55 岁，男性患者略多于女性。韦格纳肉芽肿病灶多位于外带，边缘较清楚，空洞较常见，伴有鼻窦炎症等。CT 可表现为肺内多发结节伴血管供给征、结节毛刺、晕征、多形态的实变影和磨玻璃影、气道受累等。

3. **大叶性肺炎** 临床症状较重，急性起病。HRCT 表现累及肺段和肺叶，呈外周性分布，抗感染治疗后病灶有吸收。

4. **侵袭性胸腺瘤** 胸腺瘤是一种常发生于成年人群体中的前纵隔肿瘤，主要临床表现为胸闷、胸痛、气短、咳嗽、重症肌无力等。侵袭性胸腺瘤瘤体形态不规则、瘤体边缘毛糙 / 边界不清、瘤体囊变 / 坏死或钙化、纵隔脂肪层浑浊或消失、心包受侵、大血管受侵，不均匀强化。

5. **肺转移瘤** 视原发病灶不同而具有相应影像学表现，可单发或多发，呈圆形或类圆形，密度均匀或欠均匀，可出现坏死、囊变或钙化等，可强化。

【参考文献】

[1]陈宪.淋巴瘤的影像学诊断[J].放射学实践,2000,15(3):218-219.

[2]BOGER-MEGIDDO I,APTER S,SPENCER J A,et al.Is chest CT sufficient for follow-up of primary mediastinal B-cell lymphoma in remission？ [J].AJR,2002,178(1):165-167.

[3] 张景峰,王仁法,张芳.非霍奇金淋巴瘤结外侵犯的影像学表现[J].临床放射学杂志,2002,21(7):543-546.

[4] 段晓蓓,陈相猛.原发性肺非霍奇金淋巴瘤的HRCT影像学表现[J].中国实用医药,2018,13(11):26-27.

[5] 李波良,张俊,戴春雷,等.全身多部位结外非霍奇金淋巴瘤多模态显像1例[J].医学影像学杂志,2021,31(1):172-174.

（李　超　周　舟）

病例42　胸壁神经鞘瘤

【基本资料】患者，女，39岁，间断咳嗽、咳痰3天，加重伴发热2小时。

【专科检查】胸式呼吸，呼吸正常，呼吸节律整齐，深度均匀，双侧呼吸运动未见异常，双侧触觉语颤对称，无胸膜摩擦感。肺部叩诊清音。呼吸音粗，可闻及少量湿啰音。右侧胸胁部压痛弱阳性。

【实验室检查】未见明显异常。

【影像图片】

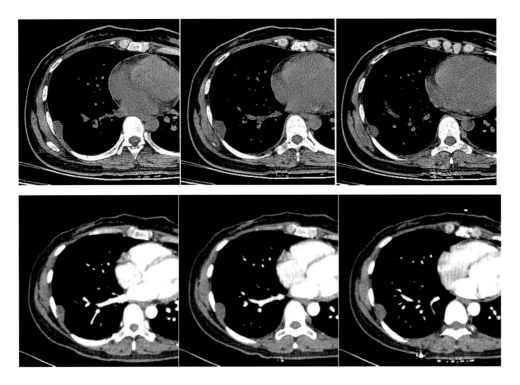

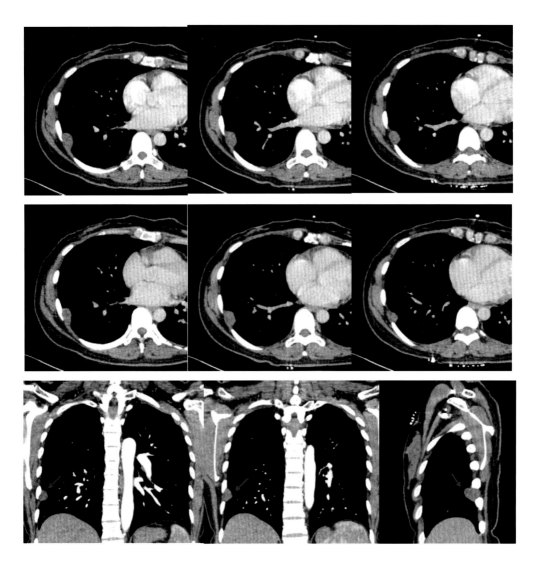

【影像特征】右侧胸壁可见软组织结节，大小约 1.2 cm×2.3 cm，增强后呈渐进性轻中度强化，延迟期强化稍著，边缘光整，与胸壁呈宽基底相接，周围脂肪组织清晰，邻近肋骨无明显异常改变。

【病理结果】

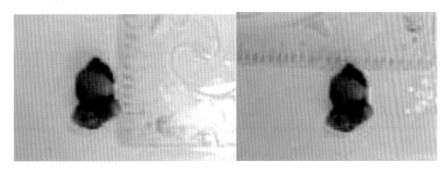

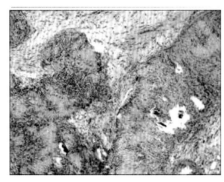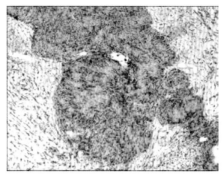

肉眼所见:（送检）2.7 cm×2.1 cm×1 cm 灰白、灰红色组织 1 块，带完整包膜，切面灰白、灰黄，质中。

病理诊断:（胸壁肿物）神经鞘瘤。

免疫组化: VIM（＋）、S-100（＋）、SOX-10（＋）、CK（-）、CD34（-）、Ki-67（1%）。

【病例小结】神经鞘瘤又称为 Schwann 细胞瘤（Schwannoma），是起源于 Schwann 细胞的良性肿瘤，是外周神经系统中最常见的一种肿瘤。多发于成年人，男女发病率无明显差别，一般为单发，也可多发，肿瘤沿外周神经或颅神经走行分布，好发于四肢，其次是额部、头皮、颈部及腹部。皮肤神经鞘瘤多为孤立的皮下圆形或卵圆形结节，大小不一，部分可活动，一般无自觉症状，有时瘤体较大，继而压迫神经出现阵发性疼痛与麻痹。此肿瘤生长缓慢，属良性病变，外科切除后很少再发。多发性皮肤神经鞘瘤又称为神经鞘瘤病，可伴或不伴有神经病变。Gorlin 和 Koutlas 曾报道过一种遗传综合征，由多发性神经鞘瘤、多发性色素痣和多发性阴道平滑肌瘤组成。虽有少数恶性神经鞘瘤病例报告，但一般认为这些病例开始即为恶性，而不是由良性神经鞘瘤转变而来。

神经鞘瘤的诊断主要依靠组织病理学检查。在组织病理学上神经鞘瘤位于真皮或皮下，境界清楚，有纤维包膜，与周围结缔组织间常有裂隙。瘤组织主要有 2 种形态改变，常混合存在。Antoni Ⅰ型即致密型，由密集的梭形细胞组成，细胞长，两端细，呈波浪状。梭形细胞可呈栅栏状排列，构成独特的 Verocay 小体；Antoni Ⅱ型即疏松型，瘤体内杂乱排列多形性瘤细胞，间质水肿，有不同程度的黏液变性，形成小囊肿，瘤内血管丰富。免疫组化检查显示大部分肿瘤细胞 S-100 蛋白阳性。神经鞘瘤还有一些少见的组织病理类型，如古老型（ancient type）、细胞型（cellular type）、丛状型（plexiform type）、上皮细胞型、黑素细胞型、环层小体型等。其中古老型在组织病理上几乎均为 Antoni Ⅱ型，表现为显著的退行性改变，可出现囊肿形成、钙化、出血、细胞异型等；丛状型几乎均为 Antoni Ⅰ型，肿瘤细胞形成相互编织的束状；细胞型表现为皮下有包膜的大肿块，梭形细胞呈束状致密地生长。

胸壁神经鞘瘤 CT 表现为自肋间隙生长，呈宽基底突向肺侧的圆形、类圆形肿块，边缘光滑，其中恶性肿瘤较大，呈分叶状，边缘欠光整，平扫密度较均匀，部分可见囊变坏死；相邻肋骨可出现压迫性骨质吸收或硬化，局部肋间隙增宽为特有征象。椎管内神经鞘瘤多表现为哑铃形肿块，椎管或椎间孔扩大，相邻骨质吸收破坏。平扫密度比脊髓密度稍高，有时可见低密度囊变区，极少见钙化，增强扫描有不同程度强化；脊髓可受压移位。当肿块近期内迅速生长，两次影像学检查肿块内密度变化较大，或肿块区域出现肿大淋巴结影，肿块侵犯周边组织时，应警惕恶性可能。

【鉴别诊断】

1. **胸膜间皮瘤** 胸膜间皮瘤按肿瘤生长方式和大体形态分为局限型和弥漫型，前者来源于胸膜下结缔组织，多属良性或低度恶性；呈圆形或椭圆形，长轴与胸膜走向一致，可突向肺内，与胸壁夹角呈锐角，肿块多小于 5 cm，边界清楚，平扫及增强密度较均匀；后者原发于胸膜间皮细胞，几乎均为高度恶性，CT 表现为患侧弥漫性胸膜增厚，大量胸腔积液，纵隔固定伴患侧胸腔体积缩小；增强：增厚的胸膜一般有强化，肿块较大时可合并囊变、坏死，增强扫描呈不均匀强化。

2. **胸壁结核** 好发于青壮年，往往继发于肺内、胸膜及纵隔结核。胸壁软组织内形成无痛性冷脓肿。CT 平扫为穿破肋间隙向胸壁突出的囊性病灶，内部为干酪性物质，密度较高，增强无强化或呈均匀的环形强化，邻近肋骨除伴有皮质断裂或虫噬样破坏外，还伴有膨胀性改变。

3. **神经纤维瘤** 胸壁神经鞘瘤与神经纤维瘤不易鉴别，同样具有 A 区和 B 区，肿瘤密度与神经鞘瘤相仿，但瘤体形态可不规则或分叶状，内部变性较少见；神经纤维瘤起自脊神经后根，易引起邻近椎弓根及椎体的侵蚀，CT 平扫多密度均匀，增强后强化明显。MRI 检查 70% 的颅外神经纤维瘤 T2WI 上可见靶征，中心低信号。

【参考文献】

[1]王一,李姗姗,尹相媛,等.周围神经鞘瘤的CT和MRI分析[J].医学影像学杂志,2012,22(1):71-74.

[2]李艳梅,周洁,梁治平,等.周围神经鞘瘤的CT磁共振表现分析[J].实用医技杂志,2013,20(10):1078-1079.

[3]郭成伟,刘于宝,全显跃.肝门部胆管神经鞘瘤的影像学表现[J].中国医学影像学杂志,2014,22(5):361-364.

[4]LIU Q Y,LIN X F,ZHANG W D,et al.Retroperitoneal schwannomas in the anterior pararenal space:dynamic enhanced multi-slice CT and MR findings[J].Abdominal Radiology,2013,38(1): 201-210.

[5]肖日国,吴佩红,许晓杰.CT及MRI在神经鞘瘤诊治中应用研究[J].中国CT和MRI杂志,2016,14(10):133-136.

（刘 杰 孟 轲 张保朋）

病例43 胸壁孤立性纤维瘤

【基本资料】患者，男，60岁，发现胸部右侧肿物伴增大1年余。10年前因右侧胸部肿物，于当地镇医院行手术治疗，具体病理结果未知。

【专科检查】胸部右侧肿物，大小约10 cm×10 cm，与周围组织关系密切，移动度稍差，无疼痛，皮温、皮色无明显异常。

【实验室检查】肿瘤标志物未见异常。

【影像图片】

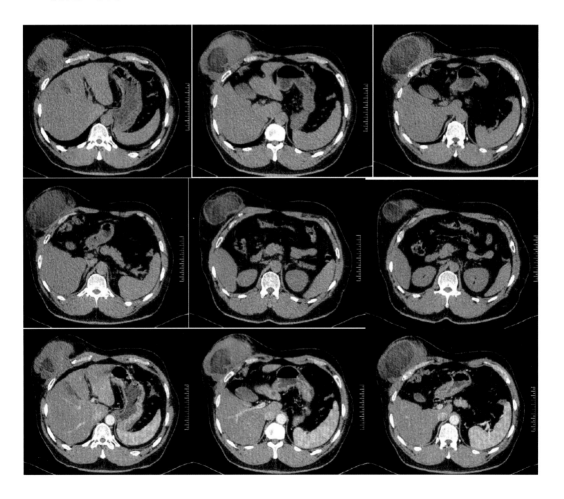

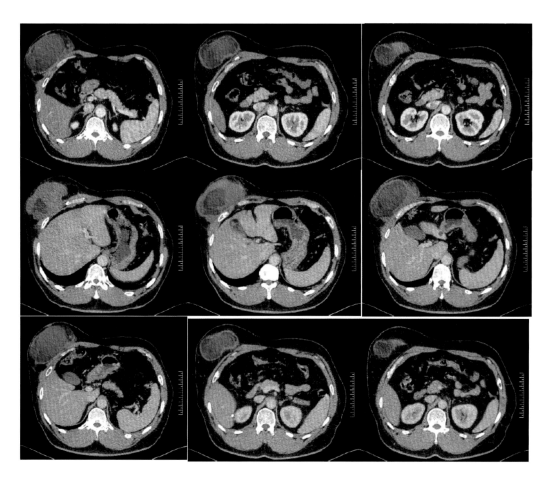

【影像特征】右侧前胸壁可见软组织肿块影，较大截面 12.2 cm×7.6 cm，内密度不均匀，可见大片状不均匀低密度区，内可见脂肪成分，增强后实性部分呈轻度较均匀延迟强化。病灶边界相对清楚，周边可见片状成熟脂肪组织影，考虑病灶周边脂肪组织被推压所致；邻近胸壁骨质未见明显异常。

【病理结果】

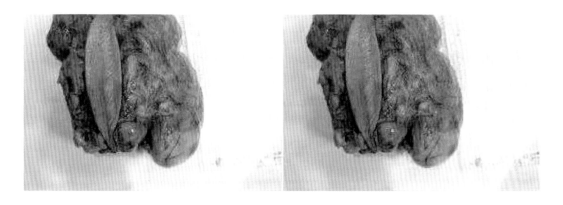

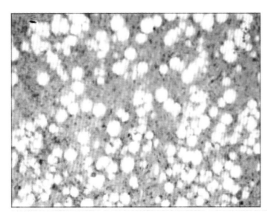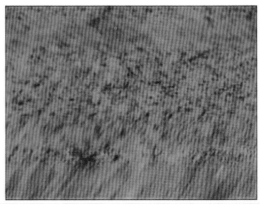

肉眼所见:（送检）17 cm×10 cm×6 cm 灰白色带皮肤下不整形组织 1 块，皮肤大小 15 cm×3 cm，切面灰白、灰黄，呈结节状，质中。

病理诊断:（胸壁肿物）孤立性纤维性肿瘤（低度恶性）。

免疫组化: CD34（＋）、BCL-2（＋）、CK（－）、Vimentin（＋）、S-100（－）、Actin（－）、Desmin（－）、PHHH3（局灶＋）、CD68（－）、Ki-67（6%）。

【病例小结】孤立性纤维瘤（solitary fibrous tumor,SFT）是一种少见的间叶组织来源的肿瘤，为主要起源于树突状间充质细胞的梭形细胞肿瘤，由 Wagner 于 1870 年第一次提出，Klember 和 Rabin 在 1931 年第一次对其进行病理学描述。该病发病率低，可发生于全身各部位，以胸部相对多见，可起源于胸膜、肺、纵隔等，尤其好发于脏层胸膜，在其他部位均有报道，比如中枢神经系统、四肢、腹部、盆腔等可见相关文献报道。多数为良性，10%～20% 在生物学上表现出侵袭性的特征。

临床上 SFT 生长缓慢，发病率无性别差异，各年龄阶段均可发病，以中老年为多。多数病例为缓慢生长的无痛性包块，因体检偶尔检出；肿瘤巨大时可出现胸痛、咳嗽、呼吸困难等症状。SFT 患者无特异临床症状，但可引起副肿瘤综合征，如杵状指（趾）、骨关节病、低血糖等。低血糖多发生于瘤体巨大者，另外合并低血糖者 40% 为恶性 SFT，可能是瘤体可以产生不可抑制的胰岛素样活性物质和胰岛素样生长因子，瘤体完整切除后，症状一般可消失。

影像学表现: 较小肿瘤形态规则，呈圆形或梭形，密度均匀，较大肿瘤多呈不同程度的分叶状，密度均匀或不均匀；肿块等于或略低于肌肉密度，主要与肿瘤含有丰富的胶原纤维与大量血管网有关。偶尔瘤内可因黏液样变性形成低密度区。增强后，体积小的肿瘤多表现为轻中度或明显均匀强化，当肿瘤巨大时，可出现特征性的"地图样"强化，主要是强化的肿瘤实质与无强化的坏死、囊变区所致。胸膜外孤立性纤维性肿瘤由于其肿瘤细胞、血管及胶原纤维的构成比例存在差异，肿物的影像表现多种多样，而且肿物多为单发病灶，发病部位较多，临床表现不典型，肿瘤长大后，可以推移周围结构，转移少见。影像学上出现"地图样"强化、"蚯蚓钻土"征、T2WI 低信号具有特征性，增强扫描呈显著延迟强化等征象可考虑该肿瘤可能，但是最终确诊还需依靠病理及免疫组织化学检查。免疫组化 SFT 通常显示 CD34、Bcl-2 和 CD99 的强表达，但这些特异性较差。有研究发现了 NAB2/STAT6 融合蛋白，从而发现了 SFE 中 STAT6 蛋白的核表达，是诊断常规和恶性 SFT 最敏感和最特异的标志物。

孤立性纤维瘤有较高复发率和肿瘤相关死亡率，但完整手术、密切术后随访以及其后积极治疗仍能保证约 70% 患者的长期生存，复发多发生在初治后 24 个月内，局部复发者仍可手术治疗，而一旦出现转移则预后不佳。发生远处转移无法手术者可考虑姑息放化疗，目前国际上尚无化疗的金标准。

【鉴别诊断】

1. **神经鞘瘤** 胸部神经鞘瘤多起源于脊神经，位于后纵隔脊柱旁区，少数来源于肋间神经、迷走、臂丛及膈神经。发病年龄以 20~50 岁多见，大多数孤立，生长缓慢，有完整包膜，临床症状与发病部位相关。多见于年轻患者，肿块较小者呈哑铃或类圆形软组织肿块，较大者表现为分叶状或者结节状。其内脂质含量较高，故密度低于同层肌肉密度，较小者 CT 平扫密度大多均匀，较大者可出现不规则低密度囊变区。增强后肿块多呈不均匀强化，其内可见斑片状无强化低密度区。

2. **间皮瘤** 胸膜间皮瘤为胸膜原发性肿瘤，是来源于脏层、壁层、纵隔或横膈 4 部分胸膜的肿瘤。50 岁以上多见，男女之比为 2∶1。与石棉接触有关。多为良性，有潜在恶性，30% 有恶变，伴胸腔积液者易复发，多为上皮型或混合型。单发胸膜肿块者表现为以胸膜为基底的软组织肿块，范围较局限，边缘光整，密度均匀，没有胸腔积液和肋骨破坏。多发胸膜肿块者表现为胸膜广泛的显著的不规则增厚，并发肋骨骨质破坏和胸腔积液，CT 增强表现为结节状强化或不均匀强化。

3. **纤维肉瘤** 较少见，占所有软组织肉瘤的 10%，好发年龄为 30~50 岁，男性多于女性。好发于四肢长骨的干骺端，其次为躯干，位置一般较深，位于深筋膜深层，单发，主要症状是疼痛。较小时表现为软组织结节，边界欠清，密度尚均匀，增强呈中至明显强化，瘤体较大易出现囊变坏死，肿瘤密度不均。

【参考文献】

[1]叶永青,谢艺才,卢绍路,等.胸膜外孤立性纤维性肿瘤CT、MRI影像学特征及误诊分析[J].影像研究与医学应用,2022,6(1):157-159.

[2]赵才勇,崔凤,刘陈汉.胸部孤立性纤维瘤的CT诊断及鉴别[J].浙江创伤外科,2022,27(2):374- 376.

[3]YANIK F,KARAMUSTAFAOGLU Y A,YORUK Y. Surgical outcomes and clinical courses of solitary fibrous tumors of pleura[J].Nigerian J ClinPractice,2019,22（10）:1412-1416.

[4]YOU X F,SUN X W,YANG C Y,et al.CT diagnosis and differentiation of benign and malignant varieties of solitary fibrous tumor of the pleura[J].Medicine,2017,96（49）:e9058.

[5]何欢,查云飞,张世英,等.胸膜外孤立性纤维瘤的影像表现与病理对照研究[J].放射学实践,2021,36(3):351-356.

（李艳若　张保朋）

病例44　腋窝淋巴管瘤

【基本资料】患者，男，77岁，发现左侧腋下肿物1周。

【专科检查】左侧腋下见一直径约5 cm卵圆形包块，突出皮肤表面，边界清楚，质软，无压痛，活动度可，局部皮温正常，左上肢活动无异常。

【实验室检查】无明显异常。

【影像图片】

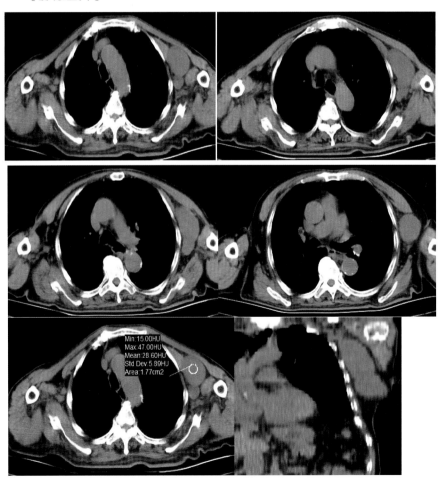

【影像特征】左侧腋下可见多发卵圆形囊性结节影，较大病灶大小约：6.4 cm×3.6 cm、4.9 cm×5.0 cm，病灶边界清楚，密度均匀，CT值为24 ~ 30 HU，与周围结构分界清晰。

【病理结果】

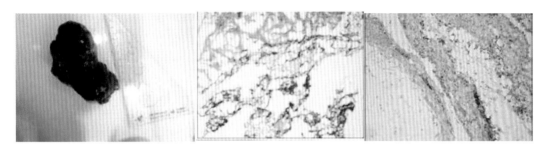

肉眼所见：（送检）12 cm×5 cm×4 cm灰红、灰褐色包块组织1个，切开呈多囊性，内容为大量血性液体，壁厚0.1 ~ 0.2 cm。

病理诊断：（左腋下包块）病变符合淋巴管瘤。

【病例小结】淋巴管瘤在临床中的发病率较高，该病主要病因为先天性脉管发育异常，造成畸形，主要发病部位在颈部和腋下，是一种淋巴源性的良性病变，在腹部发病较为少见，针对该疾病的研究报道也较少，造成疾病诊断的难度增加。原发性淋巴管瘤是胚胎发育过程中某些部位的原始淋巴囊与淋巴系统隔绝而发生的畸形，是淋巴管的异常增生所致，其可不断增长并向周围组织间隙浸润，包绕大血管和神经组织。继发性淋巴管瘤是由于淋巴管梗阻引起的，与手术、慢性感染或放射线等可能有关。淋巴管瘤以婴幼儿多见，好发于颈部、腋窝，腹部少见，发生在腹部者多位于腹膜后、肠系膜、胃肠道等处，其中，位于肠系膜的淋巴管瘤又称肠系膜囊肿。

淋巴管瘤病程发展缓慢，具有自身的可塑性，通过对其组织学进行研究，发现其可以按照淋巴间隙的大小进行区分，包括：①单纯毛细管型淋巴管瘤；②海绵状淋巴管瘤；③囊状淋巴管瘤。其中，以囊状淋巴管瘤最多见，且常呈多囊状。淋巴管瘤的类型与病变所在部位的组织结构有关，皮肤及黏膜浅层好发单纯淋巴管瘤，疏松的组织内好发囊状淋巴管瘤（如颈部、腹膜后），肢体、唇舌好发海绵状淋巴管瘤。淋巴管瘤有不断增长的倾向，一般呈进行性或间歇性增大，当发生感染或出血时可突然增大。患者临床通常无症状或出现轻微疼痛，但在少数囊肿破裂、扭转甚至出血情况下，则有急性疼痛的症状出现。

淋巴管瘤CT主要表现如下：①病灶为水样密度：即囊内有液体内容，且有对应的CT值，当囊液是浆液时对应CT值偏向水，而一旦存在感染或出血，则对应的密度偏高，另外也有学者发现，囊内脂肪液为淋巴管瘤特征的改变因素；②病变形态：由于腹部囊性淋巴管瘤的典型表现是圆形、不规则形，向组织间隙爬行性发展，沿生长间隙塑形，边界清楚，无钙化的软组织结节，因此通过CT特征表现容易判断；③病变部位：腹腔淋巴管瘤更多发生在小肠系膜当中，而腹膜后腔淋巴管则更集中在肾上腺位置，于是应用CT诊断能清楚病变位置，为临床治疗提供依据。

该病例发生于腋窝较疏松组织处，呈多个囊性灶，密度均匀，故属于囊状淋巴管瘤，其CT特点有：①囊状淋巴管瘤常有很薄的包膜，表现为多房或单房的低密度囊状，其内有分隔，有向周围间隙蔓延生长的趋势，可同时累及多个间隙；②囊状淋巴管瘤呈密度均匀的囊性水样病变，当囊内出血或并发感染时，其内密度常不均匀并可见分层改变；③囊状淋巴管瘤的包膜与分隔由疏松结缔组织构成，其内可混有脂肪、平滑肌、血管和神经组织，增强间隔可有强化，囊液不强化。

【鉴别诊断】

1. **黏液性囊性肿瘤**　常为多房单发，病灶较大，边界清楚。CT可显示瘤壁和囊内间隔，瘤壁厚薄不均，有时囊壁可见乳突状强化结节突入囊腔内，囊壁或囊内可出现壳状或不规则钙化，多为外周性分布。

2. **皮样囊肿**　典型表现为含脂肪性成分的厚壁囊肿，其内可见皮肤附件等，少数可呈完全囊性伴或不伴包膜钙化。

3. **慢性血肿**　发生于腋下者需与慢性血肿相鉴别，后者一般有外伤史，病灶形态规则，密度不均匀，单房，囊内一般可见稍高密度血块影，增强后无强化。

4. **神经鞘瘤囊变**　发生于颅面及颈部的囊性淋巴管瘤需与神经鞘瘤囊变相鉴别，神经鞘瘤实质部分有强化，而淋巴管瘤仅为囊性，囊内无强化。

5. **气管、支气管囊肿，食管囊肿及心包囊肿等**　发生于纵隔的淋巴管瘤应与气管、支气管囊肿，食管囊肿及心包囊肿相鉴别，气管、支气管囊肿多位于中纵隔、气管旁及气管分叉处，与气管或主支气管关系密切，位于后纵隔极少见。食管囊肿绝大多数发生于食管壁或附着于食管壁上，CT及MRI可清晰显示其发生部位；心包囊肿多位于前下纵隔心包旁，病灶常较小，而囊性淋巴管瘤常位于前纵隔偏右侧，病灶常可延伸至颈部，病灶常较大。

【参考文献】

[1] 蒋蒙蒙.腹部囊性淋巴管瘤在MRI与多排螺旋CT诊断的表现特征分析[J].临床研究,2019, 27(10):3-5.

[2] 王军.多排螺旋CT和MRI检查腹部囊性淋巴管瘤的临床价值[J].影像研究与医学应用, 2017,1(15):117-118.

[3] 文阳,王伯胤，沈训泽.成人腹部囊性淋巴管瘤的CT表现[J].中国医学影像学杂志,2009,17(3): 183-186.

[4] 刘超强,李勇华,姜永明.腹部囊性淋巴管瘤的CT表现特征分析[J].现代诊断与治疗, 2019,30(22):4003-4005.

[5] 曹仁伟,黎明.颈胸部及纵隔淋巴管瘤的CT及MRI诊断[J].临床医药文献杂志,2016, 3(2):357, 360.

（张　卉　张保朋　王道清）

第三章

腹部

病例45 肝内胆管细胞癌

【基本资料】男，71岁，腹痛伴恶心、呕吐5月余，加重伴乏力1天。

【专科检查】慢性病容，表情疲惫；腹部平坦，未见腹壁静脉曲张，腹壁紧张度正常，腹部无压痛，无反跳痛，腹部未触及包块，肝脾肋下未触及，墨菲征阴性，肝浊音界正常，双肾区无明显叩击痛，移动性浊音阴性，肠鸣音未见异常。

【实验室检查】CA19-9：6796 U/mL↑，CA12-5：338 U/mL↑。

【影像图片】

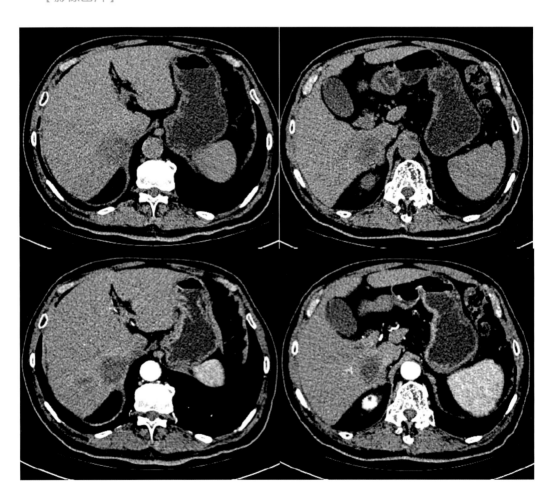

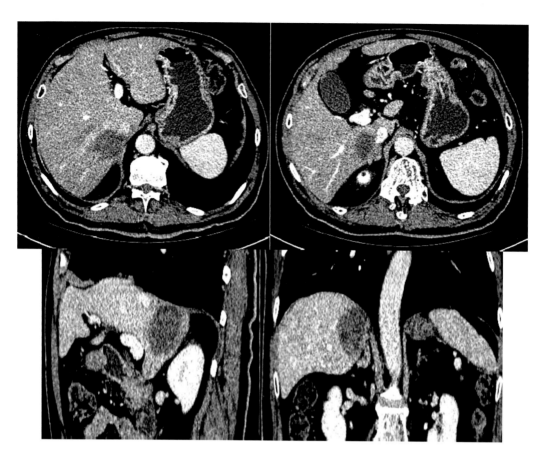

【影像特征】肝右后叶可见团块状低密度软组织肿块影，大小约 4.1 cm×3.2 cm，边界不清，增强扫描动脉期病灶边缘轻度强化，周围可见一支动脉血管进入病灶内，静脉期及延迟期呈持续强化，邻近肝内胆管扩张，邻近右侧肾上腺增粗，与病变分界不清，强化欠均匀。

【病理结果】

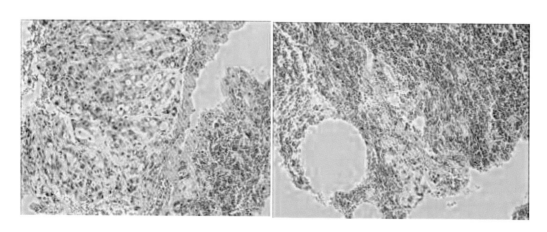

病理诊断：肝内胆管细胞癌。

免疫组化：CK19（＋）、CK7（＋）、CD34（－）、Gs（－）、CD10（－）、GPc-3（－）、Ki-67（约50%）。

【病例小结】肝内胆管细胞癌在肝内原发恶性肿瘤中发病率仅次于肝细胞肝癌，居第二位；其来源于胆管上皮细胞，90%为腺癌，好发于40-70岁中老年，早期无症状，可有瘙痒、腹部隐痛、轻度黄疸；晚期可有肝大、腹痛、消瘦、进行性黄疸等；CA19-9升高有一定辅助诊断意义，甲胎蛋白（AFP）多正常，癌胚抗原（CEA）可轻度升高。依据发病部位分为周围型胆管细胞癌、肝门区胆管细胞癌；肝门区胆管细胞癌是指位于胆囊管开口以上至肝左右肝管二级分支开口之间的胆管癌；周围型胆管细胞癌是指发生在包括二级胆管在内的肝内小胆管上皮性腺癌。按照生长方式分为3种类型：肿块型（最常见）、管内型和管壁浸润型；多位于肝脏外周，常伴肿瘤周边胆管系统扩张，肿瘤常包绕血管，内部可出现坏死。

影像学表现：CT平扫表现为不均匀低或稍低密度影，边缘不清楚，部分病灶内见结石或钙化灶，可伴有局限性肝脏包膜凹陷，具有一定特征性，主要由于肿瘤内纤维间质成分丰富，肿瘤浸润生长、牵拉所致，也可出现胆汁淤积性肝硬化造成的肝叶萎缩；CT增强扫描早期肿块周边由于大量成活的肿瘤细胞和少量纤维组织血供丰富，肿块轻中度强化，多数病灶中央无强化或轻度强化，随时间延迟，中央强化逐渐明显，强化的程度和方式与肿瘤内部纤维组织的成分有关，可呈斑片状、条状、分隔状甚至均匀强化，延迟强化区内有时可见被包埋的扩张胆管；肿瘤液化坏死区无强化；肿瘤强化总体呈"慢进慢出"方式。

治疗：外科手术是延长肝内胆管细胞癌生存期的首选治疗方法。根治性手术切除范围取决于癌肿的部位及大小。根治性手术切除术可以明显延长患者生存期。肝内胆管细胞癌具有淋巴侵袭性，易发生淋巴结转移，所以肝内胆管细胞癌术后复发率较高，血管侵犯、淋巴转移提示手术复发率的可能性较大，而肿瘤直径大于5cm、肿瘤数目、血管侵犯以及周围神经侵犯则提示容易早期复发；单纯的化学药物治疗应用于肝内胆管细胞癌的效果不佳。因为肝内胆管细胞癌是乏血供肿瘤，癌灶很难达到有效的药物浓度，术后辅以化疗要比单纯手术效果更好。

【鉴别诊断】

1. **原发性肝细胞癌** 肝脏最常见恶性肿瘤，中青年发病率高，平均年龄43.7岁，常有慢性肝炎或肝硬化病史，AFP多升高，起病隐匿，早期没有症状或症状不明显，进展迅速，确诊时大多数患者已经达到局部晚期或发生远处转移。CT平扫：边缘模糊的略低密度灶，有假包膜者界清，病灶中心可有出血、坏死；肿瘤压迫或侵犯门脉、胆管可引起门脉瘤栓及胆管扩张，CT增强表现为"快进快出"的特征表现，动脉期明显斑片状、结节状强化，门脉期、延迟期病灶呈相对低密度，包膜延迟强化。

2. **肝血管瘤**　目前多数认为来源于肝内胚胎性的血管错构芽，由于某种因素作用，引起瘤样增生而形成，是肝脏最常见的良性肿瘤，其中海绵状血管瘤是最常见的肝良性肿瘤，肝脏血管瘤尸检发现率在 0.4% ~ 20.0%，中年女性多见，男女发病率比为 1 ：（4 ~ 6），多见于 30~60 岁，可无任何症状，多于体检发现，较大者（＞5 cm）可出现上腹部胀痛、压迫等不适，亦可破裂出血。约 90% 的肝血管瘤单发，直径大小不等，常见于肝外周和包膜下，肝脏右叶后段最常见，平扫呈低密度，界清，质均，动脉期边缘结节状强化，逐渐向中心扩展，门脉期强化结节向中央扩大，延迟期完全或未完全充填。

3. **肝脓肿**　肝脓肿系细菌或其脓毒栓子，通过胆系、门静脉、肝动脉、淋巴道或邻近器官直接扩散所致；好发于肝右叶，患者有发热、畏寒、白细胞升高，有糖尿病基础等。CT 表现形态及密度：圆形或椭圆形低密度影，部分为多房或花瓣样改变，边缘模糊，脓腔内可见积气。强化特点：脓腔边缘一般表现为环形强化或蜂窝状强化，环形强化是形成"环靶征"的基础，可为单环、双环、三环。

【参考文献】

[1] 黄晟宇.肝内胆管癌淋巴结转移术前影像组学预测模型的建立和验证[D].上海:中国人民解放军海军军医大学,2019.

[2] 张荷月.淋巴结清扫术对影像学检查淋巴结阴性的肝内胆管细胞癌的价值[D].沈阳：中国医科大学,2021.

[3] 张加辉,徐丽萍,赵志新,等.基于MR影像组学及临床特征预测混合型肝癌和肿块型肝内胆管细胞癌术后生存[J].临床放射学杂志,2022,41(2):279-283.

[4] 周子东,查悦明,黄文山,等.18F-FDG PET-CT影像组学鉴别中低分化肝细胞癌和肝内胆管细胞癌[J].中华肝脏外科手术学电子杂志,2019,8(2):154-158.

[5] 杨剑,罗旺,项楠,等.多模态影像融合技术在肝内胆管癌诊断与治疗中的应用价值[J].中华消化外科杂志,2019,18(2):176-182.

（窦允龙　李艳若　王亚洲　张保朋）

病例46　肝脏上皮样血管内皮瘤

【基本资料】患者，女，43 岁，无明显诱因出现上腹痛 3 月余。近 3 个月，患者食欲缺乏、恶心、呕吐，体重减轻约 3 kg。

【专科检查】查体右上腹部轻度按压痛，无反跳痛。

【实验室检查】无明显异常。

【影像图片】

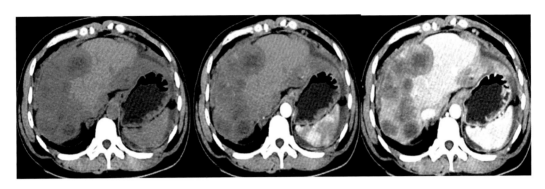

【影像特征】CT 平扫表现为肝内多发类圆形低密度灶，大部分边界不清，密度不均匀，部分病灶中心见更低密度影；病灶多位于肝脏周边区域，且有融合成大病灶的趋势，肝脏局部可见肝包膜内陷。增强扫描动脉期肿块轻度强化，延迟后实性部分较明显强化，低密度区无明显强化。

【病理结果】

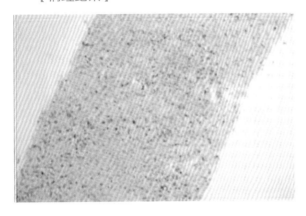

病理诊断：肝脏上皮样血管内皮瘤。

【病例小结】肝脏上皮样血管内皮瘤（epithelioid hemangioendothelioma，EHE）是一种少见的血管源性恶性肿瘤，病因尚不明确，推测可能与口服避孕药、孕激素失调、氯己烯接触、病毒性肝炎、肝损伤有关。1982 年 Weiss 和 Enzinger 首先描述并命名上皮样血管内皮瘤，并确认其为中间性血管肿瘤，预后好于肝血管肉瘤、肝细胞癌。2002 年 WHO 将其归为恶性血管肿瘤。EHE 可发生于全身多种组织，多发生于四肢软组织，也可发生于实质脏器如肝、肺、小肠等。EHE 最常见于 30~40 岁成年人，男女比例为 1 ∶ 1.6，EHE 生物学行为属于低度恶性，生长缓慢，转移率低，转移发生率为 27% ~ 40%，最常转移到肺部，也可转移至脾、淋巴结、腹膜、骨等。EHE 的病理特征：肿瘤大体标本切面实性呈灰白、灰褐色，可伴囊性变及钙化，质地稍韧，部分湿润、柔软，似鱼肉样，肿瘤无包膜，可以融入周边组织内。镜下瘤细胞胞质丰富，呈巢状、索状或管状分布于黏液样和透明质样基质中，由梭形、卵圆形或不规则的上皮样或树突状细胞组成。

EHE 临床表现缺乏特异性，从无症状到快速进展为肝衰竭不等，血清肿瘤标志物及肝功检测也均无异常，患者多于体检时偶然发现，常见症状有上腹部不适、肝脾肿大、门静脉高压、体重下降，少见皮肤巩膜黄染、发热、恶心等。另有小部分患者因瘤体自发性破裂、出血就诊时发现病灶；当瘤细胞侵犯并阻塞门静脉、肝静脉时，临床可有 Budd-Chiari 综合征相关表现。肝脏 EHE 临床诊断比较困难，主要依靠影像学检查。

影像学表现：病灶一般为多灶性结节或占位，肝左叶、右叶均可累及，瘤体直径 1 ~ 7 cm，可发生囊性变、硬化和钙化，偶尔可伴发肝细胞增生结节和血管瘤，也有文献报道合并肝癌。EHE 的 CT 平扫表现为位于肝脏周边区域的类圆形低密度灶，多发常见，约 20% 可伴发钙化；病灶中心可见更低密度区，且病灶有融合成大病灶的趋势，邻近肝脏包膜无膨隆，反而会出现一定程度的收缩。增强扫描动脉期无强化或轻微强化，延迟后造影剂进入肿瘤实质，肿瘤低密度区无明显强化。MRI 表现具有一定的特征性：① "包膜凹陷征"：病灶主要沿包膜下分布，外周细胞生长迅速，中心区囊变、坏死后纤维组织增生，并牵拉邻近包膜而形成。② "靶征"：即病灶呈 T1WI 低信号、T2WI 高信号，内见 T1WI 更低、T2WI 更高信号区，与中心区透明样变性有关。③ "棒棒糖"征：即未受累的血管止于环形强化的病灶边缘，反映 EHE 的血管源性。④ "瘤内血管征"：即病灶内见血管穿行，这是由于 EHE 侵犯周围血管以包绕为主，早期血管未完全闭塞，故可见小分支穿行其中。总之，EHE 的影像学典型表现有 "靶征" "肝包膜回缩征" "棒棒糖征"，其中 "肝包膜回缩征" 不同于其他肝脏肿瘤的膨胀性生长的特点，可作为 EHE 诊断依据。

治疗：肝脏 EHE 的临床治疗方法很多，如肝段切除、肝移植、化疗、放疗、介入、微波射频消融等。EHE 常为多发结节，且分布于多个肝段，大多数患者并没有手术切除机会。肝移植是最优的肝脏 EHE 治疗方案，即使肝外累及也不是肝移植的绝对禁忌证，且预后情况良好。

【鉴别诊断】

1. **肝转移瘤** 一般有原发肿瘤史。CT 平扫常为多发类圆形低密度影；增强扫描时富血供型肝转移瘤表现为特征性的 "牛眼征"；乏血供型肝转移瘤呈结节样强化或不规则边缘轻中度环形强化。

2. **肝血管肉瘤** 是血管源性恶性肿瘤中最常见的一种，好发年龄为 50~60 岁，男女之比约为 3∶1。具有高度侵袭性，多伴有肺、脾脏、胰腺、肾和肾上腺等肝外转移。CT 平扫表现为均匀或不均匀低密度灶，易出血、坏死和囊变，部分病灶有 "假包膜征"；增强扫描呈结节状、斑片状不均匀强化，呈向心性、充填性持续强化。

3. **肝多发血管瘤** 患者一般无临床症状，肿瘤标志物大多正常，不会相互融合，密度较均匀，强化方式呈 "快进慢出" 改变；其在 T2WI 上常显示为明显高信号，边缘清晰，与周围肝脏会形成明显反差，这称为 "灯泡征"，借此可与 EHE 相鉴别。

4. 胆管细胞癌 多有相关临床表现，实验室检查多有 CA19-9 等指标明显增高，虽然也可出现类似"包膜皱缩"，但多无其他 EHE 的影像学特征。

【参考文献】

[1]陈芳,毛丹丹,吴海,等.肝上皮样血管内皮瘤的MRI表现特征分析[J].中华肝胆外科杂志,2020,26(5):356-359.

[2]BRAHMBHATT M, PRENNER S, BITTERMANN T.Liver transplantation for hepatic epithelioid hemangio- endothelioma is facilitated by exception points with acceptable long-term outcomes [J]. Transplantation,2020,104(6):1187-1192.

[3]徐林伟,江海涛,孙晶晶,等.肝脏上皮样血管内皮瘤的影像学表现与病理对照分析[J].肝胆胰外科杂志,2022,34(6):370-373.

[4]刘洁,王森岩,李淑健,等.上皮样血管内皮瘤MRI表现[J].中国医学影像技术,2022,38(6):888-892.

（杨晓曼　王亚洲）

病例47　肝母细胞瘤

【基本资料】患者，女，2 岁，家属代诉：患儿进行性胸腹部疼痛伴哭闹 3 天，无恶心、呕吐，无发热。

【专科检查】上腹部膨隆，肝大，超过右肋弓下缘约 4 横指，上腹部压痛明显。

【实验室检查】血常规：血小板升高↑，红细胞减少↓，白细胞正常；肝功能指标：血清胆固醇、胆红素、碱性磷酸酶升高↑；肿瘤标志物：AFP 升高↑。

【影像资料】

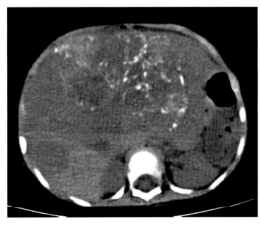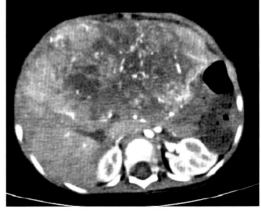

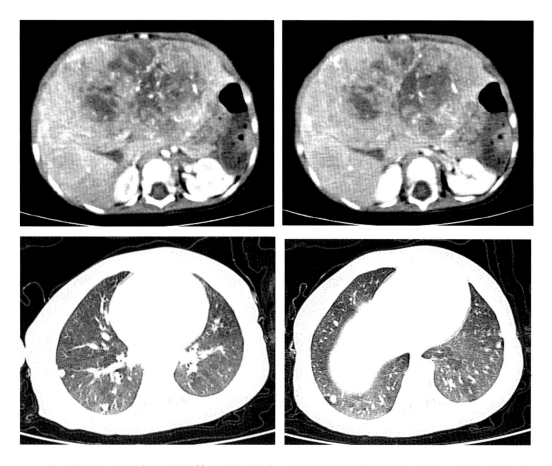

【影像特征】平扫示肝脏体积明显增大，左叶见巨大混杂密度占位，边界不清，大小约 11.6 cm×8.8 cm，内见片状不规则囊状低密度影及多发斑点状钙化影；动脉期肿块呈明显不均匀强化，内见粗大滋养血管影；门脉期及平衡期肿块强化程度减弱，低密度坏死区未见强化，门静脉主干及其分支显示不清；双肺可见多发转移结节。

【病理结果】

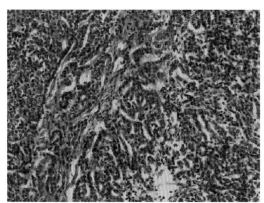
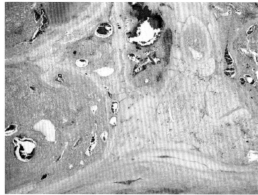

病理诊断：（肝左叶）肝母细胞瘤。

【病例小结】肝母细胞瘤是一种具有多种分化方式的恶性胚胎性肿瘤。它是由类似于胎儿性上皮性肝细胞、胚胎性细胞以及分化的间叶成分组成。大部分的肝母细胞瘤为单发。肝母细胞瘤占儿童肝脏原发性肿瘤的 90%，发病率为 0.7 ~ 1/100 万，80% ~ 90% 发生在 5 岁以内，男女比例为（1.5 ~ 2）：1。引起肝母细胞瘤的原因尚不明确，但某些遗传因素和先天因素与肝母细胞瘤发生风险有关，如贝 - 维综合征、家族性腺瘤性结肠息肉、偏侧肥大等。目前，我国的肝母细胞瘤的治疗根据 PRETEXT 分期，COG 分期，诊断时甲胎蛋白（AFP）水平，病理亚型，是否存在远处转移等因素，综合 SIOPEL 和 COG 协作组的危险度分层标准，并结合我国实际情况，将初诊为肝母细胞瘤的患儿分为极低危组、低危组、中危组和高危组。

肝母细胞瘤的症状取决于肿瘤的大小及是否转移。早期多无症状，患儿通常看上去情况良好，可能存在轻度贫血，但通常无其他症状。此后，肿瘤生长迅速，患儿可出现腹部肿块，这是肝母细胞瘤最常见的症状，也是多数患儿就诊的原因。其他临床表现有腹胀、腹痛、食欲减退、头晕、呕吐等。疾病晚期可能出现黄疸、腹水、发热、贫血、体重下降，腹壁可出现静脉怒张。少数患儿可出现由人绒毛膜促性腺激素分泌导致的青春期性早熟的表现。如果肿瘤压迫肿瘤神经可引起背痛。晚期，如果肿瘤巨大可能会造成呼吸困难。

实验室检查包括血清 AFP 水平检测和病毒感染检查。大多数肝母细胞瘤患儿的血清 AFP 水平有异常升高，其升高程度与病情相关。同时血清 AFP 异质体的检测有助于诊断肝母细胞瘤，在残留病灶与新生肝组织的鉴别诊断中具有一定的价值。另外感染过乙肝病毒的幼儿，患肝母细胞瘤的风险增加。

影像学表现：肝母细胞瘤起病较隐匿，早期多无症状，被发现时肿瘤体积已较大，肝母细胞瘤的包膜是较大的肿块推压邻近肝实质形成的假包膜。文献显示肝母细胞瘤体积越大，瘤内越容易出现囊变、坏死及出血征象，且更容易向肝外生长。①CT：平扫可见肝实质肿块，多由数个结节聚合成大块状，其边缘为高密度或者等密度，中心呈低密度或者高低不等密度。增强扫描见肝脏增大、肝脏肿块影、动脉期不均匀强化、静脉期及平衡期呈相对低密度、多数肿块边界欠清、病变周围见多个软组织密度结节影轻度强化、肝内胆管不扩张。②MRI：与 CT 相仿，但其三维成像的影像对了解肿瘤与肝脏血管和周围器官组织的关系具有重要的意义。

治疗以手术切除为首选。高强度聚焦超声治疗为常规Ⅰ期无法切除的肝母细胞瘤提供了新的治疗手段。利用超声波的可视性、组织穿透性和聚焦性等物理特征，通过超声波加热效应，机械效应和空化效应从体外定位，直接破坏体内深部的肿瘤组织，对邻近正常组织的影响较小，定位准确、无创性"切除"、无辐射污染、疗效明显。超声消融治疗联合手术切除将极大提高肝母细胞瘤的完整切除率。手术切除是否彻底与预后直接相关；观察 AFP 水平对手术和化疗的反应可以预测疾病的预后；其他预后相对较好的因素包括肿瘤限于一叶、胎儿型等。

【鉴别诊断】

1. **肝细胞癌** 多见于年长儿童（多为10~14岁），在儿童原发性肿瘤中所占比例较低，当乙肝病毒检测阳性时，可根据病理学检查与肝母细胞瘤进行鉴别。

2. **婴儿型肝脏血管内皮瘤** 是儿童常见的肝脏良性肿瘤，多发于 6 个月以下婴儿。病程长，进展缓慢，常无慢性肝病史，患儿一般情况良好，女性较多见。增强后呈典型肝血管瘤强化征象，肝功能及酶谱学检查正常。

3. **肝脏生殖细胞肿瘤** 原发的儿童肝脏生殖细胞肿瘤非常罕见。有的患者可能出现血清甲胎蛋白水平升高，可能与肝母细胞瘤混淆，需要通过病理学检查来鉴别。

4. **胆管细胞癌** 在儿童中很罕见，其组织往往表现为典型的腺癌结构，促纤维增生明显。需要通过病理学检查来鉴别。

【参考文献】

[1]倪鑫.儿童肝母细胞瘤诊疗规范（2019年版）[J].临床肝胆病杂志,2019,35（11）:2431-2434.

[2]中国抗癌协会小儿肿瘤专业委员会,中华医学会小儿外科分会肿瘤专业组.儿童肝母细胞瘤多学科诊疗专家共识（CCCG-HB-2016）[J].中华小儿外科杂志,2017,38（10）:733-739.

[3]中华医学会病理学分会儿科病理学组,福棠儿童医学发展研究中心病理专业委员会.肝母细胞瘤病理诊断专家共识[J].中华病理学杂志,2019,48（3）:176-181.

[4]王宏博,梁宏元,卢再鸣.小儿肝间叶性错构瘤的CT及MR诊断与鉴别诊断[J].中国临床医学影像杂志,2015,26（7）:483-486.

（杜海豪　程留慧　王道清）

病例48　肝脏克雷伯菌感染

【基本资料】患者，男，67 岁。主诉：胸闷、喘促 3 小时余。

【专科检查】胸廓对称无畸形，胸骨及肋骨无明显叩击痛。肝脏轻度压痛，无反跳痛。

【实验室检查】C 反应蛋白 93.9 mg/L（0.00~4.00 mg/L）↑；中性粒细胞计数 9.36 ×10⁹/L[（1.80~6.30）×10⁹/L]↑；中性粒细胞百分比 89.7%（40.0%~75.0%）↑。

【影像图片】

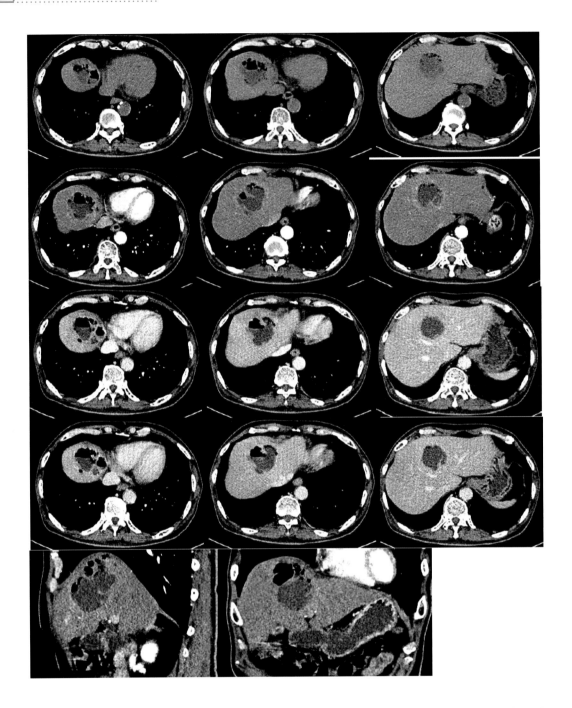

【影像特征】平扫肝顶部可见类圆形混杂密度，内见蜂窝状气体和气液平面，病灶范围约 5.4 cm×5.7 cm，边界模糊，增强动脉期囊壁及分隔有强化，囊内未见明显强化；肝内血管走行正常，肝内外胆管无扩张。

【病理结果】

4 引流液培养报告

项目代码	项目名称	结果	异常标志	参考范围
00001_KLEPNEP	肺炎克雷伯氏菌肺炎亚种	肺炎克雷伯氏菌肺炎亚种		

【病例小结】肺炎克雷伯菌（Klebsiella pneumoniae，KP）为常见革兰氏阴性机会致病菌，主要寄居于呼吸道、肠道及胆道内，常引起胆道系统感染、肺部感染、尿路感染、血行感染、眼内炎、脑膜炎、坏死性筋膜炎等。肺炎克雷伯菌所致化脓性肝脓肿，同时出现菌血症或转移性感染如肺脓肿、眼内炎、脑膜炎、坏死性筋膜炎等，称为侵袭性肝脓肿综合征。研究表明，绝大多数患者均为社区获得性感染。微生物学方面显示，多数侵袭性综合征为单一病原菌（肺炎克雷伯菌）感染，其中大多数为高黏稠性菌株。

一些研究发现，高侵袭性菌株感染来自胃肠道途径，从肝脓肿患者及健康携带者肠道分离出的肺炎克雷伯菌菌株，其菌群毒力基因相同且对小鼠的半数致死量相近，这意味着健康者肠道可携带高致病菌株，当细菌穿透肠道上皮细胞时即可能感染肝脓肿。糖尿病似乎是侵袭性综合征的危险因素之一，尤其是转移性感染，其与眼内炎患者视力预后极差呈相关性。

肺炎克雷伯菌所致肝脓肿常见临床表现为发热、寒战、腹痛，部分患者可有恶心及呕吐症状。实验室检查常见白细胞、血小板、C反应蛋白（CRP）、降钙素原（PCT）升高及肝功能异常。可分为侵袭性克雷伯菌肝脓肿（Klebsiella pneumoniae liver abscess，KPLA）和非侵袭性。当患者（尤其是亚洲人或亚裔）患有糖尿病，合并肺炎克雷伯菌菌血症、眼内炎、脑膜炎或其他肝外感染症状时，可临床诊断为侵袭性肝脓肿综合征，预后受多种因素影响，而单纯肝脓肿（非侵袭性）患者病死率极低，但合并肿瘤、转移性感染则提示预后不佳。

典型糖尿病肺炎克雷伯菌肝脓肿（DKLA）CT主要表现为单发实性病变伴其内部液性低密度区，内可含气体或液气平面，病变可呈单环、双环或多环状强化并伴有周围肝组织一过性血流灌注异常改变，有学者认为脓肿内实性成分与糖尿病病史关系密切。

脓肿位于单叶常见，多为肝右叶，与肝右叶所占肝脏总体积比例大有关。脓肿以单发为主，少部分病例可见2枚或多枚互不相连的多发病灶。关于脓肿大小既往研究有不同的结论。Shin等研究发现侵袭性KPLA较非侵袭性KPLA肝脓肿更小，最大径≤5.8 cm多提示有侵袭；而吴柳等发现组间肝脓肿大小差异无统计学意义，可能与各自样本量较小有关。脓肿质地多表现为密度较高的实性病灶，平扫图像上测量平均CT值多高于20HU。有研究显示KPLA脓腔气体总的发生率为9.8%。气体形成与糖尿病和肺炎克雷伯菌感染有关。Maffiolo 等报道 2 例 KPLA 引起的肝静脉血栓性静脉炎，提出血栓与弥漫性严重肺部播散关系的问题。侵袭性 KPLA 肝静脉血栓性静脉炎的发生比例明显高于非侵袭性 KPLA，分别为 53.85% 和 4%，其中侵袭到肺部的比例高达 73.08%。有研究结果证实血栓性静脉炎的出现促进了肺部的播散，推测原因可能是肝静脉血栓性静脉炎的脓毒性栓子或菌团脱落，循血流方向依次进入下腔静脉、右心、肺动脉、肺毛细血管。

DKLA 肺部播散感染影像学表现：双肺以脓毒性肺栓塞改变为主，KP 早期累及肺小血管，造成远端肺组织成片状浸润，随着菌栓阻塞程度增加致肺小血管梗死后，局部肺组织呈结节状或楔形改变，宽基底常位于肺外侧近胸膜处，CT 上主要表现为近胸膜处结节或楔形浸润，随着病情进展，结节灶楔形浸润实变区、梗死区液化坏死，此时即近胸膜处结节灶伴空洞形成或楔形实变伴空洞改变，增强后出现"反晕征及滋养血管征"，此为 DKLAHP 进展期典型表现。

【鉴别诊断】

1. **肝癌** 早期肝脓肿未出现液化时需鉴别，肝癌临床常有肝炎、肝硬化病史，一般无发热症状，血象不高，AFP 不同程度增高，影像学显示肝缘不光整，有肝裂增宽、脾脏增大、门静脉高压表现，平扫肿块呈低密度，增强后动脉期强化明显，门脉期造影剂快速退出，呈低密度表现。

2. **胆管细胞癌** 病程较长，肝区有疼痛，肿瘤标志物增高，好发于肝左叶及汇管区，增强扫描靶征少见，分隔较粗，中心不汇合，呈延迟强化，常合并包膜回缩和肝段萎缩、胆管扩张等间接征象。

3. **转移瘤** 多发性脓肿时需与转移瘤相鉴别，转移瘤多有原发恶性肿瘤病史，病灶为多发，圆形或类圆形，内部分隔少见，增强扫描边缘环状强化。增强后有"靶征""牛眼征"等。

【参考文献】

[1] 柴彦军,李昇霖,王雁南,等.侵袭性和非侵袭性肺炎克雷伯菌肝脓肿CT特征对比[J].中国医学影像学杂志,2021,29(6):577-581.

[2] 王秀英,袁烨.肝脓肿的螺旋CT诊断及鉴别诊断[J].航空航天医学杂志,2021,32(7):781-783.

[3] 郭敬香.肝脓肿应用64排螺旋CT检查的影像特征与诊断效果分析[J].影像研究与医学应用,2021,5(7):233-234.

[4] 刘芳,朱华栋.肺炎克雷伯杆菌感染所致侵袭性肝脓肿综合征现状分析[J].系统医学,2020,5(5):190-192.

[5] 王军大,杨华,赵建宁,等.糖尿病患者肺炎克雷伯杆菌肝脓肿并发血源性肺部感染CT征象回归分析[J].中国CT和MRI杂志,2020,18(9):69-72.

（李　超　程留慧）

病例49　肝脏局灶性结节性增生

【基本资料】患者，男，17岁，上腹部不适、疼痛1天。

【专科检查】上腹部压痛。

【实验室检查】未见明显异常。

【影像图片】

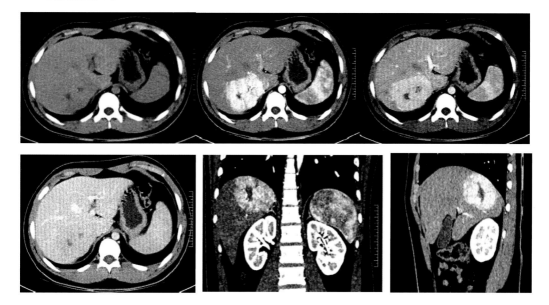

【影像特征】肝右后叶稍低密度影，大小约为9 cm×5 cm，平扫呈中等偏低密度影，内欠均匀；增强后动脉期病灶呈明显强化，中心斑片无强化区，呈"星芒状"改变，平衡期强化程度降低，病灶可见假包膜，周围血管结构形态受压。

【病理结果】肝脏局灶性结节性增生（FNH）。

【病例小结】肝脏局灶性结节性增生（focal nodular hyperplasia，FNH）是常见肝脏良性肿瘤样病变，是仅次于肝血管瘤的肝脏良性肿瘤之一。目前认为FNH是肝实质对先天存在的动脉血管畸形的增生性反应，或与炎症、创伤等引起的局限性血供减少有关，而非真正意义上的肿瘤。患者往往没有临床症状。50%～90%为偶然发现，10%～15%的患者由于肿瘤的占位性作用，可出现钝性腹痛。有症状的患者可表现为右上腹疼痛不适，肝大或者右上腹包块。FNH由正常肝细胞、Kupffer细胞、血管和胆管组成，无正常排列的肝小叶结构，也不与胆管树相通。

影像学表现：CT表现为①中央有星状瘢痕，并延迟强化；②增强扫描，呈"快进慢出"型：动脉期明显强化，肝门期或延迟期呈等或略低密度；③病灶周边可见增粗的供血动脉，病灶内或周边可见增粗的供血动脉和引流静脉；④钙化、坏死、出血罕见。MRI主要表现为①T1WI 呈等或略低信号肿块，T2WI 呈等或略高信号肿块；②增强亦呈"快进慢出"型；③中央瘢痕 T1WI 呈低信号，T2WI 呈高信号，并延迟强化。

治疗：FNH 是没有恶变倾向的良性病变，并且并发症少见，FNH 的观察随访是安全的，一旦诊断明确应避免手术；只有在肿瘤生长和组织诊断不明确的情况下才行手术切除，对诊断明确并有临床症状的 FNH 可采用动脉栓塞、射频消融、高强度聚焦超声等在内的微创治疗方法。对少数肿块巨大或多灶性 FNH 引起的肝衰竭者，可考虑肝移植。对于剖腹探查中偶然发现的 FNH，应根据肿块的大小、部位、患者病情及术者的经验来决定是否同时采取手术。对无症状的 FNH，最好仅做简单的肝组织活检。

【鉴别诊断】

1. **肝细胞肝癌** 患者多存在肝炎、肝硬化背景，AFP 一般会升高，典型增强方式是"快进快出"，易侵犯门静脉形成癌栓。研究表明：无论肿瘤直径大小，门脉期强化方式有助于鉴别。

2. **胆管细胞癌** 一般无肝炎、肝硬化背景，AFP 多无明显增高，CA19-9 一般会升高，病灶增强呈不均匀渐进性强化，邻近肝被膜萎缩、凹陷，周围胆管扩张，少数侵犯门静脉。

3. **其他肝转移瘤** 原发肿瘤病史，多乏血供，典型"牛眼征"，注意与富血供转移瘤（肾癌及平滑肌肉瘤等）相鉴别。

4. **肝脏神经内分泌肿瘤（HNEN）** 较少见，占全身神经内分泌肿瘤的 0.8% ~ 4%；原发性罕见，转移性多见，最常见的原发部位是消化道和肺，肝脏是神经内分泌肿瘤的第二好发转移处，仅次于淋巴结。原发、转移性 HNEN 难以鉴别且易误诊为原发性肝细胞肝癌（HCC）。平扫：边界较清（低度恶性、生长缓慢），实性、囊实性低密度灶，不易侵犯门静脉，不伴胆管扩张。富血供肿瘤，肝动脉供血，强化方式分类（组织学成分的异质性）：Ⅰ型：动脉期轻度强化或环形包膜样强化，门脉期造影剂减退，延迟期呈稍低密度；Ⅱ型：动脉期轻度环形强化或周边斑片不均匀强化，门脉期强化范围增大，延迟期呈稍低密度、"快进慢出"型；Ⅲ型：混合类型（Ⅰ型＋Ⅱ型），转移性 HNEN 强化方式程度与原发灶相关。

【参考文献】

[1]GATTI M, MAINO C, TORE D, et al. Benign focal liver lesions: The role of magnetic resonace imaging[J]. World J Hepatol，2022, 14(5):923-943.

[2]赵智慧,王俊青.超声与多层螺旋CT在诊断鉴别肝癌及肝脏局灶性结节增生中的应用比较[J].海军医学杂志,2019,40(6):594-597.

[3]钟熹,李建生,陈志军,等.MR扩散加权成像纹理分析鉴别肝硬化背景下不典型强化的小肝癌和增生结节[J].中华肝脏病杂志,2020,28(1):37-42.

[4]王刚,李涛,冷希圣,等.少见类型肝脏良性占位性病变的诊断及治疗[J].中华普通外科杂志,2020,
35(2):96-99.

（刘　杰　温泽迎）

病例50　胆囊黄色肉芽肿

【基本资料】患者，男，70岁，主诉：右上腹部疼痛不适1天，加重1小时。

【专科检查】腹部平坦，未见腹壁静脉曲张，腹壁紧张度正常，右上腹部压痛及反跳痛阳性，腹部未触及包块，肝脾肋下未触及，墨菲征阳性，肝浊音界正常，双肾区无明显叩击痛，移动性浊音阴性，肠鸣音未见异常，4次/分。

【实验室检查】C反应蛋白11.0 mg/L↑。

【影像图片】

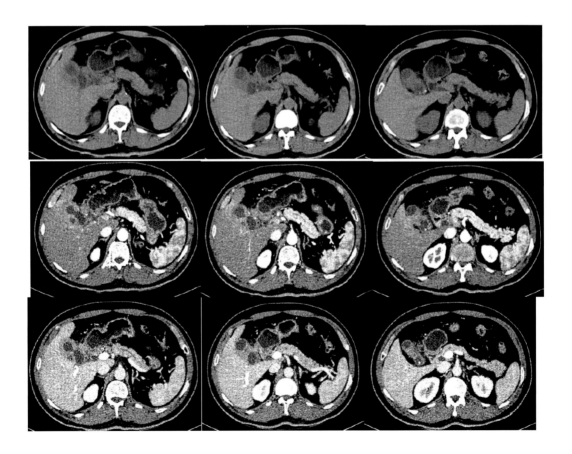

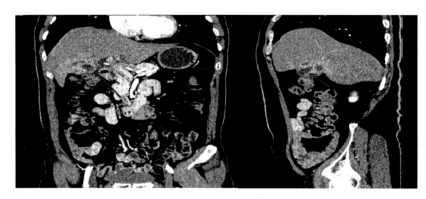

【影像特征】平扫胆囊壁弥漫性增厚，增厚的胆囊壁内可见低密度影，胆囊腔内见多发高密度结节，胆囊与十二指肠球部分界不清，增强后明显不均匀强化，邻近肝实质动脉期一过性强化，胆囊黏膜线尚完整。

【病理结果】

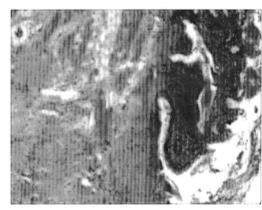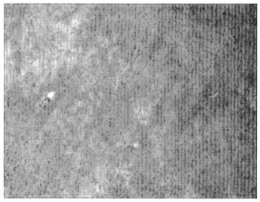

肉眼所见：（送检）9 cm×5 cm×4 cm 胆囊 1 条，切开胆囊腔内可见数枚结石，胆囊壁厚 0.4cm。

病理诊断：（胆囊）黄色肉芽肿性胆囊炎，胆结石。

免疫组化：CK（上皮 +）、CD68（+）、CK19（上皮 +）。

【病例小结】黄色肉芽肿性胆囊炎（xanthogranulomatous cholecystitis，XGC）属于临床上较为少见的特殊类型慢性胆囊炎，60-70 岁女性好发，男女比例为 1 : 2，其在所有胆囊炎性疾病中占比不足 15%，80% 的患者合并有胆囊结石。对于 XGC 的发病机制，被广泛认可的理论是急性或慢性胆囊炎的胆道梗阻和胆囊内压力的增加，梗阻胆汁流出导致胆汁渗入胆囊壁，形成 Rokitan sky-Aschoff 窦，随后出现壁内肉芽肿性病变，形成壁内结节，胆囊壁逐步纤维化，最后导致胆囊壁的弥漫性增厚。XGC 由于胆囊壁内黄色肉芽肿的形成，主要累及胆囊壁，所以黏膜层是完整的，仅仅是受推移的改变，当黏膜出现溃疡时会导致黏膜局部的破损或剥离。

临床表现：XGC 临床上无特异性表现，因其绝大多数患者合并有胆结石，所以常表现为慢性胆囊炎和胆结石的症状和体征，如反复出现右上腹疼痛、梗阻性黄疸、发热、胆囊炎急性发作、右上腹包块等；另外，XGC 经常会导致胆囊与周围脏器之间形成内瘘，最常见的是 Mirizzi（米里兹）综合征，也常可见到胆囊壁坏疽、穿孔等。光镜下 XGC 早期以大量泡沫状组织细胞和急性炎症细胞为特征，在后期会出现成纤维细胞，发生纤维反应并累及邻近的结构。

影像学表现：CT 表现囊壁局限性、弥漫性增厚，以弥漫性增厚多见，增厚的胆囊壁动态增强呈延时强化；增厚的胆囊壁内显示低密度结节，增强后无强化，以门静脉期显示最佳。低密度结节代表黄色肉芽肿、脓肿或坏死；通常无肝门部及腹腔动脉周围淋巴结肿大，无肝脏转移等恶性肿瘤表现，但可有胆囊床炎性浸润。

胆囊黏膜线：多发肉芽肿的存在，将薄层肌层连同黏膜层推向胆囊腔，CT 显示为密度较高的线状影，称为黏膜线。此黏膜线可完整地显示，也可局部显示，类似胆囊的局部分隔。"夹心饼干征"：即增厚的胆囊壁内外环强化，中间见无强化的低密度结节是其特征性表现。

治疗：XGC 一旦确诊或怀疑，应积极采取手术治疗，以免肝外胆管及邻近脏器受累。术式以胆囊切除为主，术中易与胆囊癌或周围器官的恶性肿瘤相混淆，术中切取胆囊壁组织活检有助于诊断，手术时应切除病灶及其浸润到肝面的胆囊床。有内瘘者需同时行内瘘修补术。

【鉴别诊断】

1. 胆囊癌　胆囊癌是起源于上皮组织的恶性病变，以侵犯黏膜为特征，常表现为胆囊内壁不光整，黏膜线常不完整或消失。增厚胆囊壁内出现低密度结节少见，常合并肝内胆管扩张，肝侵犯常形成与肝无分界的肿块。

2. 胆囊腺肌病　主要表现为胆囊壁增厚及伸入其内的多个小壁内憩室，它们与胆囊腔相通。弥漫型表现为整个胆囊壁增厚，壁内多发如上述小憩室样突出。胆囊壁增厚程度不尽相同，胆囊壁厚度为 0.4 ~ 1.5 cm。节段型表现为胆囊壁节段性肥厚，壁内多发上述小憩室样突出，胆囊腔呈节段性狭窄。如发生在胆囊颈部，则胆囊呈葫芦状或哑铃状变形。胆囊壁不均匀增厚，胆囊壁厚度为 0.6 ~ 1.0 cm，动、静脉期显著强化。局限型表现为胆囊底部之部分胆囊壁肥厚，壁内有上述小憩室样突出。底部中心常可见脐样凹陷，呈乳头状或小帽状，增强后呈明显均匀强化。

3. 急性胆囊炎　胆囊增大，胆囊壁弥漫性增厚超过 3 mm，增厚的胆囊壁呈分层强化，其中内层强化明显，外层为无强化的组织水肿层；胆囊周围脂肪密度增高并可有液体潴留；胆囊坏死、穿孔，可见胆囊壁连续性中断；胆囊壁内或胆囊内有气体，则为气肿性胆囊炎。

4. 慢性胆囊炎　发病过程常与胆囊结石并存和互为因果，可由急性胆囊炎反复发作发展而来，也可没有明显的急性过程；胆囊一般缩小，萎缩所致胆囊壁均匀或不均匀增厚，可有钙化；对比增强检查，增厚的胆囊壁显示均匀强化黏膜线连续、薄。

【参考文献】

[1]靳晶,刘祥,窦鑫,等.黄色肉芽肿性胆囊炎与胆囊癌的临床特征分析及螺旋CT检查的鉴别诊断价值[J].现代生物学进展,2021,21(6):1155-1159.

[2]黄晓姗,樊树峰,向军益,等.关键CT征象对黄色肉芽肿性胆囊炎与胆囊癌的鉴别诊断效能研究[J].医学影像学杂志,2022,32(6): 986-989, 1002.

[3]吴世勇,胡苗苗,李梅,等.厚壁型胆囊癌与黄色肉芽肿性胆囊炎的影像学鉴别诊断[J].医学影像学杂志,2019,29(1):79-82.

[4]付德利,徐松艳,李明山.黄色肉芽肿性胆囊炎的CT与MR诊断思路探讨[J].中国临床医学影像杂志, 2020, 31(7): 503-506.

[5]张道建,张德祥,王吉文,等.超声造影对胆囊癌与黄色肉芽肿性胆囊炎的鉴别诊断价值[J].外科理论与实践, 2020, 25(4):322-325.

（郭　伟　程留慧）

病例51　胆总管下段癌

【基本资料】患者，男71岁，口干、口苦1周，腹痛1天，加重伴身目黄染3小时。

【专科检查】黄疸、体格检查无特异性表现。

【实验室检查】丙氨酸氨基转移酶:173U/L，谷氨酸氨基转移酶:103 U/L↑，碱性磷酸酶:247 U/L↑，总胆红素:28 μmol/L↑，直接胆红素:15.3 μmol/L↑。

【影像图片】

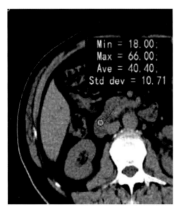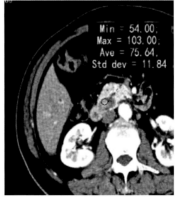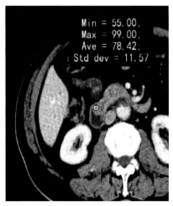

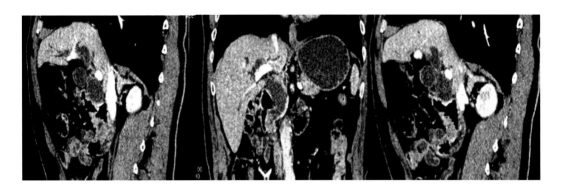

【影像特征】十二指肠乳头部 - 胆总管末端见一结节影，大小约 1.6 cm × 1.6 cm，增强后动脉期呈明显强化，静脉期及延迟期呈持续性强化，其以上胆总管、肝总管、胆囊管、胰管及肝内胆管明显扩张，胆囊体积明显增大，壁稍厚，腔内未见明显异常密度影。

【病理诊断】

肉眼所见：(送检)部分胰腺 + 部分十二指肠 + 部分胃 + 胆囊切除标本 1 件，大小 18 cm × 9 cm × 4 cm，于大乳头处胆总管端可见 2 cm × 1 cm × 1 cm 的灰白色肿物，切面灰白，质中，切开，可见直径 0.5 ~ 0.8 cm 灰褐色结石数枚，壁厚 0.2 cm。

病理诊断：(部分胰腺 + 部分十二指肠 + 部分胃 + 胆囊)胆总管下段绒毛状管状腺瘤局部呈高级别上皮内瘤变，局灶癌变，病变符合高分化腺癌。

免疫组化：CEA（部分 +）、P53（局部强弱不等）、CK7（+）、CK19（+）、CDX-2（局部 +）、Ki-67（约 50%）、CK（−）。

【病例小结】胆管癌是指原发于左右肝管汇合部至胆总管下端的肝外胆管恶性肿瘤，原发性胆管癌较少见。发病年龄多为 50-70 岁，但也可见于年轻人。胆管癌的病因尚不清楚。可能与以下因素有关：胆管结石，华支睾吸虫，胆管囊性扩张症，原发性硬化性胆管炎。根据胆管癌的生长部位，可以将其分为肝内胆管癌和肝外胆管癌。肝内胆管癌主要是在肝内的胆管形成的恶性肿瘤，其病理类型主要表现为肿块型，病理主要以腺癌为主，大多是中低分化腺癌，部分会合并有黏液腺癌。而肝外胆管癌，包括肝门部胆管癌和胆管中下段癌，生长在这两个部位的胆管癌，其病理类型主要可以表现为乳头型、结节型或浸润型等。

临床表现：①黄疸、瘙痒和体重减轻。食欲缺乏、恶心、呕吐、乏力、消瘦。②二便异常：大便灰白，呈白陶土色，尿色深黄，如浓茶。③胆囊肿大：中段、下段胆管癌患者可触及肿大的胆囊，但墨菲征可能阴性；而肝门部胆管癌胆囊一般不肿大。④肝脏损害：肝功能失代偿可出现腹水，或双下肢水肿。⑤胆道感染。⑥胆道出血。

影像学表现：B 超检查：反复仔细的 B 超检查可显示扩张的胆管梗阻的部位，由于胆管扩张发生在黄疸之前，因此 B 超具有诊断早期胆管癌的价值。CT：胆管癌之近端胆管明显扩张，接近肿瘤的胆管壁增厚，于增强扫描时胆管显示更清晰，可被强化，管腔呈不规则缩窄变形；一般可发现软组织密度的肿瘤影。MRI 影像表现为 T1 上肿块表现为等或略低信号，T2 为等或略高信号，增强扫描表现为周边延迟轻度强化，胆管周围可见高信号、弥散受限、有强化，肝脏边缘呈结节状改变等表现。MRCP 可以清晰显示胆管扩张程度、范围及梗阻端形态，胆管扩张多为中重度，扩张胆管呈软藤状，梗阻端为残根状或平截状。T1 加权像呈相对低信号，T2 加权像呈相对高信号。肿瘤多数沿胆管壁浸润性生长，胆管壁增厚边缘欠清晰，增强扫描时可被强化而易显示呈息肉状或结节状向管腔内生长的结节为软组织密度，肿瘤向腔内浸润扩展，管壁边缘模糊，常侵犯胆囊肝脏毗邻的血管及淋巴组织，而呈不均密度软组织影，形态不规整，组织结构模糊，界限不清。MRCP：可直接观察十二指肠乳头造影，能显示梗阻远端胆管。T1WI 一般呈稍低信号，T2WI 通常出现稍高的信号影。

治疗：胰十二指肠切除术主要用于治疗壶腹周围肿瘤，标准的切除范围包括胰头及钩突、十二指肠、胆总管、胆囊、远端胃及近端空肠，还需常规行胰头周围淋巴结清扫（包括第 6、8、12、13、14、17 组淋巴结），消化道重建包括胰空肠、胆管空肠及胃空肠吻合。该手术创伤大，术后并发症发生率高达 20% ~ 40%。手术要点包括完整的胰腺钩突切除、规范的淋巴结清扫及满意的胰腺空肠吻合。

【鉴别诊断】

1. 硬化性胆管炎　胆管壁增厚较轻，而且分布较为弥漫，管腔常呈串珠样改变；胆总管癌累及的胆管壁厚、局限，病变段胆管突然截断。

2. 胆管内阴性结石　二者在平扫图像上均表现为管腔内稍低密度灶，难以区别；增强后胆管癌表现为管壁不规则增厚且强化，结石不强化，邻近的胆管增厚、强化少见，即使胆管壁出现增厚，厚度亦较轻。

3. 累及胆总管的胰头癌　胰头癌动脉期扫描见胰头部强化不明显的低密度肿块，常伴有胆总管和胰管的扩张，形成"双管征"表现；胆总管癌门静脉期多呈中等程度以上强化，或显示胆总管壁增厚超过 2 mm 的强化，一般无胰管的扩张，较易与胰头癌相鉴别；总之，胆管癌 MSCT 增强扫描后多能清晰显示病变的直接征象，结合 CT 后处理技术可以获得更高的诊断准确率。

【参考文献】

[1]BRINDLEY P J, BACHINI M, ILYAS S I, et al. Cholangiocarcinoma[J]. Nat Rev Dis Primers, 2021, 7(1):65.

[2]KIM D W, KIM S Y, Yoo C, et al. Update on Biliary Cancer Imaging[J]. Radiol Clin North Am,2022, 60(5):825-842.

[3]李妍. MRI联合MRCP在诊断胆管癌中的应用[J].中国CT与MRI杂志,2022, 20(8): 115-117.

[4]郭春梅,熊颖,谢晓宇.胆管癌的MSCT表现分析[J].中国中西医结合影像学杂志, 2019, 17(4):363-365.

（魏海云　温泽迎）

病例52　脾脏海绵状血管瘤

【基本资料】患者，女，63岁，间断性左胁部隐痛3年，3年前外院腹部彩超示脾内可见一大小约1 cm×1.5 cm的稍强回声团，内伴囊性回声。

【专科检查】左上腹及胁肋部按之隐痛，无反跳痛，腹部未触及包块，肝脾肋下未触及。

【实验室检查】肿瘤标志物无异常。

【影像图片】

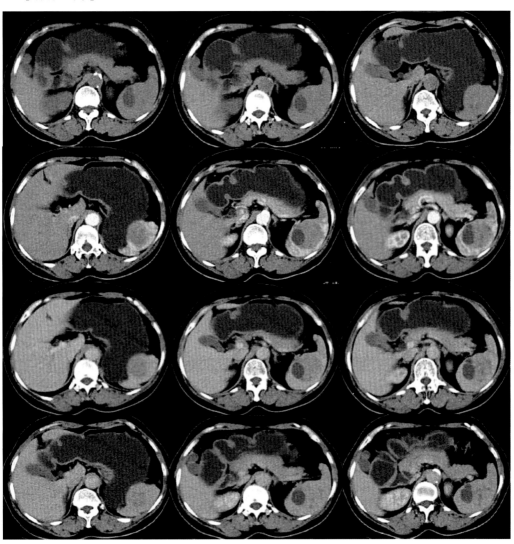

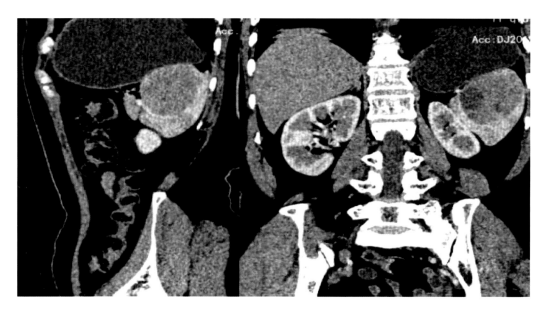

【影像特征】脾脏实质密度不均匀，近脾门处见一类圆形混杂密度影，大小约5.8 cm×5.0 cm，边界不清晰，边缘部分可见囊状密度影；增强扫描动脉期病灶实性成分轻度强化，静脉期及延迟期实性成分持续强化，囊性部分未见强化。

【病理结果】

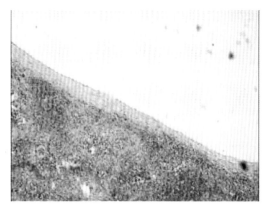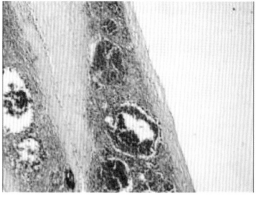

肉眼所见：（送检）9.5 cm×8 cm×3.5 cm灰褐色破碎脾脏组织一堆，切面可见直径0.5～1 cm的小囊泡数枚，部分脾脏组织灰白，质中。

病理诊断：脾脏囊性肿物，活动出血充血，未见被覆上皮，病变符合海绵状血管瘤。

【病例小结】脾脏血管瘤是脾脏较为常见的良性肿瘤，可分海绵状血管瘤、毛细血管血管瘤和混合性血管瘤，其中以海绵状血管瘤最为常见。血管瘤的产生发生在胚胎早期，原因是原始血管发育畸形。目前，大多数学者认为人体胚胎发育过程中，特别是在早期血管性组织分化阶段，由于其控制基因段出现小范围错构，而导致其特定部位组织分化异常，并发展成血管瘤。也有学者认为，在胚胎早期（8～12个月）胚胎组织遭受机械性损伤，局部组织出血造成部分造血干细胞分布到其他胚胎特性细胞中，其中一部分分化成血管样组织，并最终形成血管瘤。脾血管瘤大多数生长缓慢，多为单发，也有多发，男女发病率相差不大，男性略高。患者病史长短不一。可发生于任何年龄，以30~60岁多见，平均年龄44.69岁。脾血管瘤迄今未有恶变报道，预后好。近20年脾脏血管瘤破裂出血共报道19例（8.80%）。但是有文献报道自发性破裂发生率高达25%。

脾脏血管瘤生长缓慢，患者一般无自觉症状，多因其他疾患而在影像学检查时偶然发现。本病临床表现和特点有：①腹胀、左上腹不适、疼痛，餐后饱胀感、嗳气、恶心、便秘等胃肠道受压迫症状；②脾功能亢进，对不明原因的脾亢伴脾大应高度怀疑脾脏占位性病变特别是脾脏血管瘤；③部分患者可合并腹水、贫血、血小板减少、消耗性凝血综合征等；④当瘤体较大时，由于压迫邻近脏器，则可产生一系列如心悸、乏力、左上腹不适和凝血功能障碍等临床表现，可有多种并发症，其中最危险的是血管瘤破裂致大出血；⑤脾血管瘤自发破裂内出血，常出现突发腹痛、腹膜炎、面色苍白、血压持续降低等急性失血表现，如果未及时就诊或治疗随着病情进展可出现出血性休克，动态血常规检查可发现红细胞、血红蛋白和红细胞压积进行性降低，诊断性腹腔穿刺抽得不凝固血液。

影像学表现：CT平扫：①脾内卵圆形的低密度或等密度样，轮廓清晰，单发或多发，直径一般在2 ~ 5 cm；②肿块中心可出现散在或弧形钙化影；③混杂低密度灶内可有囊性变；④瘤体较大时脾脏形态及轮廓改变，部分增大。CT增强扫描：增强扫描CT表现与肝血管瘤类似，早期表现为肿块边缘的结节状强化，继之向中心蔓延，随时间的延迟，最终造影剂完全充填至与正常脾脏的密度趋于相等，这是脾脏血管瘤的特征性表现。病变中心液化坏死或纤维瘢痕形成则部分不强化。但也有报道，大部分表现不典型，平扫可为等密度或低密度，动脉期稍强化或边缘稍强化，门静脉期及延迟期为等密度或为低密度；或者早期不强化，而延迟期才渐表现为等密度，这可能是由于脾脏海绵状血管瘤血流速度相对较慢，需要延迟时间相对较长，因此对高度怀疑的病例应保证延时充分。

【鉴别诊断】

1. **转移瘤** 脾脏实质内缺乏淋巴管，其转移性癌可能性很小，CT表现与不典型血管瘤相似，平扫表现为单发或多发性低密度灶，增强后各期像虽有强化，与正常脾组织比较，仍为低密度，周围可有低密度水肿带，大多数病例有肿瘤原发灶，可同时伴有肝等多个器官的转移及腹膜后淋巴结转移。

2. **淋巴管瘤** 由阻塞的淋巴管不断扩张而形成。脾淋巴管瘤CT平扫多表现为单发或多发低密度结节病灶，边界清楚，增强扫描囊腔部分无强化，肿瘤间隔轻度强化。

3. **脾错构瘤** 脾脏血管瘤出现钙化时，需与脾错构瘤相鉴别，脾错构瘤为多种正常的脾组织异常组合而成，大多数无自觉症状，少数可伴有贫血、血小板减少。常孤立发病，增强后多表现为不均匀强化。

4.**脾囊肿**　常见的为包虫性囊肿（寄生虫性囊肿）、真性及假性囊肿（非寄生虫性囊肿）。CT表现为大小不一、界清、囊壁薄的均匀圆形液性低密度灶，少数囊壁可见钙化，增强后病灶内部及壁无增强，边界显示清楚。

5.**脾血管肉瘤**　极为少见，发病年龄较大，临床恶性程度高，病程进展快，可出现钙化、囊变、出血及纤维变，早期易发生转移，可伴有脾大、脾亢。CT平扫见脾内单发或多发低密度灶，增强扫描部分强化的特点跟血管瘤类似，常见肝脏等远处转移和淋巴结肿大。

【参考文献】

[1]井勇,付文荣,李刚锋,等.脾脏血管性病变与淋巴瘤CT鉴别诊断[J].延安大学学报（医学科学版）,2021,19(3):92-95.

[2]曾庆勇,黎昕.脾脏良性肿瘤多层螺旋CT诊断（附13例报告）[J].中国CT和MRI杂志,2008,6(3):48-50.

[3]毕成峰,蒋莉莉,李征,等.脾脏窦岸细胞血管瘤临床病理观察[J].中华病理学杂志,2007,36(4):239-243.

[4]刘磊,马祖祥,王兵,等.儿童脾海绵状血管瘤23例报告[J].中国实用儿科杂志,2004,19(6):354-355.

[5]王德盛,孙秀玉,王效军.脾脏海绵状血管瘤三例[J].中华肿瘤杂志,1992,14(5):398.

（魏海云　周　舟　王道清）

病例53　脾脏复合型血管内皮瘤

【基本资料】患者，女，41岁，间断胃痛1月余。

【专科检查】脾区可触及肿块，质韧。

【实验室检查】未见明显异常。

【影像图片】

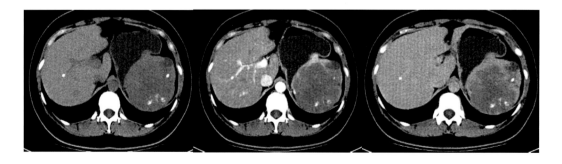

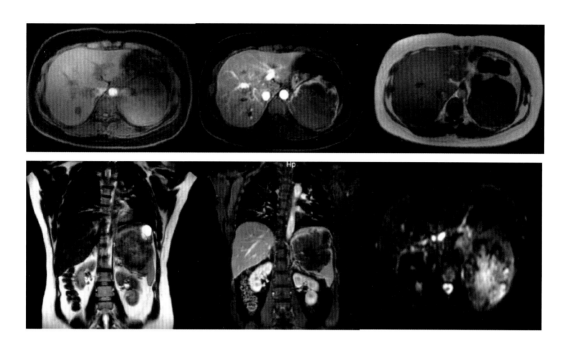

【影像特征】CT 所见：脾脏左前部见囊状低密度影，最大截面约 3.2 cm×23 cm，未见明显强化；脾脏后部见较大软组织肿块影，最大截面约 9.0 cm×8.7 cm，密度不均，边缘呈"花环"样，内及边缘见结节状钙化及分隔，增强后分隔呈轻度强化，内见细小血管，相邻胃腔及胰腺受压移位。MR 所见：脾脏体积增大，脾实质内可见团块状混杂稍短 T1、长 T2 信号影，其内信号欠均匀，增强扫描见边缘及间隔轻度强化。

【病理诊断】

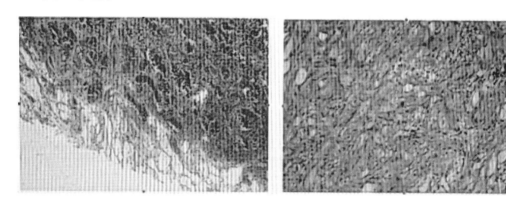

病理诊断：（脾）血管源性肿瘤，考虑复合型血管内皮瘤（海绵状血管瘤和上皮样血管内皮瘤）（外院提供图片）。

免疫组化：CD31（＋）、CK（AE1/AE 3）（-）、CK8/18（-）、CR（-）、D2-40（＋）、Desmin（-）、ERG（＋）、HMB45（-）、Ki-67（5%+）、S-100（-）、SMA（-）、TFE-3（＋）、WT-1（部分＋）。

【病例小结】复合性血管内皮瘤（composite hemangioendothelioma，CHE）是一种具有局部侵袭性并偶可发生转移的血管肿瘤。组织形态学上可见良性、中间性、恶性成分按不同比例混合而成。该肿瘤较为罕见，由 Nayler 等于 2000 年首先报道，由曹丽娟等于 2019 年报道一例脾脏复合型血管内皮瘤。复合型血管内皮瘤多发生于成年人，年龄范围从婴幼儿到 71 岁，平均年龄为 39.5 岁，中位年龄为 42.5 岁，偶可发生于新生儿。部位多见于四肢末端，尤其是手足，以及小腿、前臂和大腿，部分病例可位于头颈部、背部、肺、纵隔和腹股沟、内脏等处。25% 的病例伴有慢性淋巴水肿病史，个别病例伴有 Maffucci 综合征。一般病程多较长（2～12 年）。外观灰红色，呈单结节或多结节状，或者表现为边界不清的"肿胀区"，有些病变伴有表面皮肤紫红色变。

病理表现：病理形态学显示该肿瘤境界欠清，呈浸润性生长，主要发生于真皮深层和皮下，病变由不同比例的良性、中间性和恶性血管成分混合组成。最常见的组成成分为良性成分，包括海绵状血管瘤、局限性淋巴管瘤、梭形细胞血管瘤、血管瘤病和动静脉畸形等。中间性成分包括网状血管内皮瘤和 Dabaska 瘤，偶尔为卡波西型血管内皮瘤。恶性成分为上皮样血管内皮瘤和高至中分化血管肉瘤，少数为分化差的血管肉瘤。各组成成分组织形态学特征简要描述如下：海绵状血管瘤由扩张的薄壁大血管组成，管径不一，管壁内衬单层扁平内皮细胞，管腔内充满血液。局限性淋巴管瘤由大小不等的囊腔组成，内壁衬以单层扁平内皮细胞，腔内充满透明蛋白性液体。淋巴管内乳头状血管内皮瘤（Dabaska 瘤）由大小不一、管腔不规则的扩张性薄壁脉管组成，管腔内充满透明蛋白性液体，内衬单层立方或柱状内皮细胞，呈鞋钉样或火柴头样向腔内突起，形成乳头状结构。上皮样血管内皮瘤肿瘤细胞呈散在、条索状、小巢团状或片状排列，瘤细胞呈短梭形、卵圆形、圆形，胞质丰富，嗜伊红色，可见明显空泡状印戒样细胞，胞核部分空泡状，核仁不明显。血管肉瘤区域血管大小和形态不规则，内皮细胞具有明显异型性，呈短梭形，多边形或上皮样，可见核分裂象，异型内皮细胞弥散至血管周围间质内，形成小片状分布结构。

影像学表现：CT 显示脾脏中大的突出囊性肿块，伴有多发性肝结节和锁骨上淋巴结肿大。CHE 的转移部位与血管肉瘤相似。最常见的转移部位是肝脏（60%），其他转移部位包括肺、骨、骨髓和淋巴系统。发生在脾脏中的 CHE 可能比在浅表区域发生的CHE 具有潜在的转移倾向。MRI 显示单个或多个异质性病变，其在 T2WI 上显示略高或高的信号强度，在 T1WI 上显示低到中度信号强度。增强后，T1WI 上病变呈现中度或显著增强，罕见边缘增强。MRI 可以清楚地描绘肌肉和软组织病变，但在骨侵袭和淋巴结转移方面不如 CT。在 MRI 上，脾实质内可见团块状混杂稍短 T1、长 T2 信号影，其内信号欠均匀，增强扫描见边缘及间隔轻度强化。

【鉴别诊断】

1. 脾脏转移瘤　脾脏转移瘤发生率低，主要原因为脾脏富含具有特殊免疫功能的淋巴网状组织，脾动脉迂曲、脾淋巴输入管的缺乏以及脾脏有节律的收缩均不利于肿瘤细胞的停留。脾脏转移瘤常见于晚期恶性肿瘤患者，当脾脏发现转移瘤时，患者全身其他部位多已发生广泛转移，其原发肿瘤主要为肺癌、乳腺癌、消化道恶性肿瘤、黑色素瘤。脾脏转移瘤的 CT 表现多样，根据病理分型，可将其分为 4 种类型：粟粒型、囊肿型、结节型、巨块型。结合病史可加以鉴别。

2. **单一成分血管肿瘤**　如局限性淋巴管瘤、上皮样血管内皮瘤及血管肉瘤。以局限性淋巴瘤为主，上皮样血管内皮瘤成分显著，需仔细观察切片，发现其他成分，不能只注意主要成分，忽略比例占少数的肿瘤成分，误诊为局限性淋巴管瘤或上皮样血管内皮瘤。或者没有复合性血管内皮瘤的诊断概念，过度错误诊断为血管肉瘤。

3. **脾淋巴瘤**　常多发，病灶密度较均匀，增强后轻、中度均匀强化，腹腔、腹膜后常见肿大淋巴结，呈轻、中度均匀强化。

4. **脾结核**　好发于中青年，常有结核病史、结核中毒症状以及脾外脏器结核，PPD 试验阳性。CT 表现为脾脏肿大，脾内单发、多发或弥漫性无强化的低密度病灶，常伴有腹腔、腹膜后淋巴结肿大、环形强化。抗结核治疗有效。

5. **脾脓肿**　临床有典型的感染表现，CT 表现为单发或多发较大低密度灶，内壁光整，壁外可见低密度水肿带。脓肿内可见小气泡、气—液平面或液—液平面，CT 增强脓肿中心可见高密度的"靶征"、边缘及分隔明显强化。

【参考文献】

[1]曹丽娟,王辉,谢军.脾脏复合性血管内皮瘤临床病理观察[J].诊断病理学杂志,2019,26(2):117-120.

[2]傅兴宁,刘丽冰,刘晓玲,等.腮腺复合性血管内皮瘤一例[J].中华耳鼻咽喉头颈外科杂志,2017,52(12):948-949.

[3]LI W W, LIANG P, ZHAO H P, et al. Composite hemangioendothelioma of the spleen with multiple metastases: CT findings and review of the literature[J]. Medicine（Baltimore），2021, 100(21):e25846.

（孟　轲　温泽迎）

病例54　胰腺腺癌

【基本资料】患者，男，69 岁，腹胀、腹痛 3 月余，发现胰腺占位 2 月余。

【专科检查】腹部膨隆，腹腔引流管在位通畅，未见腹壁静脉曲张，腹部柔软，腹部压痛，无反跳痛，腹部未触及包块，肝脾肋下未触及，墨菲征阴性，肝浊音界正常，双肾区无明显叩击痛，移动性浊音阳性，肠鸣音未见异常。

【实验室检查】肿瘤标记物 CA12-5：466 U/mL；CA19-9：6745 U/mL 明显↑。

【影像图片】

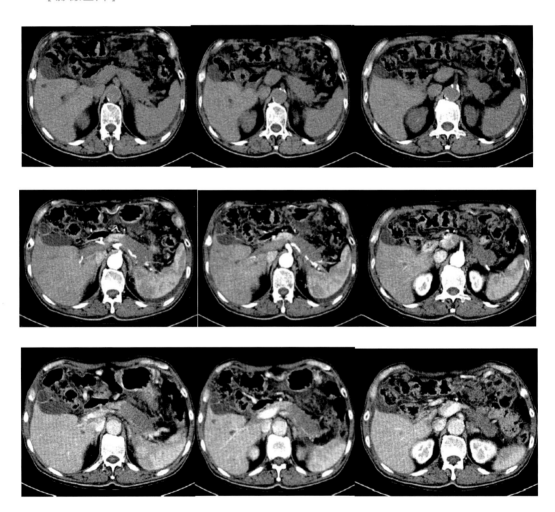

【影像特征】平扫胰腺体尾部可见团块状软组织密度影，大小约 7.4 cm×4.2 cm，内可见点状钙化，增强后各期强化不明显，相对于胰头呈低密度影，胰管轻度扩张，肿块包绕脾动脉，脾动脉管腔形态不规则、变细。

【病理结果】

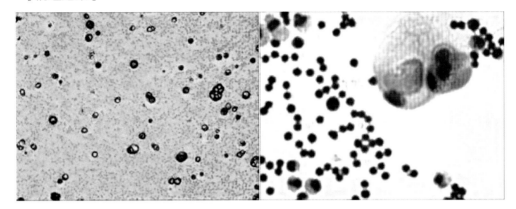

病理诊断：镜下发现少量的异型细胞，结合形态及免疫组化，病变符合腺癌。

免疫组化：CK7(＋)、CA19-9(＋)、CK19(＋)、CEA(＋)、MOC31(－)、MUC-5AC(个别细胞＋)、CA12-5(＋)、EA(－)、CDX-2(－)、P53(－)、Villin(－)、MC(间皮＋)、CR(-)、Ki-67%(12%＋)。

【病例小结】胰腺癌是常见的胰腺肿瘤，恶性程度极高，在中国5年相对存活率仅为7.2%，是所有癌症中最低的，多发于41-70岁的中老年人，胰腺癌患者早期无明显症状，大多数患者就诊时已是进展期或晚期，多出现局部扩散及远处转移，常见的症状有：神经受累引起的腹痛，体重下降及恶病质，胰头癌的患者常出现无痛性黄疸，胰体尾癌的患者常出现明显背痛，患者常不能准确地说出疼痛的位置，常以手掌去触摸。一系列临床、流行病学和实验室研究显示：胰腺癌的危险因素包括可改变危险因素和不可改变危险因素，其中可改变危险因素有吸烟、肥胖、糖尿病、慢性胰腺炎和对某些化学物质的职业接触等；不可改变危险因素有年龄、性别、种族、家族史和遗传性肿瘤综合征等。胰腺癌病理特征：多数起源于胰管上皮细胞，富有纤维组织，极少数起源于腺泡上皮。肿瘤标志物CEA、CA19-9可出现阳性。胰腺癌经淋巴和血行转移较早。胰腺癌的三大生物学特性：乏血供肿瘤；对胆总管、胰管的周围浸润；肿瘤嗜神经生长，胰腺后方交感神经干、神经丛等较多，故胰腺癌多向后方生长。

影像学表现：CT表现：①胰腺形态改变，胰腺局部增大和肿块，远端胰腺萎缩。平扫肿块的密度多与胰腺呈等密度，当肿瘤较大发生液化坏死，肿瘤内可见不规则低密度影。胰腺癌为乏血供肿瘤，增强动脉期正常胰腺组织明显强化，而肿瘤呈低强化，使肿瘤显示得更清楚。部分肿瘤富有纤维组织，多期增强可呈轻度延迟强化；②胰管、胆管扩张，肿瘤侵犯胰管和胆总管下段时，可引起远端胰管、胆总管，甚至肝内胆管的扩张，呈"双管征""四管征"；③周围血管、脏器侵犯，胰腺易侵犯邻近大血管：肠系膜上动静脉、脾动静脉、腹腔干、腹主动脉等。主要表现为胰腺与血管间的脂肪间隙消失、模糊，肿块包绕血管，血管形态不规则、变细。血管内见癌栓，甚至完全阻塞，周围侧支循环形成。MRI 表现：肿块在 T1WI 上呈低或稍等信号，T2WI 呈稍高信号，当肿瘤发生液化、坏死、出血及囊变，在 T2WI 上呈混杂信号。MRCP 可清楚显示扩张的胰管和胆管，梗阻末端常呈喙突状。

目前，国内外相关研究对胰腺癌的治疗仍存在一定争议，但是外科手术仍有可能是患者获得长期存活的唯一方式，如果手术结合辅助化疗，5 年生存率可达 20% ~ 25%。

【鉴别诊断】

1. 肿块型胰腺炎（MFP） CT 平扫胰腺局部膨大，密度减低，边界欠清晰，可有出血、坏死，上游胰腺一般无萎缩；周围脂肪间隙可清晰，也可模糊，可出现轻度淋巴结增大及肾前筋膜增厚。CT 增强常表现为渐进性强化，延迟期非坏死区可与胰腺呈接近等密度，主胰管可轻度狭窄或正常，可见"胰管穿过征"。生化检查：CA19-9 正常，部分患者 IgG4 可升高。

2. 胰腺转移瘤 CT 及 MRI 表现无特征性，平扫及增强常与原发肿瘤相似。肿瘤较小时密度较均匀，肿瘤较大时密度欠均匀。主胰管及胆总管未见异常，但当肿瘤位于胰头时可有胆总管扩张。临床病史常提示其原发肿瘤。

3. 胰腺淋巴瘤 约占胰腺肿瘤的 0.5%，男性多于女性。多呈局限型，胰头为好发部位，也可呈弥漫浸润型。CT 平扫肿块呈大的局灶性肿块，直径常＞7cm，边界清晰，密度均匀偏低，少有坏死、出血、钙化。CT 增强后轻中度渐进性强化，可出现"血管漂浮征"，被认为是特征性征象；少数可呈不均匀强化。多不出现胰管扩张及上游胰腺萎缩。胰腺周围及肾静脉下淋巴结常肿大。

4. 浆液性囊腺瘤（SCN） 浆液性囊腺瘤是常发生在胰体尾部的偏良性肿瘤，中老年女性多见。一般将 SCN 进一步分型为微囊型、寡囊型、混合型及实性型，以微囊型最为常见且最有特征性。胰腺微囊型浆液性囊腺瘤的 CT 表现：呈轮廓清楚的分叶状肿物，囊腔细小（＜2 cm）而多，呈"蜂窝样"改变，特征性的中央的星状瘢痕、日光放射状钙化高度提示浆液性囊腺瘤。

5. 黏液性囊腺癌 多见于中年女性，好发部位为胰体尾部，可为大单囊，也可由几个大囊组成。肿瘤的大小与恶性程度相关，直径＞8cm 则考虑恶性可能大。胰腺黏液性肿瘤的 CT 表现：典型者表现为大单囊或几个大囊组成，囊壁薄厚不均伴强化（常＜1 cm），囊壁分隔菲薄呈线状，可伴钙化。恶性者多有不规则厚壁及突入腔内的壁结节。

【参考文献】

[1]中华人民共和国国家卫生健康委员会.胰腺癌诊疗规范（2018年版）[J].临床肝胆病杂志，2019,35(2):281-293.

[2]张辉,柏根基,郭莉莉,等. 多层螺旋CT胰周血管成像在胰腺癌手术治疗中的应用价值[J]. 解放军医药杂志,2017,29(7):97-99.

[3]MIZRAHI J D,SURANA R,VALLE J W, et al. Pancreatic cancer[J].Lancet,2020, 395(10242):2008-2020.

[4]HACKERT T, BÜCHLER M W. Pancreatic cancer: advances in treatment, results and limitations[J]. Dig Dis,2013,31（1）:51-56.

（窦允龙　郭　伟　周　舟　王亚洲）

病例55　胰腺实性假乳头状瘤

【基本资料】患者，男，12岁，间断头晕、出汗伴胸闷5月余，发作时头晕、眼前黑矇，四肢麻木，站立不稳，心悸不适，伴胸闷、呼吸困难,20～30分钟后可自行缓解。

【专科检查】上腹部轻度压痛，无反跳痛，未触及肿块。

【实验室检查】无明显异常。

【影像图片】

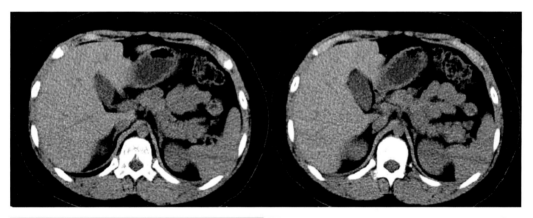

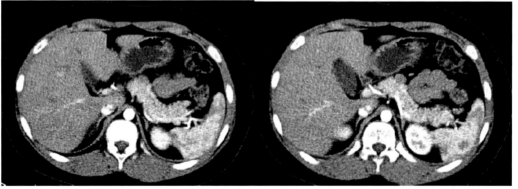

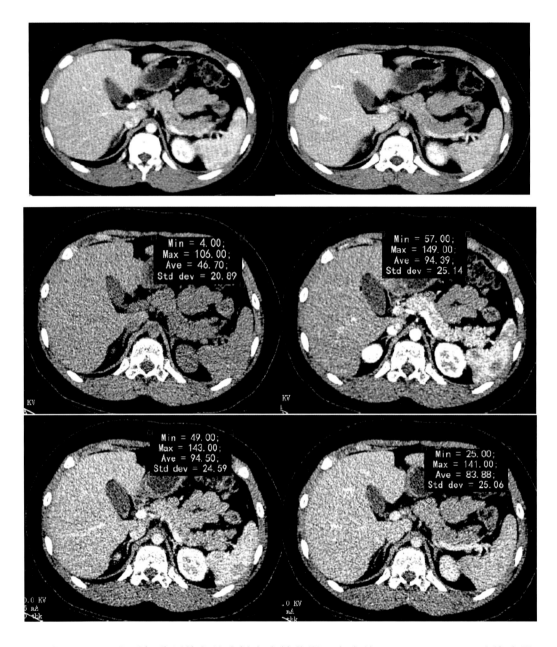

【影像特征】平扫胰颈前方见略低密度结节影，大小约 1.6 cm×1.3 cm，边缘光滑，增强扫描呈渐进性强化。

【病理结果】

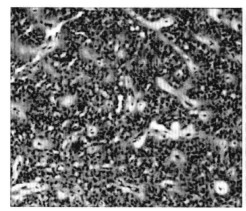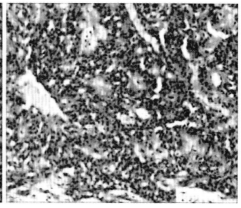

病理诊断：胰腺实性假乳头状瘤。

【病例小结】胰腺实性假乳头状瘤（SPTP）是一种少见的由单形性细胞构成的实性巢状和假乳头状结构所组成的低度恶性或交界性上皮肿瘤，占胰腺外分泌肿瘤的1%~2%，由 Frantz 于1959年首先报道，2004年 WHO 肿瘤组织学分类中将其统一命名为胰腺实性假乳头状瘤，该肿瘤生长缓慢，通常为良性，偶尔为恶性，瘤体通常呈圆形、椭圆形或分叶状，直径通常较大，多数可见完整包膜，边界清晰，病理上肿瘤组织呈实性、囊性或囊实性结构，实性区质地较软，肿瘤细胞呈巢状分布，内间有纤细的血管，常伴有出血坏死；囊性或囊实性区肿瘤多呈分层状，瘤细胞形态、大小较一致，胞质丰富，多见核沟，核仁不明显，核分裂罕见，肿瘤细胞围绕纤维血管壁复层排列形成假乳头状或假菊形团为其特征改变，组织学上可能起源于胰腺胚胎的多潜能干细胞。SPTP 有明显性别趋势，好发于青春期及青年女性，男女比例约为1：9，偶见于男性和老年妇女，多见于20~30岁女性。SPTP 是一种少见良性或低度恶性肿瘤，发病率低，约占胰腺肿瘤的1%。其组织学行为类似良性，但也可发生转移。SPTP 可发生于胰腺任何部位，但大多发生于胰体尾部。本病缺乏特异性临床症状和体征，主要表现为消化道症状如腹部隐痛、腹胀、腹部不适、消化不良等，黄疸一般少见，有时为无意中发现腹部肿物或体检 B 超发现异常而就诊。WHO 将其生物学行为定性为未定性或交界恶性潜能的肿瘤。SPTP 缺乏明显的临床体征，术前易误诊。实验室肿瘤标志物：AFP、CEA、CA19-9 检查均无诊断价值。文献报道，肿瘤早期实性肿块随着体积增大而出现广泛变性坏死，大量脆弱壁薄的血管破裂出血，病灶内易形成囊腔，这形成了肿物的基本表现基础。

影像学表现：①SPTP 年轻女性多发；②肿瘤呈圆形或椭圆形，边缘可有轻度分叶，常有完整的包膜，与周围正常的胰腺组织分界清楚；③肿块可由实性或囊实性结构构成，且囊性主要位于包膜下；④肿块少血供，增强扫描后边缘可有强化，与周围正常强化的胰腺相比，肿块呈相对低密度。肿瘤实性部分有延迟强化的趋势，且以包膜为明显；⑤不论肿瘤生长在何部位，胰管均无梗阻现象；⑥肿瘤内存在点状、结节状致密钙化影。

MRI 平扫表现为圆形或椭圆形含有混杂信号的肿块影，包膜在 T1WI 和 T2WI 呈低信号环；囊性部分在 T1WI 和 T2WI 上信号强度类似脑脊液，新鲜出血表现为 T1WI 高信号和 T2WI 低信号；实性部分 T1WI 呈低或等信号，T2WI 呈稍高信号；钙化 T1WI 和 T2WI 表现为低信号；增强后包膜和肿瘤的实性部分明显强化，囊性部分不强化，类似于 CT 增强表现。

治疗：SPTP 是一种低度恶性肿瘤，需手术切除治疗。手术切除治疗是有效方法，位于胰头部肿瘤较大，可能会压迫到十二指肠和胆管，需要手术切除较多部位，创伤较大，在胰腺体部、尾部等位置切除的部分较小。SPTP 如果发生了转移，积极手术仍可取得较好的效果，不能轻易放弃手术机会。患者应定期检查，积极配合治疗，越早治疗效果越好。

总之，如果临床上青春期及青年期女性发现胰腺较大肿瘤，有完整包膜，瘤内有囊实性结构，伴有钙化，增强后动脉期轻度强化，实质期及延迟期渐进式强化，包膜明显强化，囊性结构始终无强化，不伴胰胆管扩张，无周围组织侵犯，区域内未见肿大淋巴结，实验室检查无明显阳性发现，临床无明显黄疸及腹痛症状，则应该考虑 SPTP 的诊断。最终确诊需依赖手术及组织病理学检查。

【鉴别诊断】

1. **胰腺癌**　当胰腺癌发生内部液化坏死时需与实性假乳头状瘤相鉴别。胰腺癌以中老年多见，胰头部病变常常合并胰管扩张，而后者发生在胰头区的病灶，体积较大。

2. **胰腺假性囊肿**　少数胰腺假性囊肿可以发生囊内出血和囊壁钙化，类似实性假乳头状瘤，但前者发病年龄稍大，常常有胰腺炎的病史，而实性假乳头状瘤表现为完全囊性病变，并有薄壁包绕者非常少见，少数病例以实性成分为主。

3. **无功能性胰岛素细胞瘤或癌**　非功能性胰岛细胞瘤也可合并肿瘤内出血，但发病年龄比实质性假性乳头状瘤大些，且男女比例相差不大，CT 增强扫描常表现为均匀或不均匀强化，T1WI 上以低信号、等信号为主，肝脏转移病灶并不少见。

【参考文献】

[1] 黄彬,陆炯炯,易滨,等.胰腺实性假性乳头状瘤的影像学分析[J].临床放射学杂志,2012,29(10):1345-1348.

[2]岑峰,张锋玫,覃求,等.胰腺内分泌肿瘤与实性假乳头状瘤的多层螺旋CT表现对比分析[J].广西医学,2015,37(3):353-355.

[3]王德广,孙振环,孙仁华.非功能性胰腺神经内分泌瘤的CT表现[J].中华消化病与影像杂志（电子版）,2018,8(1):11-14.

[4]陈穹,王钢,曹军,等.胰腺无功能神经内分泌肿瘤与实性假乳头状瘤的多层螺旋CT增强特征比较[J].中国医学影像学杂志,2016,24(6):446-450.

（魏海云　王亚洲）

病例56　胰腺神经内分泌癌

【基本资料】患者，女，75 岁，间断性上腹部疼痛 10 天，加重伴恶心、呕血 2 小时。

【专科检查】持续性上腹部疼痛，恶心、呕吐，纳差，乏力，便秘，大便 10 余日一行，胸闷、气喘，体重较前减轻 4kg。既往胆囊切除史。腹部平坦，有压痛及反跳痛，腹部未触及包块，移动性浊音阴性，肠鸣音未见异常。T：36.8℃，P：74 次 / 分。

【实验室检查】无明显异常。

【影像图片】

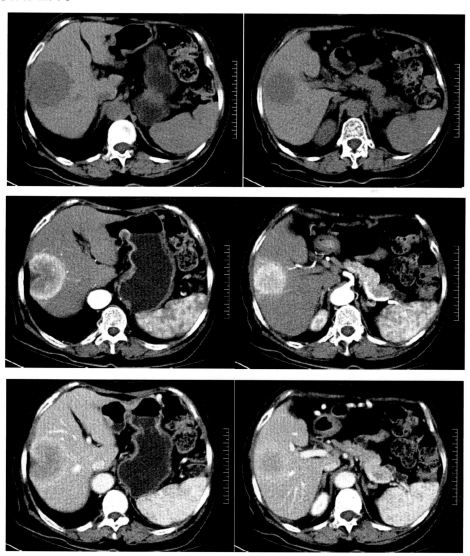

【影像特征】胰腺尾部可见小片状低密度影，大小约 1.4 cm×1.0 cm，增强强化欠均匀；另胰尾部外缘可见 2 枚囊性低密度影，可见包膜，边界尚清晰，增强包膜强化。肝右叶可见一团块状低密度肿块影，最大截面约 5.3 cm×6.4 cm，增强扫描动脉期明显强化，静脉期强化减低。

【病理结果】

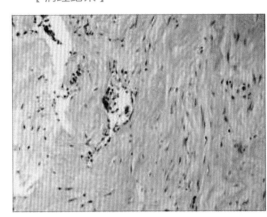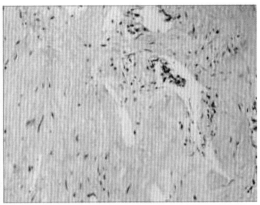

肉眼所见：（送检）长 0.5~0.7 cm，直径 0.1 cm，灰黄色组织 2 条，全埋制片。

病理诊断：（肝脏）神经内分泌癌，可能来源于胰腺。穿刺活检提示肝脏神经内分泌癌，临床最终结果：胰腺神经内分泌癌并肝内转移。

免疫组化：CK（+）、CK199（+）、CD56（+）、CD34（血管+）、Hepatocyte（-）、Glypican-3（-）、CK7（-）、CK19（-）、CEA（-）、Actin（-）、Desmin（-）、WT-1（-）、Ki-67（10%+）。

【病例小结】胰腺神经内分泌肿瘤（pancreatic neuroendocrine tumor, PNET）较为少见，仅占胰腺肿瘤的 1%～2%。人群发病率在（1～4）/10 万，可发生于任何年龄，男女之比约 1.33：1，好发年龄为 40-69 岁，近年来有逐渐增加的趋势。PNET 起源于胰腺导管上皮多功能神经内分泌干细胞，可分为胰腺神经内分泌瘤和胰腺神经内分泌癌。胰腺神经内分泌肿瘤按其是否导致临床症状可分为功能性和无功能性肿瘤。功能性因产生某种激素而具有相应临床症候。而无功能性肿瘤可能并非不产生神经内分泌物质，只是不导致特殊临床症状。实验室检查肿瘤指标 CEA、CA19-9、CA12-5 无异常。病理学检查是诊断的金标准，推荐对所有病理标本进行 HE 染色、Ki-67/MIB1 染色及其他免疫组化染色，并按肿瘤组织分化程度和细胞增殖活性进行分类和分级。神经内分泌肿瘤作为一组起源于肽能神经元和神经内分泌细胞的异质性肿瘤，可发生于全身许多器官和组织以及其他部位的神经内分泌细胞。常规染色，偶尔能识别，沿着基底膜可见锥形、嗜酸或透明细胞，特殊染色可见亲银细胞、肠嗜铬细胞瘤、嗜银细胞等，电镜可见神经内分泌颗粒，免疫组化可见非特异性的 Sy、CgA、NSE、PGP9.5 阳性，特异性的肽类激素抗体。

影像学表现：PNET 极少引起胰管扩张，CT 平扫：①功能性：多数较小，形态规则，密度类似于正常胰腺组织，可伴囊变、出血、钙化。②非功能性：通常体积较大，圆形或椭圆形，囊变、出血、钙化多见。约 1/5 可有结节状钙化。常呈等密度或低密度。③恶性者，通常较大，呈分叶状，形态不规则，边界不清，还可发现肝或胰腺周围淋巴结转移。增强扫描：实质部分明显强化，动脉期强化明显高于胰腺组织，恶性者强化程度低于良性。伴坏死囊变者，囊变区无强化，周围肿瘤组织强化明显。肿瘤纤维组织成分多，则强化较轻或延迟强化。特征性表现：实质部分多明显均匀强化，坏死囊变区无强化，纤维组织成分多时，强化较轻或延迟强化。

治疗：神经内分泌癌的治疗首选手术，即使出现血管侵犯及肝脏转移，患者术后生存期仍可明显延长；对于不适合手术切除的 PNET 患者，也可选择细胞毒药物化疗、栓塞治疗、射频消融、生物治疗和分子靶向治疗等，其 5 年生存率可达 27.7%。

【鉴别诊断】

1. **胰腺癌** 多乏血供，有嗜神经血管生长及周围性浸润的生长特征，以侵犯胰周血管、脏器转移、淋巴结转移为多见，常可见"双管征"和远端胰腺萎缩。

2. **胰腺囊腺瘤或癌** 常发生在胰体尾部，肿块呈囊样改变；浆液性囊腺瘤肿瘤呈"蜂窝状"（多发小囊围绕中心纤维瘢痕，与胰管无交通）；黏液性囊腺瘤多发生在胰腺体尾部，囊壁较厚、厚薄不均；囊壁呈不规则强化和壁结节明显强化。

3. **胰腺实性假乳头状瘤** 主要发生于年轻女性，多为囊实性肿块，边缘清楚，可以合并出血，钙化较常见，边缘弧形或蛋壳样钙化；实性成分增强后呈渐进性中等强化，实性部分增强峰值在门脉期，强化程度低于胰腺，包膜强化较明显。

4. **胰腺导管内乳头状黏液肿瘤** "葡萄串样"或"分叶状"囊性灶，并与扩张胰管相通。增强后囊性区域未见强化，分隔强化程度与周围正常胰腺组织相似。

5. **自身免疫性胰腺炎** 增强后动脉期胰腺组织的强化程度减弱，强化可以均匀或不均匀，但出现较明显的延迟强化，在延迟扫描时病变区胰腺组织强化一般比较均匀。

【参考文献】

[1]吴文铭,陈洁,白春梅,等.中国胰腺神经内分泌肿瘤诊疗指南（2020）[J].协和医学杂志,2021,12(4):460-480.

[2]谢明伟,易志龙,余太慧,等.功能性与非功能性胰腺神经内分泌肿瘤的MSCT动态增强特征[J].中国介入影像与治疗学,2016,13(3):163-166.

[3]宋茜,王化,孙琳,等.胰腺神经内分泌肿瘤的多层螺旋CT表现及与不同病理分级的相关性[J].中国医学影像学杂志,2017,25(11):807-810,816.

[4]赵承勇,陈国中,崔文静,等.MSCT在胰腺神经内分泌肿瘤诊断及其鉴别诊断的应用价值[J].医学影像学杂志,2015,25(9):1623-1627.

[5]张丽君.胰腺神经内分泌肿瘤的CT表现及其良恶性及类型鉴别[J].中国CT和MRI杂志,2017,15(6):80-82.

（孟 轲 王亚洲）

病例57　自身免疫性胰腺炎

【基本资料】患者，男，55岁，反复腹部不适，腹痛、腹胀1月余。

【专科检查】腹部未见明显压痛、反跳痛。

【实验室检查】血清IgG4浓度为145 mg/dL，肿瘤标志物（−）。

【影像图片】

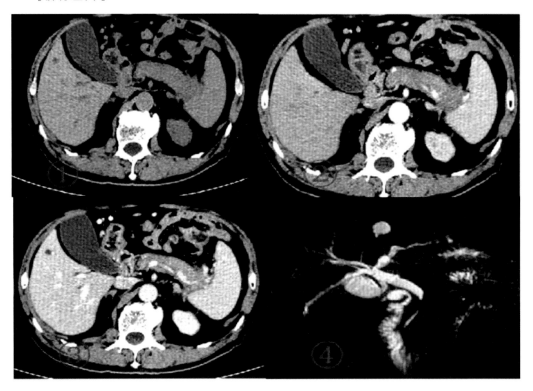

【影像特征】平扫胰腺弥漫增大、肿胀，周围羽毛状结构消失，呈"腊肠样"改变；动脉期及门脉期强化程度减低，周围脂肪间隙稍模糊。相邻肠系膜上动、静脉及脾动脉和脾静脉管壁光滑，未见明显异常。MRI胆管造影（ERCP）显示肝内胆管及胆总管扩张、管径粗细不均匀，呈硬化改变。

【病理结果】

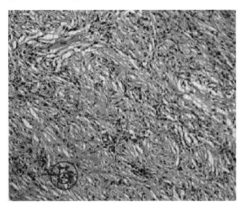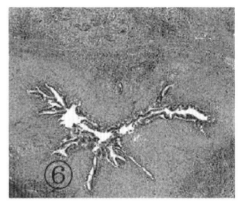

病理结果：（胰腺体部活检）小片腺体及纤维组织（胰腺头部活检）增生伴淋巴、浆细胞浸润，可见席纹状纤维化。IgG4 阳性细胞最密集处约 40 个 / 高倍视野，IgG4/IgG 阳性细胞比值 > 40%。病变累及大导管、导管，呈不规则狭窄改变。符合自身免疫性胰腺炎。

【病例小结】自身免疫性胰腺炎（autoimmune pancreatitis，AIP）是一种特殊类型的慢性胰腺炎，主要由自身免疫介导，多见于中、老年男性，男女性别比例为 2.94 ∶ 1.01，好发年龄为 60 ~ 69 岁，但也可发生在任何年龄段。AIP 最常见的临床症状是梗阻性黄疸，主要由胰腺炎症扩散至胆管或胆管受压引起，其次是上腹部不适、体重下降、食欲缺乏等。AIP 患者可能存在胰腺分泌功能受损，表现为糖尿病，发生率为 42% ~ 78%。目前学术界对 AIP 的分类和诊断标准存在争议，自身免疫性胰腺炎的诊断标准不统一，但主要围绕以下几个方面探讨：激素治疗下的影像学、血清学、病理学及疗效。《2006 年美国 AIP 诊断标准》将其分为 3 个亚组。A 组有以下 2 或 1 项标准（胰腺组织学诊断）：①淋巴浆细胞硬化性胰腺（LPSP）改变；②淋巴浆细胞浸润胰腺组织，IgG4[+] 细胞 ≥ 10/HP。B 组符合以下标准（典型影像学 + 血清学）：① MRI 或 CT 检查显示胰腺弥漫性增大，迟发性强化；②胰腺造影显示主胰管弥漫性、不规则变窄；③血清 IgG4 水平升高。C 组符合以下标准（糖皮质激素治疗有效）：①排除常见病因及肿瘤后难以解释的胰腺疾病；②血清 IgG4 水平升高和（或）IgG 细胞参与其他器官；③胰腺经糖皮质激素治疗后，胰腺外症状消失或明显缓解。满足上述任何一组均可单独诊断为 AIP。依据指南所示影像学检查是诊断 AIP 的重要手段。

影像学表现：CT 典型的表现是胰腺弥漫性肿大，呈"腊肠样"改变，伴有胰管延迟增强和不规则变窄。30% ~ 40% 的患者可有特异性胰周"假包膜"体征，由胰腺炎症和胰周炎引起，部分患者表现为局灶性或多灶性改变，胆管受累时表现为弥漫性或节段性胆管狭窄和胆管壁增厚。胰腺肿大的影像表现因受累部位不同而不同。胆管受累在胰腺弥漫性和胰头扩大时更常见。根据形态变化，AIP 可分为弥漫型、局灶型和多灶型。弥漫型较常见，表现为胰腺弥漫性肿大，呈"腊肠样"改变，小叶轮廓和胰裂消失，但边界清晰。CT 平扫呈均匀或低密度，MRI 平扫显示 T1WI 胰腺弥漫性低信号，T2WI 胰腺略高信号，DWI 轻度弥散受限（b=1000 s/mm^2），主要与病灶内细胞密度、纤维化程度和血供有关。自身免疫性胰腺炎中大量淋巴细胞和浆细胞浸润，出现特征性的纤维化。因此，AIP 病灶组织炎症细胞增多和纤维化，限制了水分子的扩散，导致 DWI 信号增加。增强扫描显示动脉期胰腺实质不均匀低强化，门静脉和平衡期逐渐强化，与病灶纤维化、胰腺微血管受压、管腔狭窄、血流缓慢有关。

因为 AIP 在临床及影像学表现上与胰腺癌有一定重叠，部分患者会容易被误诊，给患者带来不必要的创伤，引起医疗纠纷，所以我们在临床工作中遇到胰腺疾病诊断有疑问时，要提高警惕，综合分析。

【鉴别诊断】

1. **急性水肿性胰腺炎**　影像学表现为胰腺弥漫性增大，形态不规则，胰周明显渗出、积液、边缘不清；AIP 胰腺呈"腊肠样"增大，但外缘坚硬，边界清晰。而"胶囊征"可以作为两者之间的识别点。

2. **胰腺癌**　胰腺癌与 AIP 有时很难区分。胰腺癌增强强化程度弱于 AIP，受累者胰管完全中断或变窄，远端胰管明显扩张。有学者报道 AIP 患者 ADC 值明显低于胰腺癌，然而，其准确性有限，且与患者症状、随访状态和激素治疗相关。此外，血清 IgG4 水平有助于区分两者。

3. **常见肿块型慢性胰腺炎**　常表现为胰头肿块和"胰管穿行征"；但后期胰腺萎缩，合并钙化或假性囊肿，结合血清学检查可帮助区分两种疾病。

4. **原发性胰腺淋巴瘤**　是指起源于胰腺或仅侵犯胰腺及其区域淋巴结的恶性淋巴瘤，无浅表淋巴结及纵隔淋巴结肿大，无肝脾浸润，血白细胞计数和分类均正常。该病比较罕见，绝大多数为非霍奇金淋巴瘤，多见于中老年男性，影像上可呈弥漫性胰腺肿大，但通常伴有胰周淋巴结肿大。

【参考文献】

[1]余庆华,吴建满,陈少斌,等.1型自身免疫性胰腺炎的CT和MRI表现[J].中国中西医结合影像学杂志,2021,19(3):260-263,270.

[2]李莎莎,武志峰,鄂林宁.CT征象联合纹理特征在局灶性自身免疫性胰腺炎与胰腺癌鉴别诊断中的价值分析[J].中国临床医学影像杂志,2021,32(5):347-350.

[3]丁航,郑琳琳,刘源,等.自身免疫性胰腺炎及其合并IgG4相关硬化性胆管炎的临床特征和预后比较[J].临床肝胆病杂志,2021,37(4):888-892.

[4]雷鹏,董小英,卜稳平,等.自身免疫性胰腺炎临床特点分析[J].宁夏医科大学学报,2021,43(2):190-194.

（杨富阁　张保朋）

病例58 十二指肠异位胰腺

【基本资料】患者，男，39岁，发现十二指肠肿物半月余。胃镜显示：糜烂性胃炎、十二指肠球炎、十二指肠降段黏膜隆起（直径1.5 cm）。

【专科检查】腹部柔软，上腹部压痛阳性，无反跳痛，腹部未触及包块。

【实验室检查】无明显异常。

【影像图片】

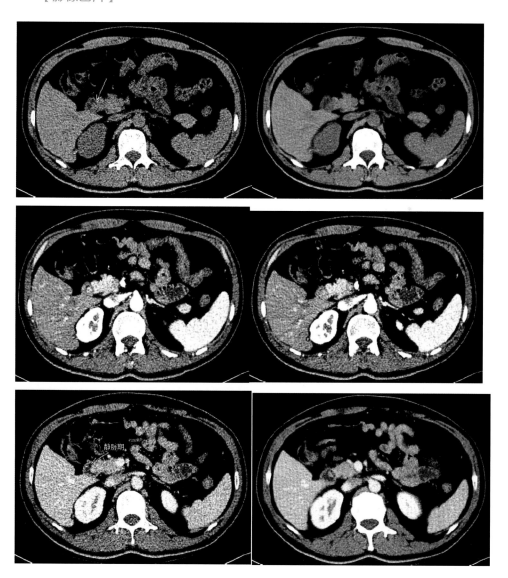

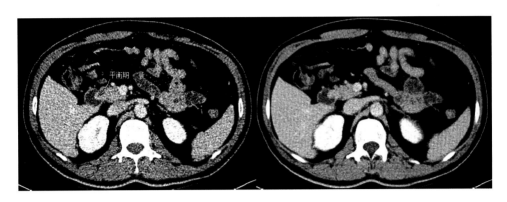

【影像特征】十二指肠降部大乳头上方可见一小结节影，病灶突向肠腔内生长，平扫呈等密度，密度均匀，边缘清楚，增强后呈明显均匀强化，其强化方式与胰腺强化方式一致。

【病理结果】

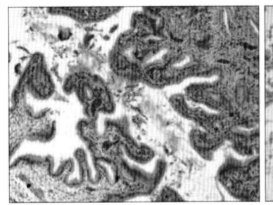
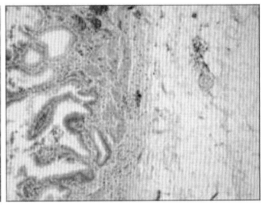

肉眼所见：（十二指肠肿瘤）直径 0.8 cm 灰褐色组织 1 块，切面灰白、灰黄，实性，质中。

病理诊断：（十二指肠肿瘤）黏膜慢性炎伴活动性炎，黏膜下可见分化好的胰腺腺泡和导管，病变符合胰腺异位。

【病例小结】异位胰腺是指位于正常位置外的、与胰腺本身缺乏解剖学连续性及血供关系的胰腺组织，又称迷走胰腺或副胰腺，属于胚胎发育过程中的先天性畸形，是一种少见的胰腺异常疾病。异位胰腺最早于 1727 年为 Schultz 首次报道，通常被认为是一种先天性胰腺迁移异常，关于其形成有 3 种理论，即错位理论、化生理论和全能细胞理论。异位胰腺有独立的血液供应和神经支配，与正常胰腺之间无解剖和血管联系，镜检时异位胰腺具有正常胰腺的组织特点。

该病在各年龄段均有发现，以 40~50 岁多见，男女比例为 3 ∶ 1，异位胰腺可见于食管、胃肠道、脾、肠系膜、肺、纵隔等多个部位，最好发于十二指肠（约占30%），其次为胃（约占25%），主要沿胃窦或近端十二指肠的大弯曲处分布，通常位于肠壁的黏膜下层或固有肌层，仅约4%的病例涉及整个肠壁。大多数患者无明显症状，偶有腹部嘈杂不适或消化不良，当瘤体直径大于1.5 cm时常伴有腹痛。通常在胃镜检查中被发现，好发于胃窦，多表现为黏膜光滑的黏膜下隆起，病灶中央可有脐样凹陷。异位胰腺可引起的非特异性症状包括慢性疼痛、恶心呕吐、黑粪及梗阻症状等，临床易误诊。

影像学表现： 胃异位胰腺的主要表现为与正常胰腺密度相等或比其稍低的卵圆形团块影，位于黏膜下，基底较宽，向腔内生长，与胃组织分界欠清，增强扫描多数强化，强化方式与正常胰腺组织相似。异位胰腺的影像学增强特征和同质性与其组织学组成相关，其增强方式及程度与原位胰腺的表现平行，以腺泡组织为主的病变呈均匀强化，病灶内出现腺泡与胰管混杂时则呈不均匀强化，以导管为主则低于正常胰腺强化。上消化道钡剂检查：对胃及十二指肠的异位胰腺诊断有帮助，主要表现为圆形充盈缺损，其中央存留钡剂呈脐状凹陷，称为中央导管征。普通胃镜常表现为管腔内黏膜下无移动、皱襞连续的隆起性病变，隆起伴中央脐凹样改变。超声内镜可清楚显示消化管壁的各层结构。

由于异位胰腺少见、解剖位置多样、病灶常较小，又无特异性临床表现，使本病的诊断常被忽视，在行胃镜、超声或CT等影像学检查时易造成误诊。本例患者病灶位于十二指肠降部，超声内镜检查提示病灶起源于固有肌层，呈低回声，其超声内镜及CT图像均符合胃肠间质瘤表现，因而导致了误诊本病例。当MSCT上见到十二指肠腔内一外生长型肿块，形态多规则，密度多均匀，动态增强扫描时，病灶强化程度与主胰腺强化基本同步，伴有肠腔不同程度狭窄等征象时，影像诊断医师应考虑到十二指肠异位胰腺的可能性。MSCT轴位图像结合MPR等后处理技术，能够准确地反映病灶的部位、大小、生长方式，有助于评估病灶的位置、范围、肠腔受阻情况及腔内外受累情况，对十二指肠异位胰腺的术前准确诊断、精准定位、手术方案的制定及减少手术失误有重要价值和意义，最终确诊依赖病理学检查。

【鉴别诊断】

1.**十二指肠间质瘤** 间质瘤以胃底、胃体多见，大多呈外生方式生长，较大者多出现囊变、坏死，密度不均匀，多呈中度以上强化。而异位胰腺好发于胃窦部黏膜下，病灶的长径大多与胃壁平行，强化程度与胰腺常一致。大多数间质瘤为良性，多偶然发现，肿瘤起源于黏膜下，常表现为圆形、类圆形或分叶状不均质肿块，大部分向腔外生长，部分可表现为壁内肿块或腔内息肉，但病变主体一般位于腔外，增强扫描动脉期以周边强化为主，很少引起肠梗阻。

2.**十二指肠淋巴瘤** 多表现为肠壁环形增厚，增强扫描动脉期病灶呈轻中度强化，肠腔呈动脉瘤样扩张，另肠系膜淋巴结多发肿大有助于淋巴瘤诊断。

3.**十二指肠神经内分泌肿瘤** 较罕见，当发现位于近段十二指肠息肉样或壁内肿块时，特别是增强扫描病灶早期明显强化，延迟期强化程度逐渐减低时，应高度考虑该病可能。

4. 神经鞘瘤 胃肠神经鞘瘤多呈圆形或类圆形，直径大多＜3 cm，增强扫描呈轻中度强化，与异位胰腺表现相似，但异位胰腺常边缘模糊，黏膜面可出现脐凹征或导管征，而胃肠神经鞘瘤边界常清楚。

5. 十二指肠腺癌 十二指肠壶腹部乳头区周围多见，典型征象为肠管不规则增厚、僵硬，多伴有胃肠道梗阻征象，增强扫描动脉期多呈轻中度强化，门静脉期、平衡期强化仍较明显，呈渐进性强化。

【参考文献】

[1]宋璇,崔志平,郝洪升,等.超声内镜对胃异位胰腺与间质瘤的鉴别诊断价值[J].中华超声影像学杂志,2012,21(9):775-778.

[2]TRIFAN A,TARCOVEANU E,DANCIU M,et al.Gastric heterotopic pancreas:an unusual case and review of the literature[J].J Gastrointesin Liver Dis,2012,21(2):209-212.

[3]INFANTE A R,MARTINEZ D F,IGLESIAS E G.Ectopic pancreas:a very unusual intestinal mass[J]. Rev Esp Enferm Dig,2018,110(2):127.

[4]刁晓鹏,王绍华,于华龙,等.胃及十二指肠异位胰腺CT及MRI表现[J].中国医学影像技术,2019,35(5):796-798.

[5]谢欣茹,丁震,韩超群,等.小探头内镜超声在消化道隆起性病变中的诊断价值[J].中华消化内镜杂志,2020,37(11):833-836.

（张 卉 周 舟）

病例59 食管囊肿

【基本资料】患者，女，60岁，腹部疼痛不适2年余。

【专科检查】腹平坦，双腰曲线对称，双肾区无隆起，无压痛及叩击痛，双输尿管行程无压痛及反跳痛，膀胱区无隆起，叩诊无异常，无压痛。

【实验室检查】未见明确异常。

【影像图片】

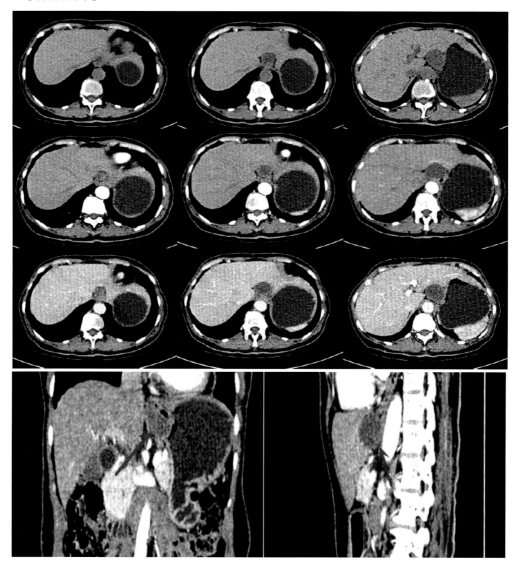

【影像特征】食管下段近贲门处类圆形囊性灶，大小约 3.2 cm×3.9 cm，增强扫描囊壁强化同食管肌层，囊内容物未见确切强化，病变与食管末端分界不清。

【病理结果】

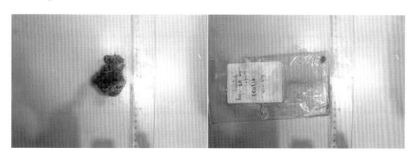

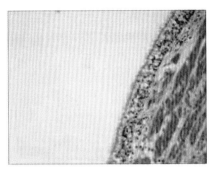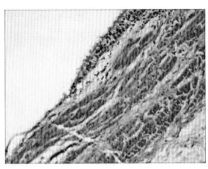

肉眼所见：（送检）5.5 cm×4 cm×3 cm 灰红色肿物 1 枚，切开呈囊性，内容胶冻样物，壁厚 0.2 cm。

病理诊断：食管黏液潴留性囊肿。

【病例小结】食管囊肿是一种少见的食管良性肿瘤，1899 年由 Kuhne 首次报道。分为 3 型，即重复畸形囊肿、包涵囊肿和潴留囊肿，以重复畸形囊肿最常见。其中，前两种为先天性，一般认为是胚胎期脱落的前肠细胞在食管壁内生长而形成，特点是囊肿位于食管壁内，为两层肌层所覆盖，内衬鳞状上皮或胚胎期食管各种上皮，常见于儿童和 20 岁左右年轻人，男性稍多，常合并身体其他部位或器官的先天畸形，如食管气管瘘、脊柱畸形等。潴留囊肿（又称炎性囊肿）为后天性囊肿，系食管壁腺管闭锁所致。其确切病因目前尚不清楚，可能与下列因素有关：①食管的慢性炎症致黏膜下腺体导管狭窄，分泌物潴留而形成囊肿。②腺体分泌物过于黏稠，不易排出而阻塞导管，或分泌量增加，排泄不畅形成囊肿。③食管黏膜基底细胞增生，若发生在腺体导管开口周围，可阻塞导管形成囊肿。潴留囊肿多发生于男性，发病年龄较大，常无症状，临床不易发现，多在尸解时意外发现或在食管手术中发现。囊肿可以单发或多发，一般直径在 1.0 ~ 1.5 cm，少有 2.0 ~ 3.0 cm 者。可发生在食管的任何部位，但以食管下段居多。

食管囊肿的临床表现取决于囊肿的大小及部位：小的食管囊肿没有任何症状，多是在上消化道钡剂透视或胃镜检查中发现；较大的食管囊肿在成人中多表现为食管受压、梗阻症状（如吞咽困难、进食不畅、反流、呕吐、胸骨后疼痛、体重减轻等）或呼吸道受压（如喘息、呼吸困难和反复发作的呼吸道感染等）的表现；而幼儿多因巨大食管囊肿表现出严重的呼吸系统表现，如发绀、呼吸困难，甚至窒息。国外曾报道感染累及心包和胸膜腔，产生心包和胸膜腔积液；而覆盖胃黏膜的囊肿可能引起消化道溃疡出血和穿孔，如溃疡腐蚀气管支气管可引起咯血。目前对于食管囊肿治疗而言，内镜下治疗及外科手术是较常用的方法，且预后良好。

影像学表现：①X 线胸片：胸部平片可见中后纵隔团块影，多呈圆形或卵圆形，其边缘光滑，单个较大，大小可占 1 ~ 3 个肋间隙，密度较淡，但通常不与食管腔相通，常向右侧突出，囊肿较大时亦可突向双侧；侧位可见肿块位于后纵隔，食管常受压而变狭窄或移位，但黏膜皱襞无破坏，囊肿靠近后纵隔脊柱时，易与神经源性肿瘤或脑脊膜膨出相混淆。②食管 X 线钡剂造影：在做食管 X 线钡剂造影检查时，常有较为典型的 X 线征象：食管前壁的囊肿影像表现为局部食管壁有圆形或卵圆形的充盈缺损，边缘光滑，其上、下缘常呈缓行的斜坡状而非呈锐角；正位食管钡剂造影片上，食管囊肿阴影的边缘比较锐利，其表面覆盖有正常黏膜相或黏膜消失，有时，钡剂经过病变处时有分流征象，是诊断食管囊肿的依据。③CT 表现：囊肿常位于心脏后缘与食管中下段壁夹角处，食管周围或食管壁内，可与食管、气管相粘连；肿块为圆形或类圆形，边缘光滑，平均 CT 值为 -10 ~ 20HU，囊液蛋白含量高则 CT 值可增高，增强扫描囊壁强化，囊内容物无强化。

【鉴别诊断】

1. **食管平滑肌瘤**　食管平滑肌瘤为黏膜下壁内的肿瘤，大多数起源于管壁的平滑肌，偶尔来自黏膜下或血管的平滑肌。肿瘤呈边缘完整锐利的充盈缺损，圆形、椭圆形或分叶状，切线位观察显示为半圆形突向食管腔内之阴影，与食管壁呈钝角。当钡剂大部分通过后，肿瘤上、下方食管收缩，肿瘤处食管似被撑开，肿瘤周围钡剂环绕涂布，其上、下缘呈弓状或环形，称为"环形征"，为特征性诊断。CT 扫描呈轻度强化，其内可见钙化。

2. **食管间质瘤**　食管间质瘤是胃肠道间质瘤的一种，但是存在差异，食管间质瘤是食管壁内形成的单一肿块，可多发，如果向食管腔内生长会形成息肉，病变会导致黏膜溃疡，本病的患病率极低，占胃肠道间质瘤的 1% ~ 5%，食管气钡双重造影显示光滑的黏膜下包块使食管远端的管腔压缩，没有阻塞。增强胸部 CT 扫描显示，界线清楚的肿块与远端食道密不可分，具有增强的外周实性成分和较大的内部囊性区域。

3. **囊性淋巴管瘤**　囊性淋巴管瘤是一种非常罕见的良性肿瘤，是一种由先天性淋巴管畸形或因发生感染、淋巴管出现堵塞引起的囊肿，可发生于身体的任何部位，仅有 1% 的淋巴管瘤累及纵隔。它们大多位于前纵隔，如发生在中纵隔时病变鉴别诊断较困难。

【参考文献】

[1]王宏宇,陈晓荣,胡文极.CT诊断食管囊肿一例[J].临床放射学杂志,2007, 26(6): 570.

[2]孙超,袁东朋,张帅,等.先天性食管囊肿的诊治分析[J].齐齐哈尔医学院学报, 2011,32(19):3151-3152.

[3]邵令方,王其彰.新编食管外科学[M].石家庄:河北科学技术出版社,2002.

[4]叶怀华,蒋毅,张新东.食管癌合并食管潴留性囊肿1例[J].中国实用医药,2014, 9(12): 177-178.

[5]杨杰,曲晓静,钟慧闽.超声内镜诊断食管囊肿1例分析[J].中国误诊学杂志,2007,7(2) : 359-360.

（郭　伟　周　舟　王道清）

病例60　食管平滑肌瘤

【基本资料】男，46岁，吞咽不适半年余，半年前无明显诱因出现吞咽不适，进食米饭后感觉明显，以食管中段为重，不伴恶心、呕吐、腹胀、腹痛等。

【专科检查】腹部平坦，未见腹壁静脉曲张，腹部柔软，腹部无压痛及反跳痛，腹部未触及包块，肝脾肋下未触及，墨菲征阴性，肝浊音界正常，双肾区无明显叩击痛，移动性浊音阴性。

【辅助检查】外院查14C-尿素呼气试验示阳性。超声内镜示：食管中段固有肌层低回声病灶，考虑平滑肌瘤可能，建议胸部增强CT。

【实验室检查】无明显异常。

【影像图片】

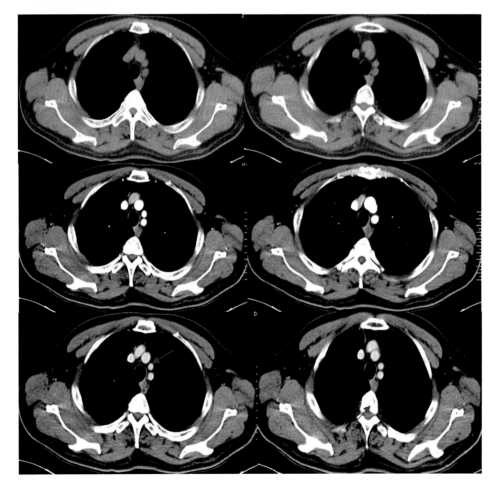

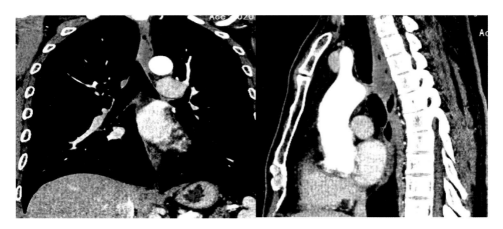

【影像特征】平扫食管上段局部管壁增厚，内可见软组织密度影突入腔内，食管管腔受压变窄，较大截面大小约 2.2 cm×1.8 cm，边界较清，密度较均匀，增强后肿块轻度均匀强化，周围未见明显肿大淋巴结。

【病理结果】

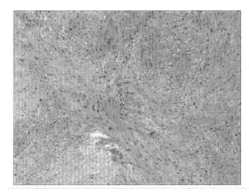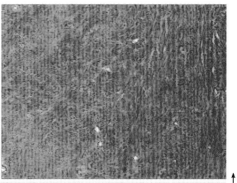

肉眼所见：灰白色组织 1 块，切面灰白，质稍韧。

病理报告：病变符合食管平滑肌瘤。

【病例小结】食管平滑肌瘤是食管肌层的良性肿瘤，由食管间质细胞的增生引起。食管平滑肌瘤是一种良性的、增生并不活跃的一种肿瘤。该病发病年龄多见于 20-60 岁，男性多于女性 2～3 倍，任何年龄均可累及。由于大部分食管平滑肌瘤瘤体积较小，生长缓慢，约半数以上的患者无任何临床症状，多因其他原因做胸部 X 线检查或上消化道钡剂造影检查时发现有食管平滑肌瘤。但是随肿瘤不断生长扩大，患者会出现吞咽困难、胸骨后隐痛、反酸、厌食等上腹部不适。食管平滑肌瘤占全部食管肿瘤的 0.5%～0.8%。在国外的文献统计中，食管良性肿瘤中平滑肌瘤占 52%～80%，实际发病率仍不明确。肿瘤位于食管上段最少，中段次之，下段最多。肿瘤质地坚硬、光滑、包膜完整，在食管腔内外膨胀性生长，多呈圆形或椭圆形，大小不一，多为单发，少数可多发。肿瘤大体可表现为类圆形、马蹄形、哑铃形、螺旋形或不规则形。

影像学表现：X 线食管钡剂检查是本病的主要诊断方法，结合临床表现，往往可以通过一次造影来确诊。钡剂造影所见取决于肿瘤的大小形态和生长方式。腔内充盈缺损是主要表现，缺损呈圆形或椭圆形，边缘光滑锐利，与正常食管分界清楚。切线位观察显示为半圆形突向食管腔内的阴影，与食管壁呈钝角；当钡剂大部分通过后，肿瘤上、下方食管收缩，肿瘤处食管似被撑开，肿瘤周围钡剂环绕涂布，其上、下缘呈弓状或环形，称为"环形征"。肿瘤局部黏膜皱襞完整，但可变细变浅，甚至平坦消失。少部分病例因溃疡形成，或糜烂而有龛影表现。较大的肿瘤或向壁外生长的肿瘤可借助 CT 检查了解其大小、形态、边缘、密度及邻近脏器的相互关系。CT 表现：食管一侧壁向腔外或腔内突出的软组织影，表面光滑，与周围组织存在明显的脂肪间隙，食管平滑肌瘤经食管造影及内镜检查后基本可以做出明确诊断，少数病例，特别是中段病变，需与主动脉瘤、血管压迫或畸形进行鉴别。CT 还可以了解肿物向管外扩展的情况及准确部位，有助于手术方案及切口的设计。

治疗：食管平滑肌瘤的治疗，首先可以在侧胸壁开口进行手术治疗，其次可以接受微创胸腔镜手术治疗。通过胸腔镜在侧胸壁打几个钥匙孔，剔除平滑肌瘤。微创手术有一定适应证，比如对肌瘤位置、大小有要求。术后恢复较快，短时间内需禁食、禁水，通过静脉输营养液或营养管等方式，补充营养。因为术后食管的伤口需充分的时间愈合，恢复后，即可正常饮食。

【鉴别诊断】

1.**纵隔肿瘤**　体积较大的食管平滑肌瘤向壁外生长时，易被误认为纵隔内肿瘤，因此对后下纵隔与食管关系密切的肿块，应警惕食管平滑肌瘤的存在。

2.**食管癌**　较大的食管平滑肌瘤累及的食管较长，病变区黏膜菲薄，并可伴充血等表现，故在食管造影时，易误认为黏膜有破坏而诊断为食管癌。

3.**纵隔淋巴结增大或炎性肿块**　因食管平滑肌瘤的症状表现为吞咽困难，钡剂检查示食管中段有充盈缺损，食管镜检显示食管中段有光滑球形病灶，这在纵隔淋巴结肿大或炎性包块的病例中也有类似表现。此时，若在食管钡剂造影的同时拍摄侧位片或行 CT 扫描，则可能明确为外压性食管梗阻而明确诊断。

【参考文献】

[1] 侯英勇,王坚,朱雄增,等.食管间质瘤与平滑肌肿瘤对照性研究 [J].中华病理学杂志,2002,31(2):116-119.

[2] 郑如恒,冯明祥,葛棣,等.食管平滑肌瘤的诊断与治疗[J].中华胃肠外科杂志,2005,8(1): 26-28.

[3] 刘峰,张志庸,李单青,等.食管平滑肌瘤的诊断及外科处理[J].现代预防医学,2007,34(13):2577-2578.

[4] 段维杰.食管钡餐造影及CT在食管平滑肌瘤诊断中的应用对比分析[J].临床医药文献电子杂

志,2016,3(42):8417.

[5]陈起航,严伟忠,刘甫庚,等. CT在食管平滑肌瘤诊断和鉴别诊断中的价值[J].中国医学影像技术,2000(6):456.

[6]马庆彬,马效德,吴希,等.食管平滑肌瘤的影像学表现[J].医学影像学杂志,2001, 11（5）:323-324.

（魏海云 王亚洲）

病例61 食管鳞癌

【基本资料】患者，男，70岁，声嘶9月余，噎嗝2个月余。

【专科检查】未见明显异常。

【实验室检查】肿瘤标志物：细胞角蛋白19片段测定(CYFRA21-1)4. 27 ng/mL, 鳞状细胞癌抗原（SCCA）0.76 ng/mL。

【影像图片】

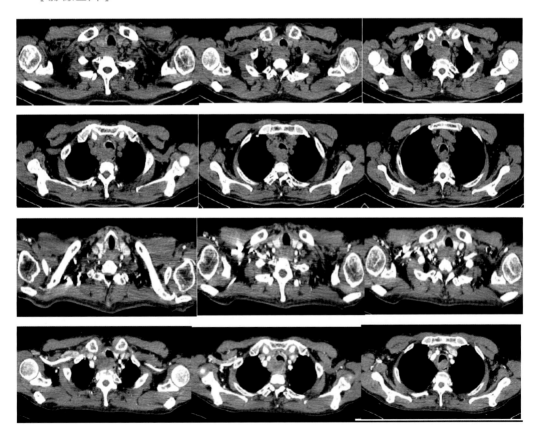

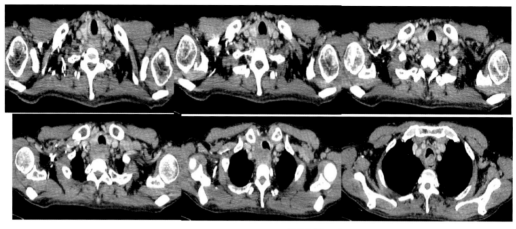

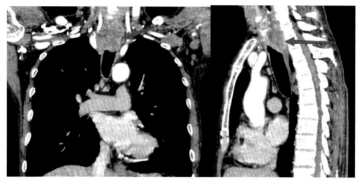

【影像特征】食管上段可见不规则软组织肿块影，病变边缘不清，范围约2.2 cm×4.1 cm×5.6 cm，相应食管管腔明显变窄，病变局部凸向气管内，增强扫描成病变呈轻中度不均匀强化，与气管界限不清。

【病理结果】

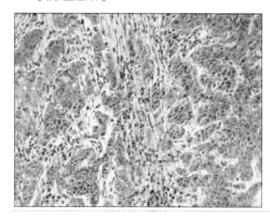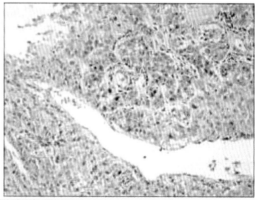

肉眼所见：（送检）直径0.2cm灰白色碎组织一堆，全埋制片。

病理诊断：鳞状细胞癌。

免疫组化：P63（＋）、CK5/6（＋）、CK（＋）、CK19（＋）、CD5（－）、TTF-1（－）、

Napsin（-）、CR（-）、CD117（-）、CD56（-）、Syn（-）、Vimentin（-）、Ki-67（约50%+）。

【病例小结】食管癌是全球最常见的恶性肿瘤之一，发病率和死亡率分别居所有恶性肿瘤的第7位和第6位，患者总体预后差，5年生存率仅为20%。中国是食管癌的高发地区，每年新发和死亡人数约占全球的50%。男性食管癌患病率与死亡率高于女性。患病年龄一般为50~70岁，多在40岁以上。好发部位：胸中段＞下段＞上段，我国以鳞癌最为常见。诱发因素：烟酒、失弛缓症、石棉肺、巴雷特食管、乳糜泻、电离辐射、腐蚀性狭窄/碱液狭窄、Plummer-Vinson综合征、肥胖（腺癌）、口腔或咽癌史、人乳头瘤病毒（HPV）、Howel-Evans综合征。早期症状：不明显，无吞咽困难，可有三感一痛（三感：①咽下食物哽噎感；②食物通过停滞感；③食管内异物感。一痛：胸骨后烧灼样、针刺样或牵拉摩擦样疼痛），中晚期症状：进行性吞咽困难，难咽干的食物—半流食—水和唾液不能咽下。

影像学表现：X线表现：髓质型：范围较长的不规则充盈缺损，伴有表面大小不等的龛影，管腔变窄，病灶上下缘与正常食管分界欠清；蕈伞型：管腔内偏心性的菜花状或蘑菇状充盈缺损，边缘锐利，有小溃疡形成为其特征；溃疡型：较大不规则的长形龛影，其长径与食管长轴一致，龛影位于食管轮廓内，管腔有轻或中度狭窄；缩窄型：管腔环状狭窄，范围较局限，边界光整，钡剂通过受阻，其上方管腔扩张。对于中晚期的食管癌，食管双对比造影典型特征为充盈缺损、龛影，结合管壁僵硬、黏膜中断、管腔变窄，诊断相对容易，而早期食管癌则有一定难度，需精心细致及熟练的检查操作技术，并结合毛刷拉网及内镜检查验证。CT表现：食管壁偏心或环形增厚＞5mm；食道周围软组织影或脂肪消失；食管局部阻塞，邻近管腔扩张积液；食道肿块导致气道（通常是气管或左主支气管）移位。CT判断气管、支气管受侵，有3点受侵的标准：①食管气管间脂肪组织消失；②气管、支气管变形、移位；③肿瘤突向气管腔内。主动脉受侵，其2项标准：①主动脉夹角法：肿瘤与主动脉接触弧度＜45°为主动脉无受侵；肿瘤与主动脉接触弧度＞90°为主动脉受侵；肿瘤与主动脉接触弧度为45°~90°，为可疑受侵。②三角法：在食管、胸主动脉和椎体之间有一三角形脂肪间隙，若此脂肪间隙消失则为主动脉受侵。

【鉴别诊断】

1.平滑肌瘤　可发生于食管的各个部位，以下段多见，病程较长，无特异的临床症状与体征。X线吞钡检查显示突向管腔内的光滑圆形的附壁性充盈缺损，表面无溃疡，局部管腔扩张度正常。偶尔在其中央由于没有充分的血供，而有溃疡形成。CT征象有突入腔内或腔外的软组织密度的圆形肿块，有时呈新月状，表面光滑，内部密度均匀，管壁局灶性增厚，体积较大的肿块可使周围组织受压、移位。MRI多呈中等T1和T2的肌肉信号，边缘光整的肿块影。

2.平滑肌肉瘤　大体所见有两种形态，一种为息肉型，另一种为浸润型。息肉型X

线表现为食管腔明显扩张，腔内有巨大肿块时，呈多数大小不等的息肉样充盈缺损，黏膜破坏中有龛影，钡流不畅，管腔受压移位。管腔外常见软组织肿块影，很像纵隔肿瘤，但食管造影时可见该肿块与腔内肿物相连而明确诊断；浸润型的 X 线表现与食管癌相似。

3. 食管贲门失弛缓症　多见于 20~40 岁女性，临床上表现为间歇性吞咽困难，病程较长，典型 X 线钡剂表现为漏斗状或鸟嘴样梗阻，管壁柔软，边缘光滑，黏膜正常，食管上段明显扩张。服用硝酸甘油类药物可缓解症状。

4. 食管静脉曲张　常有肝硬化、门静脉高压病史，食管壁柔软，黏膜正常，CT 增强扫描可见明显强化的迂曲血管团，呈持续、延迟性强化。MRI：由于流空效应，曲张的血管在 T1WI 及 T2WI 上均呈低信号，增强扫描静脉期病灶明显强化。CT 三维重建及 MRI 血管重建可以清晰显示曲张血管的全貌。

5. 食管结核　比较少见，多为继发性，常位于食管中段。其缺乏特异性症状，临床表现主要取决于病理类型和侵犯的范围，可有不同程度的吞咽困难或疼痛、阻塞感、食欲减退等。病程进展慢，多见于青壮年，常有结核病史。X 线吞钡造影无特异性表现，可见病变部位缩窄僵硬、黏膜溃疡、充盈缺损或破坏，瘘管、食管旁淋巴结肿大，食管移位等。

6. 食管囊肿　食管肠源性囊肿是先天发育畸形所致的囊肿，其上皮可为食管或胃黏膜，也可有呼吸道上皮。发生在食管中段或下段。临床症状轻微。X 线所见为圆形或卵圆形充盈缺损，边缘光整，黏膜无破坏。附近可见类似软组织肿块影，与平滑肌瘤或支气管囊肿相似。

7. 食管柱状上皮分化（Barrett 食管）　分为先天性和后天性。X 线表现为食管下段膈上 6 ~ 7 cm 处局部狭窄，可伴发溃疡，形成小龛影。可并发食管裂孔疝及反流性食管炎，且可继发食管癌。

【参考文献】

[1]BRAY F, FERLAY J,SOERJOMATARAM I,et al.Global cancer statistics 2018: GLOBOCAN estimates of incidence and mortality worldwide for 36 cancers in 185 countries[J].CA Cancer J Clin,2018,68（6）:394-424.

[2]SIEGEL R L,MILLER K D,JEMAL A.Cancer statistics,2020[J].CA Cancer J Clin,2020,70（1）:7-30.

[3]CHEN W,ZHENG R,BAADE P D,et al.Cancer statistics in China,2015[J].CA Cancer J Clin, 2016,66（2）:115-132.

[4]FENG R M,ZONG Y N,CAO S M,et al.Current cancer situation in China:Good or bad news from the 2018 Global Cancer Statistics?[J] Cancer Commun（Lond）,2019,39（1）:22.

[5]李筱,张静,向慧敏.血清长链非编码RNA LNC00993联合MMP-2和CEA在食管癌诊断和预后中的研究[J].川北医学院学报,2019,34（1）:121-125.

（刘　杰　郭　伟　周　舟）

病例62　胃重复畸形

【基本资料】患者，男，24岁，主诉：左上腹间断疼痛2月余。

【专科检查】腹部平坦，未见腹壁静脉曲张，腹部柔软，左上腹有轻微压痛，无反跳痛及肌紧张，腹部未触及包块，肝脾肋下未触及，墨菲征阴性，肝浊音界正常，双肾区无明显叩击痛，移动性浊音阴性，肠鸣音未见异常，4次/分。

【实验室检查】CA72-4:14.0 U/mL↑。

【影像图片】

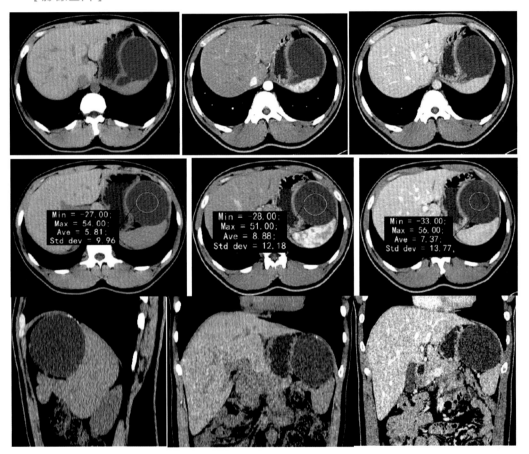

【影像特征】平扫左上腹脾胃间隙见类圆形囊性低密度影，大小约8.4 cm×7.7 cm，边界清晰，形态较规则，内部密度均匀，平扫CT值约5.8 HU；囊壁较厚、光滑，局部见多发点状钙化，胃大弯受压；病变不与胃相通；增强后囊壁可见强化，囊内容物强化不明显，动脉期、静脉期CT值分别为8.8 HU、7.3 HU。

【病理结果】

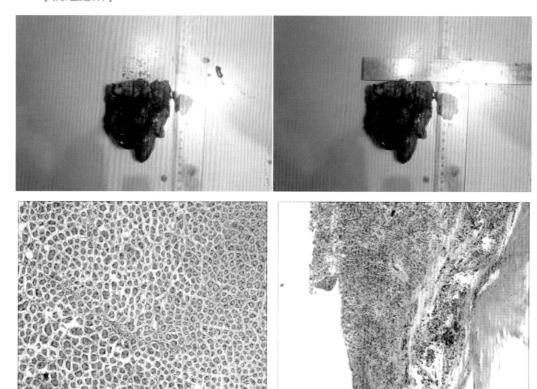

肉眼所见:(送检)长10cm,直径2~3cm管状组织一段,表面可见一8 cm×5 cm×2.5 cm的囊肿,与管腔不通,囊内容黑褐色液体,囊壁厚0.2cm。

病理诊断:(腹腔)胃浆膜良性囊肿,局部囊内壁衬覆鳞状上皮,囊壁纤维组织增生伴玻璃样变,局部出血坏死及多量含铁血黄素沉着,符合良性的上皮源性囊肿。

免疫组化:CD68(+)、CK(上皮+)、HMB45(-)、S-100(-)、CD34(血管+)、Ki-67(约10%+)

【病例小结】消化道重复畸形是一种儿童期少见的先天性疾病,又叫作胃肠重复畸形或肠源性囊肿,可发生在消化道的任何部位,小肠最为常见,其次是食管,胃重复畸形最少见,占所有消化道重复畸形的3%。

临床与病理特点:胃重复畸形,又称胃囊肿或胃重复囊肿,其发病机制仍不清楚,可能与原始前肠空泡化异常、脊索分离、成管发育缺陷等相关。胃重复畸形多见于婴幼儿与学龄前儿童,女性多于男性,其临床表现主要取决于囊肿的发生位置、囊肿的大小、囊肿形状以及是否与胃腔相通等;临床症状多无特异性,多表现为上腹痛、恶心、呕吐、消化不良、黑便、贫血、营养不良等,严重者可出现出血、穿孔,甚至恶变。恶变多在成人阶段出现,见于25 ~ 72岁,可出现肝脏、腹膜等转移。

病理仍是诊断胃重复畸形的金标准,组织学上,囊壁由黏膜、上皮下结缔组织、平滑肌组织及纤维组织组成。典型的内衬胃小凹上皮，但是部分病例可以内衬假复层纤毛柱状上皮、小肠或结肠黏膜。胃重复畸形的镜下诊断标准：①囊壁与胃壁相邻；②囊肿壁平滑肌与胃壁平滑肌相延续；③囊肿由消化道上皮覆盖。胃重复畸形可分为管状型和囊肿型，前者少见，多与胃相通，后者多见，一般不与胃相通。

CT 影像学表现：①发生部位：可发生于胃的任何部位，大部分在胃底及胃大弯侧，偏向幽门部，可位于胃腔内、胃壁内或胃腔外。②形态：多为类圆形囊性肿块，少部分表现为管状肿块，可从胃底延续到胃窦。③ CT 平扫特点：形态规则，边界清楚，囊内密度均匀，多为液性密度，分隔少见，与所附着的胃壁相连，囊壁厚、光滑、界线清晰，多有钙化。④ CT 增强特点：囊壁呈厚壁均匀强化，内壁黏膜强化明显，外壁强化稍弱，部分囊壁模糊，呈"晕轮征"，囊内容物无强化。平扫及增强囊壁与胃壁密度一致，可与之相联系。⑤合并畸形：50% 胃重复畸形可合并其他先天性畸形，如脊柱异常、肠扭转不良、肠闭锁、骨骼及泌尿系畸形；7% 伴有肠道其他部位多发重复畸形。

胃重复畸形明确诊断后，应及时行手术治疗。根据病变大小及生长的部位可选择不同的手术方式。较小的囊肿可行单纯囊肿切除；若重复畸形很大不能完全切除重复胃，可行部分重复胃切除，再切除胃与重复胃的共同壁，然后将重复胃壁与胃壁吻合；与消化道有共同肌层或血供者，需要切除畸形病变、局部胃与肠壁，再行相应的吻合术。

【鉴别诊断】胃重复畸形主要与胃壁内囊性病变及胃壁外囊性病变相鉴别。

1. **胃壁内囊性病变**

（1）胃憩室：较少见，以 30~60 岁女性居多，多发生于胃贲门附近小弯侧，与胃腔相通。胃憩室轮廓光滑，与胃壁间有狭颈连接，壁薄，而胃重复畸形多为厚壁，可与之相鉴别。当憩室口狭窄时，食物易在憩室内潴留，形成含气、液或气 - 液平面不均匀的包块，而胃重复畸形囊内多密度均匀，可与之相鉴别。

（2）异位胰腺囊肿：发生于胃的异位胰腺囊肿多表现为圆形或椭圆形囊实性肿块，囊壁厚，其内有实性分隔，与胃腔不相通，增强扫描实性部分呈均匀或不均匀明显强化，与正常胰腺组织相似；胃重复畸形虽为厚壁囊肿，但其内分隔罕见，多为均匀液性密度，可与之相鉴别。

2. **胃壁外囊性病变**

（1）胰腺假性囊肿：多发生于急性胰腺炎的亚急性期和慢性期，实验室多有血、尿淀粉酶增高。一般多合并胰腺形态、位置、密度的改变，胰腺周围脂肪间隙多浑浊。假性囊肿早期囊壁较薄，晚期多较厚且均匀，增强扫描囊壁可有不同程度强化。根据病史及实验室检查，鉴别诊断一般不难。

（2）左侧肾上腺区囊性病灶：左侧肾上腺区囊肿分真性或假性囊肿。真性囊肿壁薄，部分可见囊壁钙化，囊液均质，增强后无明显强化。假性囊肿大多由肾上腺肿瘤坏死形成，囊壁厚薄不均，囊液密度较高，部分可见钙化。

【参考文献】

[1]OLAJIDE A R,YISAU A A,ABDUL R ASEED N A,et al.Gastro-intestinal duplications: Experience in seven children and a review of the literature[J].Saudi Gastroenterology, 2010,16(2): 105-109 .

[2]李昌晓.胃囊肿1例[J].中国医学影像技术,2014,30(1):28.

[3]章立峰,陈青江,熊启星,等.小儿胃重复畸形的诊治[J].中华小儿外科杂志,2016, 37(5):366-369 .

[4]郭飞,徐梦瑶,张国锋,等.小儿胃重复畸形4例报告[J].中国微创外科杂志,2022, 22(3):273 -277.

[5]鹿连伟,吴慧莹,林文彪,等.儿童胃重复畸形的影像表现（11例报道并文献复习）[J].现代医院,2017,17(7):1063-1066.

（杨世彤　张保朋　王道清）

病例63　胃黏膜低分化腺癌

【基本资料】患者，女，70 岁，主诉：双下肢无力伴站立不稳 1 个月余，加重 2 天；住院期间因胃部不适行胃镜检查示：胃窦部占位。

【专科检查】双下肢无水肿，左下肢巴宾斯基征阳性，肌力Ⅳ级，肌张力无异常。

【实验室检查】无特殊。

【影像图片】

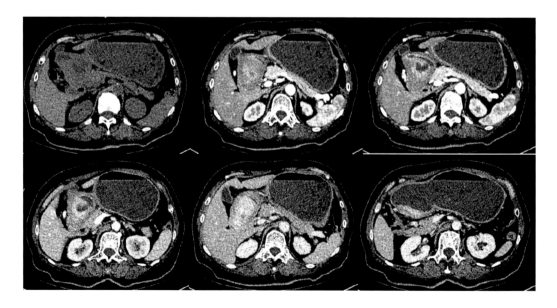

【影像特征】平扫示胃窦部胃壁明显增厚，内壁可见凹凸不平结节影，胃腔变窄，增强后呈明显不均匀强化，周围可见多发小淋巴结显示。

【病理结果】

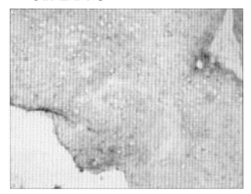 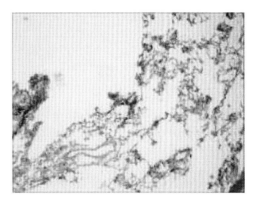

肉眼所见：直径 0.1 ~ 0.2 cm 组织 5 粒，全埋制片。

病理诊断：（胃窦）黏膜慢性炎伴活动性炎，局灶炎性渗出及溃疡形成，局灶可见少量散在异型组织细胞，病变符合黏膜内低分化腺癌。

【病例小结】胃癌（carcinoma of stomach）是由胃黏膜上皮或腺上皮发生的恶性肿瘤，是我国最常见的消化道恶性肿瘤。好发于 40 ~ 60 岁，男性多于女性。可发生在胃的任何部位，其中以胃窦、小弯和贲门区常见。胃癌的组织学类型有腺癌、黏液腺癌、印戒细胞癌、低分化腺癌和未分化癌，腺癌占 95%。早期胃癌指病变仅局限于黏膜及黏膜下层，根据形态可分成 3 种亚型：隆起型、浅表型和凹陷型。中晚期胃癌常分为：蕈伞型（又称肿块型、增生型等）、溃疡型和浸润型。

胃癌患者早期可无症状，可表现为上腹不适、隐痛及腹胀。胃癌患者疼痛多无规律，进食难以缓解，常伴有食欲减退、消瘦、乏力。患者大便隐血试验可呈阳性，出血量较大时可出现呕血或黑粪。当肿瘤进展时，可在上腹部扪及肿块。

影像学表现：早期胃癌影像检查以低张气钡双重对比造影检查为主。单、双重对比造影对中晚期胃癌的诊断都有很大价值。定性诊断需要结合内镜活检。CT 可以直接观察癌肿侵犯胃壁和邻近组织的程度、远处淋巴结转移情况、癌肿的分期、治疗计划的制定及评估治疗效果与复查随访。胃癌的分期对判断预后和临床治疗方法的选择非常重要。

【X 线造影表现】

1. 早期胃癌

（1）隆起型：表现为小而不规则的充盈缺损，高度超过 5 mm，边界清楚。

（2）表浅型：表现为胃小沟、胃小区破坏呈不规则颗粒状，轻微凹陷小龛影，僵硬、界线尚清楚；①表浅隆起型：癌肿突出高度不超过 5 mm；②表浅平坦型：病灶几乎无隆起和凹陷；③表浅凹陷型：病灶轻度凹陷不超过 5 mm。

（3）凹陷型：表现为形态不规整、边界明显的龛影，深度超过 5 mm，可见黏膜皱襞中断呈栅状或融合。

2. 中晚期胃癌

（1）蕈伞型：表现为不规则分叶状的充盈缺损，大小不一，与正常胃界线清楚，邻近胃壁僵硬，胃腔狭窄。

（2）浸润型：表现为胃壁僵硬，胃腔狭窄，黏膜皱襞消失，胃广泛受累时形成"皮革样胃"（leather bottle stomach）。

（3）溃疡型：表现为腔内龛影，即龛影位于胃腔轮廓之内。同时有下列征象：①环堤征；②指压迹征；③裂隙征；④半月综合征；⑤黏膜皱襞破坏、中断、消失或黏膜皱襞结节状或杵状增粗，癌肿区胃蠕动消失。

CT 表现：可表现为胃内大小不等的软组织影，常见征象为胃壁增厚、柔韧度消失呈僵直硬化的改变；可呈凹凸不平或结节状。①蕈伞型表现为突向胃腔内的软组织密度肿块影；浸润型为胃壁增厚，其范围依局限或弥漫而定。②溃疡型为肿块表面有不规则的凹陷。增厚的胃壁在增强扫描时有不同程度的强化。如果胃周围脂肪间线消失则提示肿瘤突破胃壁。还可以显示胃癌组织向腔外累及和浸润的程度，有无突破浆膜，与邻近脏器的关系，判断有无腔外淋巴结肿大及肝脏等其他脏器的转移。胃癌最直观的表现是胃壁的增厚，但单纯的胃壁增厚程度无法作为判断病变的标准，联合增强后胃壁出现明显强化这一点，可提高诊断率。

【鉴别诊断】

1. **胃淋巴瘤**　好发于40岁以上人群，多为非霍奇金淋巴瘤。可发生于胃的任何部位，最常见于胃窦部及幽门前区。X 线表现为胃内较大龛影，黏膜广泛受侵，较多息肉样或结节样表现，胃窦部多呈漏斗状狭窄为其 X 线特征。CT 上显示胃壁弥漫性或局限性增厚，也可表现为局部肿块，伴或不伴溃疡形成，外缘光整并有一定柔软度，胃腔很少变窄或出现梗阻，这种胃部病变的严重程度与胃容积改变表现出的不一致性，为其一个非常重要的特点；增强早期可见未受累的黏膜呈明显线样强化，而病灶仅轻度强化，强化程度不如胃癌，且对胃周脂肪及邻近器官的侵犯不如胃癌明显。胃淋巴瘤的腹内淋巴结转移较胃癌淋巴结转移数目多且体积较大。

2. **胃间质瘤**　是消化道最常见的原发性间叶源性肿瘤，可发生在消化道的任何部位，其中 60% ~ 70% 发生在胃。好发于 50~60 岁以上中老年人，男女发病率接近。X 线表现为黏膜下肿瘤的特点，典型者呈半圆形边缘光滑的隆起，可有桥形皱襞。CT：可发生于胃的任何部位，以胃体胃大弯侧最多见，其次为胃窦部。肿瘤呈软组织密度，圆形或类圆形，少数为不规则或分叶状，向胃腔内和（或）腔外突出生长。良性者直径多 < 5 cm，边界清楚，密度均匀，胃黏膜受压变薄，但其完整性良好；恶性者直径多 > 5 cm，形态欠规则，可呈分叶状，密度多不均匀，可有囊变、坏死及陈旧出血，与周围分界欠清。增强扫描实性部分多呈中等或明显强化。

【参考文献】

[1] 郭华,高剑波,杨学华,等.螺旋CT三期增强扫描对进展期胃癌的诊断价值[J].实用放射学杂志,2006,22(9):1059-1062.

[2] 陈丽红,薛蕴菁,段青,等.不同病理类型和分化程度胃癌宝石CT能谱曲线及CT值的比较[J].中华肿瘤杂志,2019,41(5):363-367.

[3] 王弢,程涛.CT对浸润性胃癌的诊断[J].中国医学影像学杂志,2014,22(6):446-450.

[4] 邵广英,刘青青.多层螺旋CT诊断浸润性胃癌临床分析[J].医学影像学杂志,2015,25(8):1488-1491.

（杨晓曼　程留慧）

病例64　胃平滑肌瘤

【基本资料】患者，男，67岁，间断恶心、呕吐12天，呕吐物为胃内容物，伴少许暗红色血丝。

【专科检查】未见明显异常。

【实验室检查】血常规（-），肿瘤标志物（-）。

【影像图片】

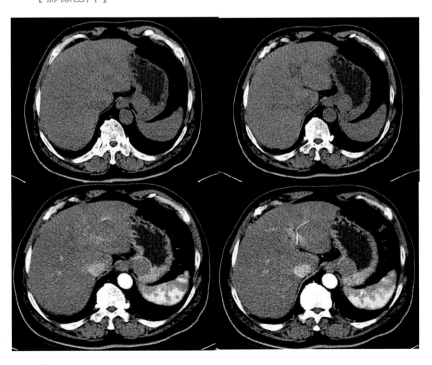

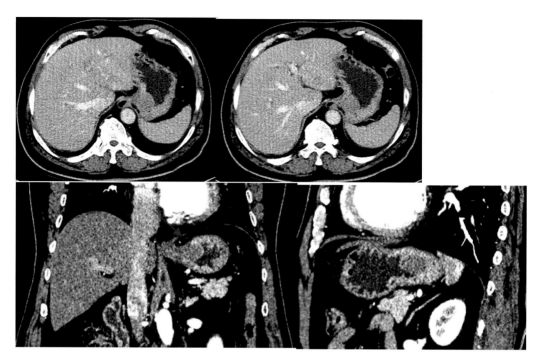

【影像特征】平扫显示胃底 - 贲门内壁见类圆形软组织结节影，位于腔内，大小约 3.0 cm×2.9 cm，边缘光滑清晰。动脉期及静脉期增强后轻中度持续强化，密度较均匀，与胃黏膜分界清晰。

【病理结果】

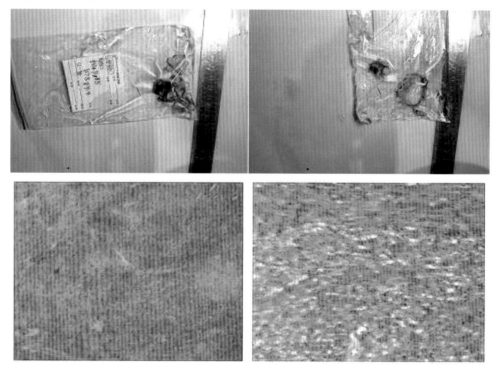

肉眼所见：（送检）2.5 cm×2 cm×0.5 cm 灰白色组织 2 块，另见直径 3 cm 灰白色组织 1 块，切面均灰白，质中。

病理诊断：胃平滑肌瘤。

免疫组化：Desmin（＋）、Actin（＋）、CD117（-）、CD34（-）、S-100（-）、Dog-1（局灶弱＋）、Ki-67（3%＋）。

【病例小结】胃平滑肌瘤为黏膜下良性肿瘤，多起源于固有肌层，少数源于黏膜肌层，好发于贲门，且易累及胃食管连接部。胃平滑肌瘤可发生于任何年龄，多见于 50 岁以下。其瘤体多单发，大小 2 ~ 4 cm，好发于胃窦及胃体部，呈圆形或椭圆形。位于胃底及胃体上部，良性多于恶性，因生长缓慢，早期多无临床表现，偶于内镜或钡剂检查或手术时发现。有症状者主要表现为上腹饱胀及腹部隐痛不适等消化道症状。患者的症状常与肿瘤所在部位、大小、质地、生长方式有关。位于胃底及胃体部多不易引起梗阻，但位于胃窦部的肿瘤可坠入胃窦部及十二指肠腔内引起梗阻。最常见的症状是出血，可有呕血及黑粪、柏油样便，也可有上腹饱胀不适、隐痛或胀痛。当肿瘤增大、供血不足，形成溃疡时亦可出现间歇性呕血或黑粪，约有 2% 可恶变成平滑肌肉瘤。

组织学上，肉眼见病变可单发，也可多发，呈结节状，边界清楚，切面呈灰红色，可见编织状条纹。镜下病灶由成熟的平滑肌细胞构成，束状排列。内镜检查可观察到病变的大体形态病变，其特征性改变主要呈结节肿物，良性肿瘤多为单发的半球形，固定的黏膜下，隆起，基底宽大，界限不清；肿物较大的因肿物自身的重量牵拉作用可致胃黏膜形成桥形皱襞，桥形皱襞过长时，肿瘤嵌顿于十二指肠肠腔内引致梗阻肿瘤。免疫组化时 Desmin、SMA 均属于肌源性的肿瘤标志物呈阳性，而 CD34、CD117、S-100 蛋白呈阴性，这在平滑肌瘤诊断中具有积极的意义。

影像学表现：胃平滑肌瘤多发生于贲门部，以腔内生长多见。胃平滑肌瘤长径与短径之间一般差值较大。有学者认为胃平滑肌瘤最大径多与胃壁平行，可能与病灶多发生于贲门部，而贲门空间狭小，限制肿瘤纵向生长有关。胃平滑肌瘤长径与短径之间一般差值较大，有学者认为肿瘤长 / 短径比值＞ 1.2 可作为其与间质瘤、神经鞘瘤的鉴别标准。MSCT 利用薄层重建后图像进行多平面重组（MPR）可以更清晰观察肿瘤与胃壁的关系，可以更准确地测量肿瘤的真实长 / 短径。胃平滑肌瘤 CT 平扫表现为密度均匀的软组织肿块影，边界清晰，很少见钙化及坏死，增强后呈轻中度均匀强化，具有一定特征性，动态增强曲线呈缓慢上升型，病灶强化特点与病灶为乏血供、生长缓慢有关。总之，直径大于 1 cm 的胃平滑肌瘤好发于贲门且累及胃 - 食管交界，多沿着胃壁生长，密度均匀，增强扫描轻度强化，其 CT 表现很有特征性。治疗：胃平滑肌瘤是一种完全良性的肿瘤，使用微创的手术方法，如内镜胃黏膜下肿瘤剥离术（ESD）具有较好的治疗效果。

综上，胃平滑肌瘤的病灶多发生于胃贲门部，以腔内生长多见，最大径与胃壁平行；肿瘤长 / 短径比值＞ 1.2；CT 平扫肿块为软组织密度影，密度均匀，无坏死、囊变，边界清晰，增强动脉期病灶多呈轻度强化，邻近胃黏膜光整，呈线样强化，静脉期呈轻中度强化，平衡期多呈中度强化，动态增强曲线呈缓慢上升型。因此，结合肿瘤发病部位、CT 表现及其强化特点有助于胃平滑肌瘤的诊断。

【鉴别诊断】

1. **胃间质瘤**　胃间质瘤是最常见的胃间叶源性肿瘤，肿瘤血供丰富，增强扫描强化程度明显高于平滑肌瘤，且易发生坏死、囊变，病变沿垂直胃壁的方向生长，瘤体较大而附着点较局限，病灶多向腔内外或腔外生长。只有约 14% 的胃间质瘤发生于贲门，最终鉴别依赖免疫组化，CD34、CD117 阳性。

2. **神经鞘瘤**　胃神经鞘瘤发生率低，多见于胃体部，表现为类圆形、边界清楚的软组织肿块，以腔内外生长为主，增强扫描强化明显，程度高于平滑肌瘤，部分病灶内可见钙化及低密度影，病灶表面可合并溃疡，病灶周围可见多发淋巴结影，最终鉴别依赖免疫组化，S-100 蛋白阳性。

3. **异位胰腺**　也称迷走胰腺，胃镜下多数病灶可见脐样凹陷，被认为是其特征性表现，增强扫描往往显著强化，多发生于胃窦部，以腔内生长方式为主，呈扁平状或类圆形，密度及强化方式与胰腺相似。

4. **胃腺瘤、息肉**　起源于胃壁黏膜层，多数病灶较小，在 CT 上往往看不到，病灶较大者虽也呈腔内生长，但往往与胃壁呈窄基底或带蒂相连。

【参考文献】

[1]余金超,吴树剑.MSCT在胃平滑肌瘤与胃神经鞘瘤鉴别诊断中的价值[J].沈阳医学院学报,2020,22（6）:524-527.

[2]郑益红,兰天,黄小梅,等.胃平滑肌瘤与胃肠间质瘤的临床病理组织及影像特征观察[J].中国当代医药,2020,27（11）:7-11，254.

[3]舒俊,孟小丽,唐永强,等.多排螺旋CT对胃平滑肌瘤与胃神经鞘瘤的鉴别诊断价值[J].医学影像学杂志,2016,26（8）:1435-1438.

[4]舒俊,张劲松,唐永强,等.胃平滑肌瘤的MSCT表现[J].中国CT和MRI杂志,2017,15（9）:115-118.

（孟　轲　程留慧　王道清）

病例65　胃间质瘤

【基本资料】患者，女，38 岁，无明显诱因上腹部疼痛不适 5 天；既往病史：十二指肠间质瘤术后 2 年余。

【专科检查】腹部柔软，右上腹部轻微压痛，无反跳痛，腹部未触及包块。

【实验室检查】肿瘤标志物等检查无明显异常。

【影像图片】

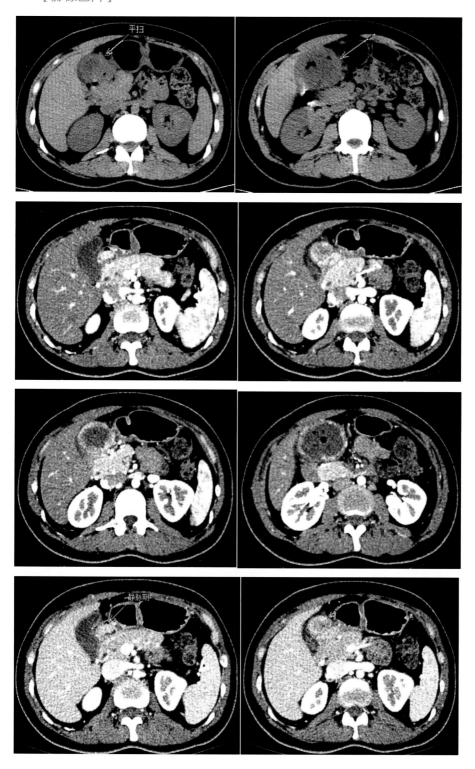

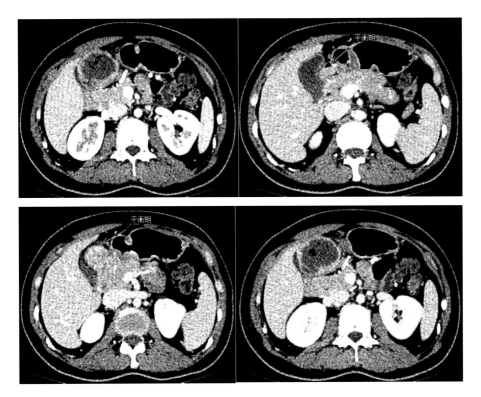

【影像特征】平扫十二指肠球部可见混杂密度肿块影，病灶直径约 5.5 cm，病灶边界欠清，壁不均匀略增厚，增强扫描实性成分较明显强化，病灶内可见液性低密度影及气泡影。

【病理结果】

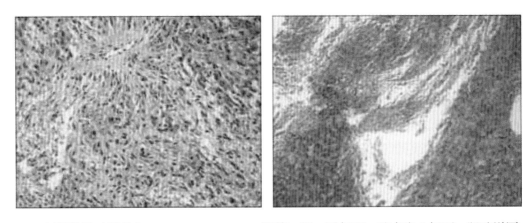

肉眼所见：（送检）9 cm×4.5 cm×3.5 cm 肠管一段，已打开，壁有出血坏死，肠壁增厚。

病理诊断：（小肠）梭形细胞瘤，符合胃间质瘤（低危险性）。

免疫组化：CD117（＋）、Dog-1（＋）、CD34 血管（＋）、S-100（－）、Actin（－）、Desmin（－）、Ki-67（<5%）。

【病例小结】胃间质瘤（gastrointestinal stromal tumors，GIST）是一种起源于胃肠道壁的间叶性肿瘤，又被称为胃肠道间质瘤，占消化道间叶肿瘤的大部分。可以发生在消化道的任何部位，多发生于胃部。胃肠道间质瘤多发于中老年患者，40岁以下患者少见，男女发病率无明显差异。大部分GIST发生于胃（50%～70%）和小肠（20%～30%），结直肠占10%～20%，食道占0～6%，肠系膜、网膜及腹腔后罕见。胃肠道间质瘤是胃肠道的非上皮性、非肌源性、非神经源性及非淋巴性肿瘤，由梭形及上皮样细胞组成，具有多向分化潜能，可分为平滑肌分化型、神经方向分化型、双向分化型及缺乏分化型4个亚型。

GIST的主要症状依赖于肿瘤的大小和位置，在临床表现上无明显特异性，通常表现为腹痛、包块及消化道出血、胃肠道梗阻、胃肠道出血等，部分患者因肠穿孔就诊，可增加腹腔种植和局部复发的风险。GIST患者第一次就诊时有11%～47%已发生转移。转移主要发生在肝和腹腔，淋巴结和腹部外转移即使在较为晚期的患者中也较为罕见。GIST良性也有复发的可能，但过程较慢，有的甚至在10年、20年之后。根据患者消化道出血或不适的临床表现，CT或内镜超声显示的发生于胃肠道壁的肿瘤，可做出初步的诊断。GIST的确诊最终需病理切片及免疫组化的结果。典型的GIST免疫组化表型为CD117和CD34阳性。

影像学表现： ①X线可表现为瘤体自胃肠道壁向腔内外生长，腔内见充盈缺损，轮廓较规则，周围黏膜受压推移，部分出现黏膜破坏、溃疡形成。肿瘤发生于消化道外者，管壁多呈外压性改变。②CT是发现胃间质瘤的重要检查方法，CT不仅能发现肿瘤，还可以对肿瘤的位置、大小、生长方式及内部结构进行观察，肿瘤表现为消化道壁局部增厚及软组织肿块影，密度均匀或不均匀，多见坏死、囊变及钙化，可表现为混杂密度影；同时CT还能评估肿瘤对周围组织与器官的侵袭情况。CT多期增强扫描可以评价肿瘤的血供情况，增强扫描肿块多呈均匀或不均匀轻中度强化，有效提高肿瘤的诊断准确性。CT分型可分为腔内型、腔外型、腔内外型，但肿瘤发生溃疡或穿孔时强化程度不能作为判断恶性的指标。

治疗： 胃肠道间质瘤在良性时无需特殊治疗，恶性时期可以根据瘤体的大小、性质、转移情况来选择治疗方法。对于直径＞2 cm的局限性胃肠道间质瘤，应根据肿瘤的具体部位、大小、生长方式及术后可能对胃功能造成的影响综合分析后决定具体术式。胃肠道间质瘤的手术方式多样，包括局部或楔形切除、近端胃切除、远端胃切除、全胃切除、联合脏器切除术等。

【鉴别诊断】

1. **神经鞘瘤（GS）** 临床较胃肠道间质瘤少见。两者均为黏膜下肿瘤，可以发生在胃肠道各部位的黏膜下、肌壁间和浆膜下，临床表现相似。GS的CT表现从肿瘤密度、生长方式、渐进式强化等与良性胃肠道间质瘤有一定程度的重叠。绝大多数为良性，发生恶变的概率很低，预后良好，而 GIST 以恶性居多，易发生血行和种植广泛转移，即便良性也有恶变倾向。GS 一般呈圆形或卵圆形，若病灶较小，则密度均匀，病灶较大时多伴囊变，增强后一般轻度强化，而恶性 GIST 一般密度不均匀，常伴出血、囊变，呈中度或明显强化，良性 GIST 则与神经鞘瘤较难鉴别。另外 GIST 只有少部分病例中有 S-100 表达，而胃肠道神经鞘瘤 S-100 弥漫性阳性表达，CD-117 和 CD-34 阴性表达。

2. 小肠淋巴瘤　小肠肠壁广泛明显增厚，外缘光滑或轻度分叶状；黏膜粗大、不规则；邻近器官间的脂肪层完整，可伴有肠管周围淋巴结肿大及肾门水平以下腹膜后淋巴结肿大。

3. 小肠腺癌　肠壁不均匀、不规则增厚，侵犯肠管周围脂肪间隙，肠壁僵硬，增强后病灶强化不均匀，伴有肾门以上淋巴结肿大。

4. 异位胰腺　常发生在胃窦部大弯侧及十二指肠球部，CT 主要表现为体积较小，一般呈类圆形或扁丘状的软组织结节，边缘光滑或轮廓小分叶征，大部分为腔内生长，少数病变可位于肌壁间和浆膜下，增强后动脉期低于或等于胰腺强化，静脉期、平衡期及延迟期与胰腺强化基本一致。

【参考文献】

[1]李玉舟,金红瑞,李春荣,等.34例胃肠间质瘤患者128层螺旋CT影像学表现特点及诊断价值[J].中国CT和MRI杂志,2017,15（11）:102-105.

[2]王斌,聂忠仕.前纵隔占位性病变的多层螺旋CT影像学表现及诊断价值[J].检验医学与临床,2017,14（17）:2568-2570.

[3]佟桂玲,张旦欢.64排螺旋CT血管成像对脑动脉瘤的诊断价值[J].解放军医药杂志,2017,29（5）:93-96.

[4]ZHAO X, WU M, ZHANG D, et al. The relationship of interpersonal sensitivity and depression among patients with chronic atrophic gastritis: The mediating role of coping styles[J]. J Clin Nurs, 2018,27（5-6）: e984-e991.

[5]武兰萍.金铃调胃汤在肝胃不和型慢性萎缩性胃炎患者中的应用[J].光明中医,2021,36（1）:6-8.

（张　卉　杨富阁　程留慧）

病例66　胃体T细胞淋巴瘤

【基本资料】患者，男，59 岁，上腹部不适 8 月余。

【专科检查】腹部平坦，未见腹壁静脉曲张，腹壁紧张度正常，腹部无压痛及反跳痛，腹部未触及包块，肝脾肋下未触及，墨菲征阴性，肝浊音界正常，移动性浊音阴性，肠鸣音未见异常，4 次 / 分。

【实验室检查】血红蛋白:109g/L ↓，余未见明显异常。

【影像图片】

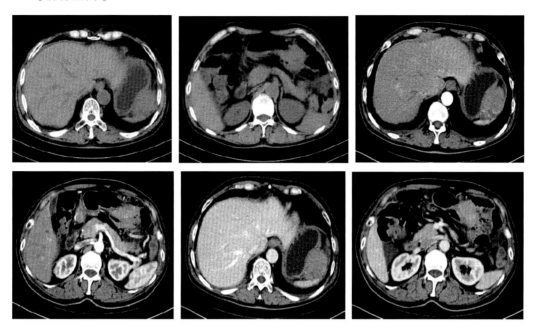

【影像特征】胃大弯下方可见一团块状软组织密度影，边缘欠清，最大截面约 3.7 cm×6.2 cm；另脾脏前上缘可见软组织肿块影，最大截面约 3.7 cm×6.7 cm，两处病灶增强扫描后均呈较均匀轻度强化，胃腔局部受压。

【病理结果】

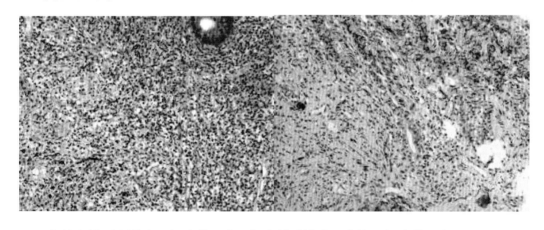

病理诊断:（胃体）T 细胞淋巴瘤，倾向单形性嗜上皮性 T 细胞淋巴瘤。

免疫组化:CK（-）、CD3（+）、CD20（-）、cD56（+）、P53（局部+）、Gra（部分+）、BCL-2（+）、Ki-67（约70%）、EBER（-）。

【病例小结】原发性胃肠道淋巴瘤（primary gastrointestinal lymphoma,PGIL）主要起

源于胃肠道黏膜下层及黏膜固有层的淋巴组织，是结外型淋巴瘤最常见的部位，大部分为非霍奇金淋巴瘤（non-Hodgkin lymphoma，NHL），最常见，小肠次之，结直肠罕见，仅占 5% ～ 10%，结肠淋巴瘤发病率仅次于结肠癌，多位于右侧结肠，特别是盲肠和回肠末端处，其次是直肠和乙状结肠。一般累及范围广，病变肠管呈浸润性不均匀增厚、结节或肿块样改变，可向肠腔内外生长，与胃及小肠淋巴瘤相比，结肠淋巴瘤病变肠壁更厚，更易形成肿块，尤其是回盲部淋巴瘤，可跨过回盲部，同时累及升结肠及回肠，沿着肠管长轴生长，一般情况下不破坏黏膜，若累及黏膜下层较大范围的溃疡，致肠道内壁凹凸不平时，需与结肠溃疡型腺癌及炎症性病变进行鉴别，肠管仍具有一定的柔软性和扩张性，很少发生肠梗阻，极少破坏肠壁间的弹性纤维，成纤维反应较腺癌少，晚期可出现肝脾肿大，其中脾肿大较为常见。目前原发性肠道淋巴瘤的诊断标准为：①无浅表淋巴结肿大；②无纵隔淋巴结肿大；③白细胞计数及分类正常；④肿瘤局限于肠道或仅有邻近淋巴结的侵犯；⑤肝、脾无侵犯。

影像学表现：肠壁可呈同心圆样增厚或不规则增厚，肠腔可表现为狭窄或扩张，肠腔狭窄者中心常可见小点状气体影；肠管腊肠样增粗，肠腔扩张者可呈"动脉瘤样扩张"伴液平（典型表现，因肿瘤侵及固有层内自主神经丛时，导致肠壁张力下降，引起管腔扩张），病变累及肠段通常较长，肠道淋巴瘤可沿系膜浸润，造成系膜内脂肪密度增高，系膜增厚，腹膜后及肠系膜多发肿大淋巴结所形成的肿块包绕肠系膜血管及周围脂肪，形成典型"汉堡包征"或"三明治征"，多平面重建 MPR 可较好地显示病变部位肠道受累情况及其周围结构情况。CT 显示增厚肠壁呈等密度，且密度较为均匀，增强扫描呈轻中度、均匀强化，表现为乏血供肿瘤，当肿瘤体积较大时，可能由于血供不足而出现坏死，基本不累及肠黏膜，CT 增强扫描动脉期黏膜相对完整并明显强化，呈"黏膜白线"样征象，少数类型的结肠淋巴瘤则可侵及黏膜形成溃疡，黏膜线不完整，增强后黏膜明显强化、不连续，呈"火山口样改变"。

【鉴别诊断】

1. **胃间质瘤**　胃间质瘤是消化道最常见的间叶源性肿瘤，胃体最为多见，其次是胃底，胃窦部少见，其临床表现与肿瘤大小及良恶性有关。肿瘤较小时，CT 平扫多为圆形或类圆形，密度均匀，边界清晰，增强动脉期均匀强化；肿瘤较大时，呈分叶状及不规则形，密度不均，可见坏死囊变等改变。

2. **胃腺癌**　胃腺癌是发生在胃部的一种恶性肿瘤，其影像学主要表现：普通钡剂透视表现为胃黏膜紊乱、龛影、胃壁蠕动僵硬，胃腔狭小痉挛；CT 表现为胃壁内的占位病变，能够显示肿块位置，与周围组织的关系，胃癌组织和周围脏器浸润的情况。

3. **胃平滑肌瘤**　胃平滑肌瘤是起源于平滑肌组织的良性肿瘤，是最常见的间质性良性胃部肿瘤，好发于胃底、胃体，小弯侧较大弯侧多见，肿块多小于 5 cm，CT 表现呈圆形或类圆形，表面光滑，肿块密度多均匀，偶可见钙化，增强扫描可见动脉期病灶多呈低强化改变，延迟期中等强化，偶可见中心部坏死不强化的低密度灶。

4. **胃神经鞘瘤** 胃神经鞘瘤是起源于胃壁肌间的 Auerbach 神经丛神经鞘 Schwann 细胞，其初期无症状，当肿块生长至一定程度，可造成胃黏膜溃疡或糜烂，出现腹痛，消化道出血等，CT 多呈圆形或椭圆形，边界清晰，坏死、钙化较少，密度均匀为主，增强扫描肿瘤呈渐进性强化。

【参考文献】

[1] 刘涛,杨存保,李景雷.胃间质瘤与原发性胃淋巴瘤的CT征象及鉴别诊断[J].中国医学影像学杂志，2013,21(11):849-852.

[2] 张国正,章浙伟,夏聪,等.原发性胃淋巴瘤的CT诊断[J].医学影像学杂志,2019,29(8):1363-1366.

[3] 唐广山,韩婷婷,许倩倩.多层螺旋CT对胃间质瘤的诊断价值[J].中国全科医学,2016,19(S1):391-393.

[4] 罗春海，王翔.MSCT对胃肠道癌的诊断价值[J].实用放射学杂志,2016,32(9):1378-1380,1393.

[5] 邓昆,燕军,解耀锃.胃肠道间质瘤的MSCT诊断[J].中华肿瘤防治杂志,2016,24(1):125-126.

（窦允龙 温泽迎）

病例67 胃窦高侵袭性B细胞淋巴瘤

【基本资料】患者，女，23 岁，发现腹部肿物，伴疼痛，活动时疼痛。

【专科检查】脐周可见局部皮肤隆起，颜色正常，可触及一大小约 2cm×2cm 肿物，质地稍硬，活动度差，有压痛，未见腹壁静脉曲张，腹部柔软，肝脾肋下未触及，墨菲征阴性，肝浊音界正常，双肾区无明显叩击痛，移动性浊音阴性，肠鸣音未见异常，3 次/分。

【实验室检查】血常规：白细胞 $1.5×10^9$/L，红细胞 $3.16×10^{12}$/L，血红蛋白 99g/L，红细胞压积 31.2%，血小板 $66×10^9$/L，单核细胞百分比 25.8%，嗜碱性粒细胞百分比 1.6%，中性粒细胞计数 $0.62×10^9$/L，淋巴细胞计数 $0.33×10^9$/L，血小板压积 0.068%；血栓止血相关检测：凝血酶时间 16.7s。

【影像图片】

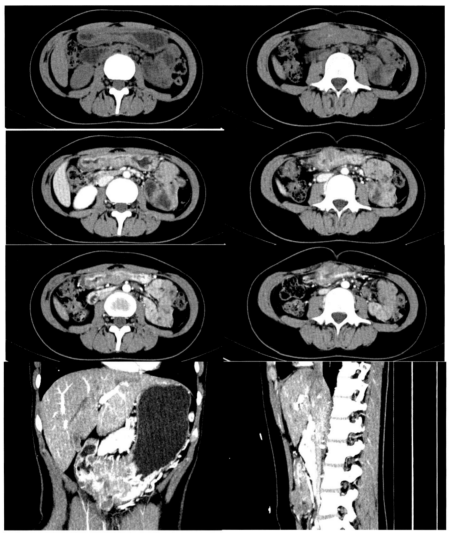

【影像特征】平扫显示胃窦部胃壁明显增厚，增强扫描病灶呈轻中度不均匀延迟强化；网膜囊及周围可见数个小淋巴结影。

【病理结果】

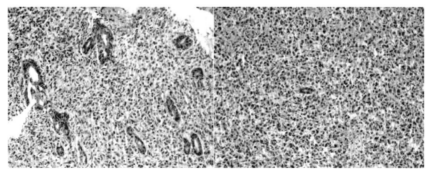

肉眼所见：（胃窦）送检：直径 0.2 ~ 0.3 cm 组织 5 粒，全埋制片；（胃体）送检：直径 0.2 cm 组织 4 粒，全埋制片。

病理诊断：

（1）胃窦病变符合高侵袭性 B 细胞淋巴瘤。

免疫组化：Vimentin（＋）、LCA（＋）、CD43（＋）、CD79a（＋）、C-myc（＋）、Mum-1（＋）、cK（－）、CK7（－）、CEA（－）、HER-2（－）、CAM5.2（－）、P53（－）、CD138（－）、PAX-5（－）、cD3（－）、CD20（－）、Ki-67（约 90%+ ）。

（2）胃体病变符合高侵袭性 B 细胞淋巴瘤。

免疫组化：CD79a（＋）、CD43（＋）、BCL-6（局部＋）、BCL-2（＋）、CD10（灶＋）、TdT（-）、CD23（-）、D20（-）、Cyclin D1（-）、CD3（-）。

【病例小结】胃恶性淋巴瘤是胃肉瘤中最常见的一种，占 60% ~ 70%，本病可为全身恶性淋巴瘤的局部表现，也可仅局限于胃，与胃癌相比，发病年龄较轻，对放疗及化疗敏感，预后较好。常见症状为上腹部疼痛，食欲减退、腹部肿块和体重减轻等。侵袭性成熟 B 细胞淋巴瘤主要包括弥漫大 B 细胞淋巴瘤（DLBCL）、伯基特淋巴瘤（BL）及特征介于 DLBCL 和 BL 之间不能分类型的 B 细胞淋巴瘤。它们在组织形态、分子遗传及生物学行为方面存在相关性，但又各具特点。胃肠道是淋巴瘤结外最好发的解剖部位之一，占所有成人淋巴瘤的 30% ~ 40%。患者临床主要表现为食欲缺乏、腹部不适或疼痛、腹部占位，伴或不伴出血，严重的可发生胃肠道穿孔。

影像学表现：CT 上将胃淋巴瘤胃壁增厚情况分为 3 种：①局限性增厚、局部形成结节状病灶；②节段性增厚，胃壁不均匀增厚范围小于胃周径的 50%；③弥漫性增厚，胃壁不均匀增厚，胃周径的 50% 以上受侵。CT 平扫胃壁局部或广泛增厚，胃内缘呈波浪样或分叶状，边缘清晰，周围脂肪存在间隙；可见单发或多发突向腔内的息肉或肿块；平扫呈等或稍低密度，增强扫描呈均匀轻到中度强化。

治疗：首选的治疗方案是进行手术治疗，通常情况下可以进行胃次全切除术。如果淋巴瘤比较广泛，还可以进行全胃的切除术，即使是有一些胃部淋巴瘤的患者，出现了严重的并发症，比如说梗阻、出血或者是穿孔，也应该做姑息性的切除，为后续的放疗或者化疗创造有利的条件。其次是可以进行放疗，对于手术切除后的辅助治疗或者胃淋巴瘤已经处于晚期病变，不能进行根治性切除、放疗都可以取得比较好的效果。其次是可以进行化疗，胃淋巴瘤对于化疗相对来说是比较敏感的。可以根据患者的情况选择氮芥、长春新碱、环磷酰胺、多柔比星等化疗药物进行治疗。具体药物的使用要遵医嘱使用，还要加强对症支持治疗。

【鉴别诊断】

1. **胃间质瘤**　胃间质瘤是一类起源于胃黏膜下的间叶性肿瘤，可以发生在胃的黏膜下、肌壁间和浆膜下。胃间质瘤多为恶性，易发生血行和种植广泛转移，即便良性也有恶变倾向。恶性胃间质瘤一般密度不均匀，常伴出血、囊变，呈中度或明显强化。

2. **胃神经鞘瘤** 临床较少见，为黏膜下肿瘤，可以发生在胃肠道各部位的黏膜下、肌壁间和浆膜下。胃神经鞘瘤绝大多数为良性，发生恶变的概率很低，预后良好，肿块一般呈圆形或卵圆形，病灶若较小，则密度均匀，病灶较大时多伴囊变，增强后一般轻度强化；胃肠道神经鞘瘤 S-100 弥漫性阳性表达，CD-117 和 CD-34 阴性表达。

3. **胃异位胰腺** 常发生在胃窦部大弯侧及十二指肠球部，CT 主要表现为体积较小，一般呈类圆形或扁丘状的软组织结节，边缘光滑或轮廓小分叶征，大部分为腔内生长，少数病变可位于肌壁间和浆膜下，增强后动脉期低于或等于胰腺强化，静脉期、平衡期及延迟期与胰腺强化基本一致。

4. **胃癌** 胃癌 CT 表现多样，具体分型：①蕈伞型：表现为突向腔内的分叶状或菜花状软组织肿块，表面不光整，常有溃疡形成。②浸润型：表现为胃壁不规则增厚，增厚的胃壁内缘多凹凸不平，范围可以局限或广泛。胃周围脂肪线消失提示肿块已突破胃壁。③溃疡型：形成大而浅的腔内溃疡，边缘不规则，底部多不光整，其周边的胃壁增厚较明显，并向胃腔内突出。④胃腔狭窄：表现为胃壁增厚的基础上的胃腔狭窄，胃壁僵直。增强扫描增厚的胃壁或腔内肿块有不同程度的强化。

【参考文献】

[1]Said J W. Aggressive B-cell lymphomas: how many categories do we need?[J] .Mod Pathol, 2013,26(supple1):S42-56.

[2]STEIN H, WARNKE R A, CHAN W C, et al. Diffuse large B cell lymphoma, not otherwise specified// SWERDLOW S H, CAMPO E, HARRIS N L, et al. World Health Organization classification of tumours of haematopoietic and lymphoid tissues[M]. Lyon:IARC Press, 2008:233-237.

[3]LI X Y, LIU Z, CAO J. Rituximab in combination with CHOP chemotherapy for the treatment of difuse large B cell lymphoma in China: a 10-year retrospective follow-up analysis of 437 cases from Shanghai Lymphoma Research Group[J]. Ann Hematol, 2012,91(6):837-845.

[4]KLAPPROTH K, WIRTH T. Advances in the understanding of MYC induced lymphomagenesis[J]. Cancer Biol Ther, 2010, 149(4): 484-489.

[5]AKYUREK N, UNER A, BENEKLI M, et al. Prognostic significance of MYC, BCL2, and BCL6 rearrangements in patients with difuse large B-cell lymphoma treated with cyclophosphamide, doxorubicin, vincristine, and prednisone plus rituximab[J]. Cancer,2012, 118(17):4173-4183.

（窦允龙　王亚洲）

病例68 胃幽门下腺癌

【基本资料】患者，女，54岁，胃脘部疼痛不适9月余。

【专科检查】腹部平坦、柔软，无压痛及反跳痛，腹部未触及包块。

【实验室检查】肿瘤标志物：CA19-9:174 U/mL ↑，CA72-4: 11.15 U/mL，CA50:71.36 U/mL ↑。

【影像图片】

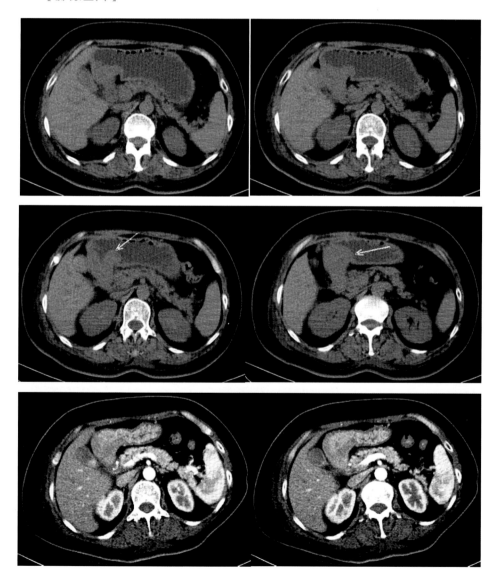

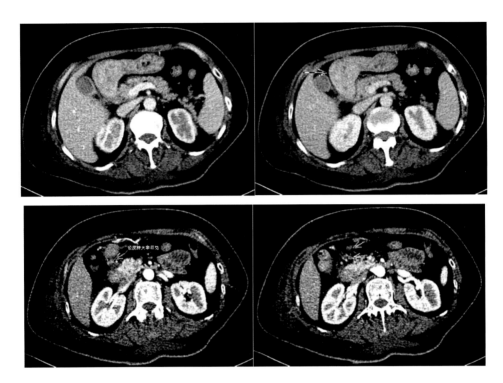

【影像特征】平扫显示胃幽门部管壁黏膜层明显增厚，增强后病灶轻中度持续强化，病灶周围可见多个淋巴结影。

【病理结果】

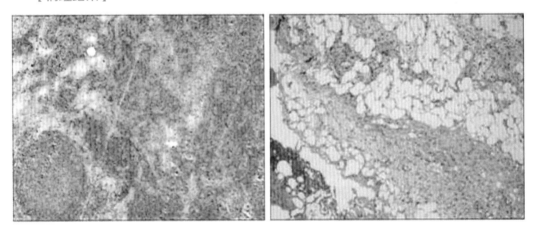

肉眼所见:（送检）直径 3 cm 灰白、灰红碎组织一堆，切面灰白、灰红，质中。

病理诊断: 胃幽门低分化腺癌。

免疫组化: CK（＋）、CEA（＋）、CK7（＋）、CK20（－）、LCA（－）、Villin（－）、CD68（－）、Ki-67（约 20%）。

【病例小结】胃癌是我国最常见的恶性肿瘤之一，在全球癌症中其发病率居第五位，其死亡率仅次于肺癌、肝癌，死亡率和发病率近几年均有上升趋势。胃癌早期症状无特异性，多表现为一般消化道症状，易被忽视，晚期可出现贫血、腹部肿块、恶病质、大便潜血阳性等症状，好发部位以胃窦部小弯侧最常见，其次为贲门胃底区，是由胃黏膜上皮和腺上皮发生的恶性肿瘤。胃腺癌为胃癌最常见病理类型。胃癌男女比例约 2 : 1，发病年龄为 40~60 岁。根据肿块在黏膜面的形态特征和在胃壁内的浸润方式进行分类，将胃癌分为 4 型。Ⅰ型为结节型：肿瘤向胃腔内生长，隆起明显，基底较宽，境界清楚；Ⅱ型为局限性溃疡型：肿瘤有明显的溃疡形成，边缘隆起明显，基底与正常胃组织所成角度＜90°，境界较清楚；Ⅲ型为浸润溃疡型：肿瘤有明显的溃疡形成，边缘部分隆起，部分被浸润破坏，境界不清，向周围浸润明显，是最常见的类型，约占 50%；Ⅳ型为弥漫浸润型：呈弥漫性浸润性生长，难以确定肿瘤边界，由于癌细胞弥漫浸润及纤维组织增生，胃壁广泛增厚变硬，称"革囊胃"。根据病变发展进程，分为早期及进展期胃癌。早期胃癌指病变仅侵及黏膜或黏膜下层，不论癌肿大小，不论有无淋巴结转移。早期胃癌在胃癌中占 10%～46%，根据大体形态，早期胃癌又分为隆起型（约占10%）、浅表型和凹陷型（占 25%），浅表型又分为浅表隆起型、浅表平坦型和浅表凹陷型。病变深度已超过黏膜下层的胃癌称为进展期胃癌。

胃癌的影像检查方法有：①传统诊断方法：上消化道造影、胃镜检查及活检，其局限性在于不能显示腔外扩散、淋巴结转移及远处转移。②CT 检查具有显示胃腔内面、胃壁本身和腔外邻近结构的能力。胃癌 CT 表现分型：A.蕈伞型：表现为突向腔内的分叶状或菜花状软组织肿块，表面不光整，常有溃疡形成。B.浸润型：表现为胃壁不规则增厚，增厚的胃壁内缘多凹凸不平，范围可以局限或广泛。胃周围脂肪线消失提示肿块已突破胃壁。C.溃疡型：形成大而浅的腔内溃疡，边缘不规则，底部多不光整，其周边的胃壁增厚较明显，并向胃腔内突出。D.胃腔狭窄：表现为胃壁增厚的基础上的胃腔狭窄，胃壁僵直。增强扫描增厚的胃壁或腔内肿块有不同程度的强化。胃癌 CT 表现可分为 4 期，Ⅰ期：表现为胃腔内肿块，无胃壁增厚，无邻近或远处转移；Ⅱ期：表现胃壁增厚厚度超过 10 mm，但未超出胃壁；Ⅲ期：表现胃壁增厚，并侵犯邻近器官，但无远处转移；Ⅳ期：有远处转移。③MRI：可直接显示器官的冠状位、矢状位、横断面和任意斜面的图像，可显示胃的浸润深度，对肿瘤的术前分期有重要意义。相关文献报道，进展期胃癌大多数已经侵犯浆膜层，表现为浆膜面模糊，肿瘤突破浆膜层表现为病变浆膜面不规则结节并强化，周围脂肪间隙模糊，甚至消失，本病例病灶周围脂肪间隙内可见多个小淋巴结显示，并病变部位浆膜面稍模糊，提示病灶向周围浸润发展。

治疗：对于所有的胃癌患者，只要患者的全身情况较好，又无远处转移的征象，均可行手术探查。至于术式的选择，需根据肿瘤的临床病理分期和术中探查发现，包括胃癌的部位、肿瘤大小、浸润的深度及淋巴结肿大情况，决定不同的手术方式。随意地扩大或缩小手术切除范围，造成脏器功能的过度破坏或术后肿瘤复发，均是不适当的。

【鉴别诊断】

1. **胃淋巴瘤**　病变部位以累及胃体、胃窦多见，少见幽门受累，单发或多发结节或肿块，边缘光滑或轻度分叶，病变范围广泛时，可越过贲门或幽门侵犯食管下端或十二指肠，胃壁明显增厚，厚度常超过 10 mm，但仍保持一定的扩张度和柔软性，常伴有腹腔内淋巴结肿大。另外，胃淋巴瘤密度相对较均匀，内部很少出现坏死或坏死灶较小，增强后轻中度强化不明显。

2. **胃间质瘤**　多见于 40 岁以上中老年男性，病变部位胃黏膜无连续性中断，胃壁柔软，蠕动正常，肿瘤大多位于胃体，外生型生长多见，腔内型少见。

3. **异位胰腺**　多发生于胃窦部大弯侧，无明显症状，病灶密度均匀，边界清楚，其强化方式与胰腺实质一致。

4. **胃平滑肌瘤**　是胃最常见的良性肿瘤，膨胀性生长，多发生于固有肌层，向腔内或和腔外突出，边界清楚，密度均匀，胃黏膜受推压变薄，但完整性良好。

【参考文献】

[1]BRAY F, FERLAY J,SOERJOMATARAM I, et al. Global cancer statistics 2018: GLOBOCAN estimates of incidence and mortality worldwide for 36 cancers in 185 countries[J].CA Cancer J Clin,2018,68(6):394-424.

[2]谢静,方军,金木兰,等.胃癌病理分型研究进展[J].中国实用内科杂志,2014, 34(6):626-630.

[3]LIANG J X, BI X J,LI X M,et al. Evaluation of multislice spiral computed tomography perfusion imaging for the efficacy of preoperative concurrent chemoradiotherapy in middle-aged and elderly patients with locally advanced gastric cancer[J]. Med Sci Monit,2018,24:235-245.

[4]LI H H, ZHU H, YYE L, et al. Feasibility of free-breathing dynamic contrast-enhanced MRI of gastric cancer using a golden-angle radial stack-of-stars VIBE sequence：comparison with the conventional contrast-enhanced breath-hold 3D VIBE sequence[J]. Eur Radiol, 2018, 28(5):1891-1899.

（张　卉　王亚洲　王道清）

病例69　十二指肠布伦纳腺腺瘤

【基本资料】患者，女，68 岁，发现大便隐血 10 天余。

【专科检查】无明显异常。

【实验室检查】无明显异常。

【影像图片】

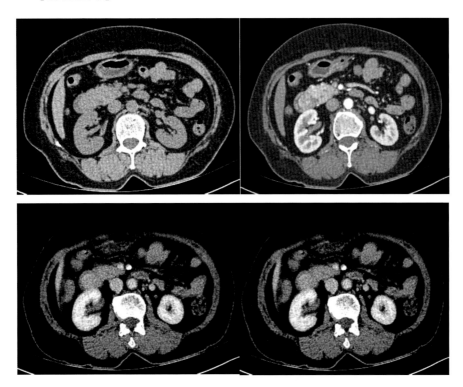

【影像特征】平扫十二指肠降部、水平部管腔内可见软组织肿块影，边界清，CT增强肿块呈中度持续性强化，与周围组织结构分界清晰。

【病理结果】

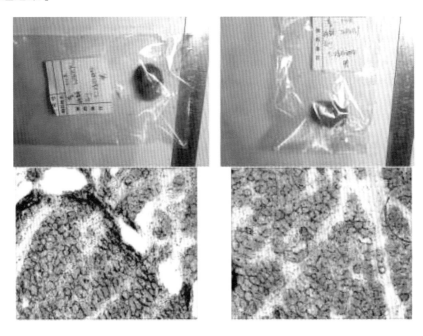

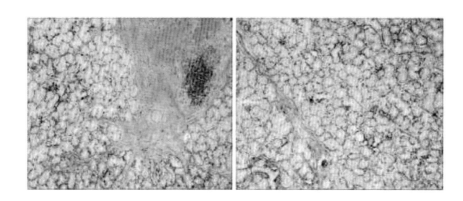

肉眼所见：（送检）3 cm×2.6 cm×1.5 cm 灰黄色组织 1 块，切面灰黄，质中。

病理诊断：十二指肠布伦纳腺腺瘤。

【病例小结】十二指肠布伦纳腺腺瘤（Brunner gland adenoma, BGA）是一种罕见的十二指肠良性肿瘤，发展缓慢，多见于 40-60 岁中老年人，无明显性别差异，系腺体增生所致。本病 57% 发生在十二指肠球部，降部约 27%，水平部约 5%，无典型的临床症状及体征。布伦纳腺腺体起于幽门，主要存在于十二指肠球部，至降部及水平段逐渐消失，其功能是分泌碱性黏液及碳酸根离子，用来中和胃酸内的氢离子，保护十二指肠免受胃酸及胰液的消化侵蚀，同时它可分泌肠抑胃素，均有抑制胃酸分泌和抗溃疡作用。目前，BGA 的病因及发病机制仍然不明确。BGA 来源于布伦纳腺的保护性增生，可在十二指肠内形成散发的息肉样改变或结节，直径由数毫米至 10 余厘米，但大都小于 1 cm，且恶变可能性较小。根据目前文献报道，布伦纳腺增生常发生在感染幽门螺杆菌的患者中，但作用机制仍有待进一步研究。也有相关研究表明 BGA 与胰腺分泌有一定关系，可能是由于胰腺外分泌功能不足引起的一种反应性增生。

临床表现：本病发展较慢，临床表现缺乏特异性，早期可无明显症状，多为偶然发现。一般根据 BGA 的大小、位置及发展速度，主要可表现为：①局部刺激症状：包括上腹痛、饱餐不适、重压感或闷胀感等不适。②消化道出血：食物划破肿瘤，肿瘤表面糜烂形成中心坏死或溃疡，可能引起呕血或黑粪，长期出血导致贫血，甚至发生失血性休克。③形成梗阻：如瘤体较大时，可引起十二指肠梗阻或肠痉挛；如位于幽门部可引起幽门梗阻，致恶心、呕吐；如位于十二指肠乳头处，可能引起阻塞性黄疸或胰腺炎等不适。

目前该病病理检查上可分 2 型或者 3 型：Ⅰ型（小结节型）：呈绿豆或黄豆大小的多发性充盈缺损，X 线表现为铺石路状；Ⅱ型（局限性结节型）：为多发的局限性的增生结节；Ⅲ型（单发结节型）：呈单发息肉样充盈缺损，有时带蒂。

影像学表现：影像检查手段主要靠胃肠钡剂造影、内镜检查、超声内镜检查术（endoscopic ultrasonography，EUS）。① X 线钡剂造影：常常显示十二指肠球部结节状边缘光滑的息肉样充盈缺损，但如果出现糜烂破溃，易误诊为恶性肿瘤，且不能与其他十二指肠良性病变相鉴别。②内镜检查：胃镜检查能直视肿块，明确病灶位置、形态、大小、数目及质地等，且能取组织活检行病理检查，从而可与其他良、恶性肿瘤如肠癌、壶腹癌、平滑肌瘤、黏膜腺瘤等进行鉴别，并可行内镜下瘤体切除；但由于BGA的表层黏膜厚而完整，活检难以取到正确瘤体组织，故常常不能明确诊断，甚至误诊。③超声内镜：是目前诊断该病较好的检查方法，其不仅可以内镜下直视病灶，还能进行超声扫描，从而获得更多关于病变与周围组织及器官等相互关系的信息，对定性、定位诊断均有较高特异性。超声内镜的特点有：①病变局限于黏膜和黏膜下层；②瘤体内部回声不均匀，提示瘤体内部可能含有扩张的腺管或囊性变。此特征有助于鉴别十二指肠隆起型病灶的良、恶性，并可在超声内镜引导下行细针穿刺活检。因此，在各项检查中，以超声内镜最为优越，且能根据相应结果选择治疗方式。

治疗：对于无症状的小腺瘤，可暂时不做特殊治疗，建议定期到医院复查，密切关注腺瘤的变化。如果腺瘤比较大，患者出现消化道或其他不良症状，比如腹痛不适、消化道出血、恶心、呕吐等，可考虑手术切除治疗，直径较小的腺瘤，可采用内镜下腺瘤切除术，直径较大，或者合并有穿孔、消化性溃疡及出血，必要时可考虑外科手术治疗。

【鉴别诊断】

1. **绒毛状腺瘤**　有高度恶性潜能；大部分绒毛状腺瘤见于十二指肠降段，起源于壶腹或壶腹周围区域的恶变率高达 30% ~ 60%；平均年龄为 56 岁，无性别差异；临床表现与病变部位有关，可无症状，可出现消化不良或梗阻性黄疸；患者易发生隐匿性出血表现，CT 表现与布伦纳腺腺瘤十分相似。

2. **十二指肠间质瘤**　多见于中老年人；多为腔外生长，与十二指肠广基底相连、密切相贴；CT 增强后呈早期明显强化，静脉期强化程度略低，部分可增高。

3. **十二指肠腺癌**　好发于十二指肠降段，管壁僵硬、毛糙，向心性狭窄，容易引起肠梗阻；CT 增强动脉期呈明显强化，静脉期降低，呈"快速上升平台"模式。

4. **十二指肠神经内分泌肿瘤**　发病部位以十二指肠球部及降部为主，起源于黏膜或黏膜下；瘤体通常较小，早期可出现神经内分泌症状；CT 增强呈均匀或不均匀强化，无动脉期明显强化特点。

【参考文献】

[1]时强,钟芸诗,姚礼庆,等．十二指肠Brunner腺瘤的内镜治疗[J]．中华胃肠外科杂志,2012,15(1):59-62．

[2]许国强,章宏,厉有名,等．15例十二指肠Brunner腺瘤的诊治[J]．中华消化杂志,2006,28(8):511-514．

[3]杨敏,刘爱军,张继平,等．Brunner腺错构瘤7例临床病理分析[J]．临床与实验病理学杂志,2011,27(2):167-169．

[4] KOBE D, MORIYASU H, AIHARA Y, et al．A case of giant heterotopic Brunnefs-gland adenoma prolapsing into the duodenum[J]. Nihon Shokakibyo Gakkai Zasshi,2010,107(11):1798-1805．

（项改生　王亚洲　王道清）

病例70 十二指肠低级别绒毛状腺瘤伴局部癌变

【基本资料】患者，男，55岁，进食后嗳气反酸1年，伴上腹部不适7个月。

【专科检查】腹部平坦，未见腹壁静脉曲张，腹部柔软，腹部无压痛及反跳痛，腹部未触及包块，肝脾肋下未触及，墨菲征阴性，肝浊音界正常，双肾区无明显叩击痛，移动性浊音阴性，肠鸣音未见异常，4次/分。

【实验室检查】无明显异常。

【影像图片】

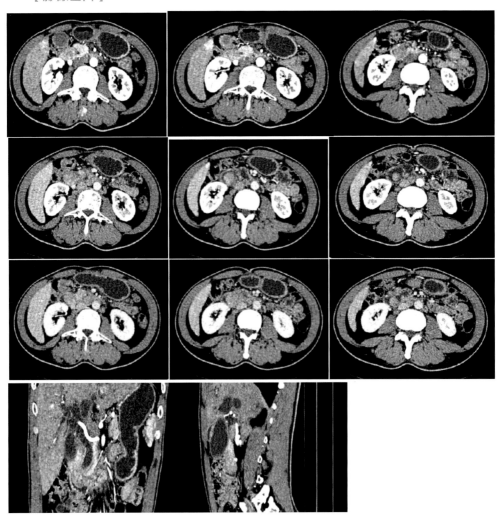

【影像特征】平扫十二指肠乳头部可见团块状软组织密度影，边界欠清，大小约 3.3 cm×3.1 cm，增强后呈轻度不均匀强化；紧邻十二指肠后部可见结节状明显强化灶，大小约 1.1 cm×1.2 cm，增强三期与动脉血管强化一致。

【病理结果】

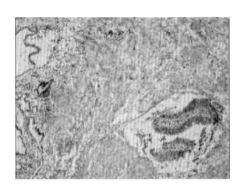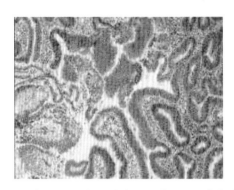

病理诊断：（十二指肠）大部分为低级别瘤变 - 绒毛状 - 管状腺瘤。局部呈黏膜内高级别瘤变 - 灶性上皮高度异型增生、癌变，局部浸润黏膜肌层，周围淋巴结 26 枚，未见癌转移。

免疫组化：CK7（＋）、CK20（＋）、Villin（＋）、CA19-9（－）、CK19（＋）、SATB2（－）、MLH1（＋）、MSH2（＋）、MSH6（＋）、PMS2（＋）、P53（局灶＋）、Ki-67（30%+）。

【病例小结】十二指肠乳头区腺瘤发病率比较低，起病隐匿，发病机制尚不明确，以 50-70 岁多见，好发于十二指肠降段壶腹周围。依据镜下病理将其分为：①绒毛状腺瘤：绒毛状或乳头状，宽基底，质软，易恶变，恶变率可达 30%～40%；②管状腺瘤：有蒂，质硬，不易恶变；③混合状腺瘤：即十二指肠绒毛状管状腺瘤，兼具前两者的形态结构特征和病理特性，且有较高的恶变倾向。患者早期无症状或症状较轻，随着病程的发展，由于病灶大小及形态的不同，会出现恶心、呕吐、腹痛、阻塞性黄疸等症状，也可伴有高热、寒战。由于临床表现缺乏特异性，早期诊断困难。十二指肠乳头管状腺瘤常伴有家族性腺瘤性息肉病。十二指肠乳头区良性肿瘤形态上以类圆形、扁平形、类椭圆形为主，其次为分叶状。正常十二指肠乳头直径小于 1 cm，因此，当十二指肠乳头增大时，需高度怀疑该区发生肿瘤的可能。十二指肠乳头腺瘤可以与肠壁宽基底相连，尽管为宽基底，但腺瘤的形态会随肠蠕动发生变化，而在十二指肠乳头癌中未见此征象。因此，这与良性肿瘤无侵袭性、形态柔软及肠壁蠕动功能良好有关，对鉴别十二指肠乳头肿物的良恶性具有一定的意义。

影像学表现：十二指肠乳头腺瘤的 CT 特征为显示十二指肠乳头类圆形肿物，边界清楚，Vater 壶腹部正常或增宽；胆总管下端向心性狭窄，胰胆管可轻中度扩张。增强扫描肿瘤多呈渐进性轻中度强化。合并炎症反应，乳头可增大、充血、表面糜烂。CT 检查表现为腺瘤动脉期强化幅度最高，延迟后强化减低，与肿瘤合并炎症反应充血有关；而其余大部分腺瘤在门静脉期强化幅度最高。当十二指肠管状绒毛状腺瘤形态变得不规则，体积较大，局部边界不清，胆总管下端截断性狭窄，以及病变累及 Vater 壶腹、十二指肠壁时，应警惕恶变可能。表现为较高程度强化。正常十二指肠乳头、十二指肠乳头癌在 CT 检查动脉期均会出现"靶征"。因此，当异常增大的乳头出现"靶征"时，应高度怀疑恶变的可能。腺瘤有局灶性明显强化区及纤细的供血动脉，在血管成像图像上可以显示胰十二指肠上动脉和胰十二指肠下动脉参与病灶内供血，此征象也可见于其他部位腺瘤，但在十二指肠乳头癌中未发现该征象。因此，此征象值得进一步在更多十二指肠乳头腺瘤与腺癌病例中观察，以确定是否可作为两者的鉴别诊断要点。十二指肠乳头癌可以出现不同程度的胆管、胰管扩张。薄层 CT 图像多平面重组对于显示该区解剖结构和影像征象较 MRI、MRCP 更为全面、清晰。既往研究显示，胆胰管扩张、胆囊增大是乳头区腺瘤最常见的间接征象。因此，当胆管仅有轻度扩张而无胰管扩张时，往往提示腺瘤的可能；胆、胰管梗阻加重高度提示腺瘤恶变或乳头癌的可能。胆管中度扩张的腺瘤其胆总管下端均显示为较平滑的"弹头样"狭窄，这对于乳头癌所致胆总管下端突然截断或"鸟嘴样"狭窄具有鉴别意义。

治疗：对于十二指肠腺瘤，一旦发现应当及时切除。带蒂的十二指肠腺瘤可以通过套扎或者高频电凝切除，而对于广基息肉，还应当考虑进行腹腔镜或者开放手术处理。如果术后病理显示已经出现癌变，还应当注意行根治性手术，并做区域淋巴结清扫。

〖鉴别诊断〗

1. **十二指肠乳头腺癌** 多为浸润性生长，易侵及 Vater 壶腹部、周围十二指肠壁及胰头，造成胆总管下端截断性狭窄，胆管扩张明显。但当十二指肠乳头腺癌表现为单纯肿块、周围浸润不明显时，或良性肿瘤突入壶腹时，两者鉴别仍有困难。

2. **十二指肠乳头慢性炎症** 表现为十二指肠乳头增大，但没有明显肿块，胆总管壶腹部正常形态存在，胰胆管不扩张或轻度扩张。

3. **胆总管壶腹癌** 是指发生于胆总管与胰管汇合处的恶性肿瘤，肿瘤较小时局限于十二指肠壁，当肿瘤较大累及十二指肠大乳头时，不易与乳头区的肿瘤相鉴别，动态增强扫描部分肿瘤延迟期明显强化。MRCP 胰管、胆管同时扩张，呈"双管征"表现，胆总管或胰管于汇合处截断，二者与十二指肠乳头区距离增宽。

4. **胰头癌** 表现为胰头区乏血供肿块，可累及十二指肠壁及乳头，梗阻位置较十二指肠乳头腺瘤位置稍高，MRCP 典型表现为"四管征"（指肿块上方扩张的胆总管、肿块远侧扩张的胰管、肿块下方相对正常的胰管及胆总管），容易与十二指肠乳头腺瘤相鉴别。

〖参考文献〗

[1]李齐勇,杨慧,曹劲松,等.十二指肠乳头肿瘤的CT表现及临床特征分析[J].影像研究与医学应用,2022,6(3):35-37.

[2]陆鉴,陆文洁,吴育连.十二指肠乳头肿瘤的临床特点及诊治分析[J].中华外科杂志,2016,54(3):187-190.

[3]龚云庆,马周鹏,陈炳叶,等.十二指肠乳头肿瘤的CT诊断及治疗[J].肝胆胰外科杂志,2020,
32(1):32-36.

[4]盛红霞,梁�芒.十二指肠乳头肿大的多层螺旋CT评价与肠镜对照研究[J].中国数字医学,
2019,14(7):88-90.

（李　超　王亚洲）

病例71　十二指肠神经内分泌肿瘤

【基本资料】男，50岁，失眠30天伴巩膜黄染及全身皮肤黄染20天。

【专科检查】腹部膨隆，未见腹壁静脉曲张，腹部柔软，腹部无压痛伴反跳痛，腹部未触及包块，肝脾肋下未触及，墨菲征阳性，双肾区无明显叩击痛，移动性浊音阴性，肠鸣音未见异常。

【实验室检查】肿瘤标志物CA19-9：70.6 U/mL ↑。

【影像图片】

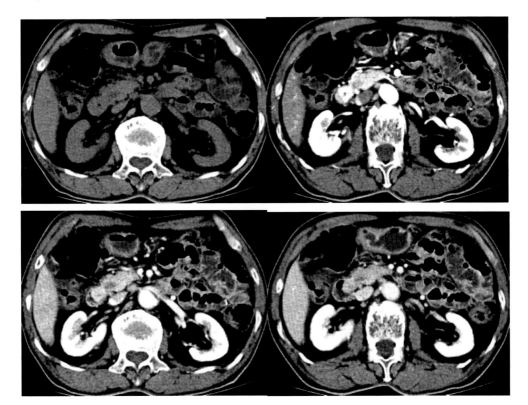

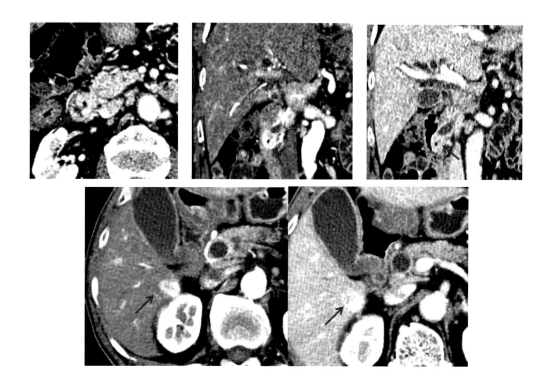

【影像特征】平扫示十二指肠壶腹部见等密度软组织结节影突向十二指肠腔内，大小约 1.3 cm×1.2 cm，密度较均匀，边界不清晰，形态欠规则，局部小溃疡形成，增强后动脉期明显不均匀强化，静脉期及延迟期强化程度略下降；胆总管全程、左右肝管、肝内胆管明显扩张，胰管轻度扩张。动脉期肝右后叶下段异常强化结节，直径约 1.7 cm，静脉期强化程度略下降，与十二指肠病变强化程度类似。

【病理结果】

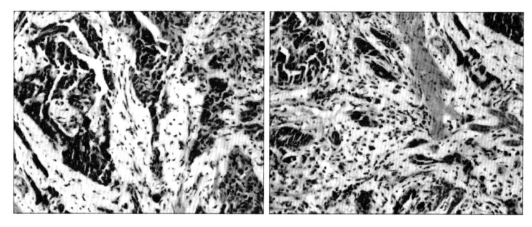

病理诊断：十二指肠壶腹部低分化神经内分泌肿瘤（大细胞型）。

免疫组化：CK7（局灶+）、CK19（+）、CD56（+）、CDX-2（+）、CK20（-）、CA19-9（-）、STAB2（-）、hepa（-）、Ki-67（60%+）。

【病例小结】胃肠道神经内分泌肿瘤（neuroendocrine neoplasm, NEN）是一组起源于肽能神经元和神经内分泌细胞的异质性肿瘤，可以发生在消化道的任何部位，占所有胃肠道肿瘤的 1.2%~1.5%。原发于十二指肠的神经内分泌肿瘤十分少见，仅占胃肠道神经内分泌肿瘤的 2%~3%。依据 2010 年 WHO 消化系统肿瘤分类和 2011 年中国胃肠胰神经内分泌肿瘤病理学诊断共识将神经内分泌肿瘤分成 3 类：神经内分泌瘤（NET，分级为 G1 和 G2）、神经内分泌癌（NEC，分级为 G3）、混合性腺神经内分泌癌（MANEC）。十二指肠神经内分泌肿瘤可发生于任何年龄，多见于 40~60 岁，平均年龄 56.4 岁，无明显性别差异。十二指肠神经内分泌肿瘤起源于十二指肠黏膜隐窝深部的 Kulchitsky 细胞，该细胞来源于胚胎神经嵴，可以分泌 5- 羟色胺及其代谢产物或多肽激素等多种物质，这些物质可以引起皮肤潮红、呼吸困难、心血管异常等典型的临床表现，即类癌综合征。临床上，肿瘤分泌的物质能引起典型临床表现的，称之为功能性神经内分泌肿瘤，但发生典型类癌综合征者不到 10%。大部分神经内分泌肿瘤为无功能性，临床表现多样，缺乏特征性，可出现反酸、腹痛、腹泻等，发生于壶腹周围的肿瘤可造成胆管梗阻，引起黄疸。病理学特征及免疫组化标志物是诊断胃肠道神经内分泌肿瘤的金标准。目前常用的免疫组织化学标志有 CgA、NSE、Syn、CK 等，其中 CgA 被认为是最佳的神经内分泌细胞的广泛标志物，但没有任何一种免疫表达具有 100% 的特异性。因此，肿瘤生长模式不典型时，应联合使用多种标志物进行组织学诊断。

影像学表现：①发生部位：十二指肠神经内分泌肿瘤多发生于十二指肠球部及降部，此与神经内分泌细胞分布有关。②生长方式：神经内分泌肿瘤起源于十二指肠黏膜或黏膜下，因此其生长方式多表现为向腔内生长的息肉样结节或肿块，约占 52%，壁内肿块型约占 39%，其他少见类型为局限性肠壁增厚、腔外肿块型。③大小：由于该病发生部位特殊，部分患者早期可出现神经内分泌症状或者胆道梗阻症状，患者就诊较早，因此，瘤体通常较小，直径平均约 2.0 cm，部分病变甚至在 CT 图像无法显示或仅为黏膜局限性增厚。④ CT 平扫特点：多呈等密度或稍低密度，密度均匀或不均，钙化、囊变、坏死少见，部分病灶表面可见溃疡形成。若肿瘤发生于壶腹周围，可引起胆道系统梗阻，表现为肝内胆管、胆总管、胰管等扩张。⑤ CT 增强特点：由于神经内分泌肿瘤的瘤巢血供丰富，大部分病灶动脉期强化显著，静脉期及延迟期强化程度逐渐减低。⑥周围及远处转移情况：十二指肠神经内分泌癌具有高度侵袭性，局部淋巴结转移较常见，多为胰头周围、肠系膜上动静脉旁及胃大弯侧等部位淋巴结转移，CT 表现为与原发肿瘤强化相似的软组织结节；远处转移最常见的部位为肝脏，转移灶强化方式与原发灶相似，表现为动脉期显著强化。

【鉴别诊断】

1. 十二指肠腺瘤　好发于降部，降部又以十二指肠壶腹部乳头区周围多见。绝大多数为单发病灶，沿管壁向腔内或上下浸润生长，表现为肿块型及缩窄型，其中以肿块型常见，其 CT 表现为：十二指肠腔内等密度或稍低密度软组织肿块，伴邻近肠壁增厚，增强扫描动脉期多呈轻至中度强化，门脉期、平衡期强化仍明显，而十二指肠神经内分泌肿瘤动脉期明显强化，此特征有助于二者的鉴别。

2.**十二指肠间质瘤** 好发于降部及水平部，多为单发病灶向腔内生长、腔外生长或腔内外同时生长，但以腔外生长多见。其 CT 表现为圆形、类圆形和（或）分叶状不均质肿块，向腔内、外生长，部分可表现为壁内肿块或腔内息肉，但病变主体一般位于腔外，增强扫描增强动脉期血管样强化，静脉及延迟期呈渐进性强化；恶性程度高者直径常 ≥ 5 cm，肿块中心易坏死、囊变。

3.**十二指肠淋巴瘤** 可分为原发性或继发性两种，原发性少见。胃肠道以非霍奇金病多见，其 CT 表现为：肠壁环形增厚，肠腔狭窄或管腔呈"动脉瘤样"扩张，增强扫描动脉期病灶轻至中度强化，强化程度不及十二指肠神经内分泌肿瘤。另外发现肠系膜淋巴结多发肿大也有助于淋巴瘤的诊断。

【参考文献】

[1]祝则峰,马建兵,袁琳娜,等.十二指肠神经内分泌肿瘤的CT影像学特征分析[J].浙江实用医学,2020, 25(1):55-57.

[2]邹海华,宋佳成,李燕,等.十二指肠神经内分泌肿瘤和间质瘤的多排CT表现及对照研究[J].临床放射学杂志,2017,36(3):368-372.

[3]曾泳瀚,梁长虹,曾辉,等.原发性十二指肠神经内分泌肿瘤的CT表现[J].中国医学影像技术.2010,26(7):1289-1292.

[4]尔丽绵,吴明利,郑秀丽.十二指肠神经内分泌瘤的内镜及临床诊治[J].中日友好医院学报,2018,32(2):96-97.

[5]NAALLA R,KONCHADA K, FAU-KANNAPPAN O, et al. Duodenal carcinoid with carcinoid syndrome[J]. BMJ Case Rep,2014,10(2):142-152.

（杨世彤　王亚洲）

病例72　十二指肠腺癌

【基本资料】患者，男，53 岁，剑突下间断性疼痛 3 月余，加重 5 天；呈胀痛，无恶心、呕吐及反酸，每天持续半小时左右，休息后可缓解。

【专科检查】左下腹部轻微压痛，无反跳痛。

【辅助检查】十二指肠乳头活检：纤维组织间见异型上皮细胞呈浸润性生长，考虑低分化癌。

【影像图片】

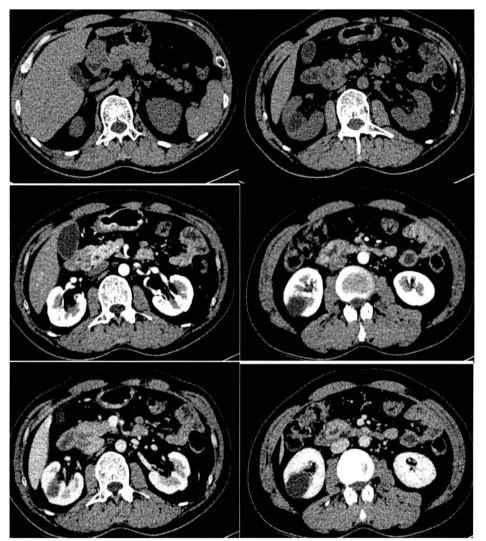

【影像特征】平扫十二指肠降段局部肠壁不规则增厚，肠腔狭窄，增强呈中度不均匀强化，病变与胰腺头部分界不清，肝内胆管轻度扩张。

【病理结果】

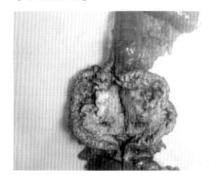
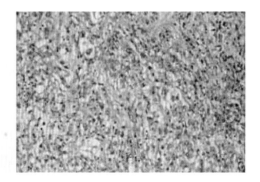

肉眼所见： 距离十二指肠断端 18.5cm 处见一 3.7 cm × 2.5 cm × 2.5 cm 溃疡型肿物，切面灰白、质脆、浸润肠壁全层。

术中所见： 十二指肠降部肿块质地韧，可扪及明显实性肿物，大小约 4 cm × 3 cm，突出包膜，活动度差，与胰腺组织分界不清。

病理诊断： 十二指肠低分化腺癌，癌组织浸透胆总管壁至胰腺组织表面，胰腺实质内未见肿瘤。

免疫组化： CK（＋）、CK7（＋）、CK19（＋）、her-2（-）、CA19-9（＋）、CK20（局部＋）、Vim（-）、Syn（局灶＋）、STAB2（-）、CDX-2（-）、MLH1（＋）、MSH2（＋）、MSH6（＋）、PMS2（＋）、PD-L1（SP263，CPS<1）、Ki-67（30%）。

【病例小结】十二指肠腺癌是起源于十二指肠黏膜腺上皮且较为罕见的恶性肿瘤，其发病率很低，仅占全部消化道肿瘤的 0.35%，约占小肠腺癌的 55.7%。十二指肠腺癌多见于 26-83 岁，平均年龄 54 岁；男女比为 1.45 ∶ 1；按十二指肠球部、降部、水平部、升部划分，大多数发生在十二指肠降部，尤其是乳头周围部，其次是水平部和升部，而发生于十二指肠球部的癌变极为罕见。肿瘤病理基础：以肉眼形态分型可分为息肉型、溃疡型、缩窄型、弥漫狭窄型，其中息肉型和弥漫狭窄型同时存在。前者可见有乳突状肿块向肠腔内生长，而后者特征为存在纤维组织增生，这是引起肠腔狭窄的主要因素。

临床表现： 早期起病隐匿，诊断困难，常误诊为慢性胃炎、消化性溃疡和胆管疾病。临床表现与病程和肿瘤部位有关，常表现为消化道非特异性症状，早期以腹痛最为常见，可占 50% 以上。肿瘤生长速度快，阻塞肠腔可引起频繁恶心、呕吐、腹胀的肠梗阻症状。贫血和消化道出血也较常见。肿瘤晚期、病程长的肿瘤患者会伴有体重减轻，进行性体重下降常预示治疗效果不佳。患者腹部肿块少见，部分病例可扪及右上腹包块。黄疸多见于乳头部肿瘤，可因肿瘤坏死、脱落而使黄疸波动，且伴有腹痛，这有别于胰头癌常见的进行性加重的无痛性黄疸。

影像学表现： X 线表现：腔内不规则的充盈缺损，轮廓粗糙；黏膜粗乱，不规则龛影；肠壁僵硬，蠕动消失，肠腔狭窄；近端肠管有不同程度的扩张。CT 表现：肠腔局限性不规则环状狭窄伴软组织肿块，增强扫描肿块呈中度强化，动脉期强化程度较静脉期明显，较大病灶内可出现低密度无强化坏死区；病灶极易侵犯周围肝门、胰腺及腹主动脉，容易合并胆道梗阻。MRI 表现：为肠壁不规则环形或偏心性增厚，部分向腔内形成肿块，黏膜消失、中断，肠腔变窄，病变发生在乳头部时，常表现为乳头部向肠腔内突起的结节，在早期即可出现胆道梗阻；MRCP 显示胆道或胰管不同程度扩张，胆管末端受累时可出现结节样充盈缺损、末端截断狭窄或鸟嘴样变细。病灶侵犯胰腺时，胰腺体积增大和十二指肠之间间隙消失。胰胆管、肝胆管扩张是常见的间接征象，这和肿瘤发生部位多为降部易侵犯十二指肠乳头有密切关系，在阅片中需要重视此征象，需仔细观察患者壶腹周围区域，减少漏诊的情况出现。有无淋巴结转移、胰腺浸润是临床是否进行手术的重要指征，若 CT 或 MRI 检查后未发现胰腺周围出现淋巴结肿大或转移情况，将直接影响根治手术方案制定，侧面反映 MSCT 检查对原发性十二指肠腺癌术前指导有重大意义。

综上所述，影像学表现可了解原发性十二指肠腺癌的肿瘤大小、周围浸润及转移情况等，可为临床术前诊断、治疗方案选择提供重要参考依据。

【鉴别诊断】

1.**胰头癌或壶腹癌** 胰头部局部增大并软组织肿块形成，其内可见液化坏死的低密度区；胰头癌多为乏血供病变，增强强化不明显，可见胆总管及胰管扩张；侵及周围脏器、血管及转移等；壶腹癌影像学表现为十二指肠壶腹部管壁不均匀增厚，增强呈明显强化；肝内外胆管、胆总管及胰管扩张并于壶腹部截断。

2.**十二指肠间质瘤** 可表现为息肉状或菜花状软组织肿块，但病变主体一般位于腔外，甚至仅表现为浆膜外肿块，肿瘤呈均匀密度者少见，很少发生梗阻，增强扫描表现为伴有低密度（出血、坏死或囊性变）的明显强化肿块，静脉期强化程度高于动脉期，有助于与腺癌的鉴别。

3.**十二指肠淋巴瘤** 小的肿块型淋巴瘤为黏膜下病变，一般密度均匀，增强后呈轻中度均匀强化；环壁型十二指肠腺癌病变区肠腔狭窄，近段肠管扩张，而淋巴瘤为病变区肠腔扩张，且病变范围广泛，梗阻症状及征象不明显。

4.**类癌** 患者一般会出现类癌综合征表现；易侵犯肠壁形成肿块以及转移至肠系膜淋巴结，肠系膜淋巴结常出现钙化及周围放射状纤维增生收缩形成的软组织影。

【参考文献】

[1]赵金都,杨文奇.原发性十二指肠腺癌治疗及预后的研究进展[J].中华临床医师杂志（电子版）,2013,7(5):2164-2166.

[2]曹亮,蒋小猛,许腊梅,等.原发性十二指肠癌的诊断和治疗[J].首都医药,2014,21(22):31-32.

[3]王玉玲,印春涛.原发性十二指肠腺癌的影像诊断分析[J].实用癌症杂志,2009,24(3):276-277.

[4]冯永恒,郑泽群,刘霜月,等.Vater壶腹部腺癌的病理分型及临床特征分析[J].临床肝胆病杂志,2020,36(5):1104-1108.

（项改生 王亚洲）

病例73 小肠及系膜脉管瘤

【基本资料】患者，女，7 个月，反复腹部不适，腹痛、腹胀 1 月余，1 天前患者饱食后开始出现上腹部疼痛，呈持续性胀痛，难以忍受，伴呕吐 6 次，呕吐物为进食食物。

【专科检查】轻度压痛、无反跳痛。

【实验室检查】白细胞 $12.12 \times 10^9/L$ ↑，中性粒细胞数 $7.86 \times 10^9/L$ ↑。

【影像图片】

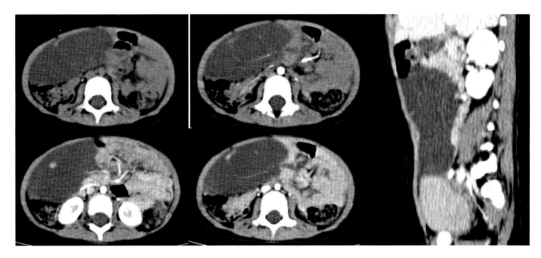

【影像特征】腹腔右侧可见较大囊性包块影，边界尚清，邻近肠管呈受压改变，增强各期病灶未见明确强化。

【病理结果】

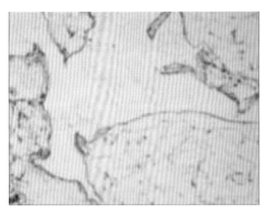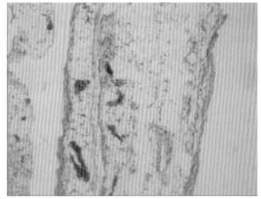

肉眼所见：长 5 cm，直径 1.5 ~ 17 cm 肠管一段，肠壁剪开，未见明确肿物，周围肠系膜剪开呈囊性，壁厚 0.1 cm，内容灰白色浑浊液体。

病理诊断：（小肠及系膜）脉管瘤，周围小肠黏膜呈慢性炎。

免疫组化：CD31（＋）、CD34（＋）、D2-40（＋）、ERG（＋）、Ki-67（约 1%）。

【病例小结】脉管瘤又称血管淋巴管瘤，虽然是一种良性肿瘤，但其生长具有侵袭性。一般为良性，多见于口面部。脉管瘤是血管瘤和淋巴管瘤的合称，一般为良性，目前临床上主要采用手术、冷冻、激光、硬化剂疗法，其主要是由于控制细胞增殖机制失常而引起的疾病。癌细胞除了生长失控外，还会局部侵入周围正常组织甚至经由体内循环系统或淋巴系统转移到身体其他部位。

临床表现：其典型症状为瘤体突起，边界清楚，有时可叩击搏动，少数患者可并发溃疡、血栓、出血等表现。婴幼儿良性脉管瘤最早期的皮损表现为充血性、擦伤性或毛细血管扩张性斑片；先天性血管瘤好发于头面部和肢体，多为单发，偶见多发，绝大多数累及皮肤软组织，不同的先天性血管瘤出生后呈现各自特征性的临床表现。小肠系膜脉管瘤能压迫肠管及周围实质脏器引起腹痛、腹胀、肠梗阻、肠扭转等急腹症表现，一些组织脏器受压移位会影响正常生理功能，肿瘤本身也会出现感染、出血或破裂可能。

病理特征：脉管瘤又称血管淋巴管瘤，虽然是一种良性肿瘤，但其生长具有侵袭性。其形成原因可能为：一是先天性因素，胚胎时期有一部分淋巴组织发生迷路，仍保持胚胎时期的性质，继续发育和增大而成；二为循环障碍：胚胎期静脉丛中的中胚层在形成原始淋巴囊时，出现错构，使原始淋巴囊未能与静脉系统相连通，从而导致循环障碍。

影像学表现：小肠系膜脉管瘤多呈扇形分布，形态欠规则，边界清楚。CT平扫密度较低，轮廓呈分叶改变，边缘清晰，以淋巴管为主时，其内可见多发、多房囊性占位，囊壁很薄，可见间隔，增强后可见囊壁和间隔有明显强化，周围血管或组织可受到推移和包裹。以血管瘤为主时，平扫可见斑片状等密度，增强扫描其内斑片状轻度强化，门静脉期进一步强化，肿瘤内可有肠系膜血管穿行，呈扇形分布。小肠系膜脉管瘤表现多样，且脉管瘤发生在小肠系膜的较少见。

【鉴别诊断】

1.平滑肌脂肪瘤 肠系膜的血管平滑肌脂肪瘤的临床表现与脉管瘤相近，因血管平滑肌脂肪瘤含脂肪密度，且边界清楚，与脉管瘤不难相鉴别；但当平滑肌脂肪瘤含脂肪成分较少时，与脉管瘤相鉴别有一定难度。

2.淋巴管瘤 淋巴管瘤均为多房囊性灶，边界清楚，与脉管瘤不难相鉴别，当脉管瘤以淋巴管成分为主时，CT表现与淋巴管瘤相近，但肿瘤内有斑片状等密度影，增强扫描局部轻度强化可提示为脉管瘤。

3.小肠间质瘤 小肠系膜脉管瘤容易误认为肠道来源，需要与肠道间质瘤相鉴别。间质瘤一般有明确供血血管，且血供丰富，强化明显，有实性成分，当肿瘤较大时，易伴发坏死，容易与脉管瘤相鉴别。

【参考文献】

[1]袁湘庭，王雯，刘建强.小肠脉管瘤[J].中华消化杂志，2008,28(5):305.

[2]杨维忠，崔光锐，温必盛，等.小肠海绵状脉管瘤并出血一例[J].中华消化内镜杂志，2018,35(9):673-674.

[3]邝嘉瑜，杨发俊，杨勒，等.青少年肠道多发脉管瘤1例报告[J].中国社区医师，2017,33(11):156-157.

[4]邵丽华，程雪，陈万，等.小肠系膜内血管淋巴管瘤一例并文献复习[J].海南医学，2017,28(2):331-332.

（杨富阁 温泽迎）

病例74　小肠淋巴管瘤

【基本资料】患者，男，10岁，发现盆腔囊性肿物10天。发现患儿发育迟缓2年。

【专科检查】腹部无隆起，未见腹壁静脉曲张，右下腹可触及约6.5 cm×5.0 cm肿块，皮温正常，表面无红肿热痛，按之较硬，无压痛及反跳痛。肝脾肋下未触及，墨菲征阴性，肝浊音界正常，双肾区无明显叩击痛，移动性浊音阴性，肠鸣音未见异常，肠鸣音4次/分。

【实验室检查】无明显异常。

【影像图片】

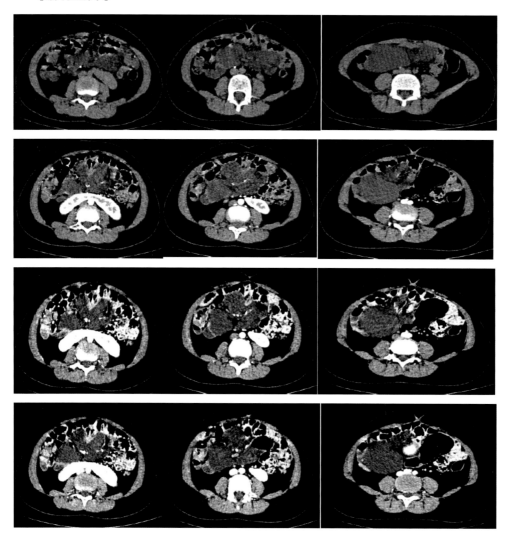

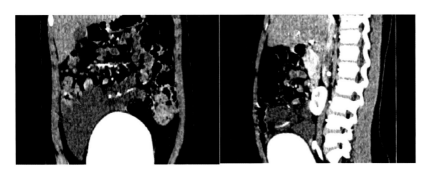

【影像特征】平扫下腹腔腹膜后肠管周围可见多发大小不等、不规则囊状低密度影，壁薄且厚度均匀，肠系膜血管被包绕，较大约 6.0 cm×5.3 cm，增强未见强化，周围肠管受压；周围肠系膜周围可见多发大小不等结节影，增强均匀强化；双肾下极融合，肾门朝向前方。

【病理结果】

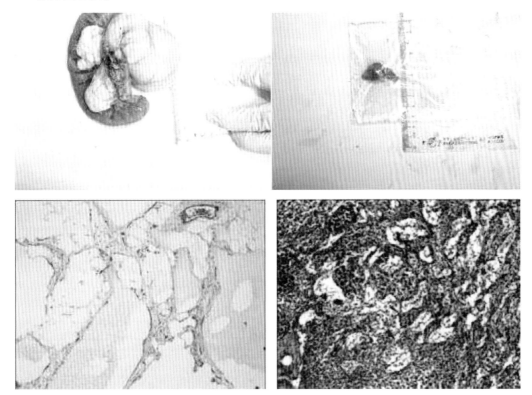

病理诊断：小肠淋巴管瘤。

【病例小结】淋巴管瘤的病因尚不明确，有人认为其发源于胚胎时期淋巴组织的隔离，残存的淋巴组织增生，淋巴液逐渐聚集引起淋巴管扩张，也有人认为不成熟的淋巴管可以表现为间质分裂，导致与静脉系统的结合与连通，这种汇通结构形成了淋巴管瘤。淋巴管瘤是一种多系统疾病，儿童发病多见，不同性别和种族间发病无明显差异。

成人淋巴组织的多继发于炎症反应或外科、放射治疗，尤其是 60 岁以上的淋巴管瘤患者。淋巴管瘤是淋巴系统少见肿瘤，90% 的患者在 3 岁之前发病，通常发生在头颈和腋窝，也可发生在实质脏器，如肝、脾、骨骼，成人淋巴管瘤多发生在体表和腹腔，男女比例为 3：1，腹腔淋巴管瘤多发生在小肠系统，其次是大网膜、结肠系膜和腹膜后，空回肠受累仅占 1%。其症状取决于累及的器官系统，并可根据疾病程度而变化。疾病早期患者通常无症状，但异常增生的淋巴管会逐渐扩张、浸润至周围组织器官。淋巴管瘤在病理形态上可分为毛细淋巴管瘤、囊性淋巴管瘤和海绵状淋巴管瘤，其中海绵状淋巴管瘤好发于头颈部，而发生在空肠者则非常罕见，只占成人小肠肿瘤的 1.4% ~ 2.4%。海绵状淋巴管瘤常呈单房或多房囊性改变，多房常见，其内含有液性物质。关于淋巴管瘤的发生机制，目前仍有很大争议。淋巴管梗阻学说认为系淋巴管梗阻导致淋巴管曲折、扩张，发育不良；离心生长理论则认为胚胎期原始淋巴囊分离出不同的次级淋巴囊，如原始淋巴囊与中心静脉系统不相通，则产生淋巴管瘤；亦有学者认为淋巴间隙之间、淋巴间隙与静脉之间的连接障碍导致淋巴管瘤发生。小肠淋巴管瘤由于病程缓慢，临床表现多无特异性，可表现为肠梗阻、黑粪或便血、头晕、乏力、腹痛、呕吐等，因而经常被误诊。值得注意的是，国内现有文献所报道的回盲部淋巴管瘤多表现为急性阑尾炎。

影像学表现： CT 能较准确地显示肠和肠系膜囊性淋巴管瘤的形态学特征，大部分淋巴管瘤病变多呈分叶状、多房囊肿，囊壁薄而光滑，增强扫描囊肿和囊壁不强化，分隔可见强化，囊内密度均匀。其中，海绵状淋巴管瘤在 CT 上表现为不规则软组织团块影，其内及边缘可见多发大小不一的均匀水样密度影，肿块边缘不清；在 T1WI 和 T2WI 上均为混杂信号，增强扫描可见条状及网格状强化。海绵状淋巴管瘤应与海绵状血管瘤等良性疾病相鉴别，海绵状血管瘤 CT 表现为团片状密度增高影，边界欠清，其内见小血管影走行，增强扫描动静脉期呈轻度强化。

治疗： 有学者认为在病变未引起临床症状前可不予处理。如为多发病灶，无法手术根治者复发率高。小肠淋巴管瘤为良性肿瘤，手术切除是主要治疗手段。

【鉴别诊断】

1. **血管瘤** 胃肠道淋巴管瘤与血管瘤同属良性脉管源性肿瘤。血管瘤较淋巴管瘤易引起大出血。当淋巴管瘤继发出血时，易与血管瘤相混淆。但血管瘤的血管管腔相吻合，腔内充满血液，管腔内可以见到血栓，并且进一步钙化，有时血管内皮细胞增生形成乳头突向管腔，而淋巴管瘤则不会。淋巴管瘤管壁上常见淋巴细胞聚集，管腔内常见粉红色血浆样淡染物质。免疫组化有助于诊断：D2-40、VEGFR-3 和 CD9 是淋巴管内皮细胞的特异性标记，可用于淋巴管瘤和血管瘤的鉴别诊断。

2. **小肠淋巴管扩张症** 分为原发型和继发型，原发型主要见于儿童，是由先天性淋巴管梗阻性缺陷引起，继发型多自身有其他疾病。其主要表现为水肿、低蛋白血症、淋巴细胞数绝对减少。

3. **淋巴管肌瘤病** 本病为淋巴管、小血管和细支气管平滑肌异常增生所致。主要发生在生育期的女性。肿瘤内淋巴管壁由纤维构成，有时亦有平滑肌纤维，管壁间有时可见灶性淋巴细胞反应，管腔内大多无淋巴液。

【参考文献】

[1] 温静,郝昆,孙小丽,等.直接淋巴管造影后CT淋巴管成像在原发性小肠淋巴管扩张症中的诊断价值[J].临床放射学杂志,2022,41(3):500-504.

[2] 杨红兵,刘小琨,温从香,等.MSCT在小肠肿瘤影像诊断中的价值探讨[J].中国医学计算机成像杂志,2019,25(1):48-52.

[3] 戴鑫,吕宗舜,王邦茂.小肠淋巴管瘤:病例报告并文献复习[J].天津医科大学学报,2012,18(2):262-264,281.

[4] 丁雪丽,荆雪,于亚男.小肠淋巴管瘤的临床特点及诊治进展[J].胃肠病学和肝病学杂志,2018,27(2):232-235.

[5] VIGNES S, BELLANGER J. Primary Intestinal lymphangiectasia（Waldmann's disease）[J].Rev Med Interne, 2018,39(7):580-585.

（李　超　王亚洲）

病例75　小肠淋巴瘤

【基本资料】患者，男，43岁，1月余前患者无明显诱因出现右上腹疼痛，饮食不佳，食欲差，无恶心、呕吐，无腹壁紧张，无腹泻等症状，未予系统治疗。1天前患者上述症状再发加重，伴胃痛、胃胀。

【专科检查】腹部平坦，右腹部压痛，无反跳痛，腹部未触及包块。

【实验室检查】无明显异常。

【影像图片】

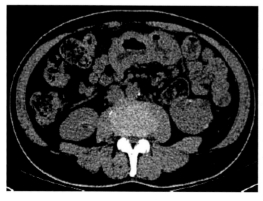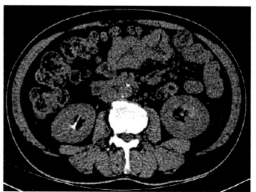

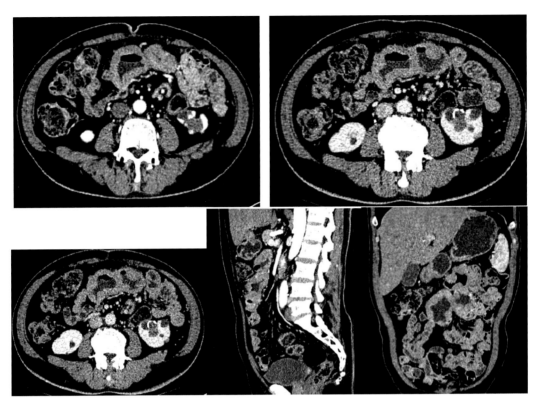

【影像特征】平扫左中上腹部分小肠肠壁呈不均匀增厚，呈"夹心面包征"样改变，肠壁僵硬，肠腔未见明显变窄，增强后呈中度较均匀强化，周围可见小淋巴结影。

【病理结果】

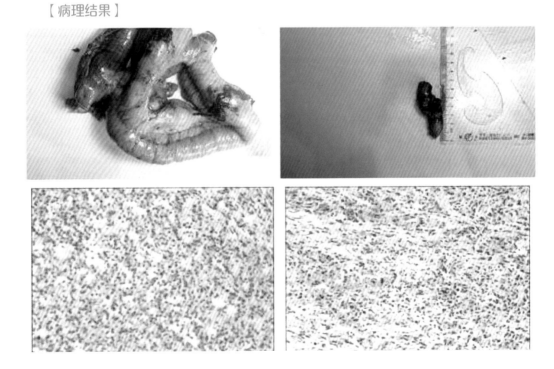

　　肉眼所见：（送检）长 63 cm，直径 2.5～6 cm 肠管一段，距一端 2.5 cm 处见一 9.5 cm×4 cm×2 cm 的隆起型肿块，切面灰白、质脆，浸润全层，占据肠腔一周，与邻近肠管粘连，距一端 29 cm 处可见 10 cm×5 cm×1.8 cm 溃疡型肿物。

　　病理诊断：高侵袭型 B 细胞淋巴瘤。

　　免疫组化：CD20（+）、CD79a（+）、CD5（-）、BCL-2（+）、CK（-）、CD56（+）、MUM-1（+）、C-myc（+）、Ki-67（95%+）。

　　【病例小结】小肠淋巴瘤多起源于肠壁黏膜下层中的淋巴组织，若病变沿着肠壁向纵深发展，向外侵入浆膜层、肠系膜及其淋巴结，向内则浸润黏膜，使黏膜皱襞僵硬。肠管可狭窄亦可比正常稍宽，与正常肠管的分界不及癌肿明显，一般无局限结节状肿块或明显的溃疡形成。小肠淋巴瘤的发生被认为与某些病毒（如 EBV）的感染和免疫系统失衡有关，而根据现有的临床数据来看，相关病毒感染可能导致人体细胞免疫出现紊乱，从而导致该病的发生。

　　小肠淋巴瘤为小肠恶性肿瘤之一，属于消化系统疾病，多发生在回肠，恶性程度较高，临床上少见。早期无明显特异性症状，晚期常有腹部钝痛，可有不规则发热和腹泻，腹部触诊发现腹部包块，表浅淋巴结肿大不明显。大约有 60% 以上的小肠淋巴瘤病例在进行血常规检查中有小细胞低色素性贫血、血沉升高、血清白蛋白降低的情况。除此之外，患者在大便隐血试验中，约有一半以上的病例有阳性反应。

　　组织学分型：小肠恶性淋巴瘤组织学上分为两类，一类是霍奇金淋巴瘤，另一类是非霍奇金淋巴瘤，小肠淋巴瘤绝大多数属于非霍奇金淋巴瘤。组织学分为 B 细胞和 T 细胞淋巴瘤，B 细胞以弥散性大 B 细胞淋巴瘤（DLBCL）最常见，尚有套细胞淋巴瘤、Burkitt 淋巴瘤、黏膜相关淋巴组织边缘区域淋巴瘤、肠道相关淋巴组织淋巴瘤、滤泡淋巴瘤等多种病理类型。某些组织亚型与发病部位有一定相关性，如套细胞淋巴瘤多见于末端回肠、空肠和结肠，肠道相关细胞淋巴瘤多见于空肠，而滤泡淋巴瘤多见于十二指肠，形成分布上的区域变化。B 细胞淋巴瘤中瘤细胞，均表达 CD20 和 CD79a，T 细胞淋巴瘤均不同程度地表达 CD3 和 CD43。

　　临床分型：①动脉瘤型，最常见，沿肠壁黏膜下浸润生长，肠壁肌层及肠壁内神经丛受到损害，使肠壁增厚变硬，失去弹性而呈动脉瘤样扩张，故又称囊样扩张型淋巴瘤，外观可见肿瘤环绕肠管，管壁僵硬呈皮革状，表面暗红色或灰白色，黏膜常有多个结节样隆起，管腔呈扩张状态，由于肠壁高度增厚，可形成较大肿块。②浸润缩窄型，亦较常见，浸润肠壁引起增厚僵硬，蠕动消失，管腔变窄，最后缩窄成很小的内径，主要见于网状细胞肉瘤的病例，这种类型往往引起肠梗阻。③溃疡型，较少见，溃疡位于浸润性肿瘤的中心部位，常为多发性，病变范围较小，但也可是围绕肠腔的大溃疡，常易发生出血和穿孔。④息肉型，最少见，主要病变在黏膜下层，呈息肉状突入肠腔内，使黏膜皱襞消失，常为多发病灶，最易发生肠套叠，故有人亦称之为息肉样肠套叠性淋巴瘤。

影像学表现：X线钡剂检查，尤其是小肠气钡双对比检查是最重要的辅助检查。①弥漫性病变：病变范围广泛，全部小肠都可不正常，小肠正常黏膜皱襞大部分或全部消失，肠腔内可见到无数息肉样充盈缺损，由绿豆大至豌豆大，其直径为0.5～1cm，管腔宽窄不一，沿肠壁可见到锯齿状切迹，胃内可见到息肉或其他病变。②多发性结节状充盈缺损：病变边缘清楚，黏膜纹理紊乱、破坏或消失。③狭窄性病变：中心性狭窄，其边缘僵硬，黏膜皱襞细如线条，狭窄的范围一般较长；偏心性狭窄，狭窄的一侧呈大块状充盈缺损突入肠腔使之变细，病变比较局限，外压性狭窄，肠腔变细并有外压现象，狭窄部位的黏膜皱襞仍然正常，病变范围较长，与正常小肠分界不清，狭窄近端肠腔扩张。④扩张性病变：表现为肠腔不规则扩张，远超过肿瘤的范围，扩张段常与狭窄段相同，黏膜破坏、蠕动消失，肠壁僵硬，呈现动脉瘤样改变，小肠运动力减弱，数小时后，扩张肠管仍可见钡剂残留。⑤肠套叠：呈现典型肠套叠X线表现，多由息肉样病变所致，套叠部位多位于小肠远端，最常见为回肠末端。以上征象可交错出现。

CT表现：①分叶状软组织肿块，密度均匀，增强呈轻到中度强化；②肠壁弥漫性或节段性增厚，肠腔扩张；③"夹心面包征"，肿大淋巴结包绕肠系膜血管及周围脂肪。表现为长（病变范围长）、宽（病变段肠管扩张）、多（病变可累及多段肠管）、均（CT扫描密度均匀）的特征。还有CT少见的特征：可表现为多灶性，肠壁轻中度、斑片状增厚、溃疡及肠腔狭窄（T细胞淋巴瘤多见）；多发结节或息肉样表现（一般滤泡淋巴瘤多见）。

【鉴别诊断】

1. **结直肠癌** 小肠淋巴瘤的发病年龄较轻，病情进展缓慢，病变比较广泛，但症状轻。结直肠癌的病情发展比较迅速，由于癌的外侵以及转移，容易引起多系统复杂的临床症状。

2. **溃疡性结直肠炎** 两者的致病因素不同，溃疡性结直肠炎多是由细菌、病毒感染导致的。而小肠淋巴瘤具体的致病因素尚不明确。

【参考文献】

[1]杨竞,温静,闫斌,等.原发性小肠淋巴瘤临床表现、内镜特点与病理分型[J].胃肠病学和肝病学杂志,2013,22(5):443-445.

[2]黄梦庭,李欣,雷萍,等.原发性小肠淋巴瘤（Ⅱ）：与炎性肠病及小肠肿瘤的CT鉴别诊断[J].国际医学放射学杂志,2022,45(3):342-347.

[3]杨创勃,李新胜,任成龙,等.能谱CT在鉴别小肠腺癌和原发小肠淋巴瘤中的临床价值[J].中国医学影像学杂志,2016,24(11):834-838.

[4]汪海涛,杨文广,贾济波,等.小肠淋巴瘤MSCT影像诊断价值[J].中国CT和MRI杂志,2015,13(11):96-97.

（杜海豪　程留慧　王道清）

病例76　小肠高分化腺癌

【基本资料】患者，男，53岁，上腹部疼痛1天。

【专科检查】腹部平坦，未见腹壁静脉曲张，腹壁紧张度正常，上腹部压痛，无反跳痛，腹部未触及包块，肝脾肋下未触及，墨菲征阴性，肝浊音界正常，双肾区无明显叩击痛，移动性浊音阴性，肠鸣音未见异常，4次/分。

【实验室检查】C反应蛋白：59.7 mg/L↑，CA19-9：8 U/mL↑，CA15-3：4 U/mL↑，CA12-5：4 U/mL↑。

【影像图片】

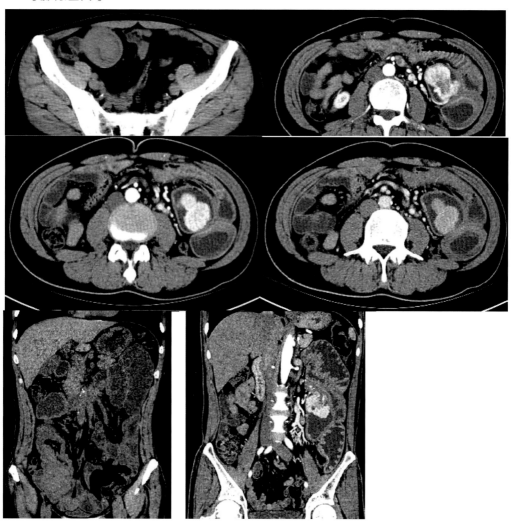

【影像特征】左侧上腹部部分小肠肠腔内可见团块状软组织密度影，增强后动脉期明显不均匀强化，静脉期强化程度减低，邻近小肠肠壁增厚，强化尚均匀。局部肠腔狭窄，近段肠腔扩张。

【病理结果】

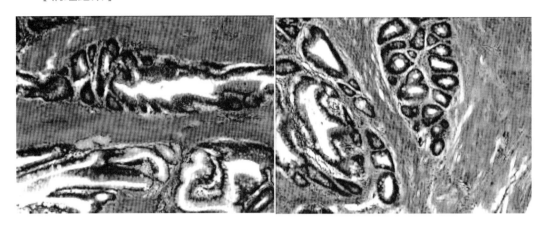

病理诊断：（小肠肿物及部分肠管）高分化腺癌。

免疫组化 :CK20(＋)、CK7(灶 ＋)、SATB-2(-)、MLH1(＋)、MSH2(＋)、MSH6(＋)、PMS2 (＋)、Ki-67 (20%+)。

【病例小结】原发性小肠恶性肿瘤占消化道恶性肿瘤的 1% ~ 3%，虽然近年来其发病率呈上升趋势，但在消化道恶性肿瘤中仍较为罕见。原发性小肠腺癌起病较为隐匿，早期无明显特异性症状。该病最常见的首发症状为腹痛、消化道梗阻、消化道出血等，与其他胃肠道疾病难以相鉴别，非特异性的临床表现可能是该疾病漏诊、误诊的主要原因。

目前，美国癌症分期联合委员会依据肿瘤浸润情况（T）、区域淋巴结受累（N）及远处器官转移（M）3 个基本要素对 SBA 进行分期。T 分期包括 4 类：T_1：肿瘤侵及固有层或黏膜下层；T_2：肿瘤穿透黏膜下层进入固有肌层；T_3：肿瘤穿透固有肌层至浆膜下层或无腹膜覆盖的组织；T_4：肿瘤穿透内脏腹膜或直接侵犯其他器官或结构。N 分期包括 3 类：N_0：无区域淋巴结转移；N_1：1 ~ 2 个区域淋巴结转移；N_2:3 个或更多淋巴结转移。M 分期包括 2 类：M_0：不存在远处转移；M_1：存在远处转移。按 TNM 分期标准评估 SBA，共分为 4 期：Ⅰ期和Ⅱ期无区域淋巴结转移或远处转移（任何 T，N_0，M_0），Ⅲ期为由区域淋巴结转移但无远处转移（任何 T，N_1 ~ N_2，M_0），Ⅳ期为远处转移（任何 T，N，M_1）。

影像学表现：小肠腺癌可分为浸润型和肿块型。CT 表现：当肿瘤沿肠壁浸润时，表现为局部肠壁增厚，密度减低，肠腔呈向心性环状狭窄或不规则狭窄。病变段小肠黏膜皱襞破坏、消失，管壁僵硬，病变与正常肠管分界多清晰，近端肠管可略扩张，可逐渐出现肠梗阻。肿块型表现为肠腔内呈息肉状或菜花状肿块，或局限性不规则充盈缺损。狭窄段肠壁或肿块可呈不均匀的密度减低。对病灶进行增强扫描后，动脉期强化程度相比静脉期更加显著，较大的病灶出现囊变坏死，内部为低密度液化坏死区域。对于处于十二指肠的病灶来说，容易对周围的肝门、腹主动脉、胰腺造成侵犯，容易引发胆道梗阻现象，给予重建可知肿瘤和周围脏器、血管之间的关联性，利于疾病的治疗。站立位腹部 X 线片、消化道造影等传统影像学检查亦可观察到肠腔内的肿块影及重影缺损，但对 SBA 的敏感度有限。

对于原发性小肠腺癌的治疗，目前临床上多采取手术切除及术后化疗，后者能改善患者的无瘤生存期，但对总生存期无明显改善，因此，对于患者来说，早期的诊断和根治性的手术治疗是治疗关键。

【鉴别诊断】

1. **肠淋巴瘤** 临床常表现为腹痛、消瘦、乏力、发热、贫血等。60% ~ 70% 的肿瘤直径超过 5 cm，临床可扪及腹部包块。约 40% 患者可出现不完全性肠梗阻，15% ~ 20% 可肠穿孔，肠套叠发生率约 8%，CT 表现为多发结节型、浸润型、息肉样肿块型、"动脉瘤"样扩张型、肠腔内外肿块型、肠系膜型。

2. **小肠间质瘤** 小肠间质瘤于 CT 平扫上呈突向腔内或腔外的类圆形软组织密度影，少数呈分叶状或不规则形。良性小肠间质瘤的病灶一般较小，密度较均匀，与周围组织分界清楚，偶可见细小点状钙化。恶性间质瘤肿块一般较大，与周围组织分界欠清，形态欠规则，呈分叶状，肿块密度多不均匀，可出现大小不等、形态不一的出血、坏死、囊变。增强扫描肿瘤呈中等或明显强化，坏死、囊变区无强化。

3. **小肠脂肪瘤** 原发性较少见，好发于远端小肠，回肠约占 60%，十二指肠、空肠各占 20%，平扫呈脂肪密度，增强检查病变不强化，周围包膜轻微强化。

4. **小肠神经内分泌肿瘤** 好发于远端回肠，其次为空肠。患者常有皮肤潮红、恶心、腹痛等临床表现。肿瘤较小时可表现为壁内小结节影，在肠腔内对比剂的衬托下可见充盈缺损，可伴有钙化。肿瘤进一步生长时可使肠壁增厚，当肿瘤浸润到肠系膜时可见呈星芒状的软组织密度肿块。

5. **小肠转移瘤** 来源途径包括血行转移（肺癌、乳腺癌等）、种植转移（卵巢癌、结直肠癌等）、直接浸润（肾癌、肾上腺癌等）。转移到小肠的肿块可表现为肠壁多发的软组织密度影，也可表现为肠腔内的大肿块。对小肠转移癌进行诊断时，临床病史十分重要。

【参考文献】

[1]吴开春,梁洁,冉志华,等. 炎症性肠病诊断与治疗的共识意见（2018年·北京）[J].中国实用内科杂志,2018,38(9):796-813.

[2] WU K C, LIANG J, RAN Z H, et al. Chinese consensus on diagnosis and treatment of inflammatory bowel disease(Beijing, 2018)[J]. Chin J Dig, 2018,38:292-311.

[3]彭莹莹,王方园,杨振铎,等 . 原发性小肠恶性肿瘤的诊治研究进展[J].癌症进展,2019,17(3):256-259,283.

[4]唐洪渠,刘津,武粟,等.多层螺旋CT在原发性小肠淋巴瘤和小肠腺癌中的表现及价值[J].中国当代医药,2017,24(9):89-91.

[5]朱乃懿,缪飞,姚玮艳,等.影像学表现类似淋巴瘤的空肠腺癌[J].中华消化杂志,2017,37(5):345-347.

（窦允龙　温泽迎）

病例77　阑尾黏液性囊腺瘤

【基本资料】患者，男，60岁。间断腹泻4个月。

【专科检查】腹部饱满，未见腹壁静脉曲张，未见胃肠型及蠕动波。腹部无肿块，腹部无压痛、反跳痛、肌紧张。肠镜发现回盲部呈唇形，阑尾窝向腔内呈指状突起，隆起大小约1.5 cm×1.5 cm×3.0 cm，表面黏膜光滑。

【实验室检查】癌胚抗原21.65 ng/mL↑。

【影像图片】

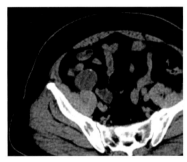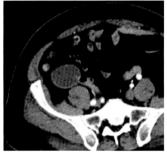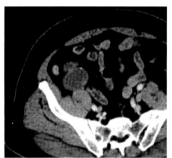

【影像特征】阑尾腔呈囊状扩张，大小约为5.2 cm×3.0 cm，囊壁厚薄不均并有钙化灶，边缘清晰，囊液密度较低，CT值约12 HU；增强扫描囊壁强化。

【病理结果】

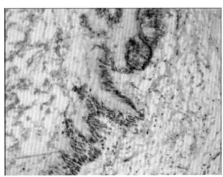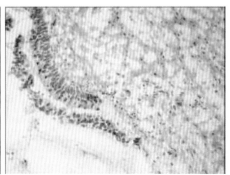

肉眼所见：送检（回盲部肿物）：长 8 cm，直径 2.5 ~ 4.5 cm 的阑尾 1 条，打开可见 7 cm × 4 cm × 3 cm 黏液性囊肿，囊壁厚 0.2 ~ 1.0 cm。

病理诊断：（回盲部）阑尾黏液性囊腺瘤。

【病例小结】阑尾黏液性囊腺瘤，是阑尾腺上皮不典型增生或腺瘤性息肉造成阑尾腔阻塞，使黏液潴留腔内形成阑尾黏液囊肿导致的。该病是一种罕见的良性肿瘤，仅占阑尾手术切除标本的 0.3%。黏液性囊腺瘤具有潜在恶变倾向，85% 为良性，15% 为交界性，5% ~ 10% 可以恶变为黏液性囊腺癌。阑尾黏液性囊腺瘤多发生于阑尾中段，属真性肿瘤。发病年龄为 11~90 岁，尤以 40~70 岁中老年人多见，男女性别差异不大。病例大体标本常见阑尾呈囊状增粗扩张，其内充满胶冻状黏液。镜下可见囊壁内衬黏液柱状上皮，细胞可见轻至中度增生，部分可呈乳头样突起，常无明显的异型性。该病临床表现缺乏特异性，25% 的患者可无明显的症状，常于体检或手术中无意发现，随着腹部超声、CT 临床广泛使用，阑尾黏液囊腺瘤偶然发现病例逐渐增多；严重者可引起肠套叠、消化道出血、急性阑尾炎、肿瘤扭转等并发症；肿瘤较大时，右下腹可扪及质软光滑肿块，临床术前常常误诊。由于该疾病有恶变可能，黏液性恶性细胞容易在腹腔内扩散。即使肿块为良性，其分泌黏液的细胞扩散到腹腔也会导致腹膜假性黏液瘤，因此应早期明确诊断、尽早手术。

影像学表现：阑尾黏液性囊腺瘤好发于阑尾根部，易阻塞阑尾腔造成引流不畅，并发感染，患者即可出现阑尾炎症状，CT 能准确显示肿瘤的部位、大小、形态及肿瘤压迫、侵犯邻近脏器的情况，对诊断具有重要的临床价值。阑尾黏液性囊腺瘤可导致阑尾腔扩张呈囊状，腔内充满大量胶冻样黏液，其 CT 值从近水样到软组织密度，与其所含黏蛋白量有关。囊壁内衬的黏液上皮细胞可呈轻度到中度不典型增生，腺体组成常形成乳头状结构突入腺腔内，因此囊壁可见厚薄不均。其 CT 表现如下：①右下腹与盲肠相连单房或多房囊性肿块，多以囊性为主，内容物水样密度值软组织密度影，多数低于肌肉密度。②肿块形态多不规则，可呈分叶状、长圆形、葫芦状，其中长圆形和葫芦状对诊断有提示性。③囊壁厚薄不均匀，囊壁蛋壳样及斑点状钙化常见；囊内可见分隔。④增强扫描囊壁呈轻中度强化，囊内成分无强化。⑤病灶周围可能有液性渗出，表现为脂肪条纹征；肿瘤周围系膜正常。⑥患者早期极易发生腹膜种植转移形成腹腔假性黏液瘤。

【鉴别诊断】

1. **浆液性囊腺瘤** 好发于 30~40 岁，大多为单房，少数多房分为单纯性浆液性囊腺瘤和浆液性乳头状瘤（少见）。前者为单房性，囊壁薄而光整；后者囊壁较厚，有乳头状突起。浆液性囊腺瘤有乳头状突起很少见，如有，则考虑交界性癌及囊腺癌可能性。囊壁可有钙化，少数可呈多房。30% ~ 50% 浆液性囊腺瘤可以恶变为囊腺癌，高于黏液性囊腺瘤恶变性。

2. **阑尾脓肿** 临床表现一般急性起病，有明确右下腹痛病史，查体存在麦氏点压痛、反跳痛等症状，可见外周血有不同程度白细胞增高。CT 表现为右下腹混杂密度肿块，形态不规则，边缘模糊，周围肠系膜脂肪间隙模糊，可见渗出积液，肿块增强可明显强化，如肿块内出现粪石或积气，此为较特征性表现，鉴别并不困难。

3. **阑尾黏液性囊腺癌** CT表现为肿块形态不规则，囊壁厚且可见壁结节，血供丰富，强化明显，可侵犯邻近小肠、腰大肌、髂腰肌等，早期发生腹膜种植转移，出现腹水、形成腹腔假性黏液瘤，较阑尾黏液性囊腺瘤常见。

4. **回盲部肿瘤** 最常见的是盲肠癌，临床常以黑粪或脓血便就诊，右下腹扪及肿块，质硬，移动度差，肿瘤标志物升高，CT表现为盲肠肠壁明显增厚，局部呈软组织肿块，管腔狭窄，这与阑尾肿瘤盲肠外压性改变有明显区别。

5. **囊性淋巴管瘤** 在大多数情况下发生在头部或颈部，也可发生在腹部；经常出现在孩子和青少年中，无症状。CT通常显示为一个大薄壁囊性肿块，与黏液性囊腺瘤类似，但它的特点是沿疏松的间隙生长，常因组织结构间隙而塑形，可同时累及多个间隙。

6. **该区域其他疾病** 如卵巢囊肿、肠系膜囊肿、肠重复畸形、术后炎性包块、梅克尔憩室等，通过B超及CT多平面重组图像找出正常阑尾是诊断的关键。

【参考文献】

[1]李高峰,黄耀华,杨贤卫.阑尾粘液性囊腺瘤1例并文献复习[J].罕少疾病杂志,2017,24(6): 71-72.

[2]李欠云,米玉成,岳荷利. CT在阑尾粘液性囊腺瘤诊断中的价值[J]. 浙江实用医学,2017, 22(6): 425-427.

[3]任红娜,张伟强,朱翔. 阑尾粘液性囊腺瘤的CT表现[J]. 医学影像学杂志,2013,23(7): 1037-1040.

[4]陈金金,吴懿. 阑尾黏液性囊腺瘤22例临床分析[J]. 现代实用医学,2010,22(10): 1111-1112, 1122.

[5]孙屹岩,刘增胜,丁月云,等.原发阑尾肿瘤的CT诊断[J]. 实用医学影像杂志,2005, 22(6):78-80.

（刘 杰 周 舟）

病例78 阑尾黏液腺癌

【基本资料】患者，女，65岁，腹胀2个月，加重1周。

【专科检查】腹部平坦，腹壁紧张度正常，右腹部压痛，无反跳痛，腹部未触及包块，腹水；墨菲征阴性，双肾区无明显叩击痛，移动性浊音阳性，肠鸣音未见明显异常。

【实验室检查】腹水乳酸脱氢酶：298.8 U/L ↑，CA242：416.6 U/mL ↑，CA50：180.2 U/mL ↑，CA12-5：185 U/mL ↑，CA19-9:834 U/mL ↑。

【影像图片】

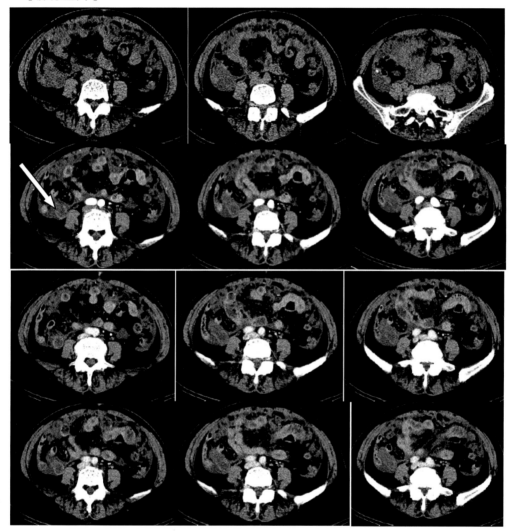

【影像特征】阑尾肿大呈团块状低密度影改变，增强扫描病灶强化不明显，阑尾腔内可见小结节状高密度影，回盲部周围可见多发稍大淋巴结，腹膜增厚，大网膜呈污垢样改变。

【病理结果】

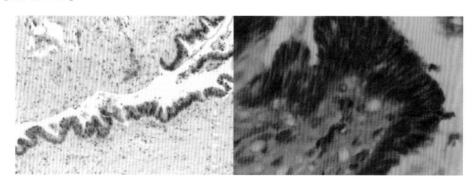

肉眼所见：(送检)部分阑尾组织及碎组织一堆，切面灰白、灰褐色，可见黏液样物。显微镜下见阑尾壁各层均存在无细胞性黏液湖，阑尾黏膜上皮中至重度不典型增生。

病理诊断：阑尾黏液性囊性肿瘤，黏膜上皮重度不典型增生，肿瘤具有恶性潜能。

【病例小结】原发性阑尾恶性肿瘤在临床上较为罕见，占所有胃肠道肿瘤的 0.4%，其中阑尾类癌和腺癌是最常见的两种类型，这两种类型发生率之比约 10∶1，在所有阑尾恶性肿瘤中，原发性阑尾腺癌仅占 6%，阑尾腺癌又分为结肠型和黏液型，其中阑尾黏液腺癌在临床上更为少见，据相关文献报道其发生率为 0.02%～0.08%。此病男女均可发生，其中以 40 岁以上的中老年男性为多见。

临床症状：阑尾黏液腺癌临床诊断十分困难，早期可无任何症状，或仅表现为急性阑尾炎的症状。据相关文献报道，32% 的阑尾肿瘤患者术前诊断为急性阑尾炎，23% 为偶然诊断。晚期可表现为腹胀、腹部包块、阴道流血、慢性腹痛、体重减轻、贫血、不孕症和新发脐疝或腹股沟疝等症状，所以在临床方面应注意与急性阑尾炎、卵巢肿瘤、疝等疾病相鉴别，避免误诊(漏诊)。据有关文献报道，阑尾黏液腺癌与卵巢肿瘤同时存在的概率为 27%，因此在确定诊断时应避免漏诊。

病理改变：阑尾黏液腺癌属于上皮来源的肿瘤 I 型，属于低度恶性肿瘤，起病隐匿，发病率低，无特异表现，绝大多数黏液性肿瘤是良性的，它们被覆非典型黏液上皮，具有乳头样结构。这些病变开始很可能是腺瘤样息肉，绒毛腺管息肉或绒毛状腺瘤。肿瘤可致阑尾管腔狭窄，腔内分泌物排出受阻，黏液积聚，腔内压力增高，可引起右上腹部不适，随着肿瘤的生长与周围组织粘连形成包块。

影像学表现：在诊断方面目前尚无特异性的辅助检查，术前应用 B 超、CT、MRI、结肠镜和 X 线气钡双重造影等检查对阑尾癌有一定的临床意义。特别是当肿瘤侵犯到结直肠时，肠镜检查在此时是有必要的。CT 表现为回盲部长茄子形囊性占位，囊壁厚薄不均，内壁不光整，可见壁结节，囊内液体密度较高，不均匀，病灶境界不清，邻近可有渗出，脂肪间隙密度可增高，增强扫描肿瘤根蒂或囊壁结节样强化，偶可见细小肿瘤滋养动脉，囊壁可轻度均匀强化。X 线钡灌肠可见盲肠有弧形压迹或充盈缺损，黏膜皱襞紊乱，甚至消失，肠壁僵硬。B 超检查右下腹出现边界不清的、低回声团块状影，肿瘤较小时，仅可见阑尾增粗。

目前对于本病的治疗仍然以手术为主，术后辅助化学治疗。手术方式主要以单纯阑尾切除术和右半结肠切除术为主。若术前未能确诊，术中发现阑尾肿胀粗大壁厚，与周围组织粘连，切除阑尾，且见阑尾腔内充满透明黏液时，应术中做快速冰冻，进一步明确诊断，必要时行扩大切除术。

【鉴别诊断】

1. **单纯性阑尾炎及阑尾脓肿**　单纯性阑尾炎主要由水肿、充血、白细胞浸润为主，表现为阑尾根部粪石，阑尾增粗，囊内可见积气，阑尾壁水肿增厚，囊壁及囊内少见钙化；穿孔后 CT 表现为混杂密度肿块，边界不清，周围脂肪密度增厚，囊内外均可见

"蜂窝状"积气；临床上明显的右下腹压痛及反跳痛，恶心、呕吐；高热、外周血白细胞明显增高等表现。

2. **阑尾黏液性囊腺瘤**　边界清楚，密度均匀，囊壁略增厚，囊内分隔较黏液性囊肿多见，囊壁亦可见颗粒样弧形钙化灶，周围脂肪间隙清晰，增强后囊壁轻度强化，一般局限于阑尾，不发生腹膜假黏液瘤。

3. **来源于右侧附件的囊肿或囊腺瘤**　二者影像表现相似，均可伴有腹腔假黏液瘤形成，但卵巢囊腺瘤大多为多房囊性，位置偏下，囊肿过大时可见子宫受压移位；卵巢囊肿与附件关系密切，对于病变来源可进一步行三维重建，多角度观察病变，有助于明确分析病变与附件、阑尾关系。

【参考文献】

[1]XIE X, ZHOU Z, SONG Y, et al. The management and prognostic prediction of adenocarcinoma of appendix[J]. Scientific Reports, 2016(6):39027.

[2]王亚运,张勇,孟宁,等. 原发性阑尾黏液腺癌误诊1例[J]. 世界最新医学信息文摘（电子版），2017, 17(102):230-232.

[3] SHANG J，RUAN L T, DANG Y, et al. Contrast-enhanced ultrasound improves accurate identification of appendiceal mucinous adenocarcinoma in an old patient: A case report ［J］. Medicine(Baltimore),2016, 95(35):4637.

[4]王若天. 阑尾粘液腺癌13例分析[J]. 昆明医学院学报, 2009,30(12):129-130,133.

[5]蔡云朗, 吴迪, 蒋欣茹, 等. 4例原发阑尾腺癌误（漏）诊为卵巢癌的临床分析[J]. 南京医科大学学报（自然科学版）,2014,34(1):64-66.

（张　卉　温泽迎）

病例79　结肠脂肪瘤并肠套叠

【基本资料】患者，女，50岁，主诉：间断性上腹部疼痛2天。

【专科检查】腹部平坦，未见腹壁静脉曲张，腹部紧张，上腹部压痛，右上腹压痛伴反跳痛，腹部未触及包块，墨菲征阴性，双肾区无明显叩击痛，移动性浊音阴性，肠鸣音亢进，7次/分。

【实验室检查】无特殊。

【影像图片】

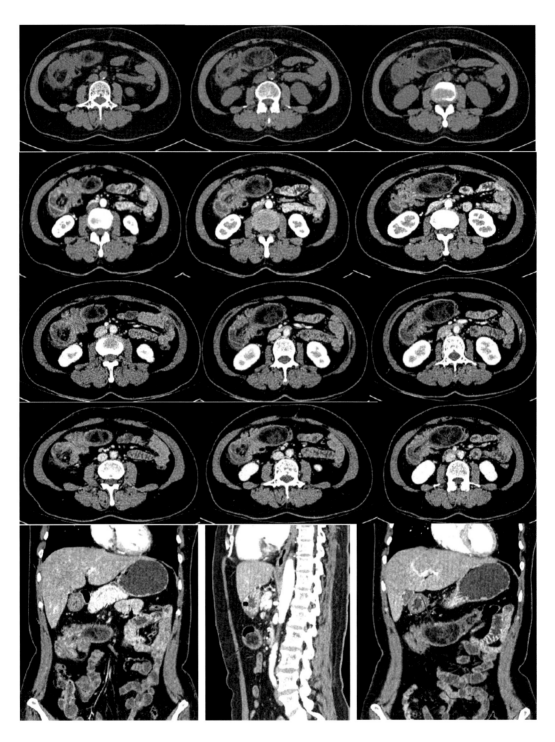

【影像特征】平扫右下腹局部结肠结构紊乱，横结肠肠腔内可见椭圆形肿物影，大小约 6.9 cm×4.1 cm，边界较清，内以脂肪密度为主，伴条絮状高密度影，周边可见少量气体影，增强强化不明显，其内絮状高密度影轻度延迟强化；肿物近端肠管可见"同

心圆征"，结肠肝曲套入横结肠近段，邻近结肠系膜局部牵拉，肠管周围可见低密度渗出及肿大淋巴结。

【病理结果】

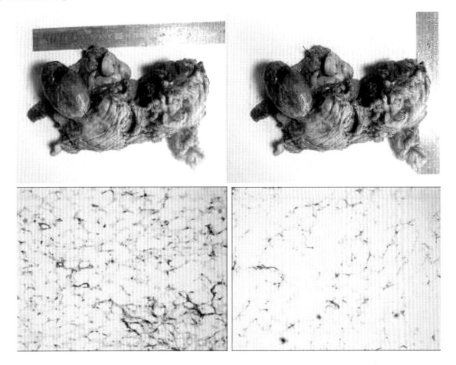

肉眼所见：（送检）长 20.5 cm，直径 2.5 ~ 3 cm 肠管一段，距一切端 5cm 处见一7 cm×4.5 cm×3.5 cm 的息肉样肿物，切面灰黄，质中。

病理诊断：（结肠）黏膜下脂肪瘤。

【病例小结】原发性肠套叠在幼儿中常见，而继发性肠套叠在成人中更常见。继发性肠套叠多见于肠息肉、肠肿瘤、肠憩室、肠粘连及肠腔内异物等。小肠型肠套叠以良性病变为主，而盲肠或结肠病变引起的套叠多以恶性肿瘤为主。成人肠套叠同时具备腹痛、血便、腹部包块等典型临床症状者少见，多表现为急性或慢性不全性肠梗阻表现，如缺乏相应的认识，易误诊为肠易激综合征、肠炎、肠结核或自身免疫性肠病等。可表现为空 - 空肠套叠、回 - 回肠套叠、回 - 结肠套叠等。

肠脂肪瘤所致肠套叠临床十分少见，临床症状因脂肪瘤大小、位置而异。腹痛是肠道脂肪瘤继发肠套叠最常见的症状（占比 86%），其次为呕吐和便血（各占 57%）。肠道脂肪瘤根据其起源部位不同分为黏膜下型和浆膜下型，以黏膜下型脂肪瘤为主。结肠发生率占首位（65% ~ 75%），其次为小肠（20% ~ 25%）。而结肠脂肪瘤中，右半结肠占明显优势，发病率为 90%，左半结肠及直肠发病率仅为 10%，小肠脂肪瘤中，空肠和回肠发生率各为 50%。

脂肪瘤影像特点：脂肪瘤可发生在胃肠道的任何部位，最常见于小肠远端。肿瘤是由黏膜下或浆膜脂肪细胞增殖伴不等量的纤维组织组成，膨胀性腔内生长单发多见，大小不一，大的肿瘤可因发生脂肪坏死而误认为脂肪肉瘤。CT 对脂肪瘤具有特殊的诊断价值，表现为向腔内突出、境界清楚的低密度软组织肿块，可随肠蠕动而变形，CT 值为 -100~-5HU，增强后不强化。如含有较多纤维组织成分或分隔，可以有轻度强化。

肠套叠 CT 影像：CT 征象以肠套叠的病理结构为基础，最常见的征象有"同心圆征""靶征""双肠管征""血管卷入征"等。肠套叠的初期，因套叠部较浅而表现为一肠系膜脂肪环绕的靶样分层肿块。随套入肠段的增加以及肠壁的逐渐增厚，出现特征性的层状结构：外筒在 CT 影像上表现为较薄的膜状结构，中筒为较厚的软组织密度层，越靠近套叠颈部肠壁越厚，这一现象是由于肠壁翻转引起的血液循环障碍和套入部肠管的蠕动加压所致；内筒多较中筒薄。

【鉴别诊断】

1. 结肠腺瘤　腺瘤属于上皮性肿瘤，单发，也可多发，累及一段肠管，甚至整个消化道，称为腺瘤病。腺瘤大小不一，带蒂或广基，可分为管状腺瘤、乳头状腺瘤及混合性腺瘤，有恶性潜能，尤以乳头状腺瘤更为突出。CT：表面光滑，呈圆形或卵圆形突入肠腔内的均质软组织肿块；增强扫描显示肿块中高度强化。大多数腺瘤带蒂。肿瘤大小与恶变具有相关性，如肿瘤＞5cm 时，其恶变率在 50% 以上。

2. **结肠平滑肌肿瘤（间质源性）**　结肠平滑肌瘤在临床中比较少见，有良、恶性之分，良性为平滑肌瘤，恶性为平滑肌肉瘤。现多采用间质瘤这一名称。肿瘤呈圆形、卵圆形、分叶状或不规则形。良性者，肿瘤直径≤ 5cm，密度均匀，境界锐利光滑，偶见钙化；恶性者，肿块直径常＞5 cm，密度不均，轮廓不光整，以分叶状或不规则形多见。肿瘤中央坏死、囊变和出血，可出现高低不等混杂密度。大多数肿瘤有中度或明显强化，均匀强化，多见于良性肿瘤；部分瘤体表面中央出现脐凹征，则提示溃疡形成。肿瘤强化不均匀，瘤体周边不规则强化，中央广泛坏死或囊变，则提示为恶性肿瘤。

3. **结肠淋巴瘤**　淋巴瘤是常见的结肠恶性肿瘤之一，大多为非霍奇金淋巴瘤（NHL），最常见于淋巴组织较为丰富的末端回肠，盲肠和右半结肠淋巴瘤的 CT 表现：管腔狭窄或管腔呈"动脉瘤样"扩张、肠壁增厚；呈圆形、分叶状或不规则软组织肿块，可单发，也可多发，密度均匀或不均匀，伴局部或弥漫性肠壁增厚。增强后肿块轻中度强化，强化程度远不及腺癌和平滑肌肿瘤。

4. **结肠癌**　是常见的发生于结肠部位消化道的恶性肿瘤，好发于直肠与乙状结肠交界处。临床上分为肿块型和浸润狭窄型；其中肿块型起源于黏膜上皮，向肠腔内呈息肉状突起，或向腔内、外生长。其 CT 表现：腔内或腔外软组织肿块，伴邻近肠壁增厚；增强肿块呈轻中度不均匀强化。较大肿块可出现溃疡和坏死。口服阳性造影剂，表现为肠腔内充盈缺损，形态可规则或不规则。

【参考文献】

[1]牛露伟,刘浩,王凯,等 . 胃肠道脂肪瘤的临床分析[J].中华普通外科杂志,2016,31(9)：785-786.

[2]BALAMOUN H,DOUGHAN S.Ileallipoma-A rare cause of ileocolic intussusception in adults: Case report and literature review[J].World J Gastrointest Surg,2011,3(1):13-15.

[3]旷连勤,程诚,金波,等．胃肠道脂肪瘤及其并发症MSCT表现[J].中国介入影像与治疗学,2018,15(8):481-485．

[4]陈庆东,郑祥武,许崇永,等．肠道脂肪瘤继发肠套叠的多层螺旋CT诊断[J].中华普通外科杂志,2017,32(5):402-405．

[5]许华,陈士新,金晨望,等.胃肠道神经鞘瘤、间质瘤MSCT影像学征象对照研究[J].中国CT和MRI杂志,2022(2):127-129．

（李 超 张保朋）

病例80 直肠间质瘤

【基本资料】患者，女，38岁，肛门下坠半月余。

【专科检查】（膀胱截石位）视诊：肛缘未见明显异常。指检：直肠前位距肛缘约2 cm左右可触及一大小约5 cm×5 cm带蒂肿物，活动度差，质脆，触之易出血。双合诊：肿物可推出肛外，表面糜烂，上覆脓苔。

【实验室检查】无明显异常。

【影像图片】

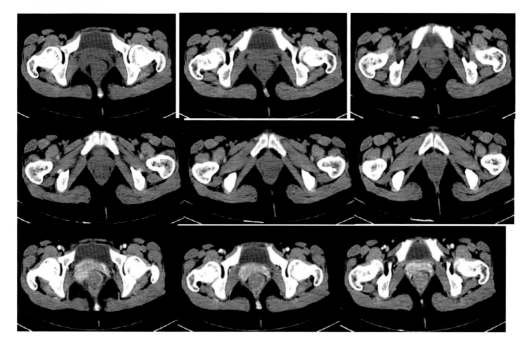

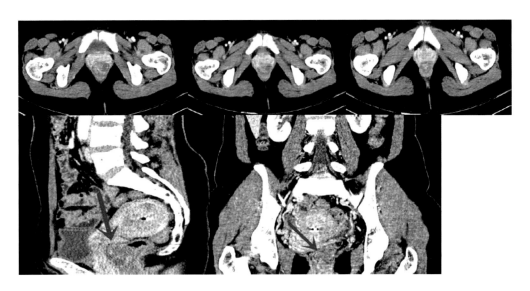

【影像特征】平扫示直肠中远段可见团块状稍低密度影，大小约：3.6 cm×2.9 cm×3.3 cm（前后×左右×上下），病灶呈膨胀性生长，未突破浆膜层，相应肠腔明显变窄，增强后病灶实性成分呈中度不均匀强化，静脉期及延迟期呈持续性强化，内可见不强化低密度囊性灶，冠、矢状位重建可见病灶位于直肠中远段，病灶区肠壁浆膜面光整，肠腔明显变窄，子宫颈受挤压略向前移位，病灶周围脂肪间隙清晰，未见明显肿大淋巴结。

【病理结果】

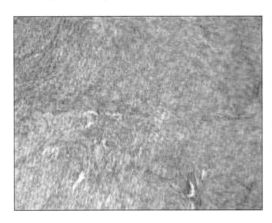
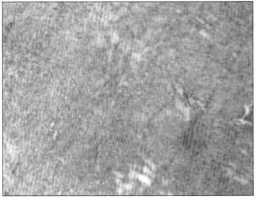

肉眼所见：(送检)3 cm×3 cm×2 cm和3 cm×2 cm×1 cm灰黄色组织2块，切面灰白、灰黄，质中。

病理诊断：(直肠)梭形细胞肿瘤，符合胃肠道间质瘤(中度危险性)：核分裂＞5个/50HPF。

免疫组化：CD117(＋)、CD34(＋)、Dog-1(＋)、S-100(－)、Actin(－)、Desmin(－)、Ki-67(20%)。

【病例小结】直肠间质瘤是指起源于直肠间叶组织的独立肿瘤，大多数间质瘤原发于胃和小肠，仅 5%～10% 原发于结直肠，与胃间质瘤相比，结直肠间质瘤大部分为中高危险性，侵袭性高于其他部位的间质瘤，预后较差，直肠间质瘤发病高峰为 60 岁左右，40 岁以下较少见，男性发病率高于女性，肿瘤大小不等，直径在 0.8～20 cm，可单发或多发，整个直肠及肛管均可发生，但多发生于中下段。

临床症状： 间质瘤发病隐匿，患者早期无特殊症状，小部分患者出现排便习惯改变（便秘、腹泻）、便血、腹胀、腹痛、肛周不适等症状，少数患者出现排尿困难；大部分患者无明显临床症状，偶然发现肿块。生长特点：病程长，大小不等，5 cm 以下的肿瘤表面光整，与周围组织无明显粘连；5 cm 以上肿瘤表面凹凸不平，多有分叶，与周围组织发生粘连，界线难辨，易发生出血、坏死、囊变，外向性生长病灶其症状出现相对较晚。

病理诊断： 主要依靠免疫组化，CD117 和 C-Kit 蛋白是特异性的标志物。2001 年美国国立卫生研究院（NIH）制定了基于 GIST 肿瘤大小和核分裂象的间质瘤生物学行为诊断标准：直径＜ 2 cm，＜ 5 个 /50HPF，提示危险程度很低；直径 2～5 cm，＜ 5 个 /50HPF，提示低危险性；直径＜ 5 cm，6～10 个 /50HPF，为中度危险性；只要直径＞10 cm 或 10 个 /50HPF 即为高危。

影像表现和分型： ①黏膜下型：基底与胃肠管壁相连，向腔内生长；②肌壁间型：肿瘤同时向腔内外生长；③浆膜下型：肿瘤自浆膜下向壁外生长，即外生型；④胃肠道外型：腹腔内孤立的软组织肿块。CT 平扫表现为等密度或低密度，密度多不均匀，低密度为囊变、坏死区，增强后动脉期实质成分中度不均匀强化，静脉期持续强化，低密度囊变区不强化，形成"囊肿样"改变，肿瘤钙化少见。腔外肿块坏死区常与肠道间有不规则窦道相通，肿块内有气体或肠道内容物等充填。

治疗： 直肠间质瘤对常规放、化疗均不敏感，因其很少发生淋巴结转移，因此手术切除是直肠间质瘤患者的主要治疗手段，切除方法包括局部切除、直肠前切除等，病灶部位的完整切除、保持包膜的完整性、避免破裂是手术关键所在，与患者的预后亦息息相关，直肠间质瘤的复发率较高，术后随访相当重要。

【鉴别诊断】

1. **直肠癌**　肿块主要发生于黏膜并向腔内生长，或沿黏膜及黏膜下浸润生长；平扫CT 表现为等密度或混杂密度软组织肿块影，增强扫描 CT 动脉期病灶明显强化，静脉期强化减低，合并坏死时常表现为不均匀强化；常伴盆腔淋巴结转移。

2. **淋巴瘤**　发生于直肠的淋巴瘤的轮廓比较光滑，通常表现为对称性同心圆性肠壁的增厚，病灶范围较广，很少浸润周围脂肪间隙，且一般无局部淋巴结肿大，常伴有腹盆腔多发的淋巴结肿大。增强扫描显示轻中度均匀强化，肠系膜广泛性淋巴结肿大，呈均质融合性分叶团块状，包绕、侵犯周围动静脉血管，与包绕血管形成典型"三明治征"。

3. **恶性黑色素瘤**　直肠肛管黑色素瘤 CT 多数表现为突出于肠管腔内的结节状、息肉状、蕈伞状肿块，最大径常大于 3 cm，几乎充满肠腔；平扫病灶呈均匀稍低密度、密度较均匀、边界清晰，常无钙化；增强扫描病灶强化程度不一。

4.直肠神经内分泌肿瘤　低级别直肠神经内分泌肿瘤患者通常表现为黏膜面息肉样或结节样隆起型病变，局部管壁增厚但腔外无受侵，边界清楚，黏膜表面光滑，增强表现为强化明显，可出现淋巴结转移，但肝转移少见。高级别神经内分泌肿瘤患者通常表现为病变体积大，侵犯肠管 1/2 以上或环周性生长，侵犯浆膜或纤维膜外，边界不清，黏膜表面不规则，增强扫描强化明显，易出现淋巴结转移和肝转移。直肠神经内分泌肿瘤少见钙化及囊变。

【参考文献】

[1]王文鹏,王捷夫,胡均,等.结直肠间质瘤临床病理特征及预后分析［J］.北京大学学报（医学版）,2020,52（2）:353-361.

[2]VARSHNEY V ,GUPTA R K,BATRA V V,et al.Analysis of clinico-pathological and immunohistochemical parameters and correlation of outcomes in gastrointestinal stromal tumors［J］.Indian J Can-cer,2018,56（2）:135-143.

[3]徐俊,罗会华,陈继贵,等.直肠间质瘤的临床特点及诊治进展［J］.结直肠肛门外科,2012,18（1）:53-55.

[4]ESMO/European Sarcoma Working Group. Gastrointestinal stromaltumours:ESMO Clinical Practice Guidelines for diagnosis,treatment and follow-up［J］. Ann Oncol,2014,25（suppl 3）:Ⅲ21-Ⅲ26.

[5]D'AMBROSIO L,PALESANDRO E,BOCCONE P,et al. Impact of a riskbased follow-up in patients affected by gastrointestinal stromal tumour［J］.Eur J Cancer,2017,6(78):122-132.

（郭　伟　张保朋　王道清）

病例81　肠系膜间质瘤（恶性）

【基本资料】患者，男，55岁，腹胀伴消瘦半月余，查上腹部 CT 发现腹部占位并多发转移。

【专科检查】全腹部有轻微压痛，无反跳痛，右腹部可触及巨大包块，边界不清，质韧，该处压痛明显。

【实验室检查】未发现明显异常。

【影像图片】

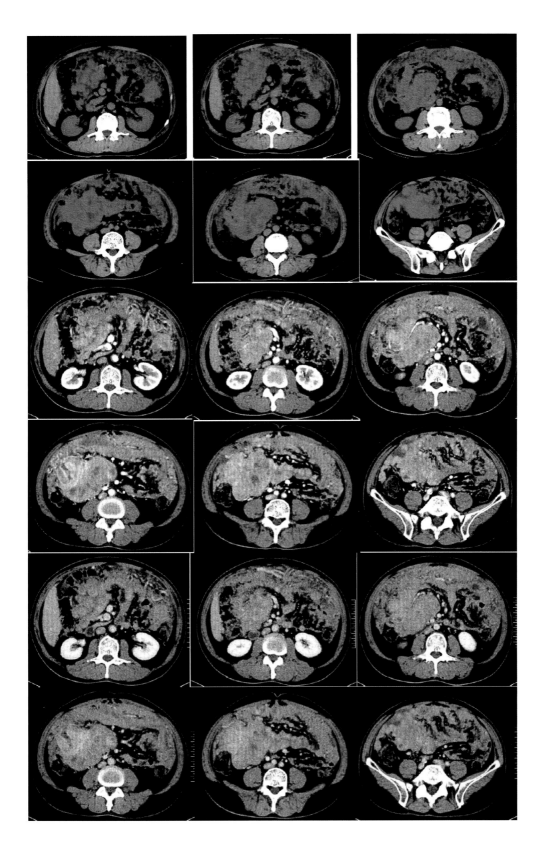

【影像特征】右下腹小肠系膜可见不规则形软组织肿块影，其内密度欠均匀，可见斑片状及条状低密度坏死区，增强动脉期病灶实性成分呈不均匀中度强化，CT值约98.83 HU，门脉期及平衡期病灶持续强化，CT值分别为：105 HU、102 HU，液化坏死区未见强化；病灶边界不清，与邻近肠管分界不清，腹膜、大网膜及部分肠系膜明显不均匀增厚，脂肪层密度增高；腹膜后及肠系膜未见明显肿大淋巴结影。

【病理结果】

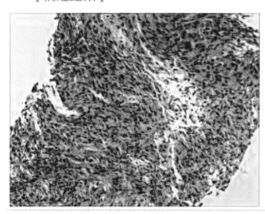 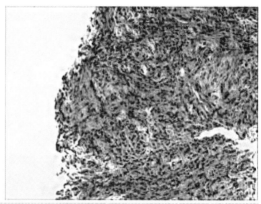

病理诊断：（腹腔穿刺组织）结合形态及免疫组化结果，病变符合胃肠道间质瘤，核分裂大于 5 个 /50HPF，结合影像考虑高度危险性。

免疫组化：CD117（＋）、CD34（-）、Desmin（-）、Dog-1（＋）、EMA（-）、S-100（-）、SMA（局部＋）、STAT-6（-）、Ki-67（约 30%+）。

【病例小结】原发性小肠间质瘤（small intestinal stromal tumor,SIST）占全身器官肿瘤的 0.2%，好发于中老年人，平均年龄为 50~60 岁，占消化道肿瘤的 1% ~ 4%，占胃肠肿瘤的 3% ~ 6%，恶性比例达 65%。小肠间质瘤多好发于空肠和十二指肠，以腔外型生长为主，良、恶性生长方式无差异。

小肠间质瘤生长比较隐匿，临床多无症状，无症状的 SIST 很难被临床所发现，而有症状就诊结合影像学检查容易发现肿瘤。症状性胃肠道间质瘤通常伴有腹痛、出血（呕血或黑粪）及体重减轻。

影像学上分为实性肿块（实性成分≥ 90%）、囊性肿块（囊性成分≥ 90%）及混合性肿块（囊性或实性成分占 10% ~ 90%），其中以实性及混合性肿块为主，囊性肿块少见。病变可表现为腹腔内圆形、类圆形、不规则形或分叶状软组织肿块影，病变大小从几毫米到 30cm 以上不等，较大的病变往往表现为中心性坏死和出血，周围组织界线大多清晰，少数为不清晰或累及邻近脏器，直接扩散到邻近肠管，血管包绕和转移在恶性病变中常见；增强后肿瘤坏死部分及囊性部分无强化，实性部分明显渐进性强化，囊性肿块囊壁可出现环形强化。恶性胃肠道间质瘤肝脏和腹膜转移最常见，极少出现淋巴结转移。CT 检查能显示肿瘤的大小、外形、质地、瘤内出血、坏死、囊性变、钙化和溃疡等特征。除此之外，CT 也能很好地显示肿瘤与周围脏器和血管的关系，以及有无其他脏器的转移。CT可作为术后随访的常规检查手段以及对伊马替尼疗效评估的观察手段。MRI 对判断肿瘤坏死及出血具有一定的价值，对于直肠胃肠道间质瘤，有助于区分肿瘤与周围组织的关系。PET 对评价胃肠道间质瘤有无远处转移具有重要价值，PET 在迅速检测伊马替尼的治疗效应中具有一定的价值。在伊马替尼有效的患者中，SUV 值可出现显著下降，而疾病进展的患者中显示 SUV 值升高。

病理诊断：主要依靠免疫组化，CD117 和 C-Kit 蛋白是特异性的标志物。2001 年美国国立卫生研究院（NIH）制定了基于 GIST 肿瘤大小和核分裂象的间质瘤生物学行为诊断标准：直径＜ 2 cm，＜ 5 个 /50HPF，提示危险程度很低；直径 2 ~ 5 cm，＜ 5 个 /50HPF，提示低危险性；直径＜ 5 cm，6 ~ 10 个 /50HPF，为中度危险性；只要直径＞ 10 cm 或 10 个 /50HPF 即为高危。

影像表现和分型：①黏膜下型：基底与胃肠管壁相连，向腔内生长；②肌壁间型：肿瘤同时向腔内外生长；③浆膜下型：肿瘤自浆膜下向壁外生长，即外生型；④胃肠道外型：腹腔内孤立的软组织肿块。CT 平扫表现为等密度或低密度，密度多不均匀，低密度为囊变、坏死区，增强后动脉期实质成分中度不均匀强化，静脉期持续强化，低密度囊变区不强化，形成"囊肿样"改变，肿瘤钙化少见。腔外肿块坏死区常与肠道间有不规则窦道相通，肿块内有气体或肠道内容物等充填。

小肠间质瘤最主要、最有效的治疗手段是外科手术治疗，完整切除肿瘤，避免肿瘤破裂，保证组织学切缘阴性，是避免肿瘤复发及提高生存周期的重要前提。

【 鉴别诊断 】

1. **小肠神经内分泌瘤**　与小肠间质瘤较难进行鉴别，需要病理确诊，影像表现为肠壁增厚或腔内生长，动脉期明显强化，静脉期及延迟期强化程度减低，与间质瘤持续性强化方式不同，神经内分泌瘤常伴有多个周围淋巴结转移，而间质瘤淋巴结转移较为罕见。

2. **小肠淋巴瘤**　小肠淋巴瘤多见于回肠末端、盲肠，发病率约为 4%，小肠淋巴瘤多为非霍奇金淋巴瘤，影像表现为肠壁明显均匀增厚，受累肠管多较广泛，肠腔正常或扩张，并可见"动脉瘤样扩张"征，包绕相应的系膜血管及周围脂肪，形成"夹心面包征"，腹腔及腹膜后淋巴结肿大融合，肿大淋巴结轻中度强化，可见血管漂浮。

3. **胃肠道神经鞘瘤**　是极少见的肿瘤，绝大多数为良性，发生恶变的概率很低，预后良好。而胃肠道间质瘤以恶性居多，易血行和种植广泛转移，即便良性也有恶变倾向。区分二者对选用的术式及术后治疗有重要的临床意义。

4. **小肠腺癌**　小肠腺癌起源于黏膜层，好发于十二指肠与空肠近端，表现为肠壁不规则增厚、僵硬，肠腔呈向心性狭窄，部分可见不规则软组织肿块及溃疡，易发生淋巴结转移，但小肠间质瘤很少发生淋巴结转移。

【 参考文献 】

[1]李俊魁,陈丽娟,陈焕春,等. 小肠间质瘤误诊为卵巢肿瘤1例分析[J]. 解放军预防医学杂志,2020,38(4): 37-39.

[2]中国医师协会外科医师分会胃肠道间质瘤诊疗专业委员会,中华医学会外科学分会胃肠外科学组. 胃肠间质瘤规范化外科治疗中国专家共识版（2018版）[J].中国实用外科杂志,2018,38(9): 965-973.

[3]TANWEERUL H, SINGH M P. Gastrointestinal Stromal Tumors of Small Intestine[J]. The Surgery Journal,2019,5(3): e92-e95.

[4]CASALI P G，ABECASSIS N，BAUER S，et al. ESMO Guidelines Committee and EURACAN . Gastrointestinalstromal tumours: ESMO—EURACAN Clinical Practice Guidelines for diagnosis,treatment and follow—up[J].Ann Oncol,2018,29(4):68.

（李艳若　张保朋　王道清）

病例82　肠系膜非霍奇金弥漫大B细胞淋巴瘤

【基本资料】患者，男，55岁，以"发现左上腹部肿物1天"为主诉入院。

【专科检查】左上腹部可触及一大小约 11 cm×6 cm 大小肿物，质韧，表面光滑，无红肿，皮温正常，触之疼痛。

【实验室检查】未见明显异常。

【影像图片】

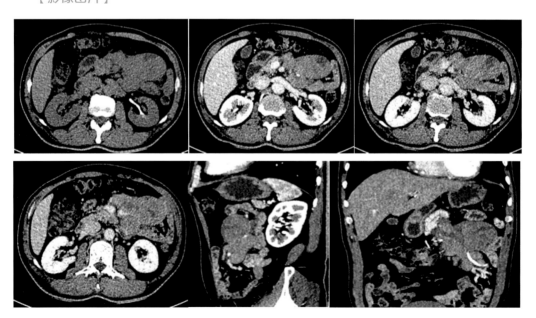

【影像特征】左侧中上腹部可见不规则团块状软组织样密度影，呈分叶状改变，大小约 8.8 cm×7.7 cm，增强扫描呈轻度较均匀强化，肠系膜血管被包埋，周围可见多发小淋巴结节影，局部脂肪密度增高。

【病理结果】

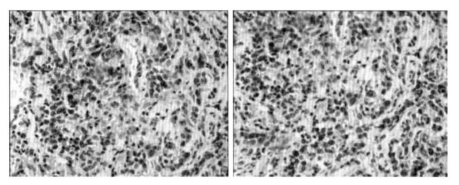

病理诊断：病变符合非霍奇金淋巴瘤 B 细胞淋巴瘤，倾向于弥漫大 B 细胞淋巴瘤，非生发中心性。

免疫组化：CD20(+)、CD79a(+)、CD5(−)、CD56(−)、Cyclin D1(−)、CD10(−)、CD3（部分 +)、BCL-2（ +)、CK（ −)、MUM-1（ +)、CD34（血管 +)、C-myc（ +)、Ki-67（70%+)。

【病例小结】淋巴瘤是起源于淋巴结及其他淋巴组织的恶性肿瘤。分为两大类：①霍奇金病；②非霍奇金淋巴瘤（NHL)。我国 NHL 的发病率男多于女，以 20-40 岁为多见，约占 50%，非霍奇金淋巴瘤占多数，病因尚未阐明。根据临床工作将非霍奇金淋巴瘤分为：A. 小细胞型淋巴瘤；B. 滤泡性淋巴瘤，小裂细胞为主；C. 滤泡性淋巴瘤，混合细胞型（小裂细胞与大裂细胞)，中度恶性；D. 滤泡性，大细胞为主型；E. 弥漫性，小裂细胞型；F. 弥漫性，混合细胞型（小裂细胞与大裂细胞)；G. 弥漫性，大细胞型，高度恶性；H. 大细胞，免疫母细胞型；I. 淋巴母细胞型（曲核或非曲核)；J. 小无裂细胞型。此工作分型目前在世界各国普遍采用。

临床表现：分为局部表现和全身表现。局部表现：早期多表现为无痛的颈部、纵隔、腹部等淋巴结肿大。淋巴结一般在初期和中期互不融合，可活动。到后期淋巴结可相互融合成大块。当组织器官受累时可表现为肝大、肝区疼痛、腹痛或腹部包块、肾肿大、高血压、氮质血症、肾病综合征及中枢神经症状。全身表现：30% ~ 50% 的患者有原因不明的持续或周期性发热、皮痒、盗汗、消瘦、皮肤瘙痒、贫血等全身表现。

影像学表现：正常的肠系膜淋巴结在 CT 上易识别。当肠系膜内出现液体、细胞等时，可导致系膜密度增高，系膜血管失去其清晰的边缘。淋巴源性系膜水肿多继发于淋巴管的堵塞，此时，液体从淋巴管内渗入系膜内，导致系膜水肿。小肠系膜局灶性密度增高，伴有小肠系膜淋巴结增大、增多，因此这一征象可能为淋巴引流障碍所致。淋巴瘤累及肠系膜淋巴结时，增大的淋巴结呈软组织密度；增强扫描多表现为均匀强化；化疗后淋巴瘤和少数未治疗者，可出现淋巴结环状强化。增大淋巴结均匀强化合并坏死者，均表现为少数增大淋巴结环状强化，而周围的增大淋巴结均匀强化，这与结核性淋巴结炎多发的环状强化淋巴结不同。肿瘤性病变累及肠系膜包绕肠系膜上动脉而呈现"三明治征"时，可诊断为淋巴瘤。这一征象可作为淋巴瘤累及小肠系膜的诊断和鉴别诊断依据。

【鉴别诊断】

1. **巨淋巴结增生症** 属瘤样淋巴组织增生，该病 70% 发生于纵隔和肺门淋巴结，肠系膜少见。任何年龄均可发生，以中年患者多见。病理可分为 2 型：透明血管型与浆细胞型，前者占 80% ~ 91%；CT 表现为类圆形均匀软组织肿块，边界清楚，大小不一，可有钙化，增强后可呈明显较均匀强化，此表现均无特征性，有时与淋巴瘤十分相似。鉴别要点：淋巴瘤多呈分叶结节状，可侵犯邻近组织、血管，病程发展快，CT 增强呈轻度均匀强化，两者可鉴别。

2. **淋巴管肌瘤病/淋巴管肌瘤** 是一种罕见的可累及多个系统的疾病，由 Von Stossel 于 1937 年首次报道，该病最常发生于肺，发生于肺外的淋巴管肌瘤病极其罕见，可累及多种部位，多见于纵隔、腹膜后的器官或组织，如肾脏、子宫、肠系膜或淋巴结等，其临床特征为恶心、腹胀，伴或不伴腹痛、乳糜腹水、尿路症状、淋巴结肿大或能触及包块等，且接近半数的患者往往伴发血管平滑肌脂肪瘤。CT 表现：囊肿囊壁菲薄、光滑，无壁结节，囊内密度均匀呈水样，囊肿可能有分隔，增强扫描分隔可强化。

3. **肠系膜淋巴结炎** 是肠系膜淋巴结的非特异性炎症，常见于儿童及 18 岁以下的青少年，是引起儿童急性腹痛的常见原因之一。本病属自限性疾病，多为病毒感染，常与呼吸道、肠道感染有关；极少数肠系膜淋巴结炎为细菌感染，可形成脓肿，甚至溃破，从而引起急性腹膜炎。急性肠系膜淋巴结炎多发生在回肠远端的肠系膜。肠系膜肿大淋巴结多位于脐周、右中下腹，沿肠系膜走行部位显示多发性、串珠状分布的椭圆形结节，部分淋巴结紧密相贴，但边界清晰。

4. **肠系膜淋巴结结核** 即结核性淋巴结炎，系膜淋巴结是常见受累部位，可表现为淋巴结增大和（或）淋巴结大小正常，但数量增多。增大淋巴结可融合成团，内部密度不均，晚期可出现坏死液化区，常有大量腹水、肠管粘连等改变。CT 增强可出现周边类环形强化，环状强化淋巴结的中心为干酪样坏死和液化，约有 2/3 的结核性腹膜炎有淋巴结受累，且同时累及多组淋巴结。淋巴瘤治疗后的增强扫描易出现增大淋巴结环状强化，此时需结合病史。

5. **克罗恩病** 为慢性非特异性肠道炎症性疾病，好发于末端回肠，典型病变呈"跳跃式"分布的节段性肠壁增厚，增强呈"靶征"或"双环征"。肠壁水肿及纤维化导致肠腔狭窄变形、消失。肠外表现：蜂窝织炎、瘘管或脓肿形成。肠壁或肠周血管聚集扩张呈"木梳征"（系膜纤维脂肪增厚），肠系膜及腹膜后淋巴结反应性增生肿大。

6. **转移性肿瘤** 由于淋巴引流途径不同，不同部位的原发肿瘤腹部淋巴结转移存在不同的优势解剖分布。若已有其他部位肿瘤的原发病灶，则小肠系膜淋巴结增大应首先考虑转移性病变。

【参考文献】

[1]霍文亮.肠系膜间淋巴瘤CT增强表现[J].影像研究与医学应用,2019,3(1):178-179.

[2]李胜开,袁晓丹,代海洋,等.原发性胃肠淋巴瘤临床、影像及病理对照研究[J].临床放射学杂志,2020,39(7):1347-1350.

[3]李文娟,谢道海.肠系膜淋巴瘤伴广泛钙化1例[J].医学影像学杂志,2021,31(4):560-573.

（李　超　温泽迎）

病例83　回盲部弥漫大B细胞淋巴瘤

【基本资料】患者，男，72岁，间断性右下腹疼痛1周。

【专科检查】右下腹压痛及反跳痛明显，可触及约8cm×5cm包块，质韧。

【实验室检查】未见明显异常。

【影像图片】

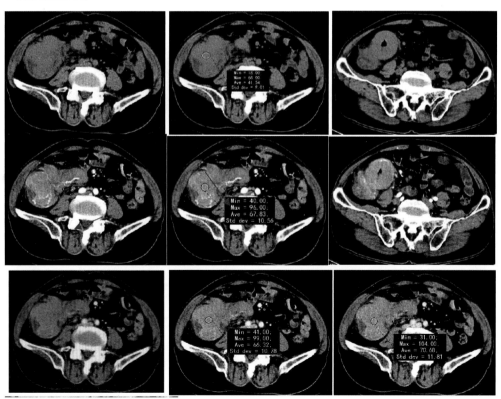

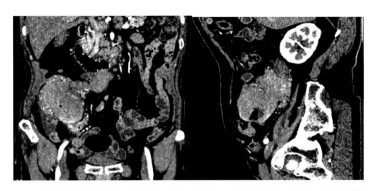

【影像表现】平扫回盲部 - 阑尾 - 升结肠近段见团块状软组织密度影，较大处横截面大小约 7.2 cm×6.6 cm，相应管腔狭窄，近端肠管未见明显梗阻征象，回盲部结构显示不清；增强扫描轻中度强化，内见多发血管影，肠系膜上动脉分支供血为主，周围见多发肿大淋巴结影。

【病理图片】

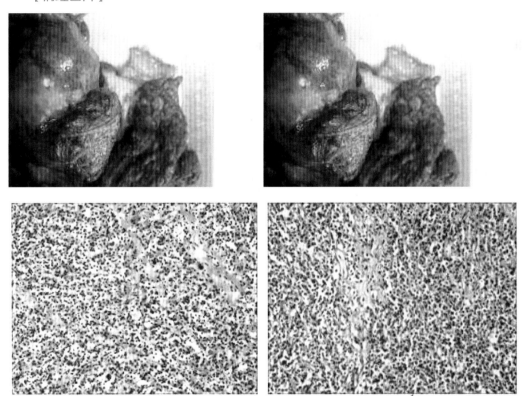

肉眼所见:（右半结肠）送检：小肠长 30 cm，直径 1.5 ~ 2.5 cm；结肠长 18.5 cm，直径 3.5 ~ 6.5 cm，肠管一段，近回盲部可见一 9 cm×7.5 cm×2 cm 的溃疡性肿物，肿物切面灰白，质中，浸润全层。

病理诊断:（右半结肠）非霍奇金淋巴瘤，病变符合弥漫性大 B 细胞淋巴瘤，非生发中心型；小肠切缘可见肿瘤，大肠切缘未见肿瘤性病变。

免疫组化：CD20（+）、CD79a（+）、CD3（部分+）、CD43（+）、CD138（-）、CD5（部分+）、CD23（-）、CD10（灶+）、CD21（FDC网+）、BCL-6（部分+）、Bcl-2（+）、Cyclin D1（散在+）、TT（部分+）、CD30（-）、cMyc（+）、MUM-1（+）、Ki-67（90%+）。

【病例小结】肠道淋巴瘤分为原发性和继发性两种，原发性肠淋巴瘤为原发于肠道黏膜固有层和黏膜下层淋巴组织的一种结外型淋巴瘤，其中大部分为非霍奇金淋巴瘤，是小肠最常见的恶性肿瘤，占小肠恶性肿瘤的19%～38%。小肠任何部位均可发生，以淋巴组织丰富的回肠远端发生率最高。胃肠道虽是结外淋巴瘤最常见的发病部位，但临床上PGIL仍属少见，仅占消化道肿瘤的1%～4%，而在整个恶性淋巴瘤中，源自胃肠道者亦仅占1.9%～5.3%。肠道淋巴瘤病理上可分为原发性小肠淋巴瘤和继发性小肠淋巴瘤。前者有可分为溃疡型、肿块或息肉型及浸润型；后者为继发于全向性的淋巴瘤，病理上以多处黏膜下小结节或小溃疡的形成，散在分布于各段肠壁上肠道淋巴瘤。肠道淋巴瘤的预后较差，以手术切除为主。

临床表现为缺乏特异性，可出现腹痛、消化道出血、腹部包块、肠梗阻或肠穿孔等消化道症状，全身症状包括体重减轻、发热，少部分无症状，为体检时发现。

CT主要表现为肠壁呈节段性或弥漫性对称性增厚，以回肠远端多见，可多段发生；虽有肠壁增厚，但肠腔狭窄不明显，部分患者小肠壁扩张，甚至呈动脉瘤样扩张（主要是由于肿瘤取代了肠壁的固有肌层并破坏了其间自主神经丛）。还可表现为单发或多发的息肉状或结节状肠壁肿块，向腔内或腔外生长，常伴有肠系膜、腹膜后淋巴结明显增大。肿块和肿大的淋巴结密度较均匀，增强扫描呈均匀的轻中度强化。病变节段肠壁柔软，该病较少并发肠套叠、肠梗阻，但也不能除外。

肠道淋巴瘤的治疗有以下几种方案，手术治疗：若病变局限于肠壁或区域淋巴结，应行根治性切除术，有远处转移者可考虑行姑息性切除。化学治疗：通常低中度恶性淋巴瘤可以采用CHOPE化疗方案，联合使用环磷酰胺、多柔比星、长春新碱、泼尼松，此方案为治疗非霍奇金淋巴瘤较为理想的辅助治疗。干细胞移植：对于恶性程度高、预后差的病理类型，手术切除病灶后，可行提高剂量强化的化学治疗或干细胞移植。

【鉴别诊断】

1.腺癌　是涎腺上皮发生的恶性肿瘤，结构不一，但没有残留的多形性腺瘤的成分，占涎腺上皮性肿瘤的9%，属于涎腺恶性肿瘤中恶性程度较高的一种。小肠腺癌好发于十二指肠，肠内壁的局限性或全周肠壁弥漫性不规则增厚和伴有肿块，常伴相应肠腔狭窄，增强后明显强化，容易引起肠梗阻、肠套叠、肠穿孔及瘘管形成。

2.间质瘤　间质瘤是起源于胃肠道壁的间叶性肿瘤，源于消化道的间叶组织，是具有多向分化潜能的原始间质干细胞及潜在恶性生物学行为的肿瘤，可以发生在消化道的任何部位。间质瘤多向腔外生长，呈圆形或卵圆形，向腔内生长者与息肉样肿块型淋巴瘤不易鉴别，但其呈渐进性强化，强化程度较一般淋巴瘤高。

3.肠结核　肠结核是结核分枝杆菌（TMB）引起的肠道慢性特异性感染。主要由人型结核分枝杆菌引起。本病一般见于中青年人，女性稍多于男性，多继发于肺结核，常与腹膜淋巴结结核同时存在。

4. **克罗恩病**　是一种原因不明的肠道炎症性疾病，表现为慢性非特异性肠道炎性改变，累及范围广，且临床症状表现多样，无特异性，目前多采用排除法，诊断克罗恩病的影像学表现与其活动性有关，活动期可见"靶征"或"双晕征"，而在静息期可见肠壁不均匀增强。

【参考文献】

[1]颜小杭,张义.原发性肠道淋巴瘤、克罗恩病及肠结核的CT影像诊断对比研究[J].中国医学前沿杂志（电子版）,2018,10(1):108-111.

[2]杨涓,郑盛,缪应雷,等.多层螺旋CT小肠造影评估克罗恩病活动度的临床价值[J].中华消化病与影像杂志（电子版）,2016,6(2):57-61.

[3]朱庆强,王中秋,陈文新,等.小肠克罗恩病、肠结核和原发性小肠淋巴瘤的临床、内镜及CT特征的鉴别分析[J].中华普通外科杂志,2013,28(4):249-252.

[4]王淑莲,刘新帆,李晔雄,等.41例原发肠道淋巴瘤的治疗结果[J].中华放射肿瘤学杂志,2005,14(3):189-192.

（魏海云　张保朋）

病例84　直肠恶性黑色素瘤

【基本资料】患者，女，71岁，腹部饱胀、腹泻、呕吐以及消化不良数月余。偶有便血、肛门疼痛症状。

【专科检查】直肠指诊：于肛管后壁距肛缘 2 ~ 3cm 处有一不规则肿块，基底固定。

【实验室检查】无明显异常。

【影像图片】

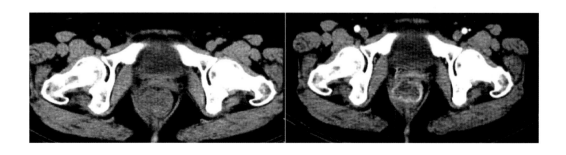

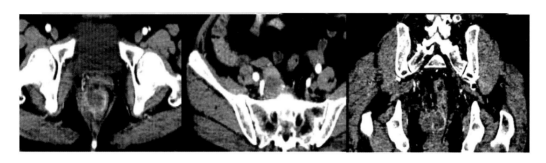

【影像特征】平扫显示直肠远端壁增厚，与右侧肛提肌分界不清，脂肪间隙消失。三期增强显示增厚直肠壁呈明显不均匀强化，与右侧肛提肌粘连、分界不清。髂血管旁可见明显肿大淋巴结、与髂内血管分界不清晰。

【病理结果】

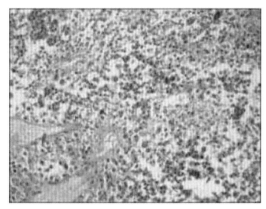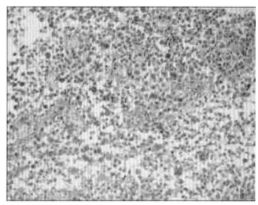

病理诊断：直肠恶性黑色素瘤。

免疫组化：Vimentin（−）、HMB45（＋）、S-100（−）、CK（−）、CD68（−）、Ki-67（局部30%）。

【病例小结】直肠恶性黑色素瘤（anorectal malignant melanoma，AMM）是一种临床少见、预后较差的恶性肿瘤，约占恶性黑色素瘤的1%，占肛管直肠恶性肿瘤的0.5%～2%。黑色素瘤大多起源于痣细胞和黑色素细胞，主要由神经嵴衍生而来。黑色素瘤最常发生于皮肤，其次为黏膜，如直肠、肛管、外阴和鼻咽部等处的黏膜组织。一般来说，发生于肛管直肠的黑色素瘤大多数是转移而来，原发于肛管直肠的黑色素瘤比较少见，常常需要排除其他部位的原发灶后方可诊断。AMM恶性程度高，对放疗和化疗均不敏感，生存率低，极易误诊。关于AMM的病因尚不明确，有研究认为与肛门良性黑痣史、人乳头瘤病毒（HPV）感染存在一定的关系。AMM无特异性的临床表现，以便血、脱出为主要临床表现，容易被误诊为肛门脱垂、痔疮等，还有排便不畅、大便变细等表现，容易被误诊为直肠刺激症状或者不全性肠梗阻症，且容易同其他肛管直肠疾病互相混淆，因此直肠恶性黑色素瘤的临床表现缺乏特异性，症状比较隐匿，但恶性程度相当高，具有较强的转移性和侵袭性。AMM早期患者容易发生血管转移，一般转移到脑、肝、肺等部位，可早期发生闭孔、局部及腹股沟淋巴结转移等。早发现与患者生存期的延长相关，由于其临床特异性差且病理组织形态多样，有时难以识别，易引起误诊。AMM 的组织学特征不明显，尤其是缺乏色素的病例，需要通过免疫组化标记进一步明确诊断。免疫组化结果显示 S-100、SOX10 及 Vimentin 在多种形态的恶性黑色素瘤中均阳性表达，敏感性强，但特异性不强；HMB45 及 Melan-A 是恶性黑色素瘤的特异性标志物，其特异性强，但敏感性比 S-100 稍差。联合运用以上几种抗体对 AMM 的鉴别诊断有重要价值。

影像学表现： 大多数学者认为直肠远端黑色素瘤是肛管黑色素瘤沿黏膜下浸润至直肠黏膜所致；但有文献报道 AMM 可发生于肛管，亦可发生于直肠，但最常发生于齿状线及其邻近的移行区。在 CT 图像上，AMM 多为突向肠腔内生长的息肉状结节或较大蕈伞型肿块，最大径常大于 3 cm，几乎充满肠腔。AMM 不引起肠梗阻，这可能与肿瘤在肠腔内主要沿着纵轴生长，随着肿瘤的生长，肠腔也随之扩大有关。黑色素瘤的典型 MRI 信号表现有一定特异性：T1WI 上为高信号，T2WI 上为低信号。主要由于黑色素的顺磁性作用，缩短了 T1WI 和 T2WI 时间所致。当肿瘤较小且含黑色素时，黑色素瘤 MRI 信号表现较典型，易于诊断。但 AMM 病灶较大时，于 MRI 上可呈混杂信号，此表现无明显特异性。肿瘤较大时，黑色素含量不同及是否伴随出血决定了肿瘤的 MRI 信号的混杂特征，即 T1WI 上以等信号为主，可见斑片和线条状高信号；T2WI 上以稍高信号为主，可见斑片状等信号或低信号；DWI 上肿块呈高信号弥散受限。

治疗： AMM 是恶性度很高的黑色素细胞肿瘤，术前诊断难度较高，应积极探索其有效的诊断方式，结合临床表现、肛管直肠检查、病理及影像学检查，早期确诊，及时实施科学治疗，从而改善患者预后。治疗方法一般有手术治疗、放化疗、免疫疗法。对于早期的黑色素瘤，建议手术切除。如果通过检查发现已经有转移，还可以采取放疗、化疗的方法进行治疗。还有免疫疗法，比如注射干扰素、卡介菌等，一般有一定辅助作用。

【鉴别诊断】

1. **直肠癌** 直肠癌是最常见的直肠恶性肿瘤，常呈浸润性生长，致肠腔狭窄，甚至导致肠梗阻，并且易侵犯直肠周围脂肪间隙，而 AMM 形成较大肿块伴肠梗阻的情况少见。AMM 病灶较大时不具有特征性的 MRI 表现，有时与直肠癌鉴别较为困难。

2. **直肠淋巴瘤** 直肠淋巴瘤的轮廓较为光滑，常常表现为对称性同心圆性直肠肠壁的增厚，病灶范围广，但很少浸润周围脂肪间隙，且一般无局部淋巴结肿大，常伴有腹盆腔多发的较大淋巴结受累。

3. **直肠间质瘤** 常表现为直肠壁或直肠周围软组织肿块，大小不等，边缘光整，病灶主要向直肠腔外生长，对周围组织产生推挤压迫，易发生坏死，增强后实性部分呈渐进性强化。

【参考文献】

[1]黄书亮,王晓童,张红莺.肛管直肠恶性黑色素瘤的临床病理特征分析[J].中国肿瘤外科杂志,2021,13(2):167-171.

[2]冯亚光,韩灵雨,徐烨,等.原发性肛管直肠恶性黑色素瘤的临床特征和预后因素研究[J].中华消化杂志,2021,41(4):247-252.

[3]高蕾,孙世昌,武明娟.肛管直肠恶性黑色素瘤免疫检查点抑制剂治疗一例[J].实用肿瘤杂志,2021,36(2):177-180.

[4]赵致楷,王艳艳.直肠恶性黑色素瘤的影像学表现及其病理分析[J].中国药物与临床,2021,21(2):243-244.

[5]秦岚群,黄蓉,赵莲君,等.生物治疗肛管直肠恶性黑色素瘤一例及文献复习[J].中国肿瘤生物治疗杂志,2020,27(10):1190-1192.

（杨富阁　王亚洲）

病例85　黑斑息肉综合征

【基本资料】患者，女，21岁，右下腹部疼痛6小时。

【专科检查】右下腹部可触及一包块，大小约5 cm×4 cm，质韧，表面不光滑，边界不清，活动度可。

【实验室检查】未见明显异常。

【影像图片】

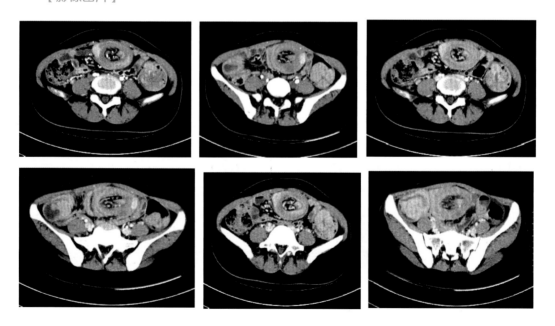

【影像特征】黑斑息肉病腹部影像学主要表现为肠管结构紊乱，可见多发肠套叠，部分出现肠扭转，肠管内可见多发软组织结节影，增强后呈明显并持续强化。

【病理结果】

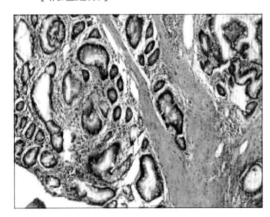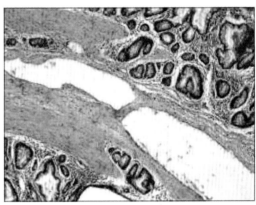

病理诊断：P-J 息肉（黑斑息肉病）。

【病例小结】黑斑息肉病又称为色素沉着 - 胃肠道息肉综合征 (Peutz-Jeghers 综合征，PJS) 其是一种罕见的常染色体显性连锁遗传性疾病。该病发病率为 1/120 000~1/29 000，具有明显的家族集聚倾向，但与性别无关，男女发病率无明显差异。多数患者在儿童或青少年时期发病。大部分患者是因位于 19 号染色体短臂 LKBI 的胚系突变所致。

诊断主要根据：①家族遗传史；②皮肤黏膜色素斑；③胃肠道多发性息肉。患者可有明确或可疑的家族史，亦可为散发病例。色素沉着多为黑色或棕褐色，主要分布于口唇、齿龈、唇周皮肤及颊黏膜、手掌、足底、指（趾）部位，偶见于会阴、阴道黏膜处。色素斑呈圆形，不高出皮肤，直径 1 ~ 5 mm。色素斑多出现于 3~4 岁。消化道多发息肉的常见部位依次为小肠、结肠、直肠、胃。息肉可有蒂或无蒂，表面光滑或呈"桑椹"状、分叶状，数目达数十至数百个，息肉性质多是错构瘤性息肉，胃肠道息肉是引起腹部症状的主要原因，当息肉较大时易引起急慢性消化道出血、腹痛、肠梗阻、肠套叠等并发症。且临床症状可随着年龄的增长和病情进展越来越明显。息肉体积逐渐增大、数量增多，癌变率也随之增加，并有着错构瘤—腺瘤—腺癌的发展过程。

影像学表现：典型错构瘤性息肉由于含有较多树枝状分布的平滑肌成分，在 CT 平扫时密度不均，中心区域可有不规则或辐射状稍高密度影，主要由平滑肌成分所致，这是 PJS 息肉与其他息肉鉴别的主要特点，但由于息肉一般较小等原因该征象并不常见。息肉 CT 平扫呈软组织密度，增强扫描明显强化，息肉较小时一般密度均匀，较大时可密度欠均匀，部分病灶可见斑点状缺血性坏死灶，对直径大于 1 cm 的息肉，若形态不规则、呈菜花样改变，相邻肠壁局限性增厚并伴有腹腔淋巴结肿大，尤其在伴有腹部症状时，要考虑恶变的可能，应通过内镜及早切除。当息肉直径大于 1.5 cm，易发生肠套叠，其机制目前倾向于"滞点学说"的解释：当正常肠蠕动遇到息肉时，蠕动波不能跨过息肉，并将息肉推向远端，自发性肠蠕动被打断，当多次肠蠕动在息肉处被打断，息肉作为一个停滞的点，致使肠管淤积，息肉牵拉该段肠管一起套入远侧肠腔而形成肠套叠。CT可清晰显示息肉的位置、大小及边界，病变局部肠腔的狭窄程度、有无肠套叠及梗阻肠管近端扩张程度等。CT增强扫描有利于病变清晰显示，对病变血供是否丰富及有无肠管坏死可及时做出诊断。

本病的治疗方案，主要包括内镜下治疗和外科手术。直径小于1 cm的胃肠道息肉，经内镜可直接切除，并可一次性治疗多个息肉，PJS并发小肠套叠、肠梗阻等并发症的治疗则以手术为主。手术主要针对胃肠道息肉的并发症，解除临床症状，而胃肠道息肉往往多发，所以很难达到根治效果。

综上所述，PJS患者发现家族病史、皮肤色素沉着、胃肠道多发息肉，即可明确诊断。对于无家族史或无典型临床症状的患者，则需组织病理学证实为错构瘤性息肉才可明确诊断。

【鉴别诊断】

1. **小肠淋巴瘤**　好发于末端回肠，分为肠壁增厚型与腔内肿块型，肠壁广泛增厚，多超过1cm，与正常组织分界不清，黏膜连续，密度或信号均匀，轻中度均匀强化，偶见坏死，周围脂肪间隙清晰，腹腔及腹膜后淋巴结肿大，包绕血管，可见"三明治"征，可伴溃疡，坏死、穿孔、梗阻少见，管腔"吹气球样"扩张多见。

2. **小肠间质瘤**　局限性、偏心性肠壁增厚，多为外生性，境界清晰、光整，瘤内可伴有坏死，常与肠腔相通，可见积气积液，增强后实性成分强化明显，可伴有溃疡形成。

3. **小肠腺癌**　病变主要表现为小肠腔内单发息肉状、菜花状软组织结节及团块影，以腔内生长方式为主，较大肿块向腔外隆起，部分病灶肠壁呈不规则及环状增厚，厚薄不均、僵硬、内缘欠光滑，相应肠腔狭窄，常合并肠梗阻；增强扫描病灶以动脉期强化较静脉期明显，较大病灶内低密度液化坏死区无强化；因肿瘤以中低分化腺癌为主，所以较易及较早直接侵犯周围结构及进行远处的转移。

【参考文献】

[1]赵越,易飞.Peutz-Jeghers综合征的临床及CT表现[J].医学影像学杂志,2019,29(1):108-111.

[2]葛亮,刘洋,高剑波,等.CT在黑斑息肉综合征中的应用价值（附5例报告）[J].放射学实践,2016,31(1): 68-71.

[3]冯瑞,宋云龙,王萍,等.多层螺旋CT在黑斑息肉综合征诊断中的应用价值[J].中国医学装备,2016,13(4):67-71.

[4]许永飞,陈羽佳,潘梓文,等.Peutz-Jeghers综合征并肠套叠1例并文献回顾[J].中国实验诊断学,2019,23(2):278-279.

（李艳若　温泽迎）

病例86 黄色肉芽肿性肾盂肾炎

【基本资料】患者，女，51岁，左侧腰部疼痛20日，并体温升高10余日。腰痛无明显诱因，不伴明显肉眼血尿，无尿频、尿痛等症状。

【专科检查】左侧腰部有明显压痛及叩击痛，双侧输尿管走行区无压痛及反跳痛。

【实验室检查】无明显异常。

【影像图片】

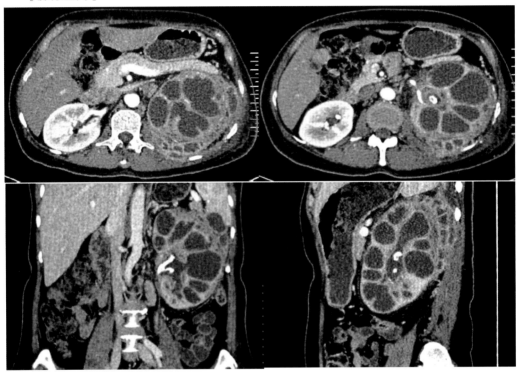

"经皮左侧肾脏穿刺置管引流术"及抗感染治疗2个月后复查CT平扫图片：

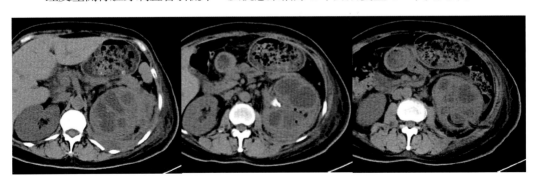

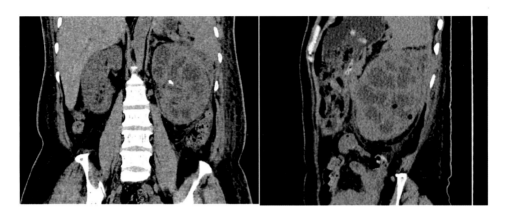

【影像特征】左肾体积明显增大，皮质变薄，左侧肾盏扩张积水，肾盂未见明显扩张，肾盂壁增厚，增强扩张肾盏呈"花环样"改变，肾盂输尿管移行处内可见分枝状高密度结石影，左肾周结构紊乱，可见多发分房状囊实性病灶包绕左肾，与周围组织分界不清，左肾周筋膜增厚，静脉期病变肾脏灌注明显减低，增厚肾盂壁轻度强化。临床常规脓肿引流及抗感染治疗后，肾周脓肿灶较前缩小好转，但整个扩张肾盏仍呈"花环状"改变，冠状位、矢状位重建显示病灶治疗前后变化不明显。

【病理结果】

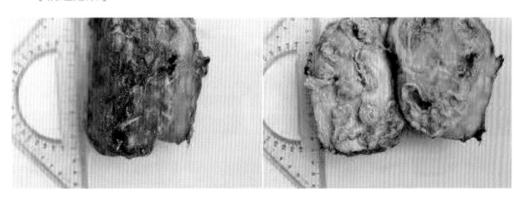

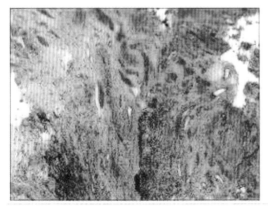
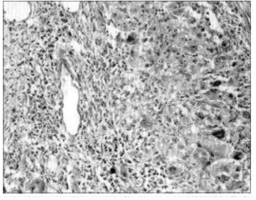

　　肉眼所见： 送检：（肾脏 + 输尿管）10.5 cm×7.5 cm×6.5 cm 肾脏标本 1 个，切面灰白、灰黄，呈多囊性，可见浅绿色脓液样液体流出，输尿管长 4 cm，直径 1 cm，输尿管有出血。

　　病理诊断：（左侧肾脏）肾实质萎缩，肾小球数目减少伴部分玻璃样变性，肾小管脓细胞管型易见，间质纤维组织增生伴玻璃样变，其间多量淋巴细胞、浆细胞、泡沫细胞、中性粒细胞浸润，局部肉芽组织形成伴异物巨细胞反应及局灶坏死，病灶符合肉芽肿性炎并化脓性炎病理表现。

　　【病例小结】黄色肉芽肿性肾盂肾炎（xanthogranulomatous pyelonephritis，XGPN）病因不明，因其肉芽肿内有大量含脂质的泡沫细胞，形成特征性的黄色瘤细胞而命名。研究发现，XGPN 与肾结石及代谢综合征的发生密切相关，且常见于女性及肥胖、糖尿病患者。该病缺乏特异性症状，且起病隐袭、进展缓慢，常以中晚期并发症为首要症状就诊或体检发现。常见症状主要有：肾区肿块、腰痛、贫血、发热等，由于该病少见，对其缺乏深入了解，局限性病灶者易被误诊为肾癌或肾脓肿，弥漫性病灶者易被误诊为肾结核，XGPN 目前尚无临床诊断金标准，术前常被误诊为其他肾脏病，多经术后病理诊断明确。其特异性病理表现是病灶内有泡沫细胞、脂质或胆固醇结晶，泡沫细胞系单核巨噬细胞吞噬大量脂蛋白，导致细胞内脂质堆积而成。

　　临床上黄色肉芽肿性肾盂肾炎的诊断主要依靠：①尿细菌学检查，88% 以上的患者尿液检查出现脓尿和蛋白尿；尿培养阳性率为 74% ~ 86%，多数为大肠埃希杆菌和变形杆菌，晨尿离心，沉渣涂片可见泡沫细胞，若在一张切片上有 5 个以上的泡沫细胞，则可诊断本病，其阳性率达 82.6%。②影像学检查，主要依靠 CT，CT 检查有其特征性表现：肾脏体积增大，皮质变薄，肾盏扩张呈花瓣状，内可积水也可积脓，肾盂不扩张，肾盏肾盂扩张不匹配；肾窦脂肪减少消失，为纤维组织取代，肾盂中心性结石，为其特征性表现。肾周筋膜增厚是本病的一个特征性改变，同时也是肾肿瘤的一个重要鉴别点。X 线检查无明显特异性征象，80% 的患者静脉肾盂造影（IVP）可发现带有结石的病肾不显影，肾盏变形也常见，尤其病肾为弥漫性者。肾血管造影检查，大多数显示病变区域的血管减少或缺如，常无病理性血管，偶尔也有些病例显示血管增多。

　　治疗： 临床高度怀疑 XGPN 患者，应及时建议临床科室做尿沉渣镜检等相关检查，看有无泡沫细胞，早日确诊，及早手术。研究认为，XGPN 最佳治疗措施为根治性手术，且预后较好，一般无复发。少数 XGPN 患者可合并肾癌，故在术前诊断不明而术中冰冻切片价值有限的情况下，肾切除是一种较为稳妥的处理办法。

　　【鉴别诊断】

　　1. **肾脓肿** 肾实质化脓性感染，或输尿管梗阻后肾盂肾盏积水、感染而形成集聚脓液的囊腔，典型者囊腔内可见气液平面，有感染病史及临床表现；增强脓肿壁环形均匀强化，壁厚薄均匀，内壁光滑无壁结节，周围可见低密度水肿带，肾周多伴感染，表现为肾周筋膜增厚、脂肪间隙模糊等，部分患者与 XGPN 较难相鉴别。

2. **囊性肾癌** 较少见，约占肾癌的 15%，好发于中老年人，男性多发，男女比例为 3∶1，临床表现近似肾癌，如肉眼血尿、腹部包块、疼痛，出现肉眼血尿的机会较少（囊性肾癌有一个比较完整的囊壁），属于低度恶性肿瘤。CT 特点：绝大部分病变具有厚薄不均的囊壁和分隔，常＞1 mm，可有壁结节。囊液密度不均匀，可出现絮状分泌物、碎屑及凝血块等。增强病灶实性成分动脉期强化明显，静脉期强化程度减低，呈"快进快出"特点；囊液增强不强化。20% 左右的囊性肾癌囊壁及分隔可见钙化，形态多样，呈斑点状、线条状、壳状。病灶边界与正常肾实质不清，部分可见假包膜形成。

3. **多房囊性肾瘤** 临床较少见，是一种由间质和上皮组织细胞形成的多房性囊性良性肾脏病变，多数常为单侧累及，属于 Bosniak Ⅲ 级，常见于 4 岁以下男孩或 40~60 岁女性。病变有较厚的纤维囊壁，囊腔之间无交通，囊间隔较薄，影像学表现为边界清楚的多房囊性病灶，间隔较薄少有钙化，增强囊壁及间隔轻度强化，无附壁结节；囊内容物不强化。多房囊性肾瘤若压迫肾门可导致尿路梗阻并发感染，行病变切除术后预后良好。

【参考文献】

[1]KUO C C,WU C F,HUANG C C,et al.Xanthogranulomatous pyelonephritis：critical analysis of 30 patients[J]. Int Urol Nephrol,2011,43（1）:15-22.

[2]丁银满,王正权,胡志华,等.黄色肉芽肿性肾盂肾炎3例误诊分析并文献复习［J］.中华全科医学,2011,9（1）:157-158.

[3]刘晓霞,翟曜耀,卢再鸣.黄色肉芽肿性肾盂肾炎的CT影像诊断及病理分析[J].临床放射学杂志,2021,40（5）:941-944.

[4]卓涛,叶敏,张金伟,等.黄色肉芽肿性肾盂肾炎的临床诊治分析（附41例报告）[J].中华泌尿外科杂志,2019,40（8）:578-582.

（刘　杰　张保朋）

病例87　肾嗜酸细胞瘤

【基本资料】患者，女，56 岁，腰部不适 1 个月、无恶心、呕吐，无呕血、黑便。

【专科检查】上腹部无压痛，无反跳痛；双肾区未见明显叩击痛。

【实验室检查】血常规（-），尿常规（-），肿瘤标志物（-）。

【影像图片】

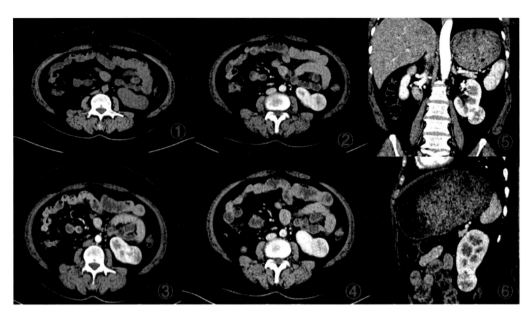

【影像特征】平扫显示左肾下极可见一类圆形软组织肿块影，大小 4.7 cm×4.2 cm，边界清晰，凸于肾轮廓外，病灶密度尚均匀。动脉期肿块呈不均匀强化，边缘强化显著，中心稍低。门脉期及平衡期病灶呈持续强化，内伴稍低密度区，边界清晰，呈"快进慢出"，可见"轮辐征"。门脉期冠状位及矢状位图像显示病灶特征更加清晰。

【病理结果】

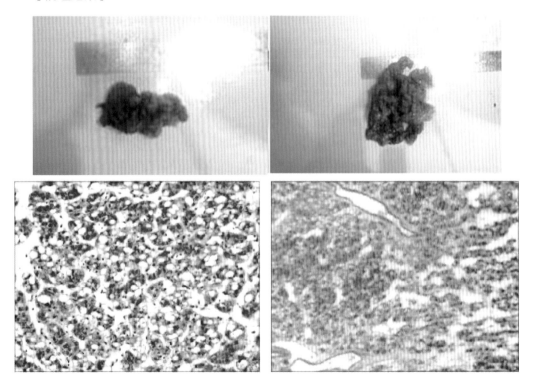

肉眼所见：送检（左肾肿瘤）：4 cm×3.5 cm×1.6 cm 灰黄、灰白色肿物 1 个，表面带部分包膜，带少许脂肪组织。

病理诊断：（左肾）嗜酸细胞瘤。

免疫组化：CK（＋）、CD117（＋）、E-CAD（＋）、PAX8（＋）、Vimentin（－）、CD10（－）、CK7（－）、Ki-67（约 1%）。

【病例小结】肾嗜酸细胞瘤（renal oncocytoma，RO）是一种较少见的肾脏良性上皮性肿瘤，1942 年 Zippel 首先报道此病，1962 年由 Hamperl 命名为肾嗜酸细胞瘤，2004 年 WHO《泌尿系统及男性生殖器官肿瘤病理学和遗传学》肾肿瘤分类中认为该病可能源于肾集合管的插入细胞。该病多发生于 50-80 岁中老年人，男女比约 2∶1，占经手术病理证实的肾脏所有肿瘤的 3%～7%。其病因不明，但该病的细胞遗传学特点较明显，有 1 号染色体和 Y 染色体的缺失，14 号染色体杂合性缺失，11q13 重排等。但在肾嗜酸细胞瘤中很难发现 3 号、7 号和 17 号染色体异常，此可为肾嗜酸细胞瘤与肾透明细胞癌的鉴别要点之一。

肾嗜酸细胞瘤患者临床表现无特异性，约 2/3 的 RO 患者无明显临床症状，部分瘤体较大者可有腹部包块、腰痛、血尿等，个别患者可有高血压等症状，体格检查及生化检查一般无阳性发现。肿瘤绝大部分为单发，双侧发病率为 4%～12%。近年来，随着医学技术的进步和人们对该肿瘤认识的增加，其发现率明显提高。

该病的临床诊断主要依靠影像学检查，RO 在 CT 上多表现为大小不一的肿块，因为 RO 是一种公认的良性肿瘤，所以肿瘤的大小不具备特别的诊断意义。病灶多位于肾皮质区，向外生长，使肾轮廓局部隆起。CT 平扫：肿瘤较小时平扫多呈均匀等或稍低密度；肿瘤较大时密度不均匀，内部可见条索状、星芒状低密度灶。肿块与正常肾组织间界线欠清晰。肿块内钙化相对少见，一般无出血、坏死液化。CT 增强：RO 血供较为丰富，动脉期可见肿块迅速明显强化，随后强化程度逐渐缓慢减低，但均低于相应期相的肾皮质，强化类型呈"快进慢出"型。星芒状瘢痕：较大的肿瘤内部可存在无明显强化的裂隙状、星芒状瘢痕，典型者可见"轮辐征"。一般认为瘢痕的形成是由于肿瘤生长缓慢、长期缺血所致；动态增强后肿块边缘明显强化，但增强程度不如正常肾实质，而且随时间延迟病灶边缘密度减低，造影剂有向中央填充的趋势，有学者认为中央的星芒状瘢痕为该病的特异性表现。

如果 CT 或 MRI 检查结果具有典型的星状瘢痕，怀疑是肾嗜酸细胞瘤时，肿瘤大小和部位不影响保留肾单位的手术或能量消融治疗。由于肾嗜酸细胞瘤为良性肿瘤，患者手术后预后良好。但由于术前多数患者不能被明确诊断，往往被误诊为肾癌而实施了根治性肾切除术，所以术前影像诊断至关重要。

【鉴别诊断】

1. 肾血管平滑肌脂肪瘤（angiomyolipoma，AML） 是肾脏最常见的良性肿瘤，典型的 AML 其影像特征在于瘤内含脂肪成分，CT 值为负值，较易鉴别。但当 AML 的体积较小或缺乏可见、可测量的脂肪时，与 RO 的鉴别较困难，难以做出定性诊断。

2. **肾细胞癌（renal cell carcinoma,RCC）** 主要是要与透明细胞癌进行鉴别，体积较大的肾脏透明细胞癌CT平扫呈等低密度，内部可出现出血、坏死、囊变及钙化，密度不均匀，形状欠规则，边界不清，对周围组织侵犯，增强扫描明显强化，为"快进快出"型；并且经常伴淋巴结增大、癌栓及腹水、远处转移等征象，与RO进行鉴别相对容易。但是小肾癌与直径＜3.0 cm的RO相对难以进行鉴别。小肾癌平扫时密度较均匀，具有完整的假包膜，瘤体与肾组织之间分界清楚，增强扫描大多数肿瘤强化峰值＞100HU，强化不均匀呈典型的"快进快出"，即皮质期肿块明显强化，强化程度接近或超过肾实质，在髓质期强化程度迅速减退，密度低于周围正常肾组织；与RO的"快进慢出"强化方式不同，且内部无星芒状瘢痕。

【参考文献】

[1] 张靖,陆建环,汤晓静,等.CT对肾脏嫌色细胞癌、嗜酸细胞瘤、乏脂肪血管平滑肌脂肪瘤的诊断价值[J].医学影像学杂志,2016,26(11):2038-2042.

[2] 熊文娟,谭永明,龚洪翰,等.对比分析肾脏嫌色细胞癌和嗜酸细胞腺瘤的CT表现[J].实用医学杂志,2016,32(16):2708-2710.

[3] 唐朝朋,易晓明,魏武,等.肾脏嗜酸细胞瘤35例诊治报告[J].临床泌尿外科杂志,2016,31(1):62-64.

[4] 王立兴,贾志东,周明涛.肾脏嗜酸细胞腺瘤的CT表现分析[J].黑龙江医学,2015,39(12):1333-1334.

（杨富阁　张保朋）

病例88　后肾腺瘤

【基本资料】患者，女，67岁，体检发现右肾占位。

【专科检查】未见明显压痛、反跳痛。

【实验室检查】无异常。

【影像图片】

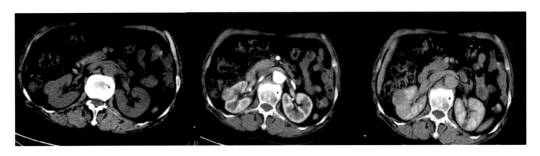

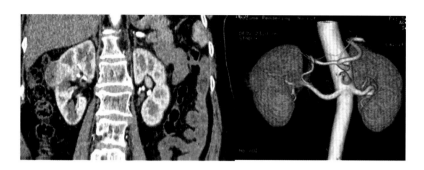

【影像特征】CT 平扫显示右肾下极可见一软组织结节影，肿瘤边界清晰，相对周围肾实质为等密度、伴有微小的钙化灶。增强扫描后肿瘤低于周围肾组织密度，呈轻度强化，可见延迟增强表现。

【病理结果】

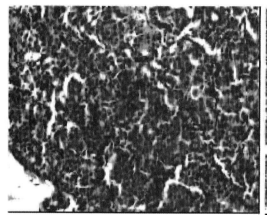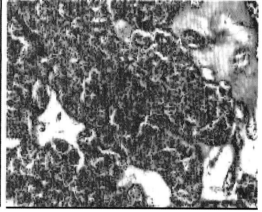

肉眼所见：肾脏 1 个，大小 10 cm×6 cm×4 cm，于肾浆膜面可见溃疡型凸起，直径 3 cm，切开未见肾盂肾盏扩张，肾实质厚 2 ~ 2.5 cm，带输尿管长 5 cm，管径 0.3 cm，外被脂肪囊大小 8 cm×7 cm×4 cm。

病理诊断：（肾）上皮性肿瘤，境界清楚，肿瘤由两种细胞成分组成，即嗜酸性细胞与非嗜酸性细胞，排列方式类似，呈腺泡样梁状排列，细胞异型性不明显。

免疫组化：嗜酸性细胞区域 Vimentin（－）、CK（点彩状＋）、CK7（－）、WT-1（－）、CD57（－）、RCC（－）、Ki-67（＜5%＋）。非嗜酸性细胞区域 Vimentin（＋）、CK（膜＋）、CK7（＋）、WT-1（－）、CD57（－）、RCC（－）、Ki-67（＜5%＋）。结合组织学形态及免疫组化符合后肾腺瘤。

【病例小结】后肾腺瘤（metanephric adenoma，MA）是一种罕见的肾原发性良性肿瘤，约占成人肾原发上皮性肿瘤的 0.2%，组织学上起源于胚胎时期的后肾胚芽成分，2016 年世界卫生组织将肾肿瘤病理组织学分型 MA 扩展为后肾源性肿瘤，代表在组织发生或肿瘤性质上相似的一组肾良性肿瘤，包括 MA、后肾腺纤维瘤（metanephric adenofibroma，

MAF）和后肾间质瘤（metanephric stromal tumor，MST），生物学行为均为良性但也有MA 伴发区域性淋巴结或骨转移的报道。该病发生于任何年龄，以中年女性多见，多无明显临床症状，常为体检发现，少数以腰痛或血尿就诊，部分可有真性红细胞增多症（10% ~ 12%），术后症状消失。国内外研究表明：MA 多为单肾单发，好发于肾脏皮质区，肿瘤境界清晰，无或有包膜，常突出于肾脏表面，可见灶状出血和坏死，肿瘤较大可囊变或钙化。肿瘤直径为 0.3 ~ 20 cm（平均 5.5 cm）。后肾腺瘤的术前诊断主要依靠影像学检查进行综合分析。

　　MA 是一种罕见的肾脏上皮源肿瘤，影像表现缺乏特异性，确诊需要依靠病理检查。镜下：肿瘤细胞小而均匀一致，排列紧密，呈小管状排列，核大、浆少而异型性不明显，核分裂象罕见。免疫组化显示：CK、CD57 及 WT-1 表达，此外 81% 后肾性腺瘤 CDH17 呈阳性表达，是一种敏感而特异性免疫标志。分子病理：90%BRAF 基因存在 V6000E 突变，针对此基因突变的抗体可以作为该肿瘤的有效检测指标。

　　影像学表现：CT 多表现为肾脏类圆形外生性软组织密度肿块，边界清楚可有或无包膜，平扫肿块密度与肾脏相比多呈等或稍高密度，密度较均匀，这与病理上肿瘤细胞丰富、小且均匀一致、常紧密排列成多种乳头状或小管状结构有关，强化程度为皮质期高于髓质而低于皮质，实质期低于皮髓质，延迟期低于肾实质，强化方式为渐进性轻中度不均匀强化；肿瘤较大时易发生囊变、出血坏死，囊壁弧形或砂砾样钙化，坏死囊变区不强化。MRI：肿块在 T1WI 呈等或稍低信号，T2WI 呈等或稍高或稍低信号，DWI 呈均匀或环形明显高信号，其强化方式与 CT 相似，在增强早期轻度强化，随着时间延长，呈渐进性轻中度不均匀强化，强化程度低于正常肾实质，大的肿瘤可囊变坏死，囊性部分 T1WI 呈低信号、T2WI 呈高信号，实性部分为高低混杂信号，增强后实性部分不均匀轻中度强化，囊变区不强化。与肾脏边缘交界多呈杯口征或溢出样等良性改变。

【鉴别诊断】

　　1. **乳头状肾细胞癌**　起源于肾皮质肾小管上皮细胞，为乏血供肿瘤，发病率占所有肾癌的 7% ~ 15%。多见于老年男性，常见于长期血透和获得性肾囊性疾病患者。出血、囊变坏死常见（多见于 > 3 cm 肿块，< 3 cm 肿块均质多见）。CT 表现为密度不均匀，呈片状低密度灶。动态增强扫描在皮髓质期、实质期强化程度明显不及肾皮质及肾实质，且呈轻度缓慢渐进式强化，强化峰值在实质期。穿刺活检是诊断的主要依据。

　　2. **乏脂肪肾血管平滑肌脂肪瘤**　以女性多见，多呈类圆形或椭圆形，病灶主体多位于肾脏轮廓外。CT 平扫呈稍高密度，T2WI 呈等或低信号，出血、囊变较少，钙化罕见，瘤内多数可见皮质掀起征等，增强后扫描分为"快进快退"（病变内异常厚壁血管较多）、逐渐强化及延迟强化（平滑肌成分较多）3 种类型，总体来说 mfAML 的强化程度较 MA 显著。

　　3. **肾嫌色细胞癌**　中年人好发，好发于肾髓质，从皮髓质交界区向肾轮廓外及肾窦生长。密度均匀，钙化多见，坏死、囊变少见，多伴有假包膜轮廓光整，部分可见中心星芒状瘢痕，中等血供。增强扫描呈轻到中度持续或渐进性强化，动脉期瘤内隐约可见条索状强化血管，偶可见星芒状强化。T2WI 呈略低信号（细胞较为致密），DWI 明显弥散受限。

4. **肾母细胞瘤**　是常见于儿童的肾原发恶性肿瘤。肾母细胞瘤富含横纹肌纤维、平滑肌、骨、软骨、血管、胶原结缔组织等。由于肿瘤恶性程度高，生长快，瘤体大，其肿瘤直径 >5cm 占 85.3%；因肿瘤常侵犯周围组织和集合系统，并常突破肾包膜，致使肿瘤界限不清。CT 平扫见肿瘤呈略低密度或等密度，甚至呈高密度；也有部分瘤内见低密度影内有小片状高密度影，低密度影可有脂肪或坏死组织，高密度可由钙化或出血构成。增强后肿块呈轻度至显著不均匀强化，假包膜显示更清楚，其强化程度比肾癌弱，肾实质呈环形、新月形高密度影。

5. **肾透明细胞癌**　多发生于 40 岁以后，其中以男性多见，主要见于单侧。CT 平扫示低密度、等密度或略高密度影，CT 值约为 20HU 或更高。肿瘤因富含血管和小泡状结构，增强呈富血供肿瘤的强化特点，典型"快进快出"。

【参考文献】

[1]刘玮玮,姚建,张明辉,等.后肾腺纤维瘤的影像学表现1例[J].医学影像学杂志,2020,3(11):2166-2167.

[2]程沛弦,许崇永,邱乾德.成人肾母细胞瘤的CT表现特征[J].医学影像学杂志,2021,31(4):712-715.

[3]张洪斌,程海平,叶清华,等.肾透明细胞癌的CT诊断[J].中国继续医学教育,2021,13(1):133-137.

[4]聂德新,谢兵山,张天晓,等.后肾腺瘤27例临床诊治分析[J].中华医学杂志,2021,101(19):1433-1435.

[5]石家源,许伟,袁静,等.后肾腺瘤临床特点及MR影像学表现[J].磁共振成像,2021,12(7):64-68.

（杨富阁　程留慧　王道清）

病例89　肾嫌色细胞癌

【基本资料】患者，女，42 岁，左侧腰痛 2 年余。

【专科检查】腹平坦，双腰曲线对称，双肾区无隆起，左肾区轻度叩击痛，右肾区无压痛及叩击痛，双侧输尿管走行区无明显压痛及反跳痛，膀胱区无隆起，叩诊无尿意，无压痛及叩击痛。

【实验室检查】无明显异常。

【影像图片】

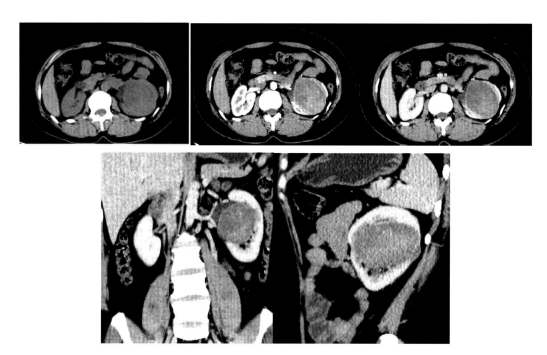

【影像特征】左肾内见团块状软组织密度影，平扫呈等密度，边界欠清，形态尚规则，呈类圆形，肿块内密度不均，可见多发片状低密度影；增强扫描皮质期呈中度不均匀强化，强化程度与髓质相仿，低于肾皮质，实质期持续强化；左侧肾盂受压、积水。

【病理结果】

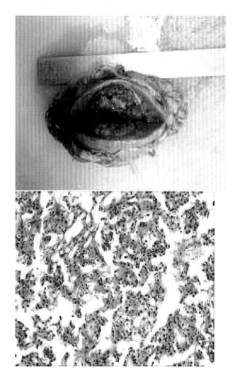

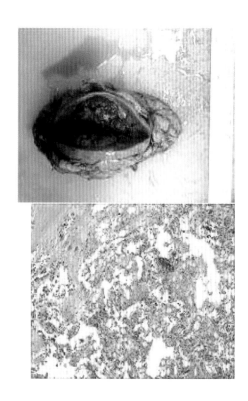

　　肉眼所见：左肾肿瘤肾盏处见肿物 1 个，6.5 cm×6.0 cm×6.0 cm，似有包膜，紧邻肾被膜，切面灰红、灰褐，质软，上带疑似输尿管长 0.5 cm，管径 1.0 cm。

　　病理诊断：（左）肾癌，结合形态及免疫组化符合嫌色细胞癌，肾周脂肪、肾门脉管及输尿管断端均未见癌细胞。

　　免疫组化：CK（＋）、EMA（＋）、Vim（－）、CD117（＋）、CK7（－）、CD10（-）、RCC（-）、P504（-）、TFE-3（-）、Ki-67（约 20%+）。

　　【病例小结】肾嫌色细胞癌（chromophobe renal cell carcinoma, CRCC）起源于肾脏集合管上皮的 B 型插入细胞，占全部肾癌的 3.6% ~ 10.4%，是具有明显组织学特征的一个肾细胞癌亚型。该肿瘤发生率相对较低、恶性程度亦较低，生长缓慢，复发、转移少见，具有良好的生物学行为，其死亡率不到 10%，预后较好，5 年生存率为 78% ~ 100%，但 CRCC 作为一种低度恶性的肿瘤仍具有潜在的进展性，尤其是瘤内出现肉瘤样结构或肿瘤直径≥8cm 或同时伴有乳头状肾癌出现时，则多提示肿瘤具有侵袭性，预后一般较差。

　　临床与病理特点：CRCC 多发生于 55 ~ 60 岁的成年人，平均约 54 岁，很少发生于儿童及青少年，且男女发病率差别不大。CRCC 肿瘤细胞特征性排列呈实性片状，隔以不完全的玻璃样变血管间隔；其他结构包括小的巢状、微囊性、梁状、偶尔局灶呈乳头状，少数病例可见管状结构；细胞典型特征是体积大，包膜清楚，胞浆网状淡染；部分病例呈嗜酸细胞变异型，表现为以具嗜酸性颗粒状胞浆的小细胞为主，这两种细胞常混合存在，嗜酸性细胞排列在细胞巢或片中央，淡染细胞排列在周围，细胞核常显示清楚的不规则皱褶（葡萄干样），染色质粗，常见双核和核周空晕；临床症状和体征多无特异性，大部分患者在体检中偶然发现，肿瘤进展到中晚期时可见肉眼血尿、腰痛等。由于 CRCC 起源于肾集合管上皮，因此肿瘤中心多位于肾髓质内。CRCC 大体多呈球形或类圆形，边界清楚，部分可见假包膜，可突向肾表面或肾盂内。肿瘤呈实性，切面呈质地均一的褐色，出血、坏死少见，可有灶状钙化。镜下根据 HE 染色情况分为 2 型：①经典型：胞浆不被 HE 染色，胞质淡染、丰富、透明，似气球样；②嗜酸细胞型：胞浆含有嗜酸颗粒而被 HE 染色，可见细胞核周空晕现象。免疫组化：Hale 胶体铁染色示肿瘤胞质呈弥漫蓝色，且肿瘤细胞染色强度不一，可作为该肿瘤细胞的特征性表现。

　　影像学表现：CT 影像学表现：①发生部位：常常单侧发病，双肾同时受累者极少，左右肾发生率差别不大，且多位于肾髓质或皮髓交界区。②形态：CRCC 多呈球形或类圆形，边界清楚。③大小：肿瘤通常体积较大，直径为 4 ~ 20 cm。④ CT 平扫特点：多呈略高密度或等密度肿块，密度均匀，囊变、坏死少见，部分可见钙化，多呈环状或大片状。⑤ CT 增强特点：皮质期肿瘤多数呈轻中度均匀强化，强化程度与肾髓质相仿，明显低于肾皮质；实质期肿瘤强化多样，多数呈持续性强化，部分肿瘤强化程度略减低或变化不明显。肿瘤较大时，中央可见"星芒状"瘢痕及瘢痕内粗大血管影。⑥周围及远处转移情况：CRCC 为低度恶性肿瘤，生长缓慢，很少发生周围及远处转移。

　　治疗：一般可以通过手术彻底地实现根治治疗，通过开放性手术或者是腔镜手术切除肾的一部分来进行治疗。也可以通过化疗的治疗方法来控制癌细胞的扩散，杀死存活的癌细胞。

【鉴别诊断】

1. **肾嗜酸细胞腺瘤** 当CRCC表现为边界清晰、密度均匀的圆形或椭圆形肿块时，需与嗜酸细胞腺瘤相鉴别。嗜酸细胞腺瘤为富血供肿瘤，增强扫描多呈明显辐轮状强化，且囊变、钙化相对较少见；而CRCC多表现为轻中度均匀强化，且钙化较嗜酸细胞腺瘤多见。

2. **肾乳头状细胞癌** 与CRCC均为乏血供肿瘤，且发病率相近，故需相鉴别。肾乳头状细胞癌位于肾皮质，出血、囊变及坏死多见，且肿瘤内结节样或乳头状突起为其特征性表现。CRCC位于肾髓质，囊变、坏死少见，密度较均匀，可与之相鉴别。

3. **肾透明细胞癌** 当CRCC表现为边界不清且有周围侵犯甚至远处转移时需与肾脏透明细胞癌相鉴别。肾透明细胞癌与正常肾组织分界不清，缺乏完整的包膜，密度混杂，囊变、坏死及出血多见，强化明显，呈现"快进快出"模式，周围及远处转移较CRCC多见。

【参考文献】

[1]CINDOLO L,DE LA TAILLE A,SEHIPS L,et al.Chromophobe renal cell carcinoma:comprehensive an-alysis 0f 104 cases from multiecnter European dalahase[J].Urology,2005,65(4):681-686.

[2]BRUNELLI M, GOBBO S, COSSU-ROCCA P, et al. Chromosomal gains in the sarcomatoid transformation of chromophobe renal cell carcinoma[J]. Modern pathology, 2007, 20(3):303-309.

[3]ROEHRL M H A, SELIG M K, NIELSEN G P, et al. A renal cell carcinoma with components of both chromophobe and papillary carcinoma[J]. Virchows Archiv, 2007, 450(1):93-101.

[4]马建辉,关有彦,郑闪,等.肾细胞癌病理分类的新进展[J].肿瘤学杂志, 2008,14(5): 334-336.

[5]夏燕娜,郭华,谭红娜,等.肾脏嫌色细胞癌的MSCT特征与病理对照分析[J].实用放射学杂志,2014,30(5):826-829.

（杨世彤　王亚洲）

病例90 肾母细胞瘤

【基本资料】患者，男，13岁，左腰部外伤3月余，肉眼血尿1天。

【专科检查】腹部平坦，双腰曲线对称，双肾区无隆起，左肾区有压痛及叩击痛，双输尿管走行区无压痛及反跳痛，膀胱区无隆起，无压痛。

【实验室检查】血磷：2.21 mmol/L ↑、肾脏损伤标志物：尿蛋白浓度：0.24 g/L ↑、尿NAG 酶：21.46 U/L ↑、尿微球蛋白：0.32 mg/L ↑、尿微量白蛋白浓度：35.80 mg/L ↑。

【影像图片】

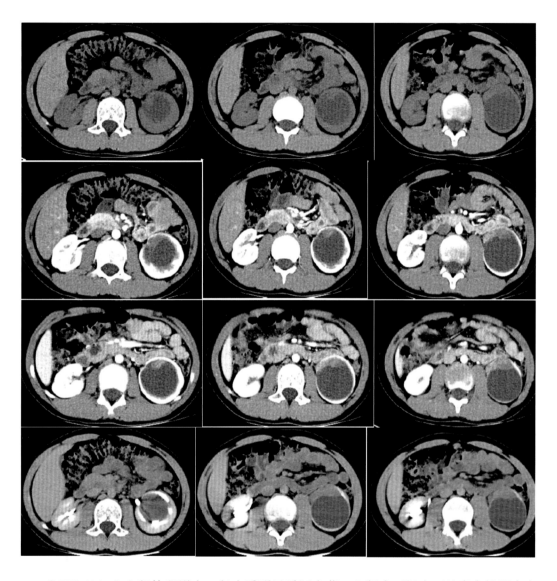

【影像特征】左肾体积增大，肾皮质明显受压变薄，左肾中下极内可见囊实性混合密度影，边缘密度欠均匀，较大截面约 6.4 cm×5.6 cm，增强后液性成分未见明显强化，病灶边缘实性成分呈中度不均匀强化。

【病理结果】

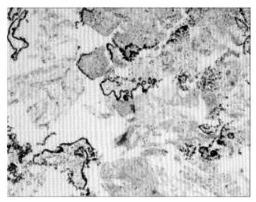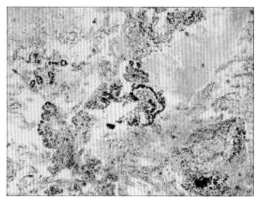

肉眼所见：直径 1 cm 灰白、灰黄色黏液样组织一块，质中。

病理诊断：(泌尿系脱落组织) 镜下见少量小而深染的幼稚细胞，局部呈乳头状排列，提示肾母细胞瘤。

【病例小结】肾母细胞瘤是一种胚胎发育性肿瘤，是肾胚基细胞在出生后不久不能正常分化和继续增殖所导致的，其是儿童腹部最常见的恶性肿瘤之一，在小儿肾脏肿瘤中占95%，发病率约 1/10 000，肿瘤往往生长较迅速，恶性程度高，较早发生转移。肾母细胞瘤主要发生在生后最初 5 年内，特别多见于 2 ~ 4 岁。大多单侧发病，双肾发病率基本相同，3% ~ 10% 为双侧性，或同时或相继发生。男女性别无差别，但多数报道中男性略多于女性，个别病例发生于成人。1899 年德国医师 Max Wilms 首先报道此病，后以该姓氏命名而为人们所熟知，因肾母细胞瘤从胚胎发生上由后肾发展而成，且肿瘤由极其类似肾母细胞的成分所组成，故近代称为肾母细胞瘤。

肾母细胞瘤组织中具有不同时期的肾小管和肾小球的组织结构，细胞成分具有三相性，包括胚基幼稚细胞、上皮样细胞和间叶组织细胞，反映了组织发生的不同阶段。肾母细胞瘤的发生可能是由于间叶的胚基细胞向后肾组织分化障碍，并且持续增殖造成的。肾母细胞瘤多表现为单个实性肿物，体积常较大，边界清楚，可有假包膜形成。临床最常见的表现是腹部包块进行性增大，且大多不痛，若合并疼痛，常提示包膜内出血，但很少有瘤体破裂者，25% 的患儿有肉眼血尿。肾母细胞瘤有易转移及恶性程度高等特点，容易累及周围器官与组织，患儿易出现尿血及疼痛等相关临床症状。如果未及时检查发现，病情拖延至后期，可能出现血尿、腰腹痛以及发热、消瘦、乏力等全身症状。

影像学表现：目前临床检测和诊断肾脏肿块的常用影像学方法有超声、CT、MRI 等，大多数肾脏肿块可以通过单一影像学检查而得到正确诊断。临床上有多种影像技术可用于肾母细胞瘤诊断，因 CT 图像后处理技术先进，诊断价值强大，故常被用于肾母细胞瘤的临床诊断中。肾母细胞瘤一般 CT 表现为肾实质膨胀性生长的实体性肿块影，圆形或椭圆形，边缘光整或大的分叶，密度与肾实质相仿或略低，伴坏死囊变时，肿瘤内可见低密度影，出血时可见稍高密度影，如钙化可见高密度影；增强扫描肾母细胞瘤表现为轻度强化，由于肿瘤实质强化，其出血坏死囊变的区域显得更为清晰。肿瘤假包膜可为不完整、不规则的细线状影。肾母细胞瘤的肾实质大部分被破坏，残存的可以明显强化。肾母细胞瘤可侵犯肾静脉和下腔静脉并形成瘤栓，在肾门、腹主动脉或腔静脉旁可见转移淋巴结。三维重组可以更好地显示肾母细胞瘤肿块与肾实质、肾盂肾盏及周围结构的关系，还可直观显示肿块沿输尿管生长并进入膀胱的表现。另外，能更清晰显示穿行其中的肾动脉由于肿瘤的推移压迫而显得拉伸僵直，其旁弯曲的细血管影，应为肿瘤滋养动脉。

治疗：在治疗前，对于肿瘤的特异性和预后因素应有充分的了解，根据具体病例制订合适的治疗方案，才能使治疗效果提高。在治疗过程中，更要防止有害无益的过度治疗。在主要治疗结束之后，定期随访是非常重要的。采用手术配合化疗及放疗的综合疗法，已是公认的治疗方法。但如何组合和应用剂量及疗程，达到危害最小而疗效最高的目的，仍是值得深入研究的。

【鉴别诊断】

肾母细胞瘤虽然发病率低，但其临床表现无特异性，需与异型疾病相鉴别：

1. 起源于输尿管的良性纤维上皮性息肉 这类息肉在输尿管中呈长条状生长，早期症状为血尿，但静脉肾盂造影（IVP）表现为输尿管中条状充盈缺损，可上下移动，肾盂肾盏一般表现正常。

2. 局限性黄色肉芽肿性肾盂肾炎 该病临床表现为血尿、脓尿、贫血等，有或曾有明显炎性症状，血常规白细胞明显升高，有好发于女性儿童的倾向，但肿块增强后强化不明显。鉴别诊断困难时需穿刺活检。

3. 神经母细胞瘤 神经母细胞瘤一般位于肾上腺区及其他神经链区，肾脏主要是受压改变，且神经母细胞瘤更易跨越中线，容易发生骨转移或神经链转移。

【参考文献】

[1]潘恩源，陈丽英.儿科影像诊断学[M].北京:人民卫生出版社,2007.

[2]宋宏程,孙宁,张潍平,等.儿童囊性肾瘤和囊性部分分化型肾母细胞瘤的诊治分析[J].临床小儿外科杂志,2013,12(4):302-305.

[3]聂红艳.双侧肾母细胞瘤临床治疗进展[J].中国肿瘤临床,2018,45(21):1122-1124.

[4]刘莲花,帅永忠,赖华,等.小儿纵隔神经母细胞瘤的MSCT诊断价值[J].实用放射学杂志,2018,34(2):271-273.

[5]曹淑丽.小儿肾母细胞瘤的CT表现特征临床分析[J].现代中西医结合杂志,2015,24(9):997-999.

（张 卉 王亚洲）

病例91　乳头状肾细胞癌

【基本资料】患者，男，55岁，右侧腰部酸胀疼痛不适1周。

【专科检查】腹部平坦、柔软，未见腹壁静脉曲张，左侧腰部压痛，无反跳痛，腹部未触及包块，双肾区无明显叩击痛，移动性浊音阴性。

【实验室检查】尿素氮（BUN）：7.26 mmol/L ↑；甘油三酯（TG）：2.34 mmol/L ↑。

【影像图片】

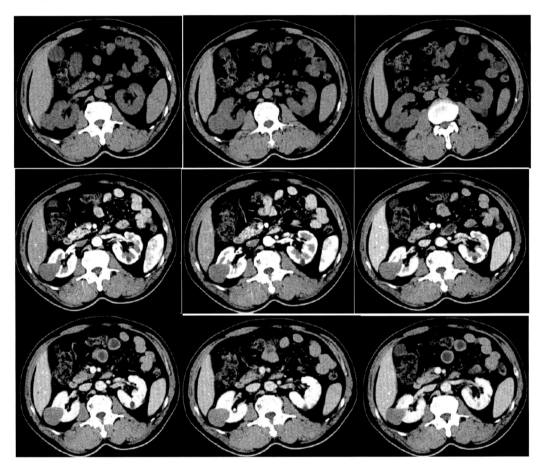

【影像特征】右肾中极可见类圆形低密度影，病灶边缘清楚，密度均匀，平扫CT值约30 HU。增强扫描动脉期、静脉期、延迟期病灶CT值分别约40 HU、51 HU、56 HU，病灶呈轻中度延迟强化，强化均匀，病灶周围脂肪间隙清晰；腹膜后未见明显肿大淋巴结。另左肾可见多发小囊性无强化灶。

【病理结果】

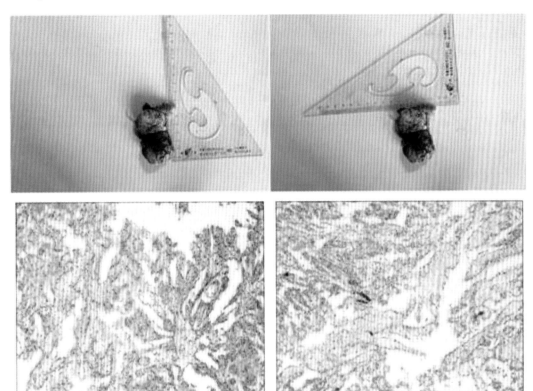

肉眼所见：送检 4 cm×4 cm×3 cm 灰白、灰黄色组织 1 块，表面带有完整包膜，切面灰白、灰黄，质中。

病理诊断：右肾病变符合乳头状肾细胞癌（Ⅰ型），I~Ⅱ级。

免疫组化：CK（+）、Vimentin（+）、CK7（-）、E-cad（-）、S-100（-）、CD（-）、TFE-3（-）、Ki-67（2%）。

【病例小结】肾细胞癌（renal cell carcinoma，RCC）是临床上最常见的肾脏恶性肿瘤，约占全部肾恶性肿瘤的 85%，占全身恶性肿瘤的 2%～3%，常发生于 40 岁以后，男女比例为 3 : 1。RCC 是一种有多种亚型、多种基因、不同生化特点及多形态的异质性疾病，病理学分型：透明细胞癌（70%～80%）、乳头状细胞癌、嫌色细胞癌、集合管癌、未分化癌及其他少见的类型。各种 RCC 组织学亚型中，肾透明细胞癌大约占 70%。乳头状肾细胞癌（PRCC）是继肾透明细胞癌（ccRCC）之后的第二大最常见的肾癌类型，是一种起源于肾小管上皮的异质性疾病，占肾细胞癌（RCC）的10%~20%。PRCC 组织学特征是肿瘤细胞呈乳头状排列，乳头轴心为纤维血管组织。根据组织形态学特点和预后差异，PRCC 分为Ⅰ型、Ⅱ型。众多研究中指出，组织学亚型可以是重要的预后预测因素，其中Ⅰ型 PRCC 的预后较Ⅱ型 PRCC 好。

临床上，乳头状肾细胞癌起病隐匿，许多肾肿块直到晚期疾病阶段仍无症状。乳头状肾细胞癌"三联征"包括患侧腰痛、肉眼血尿和腹部肿块，典型的三联征并不多见，一些患者表现为全身乏力、消瘦、头晕、低热、纳差、夜间盗汗等全身症状；另有患者表现为由转移性疾病引起的症状，如骨痛或持续咳嗽。临床上术前诊断乳头状肾细胞癌主要是靠影像学检查，目前尚无特异性的实验室检查指标。外科手术，包括根治性肾切除、肾部分切除术是早期治疗的主要方法之一，晚期患者主要依靠肿瘤免疫治疗，依据患者的实际情况实施减瘤手术可使患者获益。

乳头状肾细胞癌好发于肾皮质，常向肾外隆起，与周围正常肾实质交角圆钝。乳头状肾细胞癌典型 CT 征象为：单侧，Ⅰ型形态多表现为类圆形、边界清晰的软组织肿块，Ⅱ型形态多不规则，边缘见分叶，多边界不清。肿块囊变坏死多见，部分伴钙化。增强扫描病变呈渐进性轻中度强化，Ⅱ型较Ⅰ型强化程度略高，Ⅱ型更容易侵犯邻近结构，伴淋巴结转移。增强扫描对诊断及鉴别乳头状肾细胞癌意义比较大。乳头状肾细胞癌属乏血供肿瘤，可能与 PRCC 缺乏 VHL 基因突变，使血管内皮生长因子表达减少，导致 PRCC 强化总体不明显。实质期及延迟期呈轻度持续强化，但强化程度仍低于同层肾皮质，总体呈渐进性轻中度强化一致。病变对周围结构的侵犯及伴下腔静脉瘤栓及淋巴结转移，Ⅱ型比Ⅰ型更多见，Ⅱ型比Ⅰ型更容易出现临床症状。

综上所述，肾乳头状细胞癌好发于肾皮质，多有假包膜，CT 平扫实质部分呈稍高密度，常伴有坏死、囊变，肿瘤为乏血供，动态扫描呈轻中度持续强化，较少侵袭周围组织器官、发生远处转移，综合分析其影像特征可与其他肾细胞癌相鉴别，提高术前诊断准确性。

【鉴别诊断】

1. **血管平滑肌脂肪瘤** 肾脏最常见的良性肿瘤，典型的病灶是由异常血管、平滑肌及脂肪三种基本成分组成，特征性脂肪密度一般可明确诊断，增强后脂肪成分无去强化，肌肉、血管成分有不同程度强化，但脂肪含量少的血管平滑肌脂肪瘤与肾癌较难鉴别。

2. **肾高密度囊肿** 单纯性囊肿可因囊液内含较多蛋白质成分或出血而呈高密度，轮廓可不规则，但与肾癌明显不同的是其边界较清楚，增强扫描不强化。

3. **肾盂癌** 肿瘤主体位于肾盂或肾窦内，肾轮廓多能保持，可有不同程度肾积水，肾盂癌血供不如肾癌丰富，增强后肿块轻度强化，延迟扫描可显示充盈缺损；另外肾癌易形成肾静脉和下腔静脉癌栓，而肾盂癌则很少。

4. **肾透明细胞癌** 从发病率来看，肾透明细胞癌最多见，乳头状肾细胞癌最需与肾透明细胞癌相鉴别，透明细胞癌囊变坏死常出现在病灶中心，乳头状肾细胞癌囊变多位于肿瘤周边。增强扫描对于鉴别意义最大，肾透明细胞富血供，明显强化。

5. **嫌色细胞癌** 肿瘤密度多均匀，部分病变可以出现中央瘢痕，也属于少血供肿瘤，增强扫描呈轻中度强化，但强化程度高于乳头状肾细胞癌。

6. **集合管癌** 为乏血供肿瘤，坏死较常见，但肿瘤生物活性及恶性程度高，好发于青中年，病程短，发展快，肿瘤好发于肾实质，呈浸润性生长，无假包膜，边缘模糊，易侵袭周围组织，常累及肾盂、肾盏、肾窦脂肪及肾周脂肪囊，常见肾门、腹主动脉旁淋巴结转移；而肾乳头状细胞癌恶性程度低，较少发生转移，病程长，呈膨胀性生长，有假包膜，边界清楚。

【参考文献】

[1]张慧娟,郑闪,冯晓莉.成人乳头状结构的肾细胞癌的诊断及鉴别诊断[J].诊断病理学杂志,2020,27（12）:904-908,912.

[2]ZHOU H，ZHENG S,TRUONG LD,et al.Clear cell papillary renal cell carcinoma is the fourth most common histologic type of rena cell carcinoma in 290 consecutive nephrectomies for renal cell carcinoma[J].Hum Pathlo,2014,45(1):59-64.

[3]王亦秋,顾民.透明细胞乳头状肾细胞癌的研究进展[J].南京医科大学学报（自然科学版）,2018,38(1):130-137.

[4]王亦秋,李光超,武鹏飞,等.透明细胞乳头状肾细胞癌的CT表现[J].中国医师杂志,2017,19(10):1488-1491,1495.

[5]WANG Y,DING Y,WANG J,et al.Clinical features and survival analysis of clear cell papillary renal cell carcinoma:a 10-year retrospective study from two institutions[J].Oncol Lett,2018,16(1):1010-1022.

（张　卉　周　舟）

病例92　肾上腺髓样脂肪瘤

【基本资料】患者，男，41岁，主诉：间断上腹部疼痛2天，突发加重伴恶心、呕吐3小时。

【专科检查】腹部膨隆，右侧腹部可见一长约20 cm的瘢痕组织，右胁肋部可见一大小约2 cm×1 cm的瘢痕组织，均愈合良好，未见腹壁静脉曲张，腹壁紧张度正常，腹部压痛明显，无反跳痛，腹部未触及包块，肝脾肋下未触及，墨菲征阴性，肝浊音界正常，双肾区无明显叩击痛，移动性浊音阴性，肠鸣音未见异常。

【实验室检查】未见明显异常。

【影像图片】

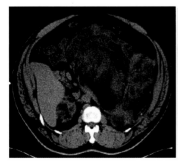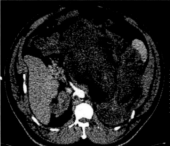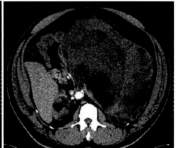

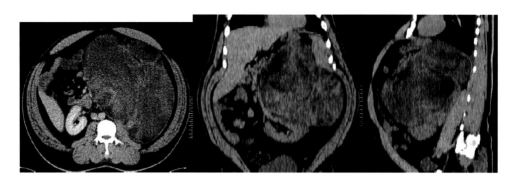

【影像特征】左侧腹膜后可见巨大混杂密度病灶，最大横截面积约为 28.6 cm×20.2 cm，病灶内部见脂肪、液性及软组织密度影，局部密度略高，肿块内可见分隔影，边缘包膜，增强后实性成分呈轻度强化，周围组织结构明显受压推移，分界尚清；右肾肾上腺也见混杂密度影，其内可见脂肪及软组织成分；左肾体积增大，肾盂见高密度结石影，受推压向下腹部移位；左侧腰大肌受压，胰腺及脾脏受推压移位。腹膜后未见明显肿大淋巴结。

【病理结果】

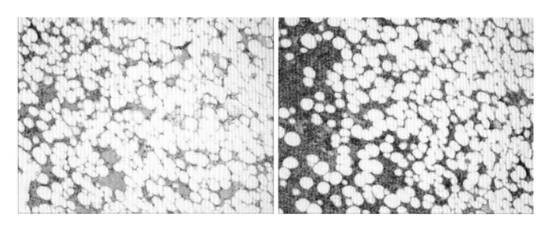

肉眼所见：（送检）30 cm×20 cm×15 cm 灰黄、灰红色组织 1 块，切面灰黄、灰红，质中。

病理诊断：（腹腔肿物）病变符合巨大肾上腺髓样脂肪瘤，部分区域增生活跃，建议随访。

免疫组化：CD56（－）、CgA（－）、CK（－）、MPO（＋）、Syn（－）、Vimentin（＋）、CDK4（部分＋）、MDM2（＋）、P16（局灶＋）、Ki-67（约 5%＋）。

【病例小结】肾上腺髓样脂肪瘤是一种临床少见的无功能性肾上腺良性肿瘤，也称肾上腺髓脂瘤或骨髓脂肪瘤。髓样脂肪瘤主要由成熟脂肪组织和不同比例的骨髓造血组织混合构成，大部分肿瘤有假包膜，系周围的肾上腺皮质受肿瘤压迫变薄而成。根据所含组织的比例不同分为 2 型：Ⅰ型以脂肪组织为主，瘤体呈淡黄色或枯黄色；Ⅱ型以骨髓组织为主，瘤体呈红褐色或红色。本病病因及发病机制至今尚不十分清楚。目前最为广泛接受的观点是：肾上腺网状内皮细胞或肾上腺皮质内未分化的间叶细胞在某种因素刺激下，促使其转化为脂肪和骨髓造血组织。该病发病率低，大多于尸检时偶然发现，其发生率为0.08%～0.20%。近年来随着影像技术的发展，该病检出率逐渐增多。其多发生于肾上腺髓质，偶发生于皮质，极少数发生于肾上腺外组织。男女发病率大致相仿，发病年龄在35～65岁，单侧发病多见，且右侧多发，双侧同时发生少见。肾上腺髓样脂肪瘤无肾上腺激素分泌功能，多数患者临床上无明显症状，其肾上腺内分泌检查一般均在正常范围，常在体检时偶尔发现。有症状者多为肿瘤较大时产生压迫症状的非特异性腰痛、腹痛和腹部肿块，部分也可有高血压，根据临床症状难以做出判断。

CT表现较具特征性，为位于肾上腺区域的圆形、类圆形肿块，大小不一，通常最大径为3～10 cm，边界光整，与周围组织分界清，具有假包膜和良性生长的特性。肿瘤常呈以脂肪密度为主的混杂密度，最低CT值多在﹣20HU以下，密度高低取决于瘤内脂肪组织和骨髓成分的不同比例，常表现为脂肪密度中云絮状、斑点状、片状及条索状骨髓样组织影，以云絮状最多见，骨髓样组织多为轻度强化，增强幅度<20HU，部分中度强化，脂肪组织不强化；肿瘤内常见点、条状钙化，个别较大的肿瘤可自发破裂出血，CT对钙化和出血的检出最为敏感。除肿瘤特别巨大正常肾上腺影消失外，一般肿瘤同侧均可见到正常或部分残留肾上腺组织影。肿瘤较大时可压迫周围组织变形、移位。

【鉴别诊断】肾上腺髓样脂肪瘤大部分病例CT表现具有特征性，一般可在术前独立做出诊断，少数不典型病例需与下列病变相鉴别。

1. 与CT值为负的肾上腺其他肿瘤的鉴别

（1）肾上腺腺瘤：肾上腺腺瘤一般以软组织成分为主，部分功能性腺瘤密度较低，原发性醛固酮增多症和皮质醇增多症的腺瘤CT值可为负值，但一般不低于﹣20HU，与脂肪成分较少的髓样脂肪瘤的密度比较接近，两者容易混淆。但功能性腺瘤较小，一般<2 cm，质地较均匀，并且有典型的内分泌症状，可资鉴别。

（2）肾上腺脂肪瘤：临床较罕见，为均一的脂肪密度，有包膜，边缘光整清楚，无钙化，易于诊断；但与均匀脂肪密度的髓样脂肪瘤鉴别困难。

（3）肾上腺畸胎瘤：畸胎瘤有典型CT表现：瘤体较大，钙化明显，呈团块状或不定型钙化，位于瘤体中央，不难鉴别。

2. 与肾上腺外含脂肪的肿瘤的鉴别

（1）血管平滑肌脂肪瘤：对位于肾上极的突入肾上腺区的血管平滑肌脂肪瘤，两者CT表现基本一致，鉴别之关键在于定位，如果病灶确定在肾上腺，则肯定为髓样脂肪瘤；如起源于肾脏，则为血管平滑肌脂肪瘤。鉴别要点：如肿瘤与肾上极的交界面存在，或交界角为锐角，则支持肿瘤来源于肾上腺。肾上腺肿瘤往往将肾脏向下方推移，肾内结构如肾盂肾盏无改变；相反，肾脏肿瘤往往压迫推移肾盂肾盏，而肾脏本身位置相对无改变。对肿瘤起源判断困难的病例，进行多平面重建（MPR）、容积再现（VR）及透明重建，提供病变及周围脏器的三维立体结构关系，对病变进行定位诊断。

（2）腹膜后脂肪瘤：多为边界清楚的均一脂肪密度，增强多无强化，与同侧肾上腺间有明确分界。脂肪肉瘤为恶性肿瘤，脂肪与软组织成分混合存在，脂肪密度相对较高，且有侵袭征象，增强扫描有不规则及不均匀强化，容易鉴别。

【参考文献】

[1] 那彦群,叶章群,孙颖浩,等. 2014版中国泌尿外科疾病诊断治疗指南[M].北京:人民卫生出版社,2013.

[2] 韩希年,王琳,王俭,等.肾上腺髓样脂肪瘤的CT和MRI诊断[J].中国医学计算机成像杂志,2005,11(1):44-47.

[3] 谢立平,程广,汪朔,等.肾上腺髓质脂肪瘤的诊治[J].中华泌尿外科杂志,2005,,26(6):396-398.

[4] 邹新农,方向明,钱萍艳,等.肾上腺髓样脂肪瘤的CT诊断和鉴别诊断[J].中国CT和MRI杂志,2008,6(1):32-34.

（刘　杰　张保朋）

病例93　肾上腺错构瘤

【基本资料】患者，女，43岁，左上腹隐痛半年，发现左侧肾上腺肿物2天。

【专科检查】腹部平坦，双肾区无明显叩击痛，双侧输尿管走行区无压痛，耻骨上膀胱区无明显异常。

【实验室检查】肾上腺相关激素检查示：皮质醇：13.6 μg/dL ↑，皮质醇（16点）：16.2 μg/dL ↑，皮质醇（0点）：4.9 μg/dL；24小时尿香草扁桃酸（VMA）：未见异常。

【影像图片】

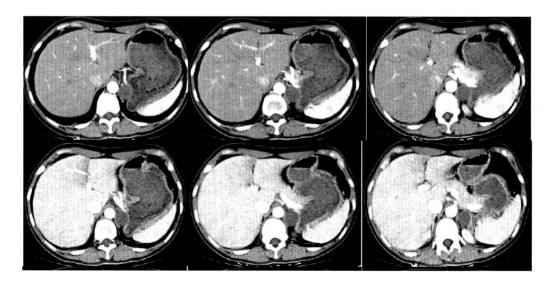

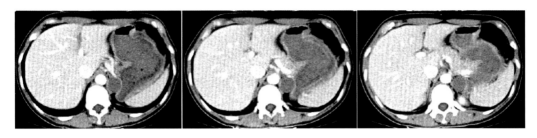

【影像特征】平扫左侧肾上腺可见一略低密度软组织结节影，边界清晰，较大截面约3.2 cm×2.5 cm，增强后病灶呈轻度较均匀强化，强化程度低于正常肾上腺组织。与周围结构界线清晰。

【病理结果】

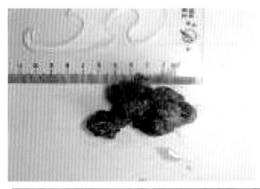
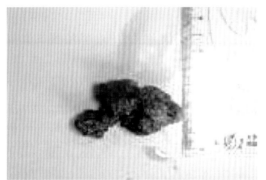

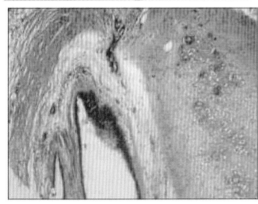
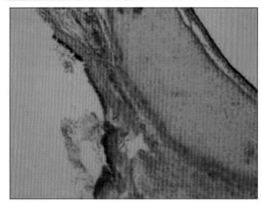

肉眼所见:(送检)6 cm×4 cm×2 cm灰黄色组织1块，切面灰白、灰黄，肾上腺一端可见直径为0.2 cm囊性肿物，切开呈囊性，囊内为黏稠液体，壁厚0.1~0.2 cm，质中。

病理诊断:(肾上腺)囊性肿块，内为黏稠液体，其间可见软骨物质，病变考虑错构瘤。

【病例小结】错构瘤（angiomyolipoma，AML）是一种少见的有潜在恶性的间叶瘤，主要发生于肾脏。肾上腺错构瘤是一种罕见的无功能性良性肿瘤，有关文献报道甚少，可能与组织胚胎发育有关，病因不明。肾上腺错构瘤又叫肾上腺血管平滑肌瘤，是一种由血管周围上皮样细胞引起的一种罕见的间叶良性肿瘤，其病因尚不明了，通常认为是肾上腺皮质细胞对刺激产生的上皮化生反应，如坏死、炎症、感染或压力，除纤维组织成分外，由不同数量的成熟脂肪组织、平滑肌和厚壁血管组成。除肾脏、肾上腺外，已有在肝脏、结肠、小肠、皮肤、大网膜和乳腺等处发现的报道。

错构瘤通常生长缓慢，早期多无症状，多因出现症状而检查发现，常表现为背部、腰部疼痛和血尿，更严重的表现为腹膜后出血，个别体积较大却无症状者在体检时偶然发现。同肾错构瘤一样，当肿瘤较大时或内部有出血时，可出现压迫症状，表现为腰部胀痛或上腹部钝痛，腹部触及肿块，甚至恶心、呕吐、高血压、血尿等。当病变较小或未压迫刺激周围组织时，患者常无症状。有文献指出，部分病例伴有24小时尿肾上腺素或皮质醇增高，因此，术前有必要常规行内分泌检查以进一步明确是否伴发激素紊乱。

CT扫描是影像检查方法中诊断肾上腺肿瘤的最有效手段，可清晰显示肿瘤的形态、密度及肿瘤与周围组织的关系。肾上腺错构瘤的CT表现为脂肪密度（低密度），即肿瘤组织密度与肾血管平滑肌脂肪瘤相似，CT扫描可对86%的肾上腺错构瘤做出正确诊断，但部分病例往往缺乏脂肪密度而导致诊断困难。肿瘤均可表现为圆形，边缘光滑，有血管、平滑肌组织，可出血、钙化，CT增强扫描可不规则强化。由于肾上腺髓样脂肪瘤、肾上腺畸胎瘤等肿瘤均可含脂肪成分，与错构瘤在影像学表现方面常相似，故该病常易被误诊。本病例左侧肾上腺结节内缺乏脂肪成分，故误诊为肾上腺腺瘤。错构瘤属多血管肿瘤，故彩色多普勒血流成像上表现为血流丰富，频谱显示动、静脉血流，再结合临床表现对鉴别诊断有一定帮助。影像学检测多只能提示占位，超声引导下穿刺活检使该肿瘤的术前诊断成为可能，但最终确诊需靠病理组织学检查。

肾上腺错构瘤属良性病变，因此可采取随访观察和手术。对大多数肿瘤较小且无明显症状者进行随访和观察是可取的，建议对于直径＜4cm者可观察等待，每6个月行超声或CT检查随诊观察。高达52%的＞4cm的血管平滑肌脂肪瘤有症状和自发破裂导致腹膜后出血的倾向，或将来发展为具有内分泌功能的肿瘤对身体造成损害。

【鉴别诊断】

1. 肾上腺皮质腺瘤　CT平扫可见皮质腺瘤具有清晰的边界，且形态规则，呈现为卵圆形或者圆形，密度均匀，类似于水样密度，部分肿瘤体积较大，可见低密度坏死区，且肿瘤内存在少数钙化，使用CT增强扫描皮质腺瘤时，主要为中度、轻度均匀强化。

2. 肾上腺皮质腺癌　肾上腺皮质腺癌临床罕见，年发病率为2/100万人。患者年龄集中分布于＜5岁和50岁左右两个阶段，可分为分泌功能正常和分泌功能异常两大类。常见的皮质激素异常分泌症状有库欣综合征、女性男性化表现、男性女性化表现、高醛固酮分泌症状。实验室检查血皮质醇、醛固酮、脱氢异雄酮、尿17-酮类固醇、17-羟类固醇等指标均上升。B超、CT、MRI等影像学检查肿瘤体积通常较大；形态不规则，呈分叶状，质地不均，内部有出血、坏死、钙化，可出现肿瘤向包膜外浸润，静脉内形成癌栓，出现远处转移病灶等恶性肿瘤征象。

3. 肾上腺转移瘤　单侧或双侧类圆形、病灶较小，边缘清晰，密度相对均匀；病灶较大时坏死风险发生率较大，边缘欠规则，增强扫描后呈现环形强化，临床通常根据原发病史，若两侧均有病变，诊断通常较为简单；但是如果单侧或原发病不清晰，则会增加临床鉴别诊断的难度系数。

4. **肾上腺嗜铬细胞瘤** 富血供肿瘤，动脉期肿瘤实质部分强化多与大动脉同步，病变较大时常伴有液化坏死无强化区。病理检查发现肿瘤细胞团间存在大量丰富血窦。

【参考文献】

[1]王怀娥,王德杰.肾上腺错构瘤一例[J].中华放射学杂志,2001,35(7):558.

[2]GODARA R，VASHIST M G,SINGLA S L,et al.Adrenal Angiomyolipoma:A Rare Entity[J]. Indian Journal of Urology Iju Journal of the Urological Society of India,2007,23(3):319-320.

[3]卜锐,王丹,彭黎飞.肾上腺血管平滑肌脂肪瘤的超声表现1例[J].中国超声诊断杂志,2004,5(10):797.

[4]施江龙,魏金星,杨彦峰,等.肾上腺错构瘤的诊断和治疗（附4例报告）[J].中国全科医学,2017,20(S3):200-202.

[5]VENYO A K.A Review of the Literature on Extrarenal Retroperitoneal Angiomyolipoma[J]. International Journal of Surgical Oncology,2016,2016:6347136.

（张 卉 张保朋）

病例94 肾上腺嗜铬细胞瘤

【基本资料】患者，女，47岁，发现肾上腺肿物1周。

【专科检查】腹部平坦，未见腹壁静脉曲张，腹部柔软，腹部无压痛及反跳痛,左侧腹部可触及包块，约15 cm×15 cm，质硬，无压痛，不可活动。肝脾肋下未触及，墨菲征阴性，肝浊音界正常，双肾区无明显叩击痛，移动性浊音阴性，肠鸣音未见异常，4次/分。

【实验室检查】未见明确异常。

【影像图片】

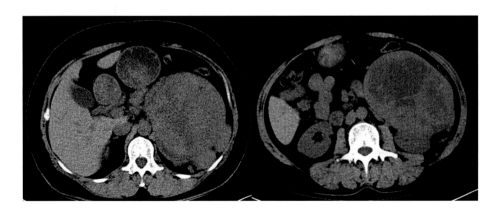

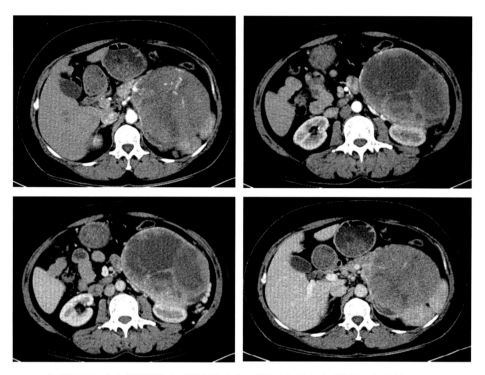

【影像特征】左侧腹膜后、肾脏前上方可见巨大软组织肿块, 大小约11 cm×15 cm×16 cm, 肿块边缘光滑清晰, 其内密度不均, 内见纤维分隔及斑片状坏死, 左侧肾脏呈受压改变。增强扫描实性部分呈明显不均匀强化, 内见多发细小血管影。

【病理结果】

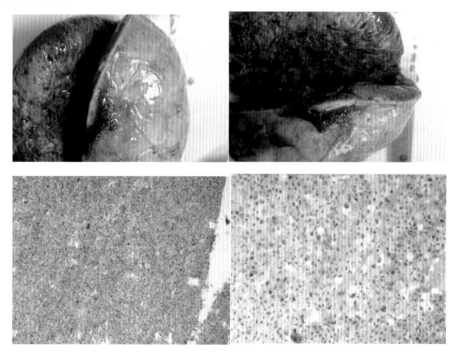

肉眼所见：送检：17cm×13cm×10.5cm 灰黄色结节样肿物 1 枚，切面灰黄、灰红、质中。

病理诊断：（左侧肾上腺肿物）嗜铬细胞瘤，未见明显包膜及血管侵犯，细胞增生活跃。

免疫组化：Vimentin(+)、CD56(+)、Syn(+)、CD10(-)、CD34(-)、CK(-)、CK20(-)、CK7（ - ）、E-Cad（ - ）、Inhibin-a（ - ）、FAX-8（ - ）、RCC（ - ）、Ki-67（20%+ ）。

【病例小结】嗜铬细胞瘤（pheochromocytoma，PCC）是源于交感神经嗜铬细胞的一种神经内分泌肿瘤。肾上腺髓质是嗜铬细胞瘤的主要发生部位，占全部嗜铬细胞瘤的 90% 左右。肾上腺外嗜铬细胞瘤也称副神经节瘤（paraganglioma，PGL），占 10% 左右。该病发病率低，可发生于任何年龄，多见于 30 ~ 50 岁，对于成人，女性略多于男性，对于儿童，男孩占 2/3，儿童 PCC 多为家族性、恶性、异＝位型嗜铬细胞瘤。嗜铬细胞瘤又称为 10% 肿瘤，即 10% 肿瘤位于肾上腺外，10% 为恶性肿瘤，10% 为双侧、多发肿瘤，10% 为家族性，10% 为无功能型，10% 发生于儿童。该病病因尚不清楚，研究表明与家族性的基因缺陷有关。病理上，肾上腺嗜铬细胞瘤常较大，易发生坏死、囊变和出血，肿瘤有完整包膜，恶性者有包膜侵犯并可发生淋巴结或脏器转移。嗜铬细胞瘤的临床表现主要取决于儿茶酚胺的分泌类型、释放模式以及个体对儿茶酚胺的敏感性，PCC 典型的临床表现为阵发性血压升高伴"头痛、心悸、多汗"三联征，其他临床表现还包括面色苍白或潮红、呼吸困难、恶心呕吐、发热、体重减轻、焦虑，濒死感发作，数分钟后症状缓解。但从临床表现很难区分肿瘤的良恶性，除非肿瘤发生远处转移而出现相应器官受累的症状。诊断 PCC 的实验室检查首选血浆游离或尿液甲氧基肾上腺素（metanephrine, MN）、甲氧基去甲肾上腺素（normetanephrine, NMN）浓度测定。

影像学表现：CT 为无创性检查，对胸、腹和盆腔组织有较高的空间分辨率，并可发现肺部转移病灶，目前已广泛应用于临床。肾上腺 PCC 瘤体在 CT 上显示为肾上腺区单侧较大圆形、类圆形边界清楚的软组织肿块，少数为双侧性，瘤体常较大，平均直径为 5cm，部分甚至 > 10 cm。瘤体较小者密度可均匀，类似肾脏密度，较大肿瘤中央区可见液化、坏死、囊变的不规则低密度区，少数可见钙化。增强检查显示肿瘤血供丰富，不均匀显著强化，实性成分动脉期明显强化，静脉期持续强化，持续时间较长，延迟期略有下降。三维重建及血管显像（CTA）可清楚显示肿瘤形态、供血及与周围组织的关系。增强 CT 诊断 PCC 的灵敏度为 85% ~ 98%，特异度为 70%。恶性肾上腺 PCC 征象有：①瘤体较大，形态不规则，更易坏死囊变；②包膜浸润破坏，与周围组织分界不清；③血管内癌栓形成；④远处转移征象；⑤如瘤体较小可有假阴性。

【鉴别诊断】

1. **肾上腺腺瘤**　发生于肾上腺皮质区，分为有功能性和无功能性，常为单侧单发，最大径 <5 cm，平扫呈均匀低密度（富脂性腺瘤 CT ≤ 10HU）。增强扫描呈轻至中度强化，快速强化，快速廓清。典型的腺瘤富含脂质细胞，间质血管丰富，增强后迅速强化，呈"速升速降"的强化特点；嗜铬细胞瘤的肿瘤组织由大多边形细胞构成，间质为丰富的毛细血管网

和血窦，增强后动脉期呈中重度强化，随时间推移，血管或血窦扩张，门静脉期强化进展，延迟后强化程度稍减退，呈现"快进慢出"的强化特点。嗜铬细胞瘤的三期强化程度均高于同期的腺瘤水平，但由于延迟期嗜铬细胞瘤轻度减退而腺瘤内对比剂迅速廓清，导致其CT值差距进一步加大，从而使得延迟期鉴别两种肿瘤的价值更高。

2. 原发性肾上腺皮质腺癌　好发于5岁以下儿童及40~50岁成人，女性多于男性，多为单侧发生，左侧多于右侧。体积较大，直径多＞10 cm，形态不规则、密度不均匀，出血、坏死、钙化多见。增强扫描呈现不规则强化，动脉期或静脉期CT值＜100HU时，对提示皮质腺癌的诊断具有重要价值。CT检查还可发现下腔静脉受累、淋巴结转移及其他脏器转移等征象。

3. 肾上腺转移瘤　多具有原发肿瘤病史，肺癌、乳腺癌最常见，双侧多见，大小多变，直径多为1~3 cm，形态不规则，多为实质性密度，密度不均匀，增强扫描呈现中度强化或环形强化。嗜铬细胞瘤动脉期实质明显强化，静脉期强化程度较动脉期低，但仍呈明显强化，而转移瘤动脉期实质密度低于静脉期。

【参考文献】

[1]李翠柳,王光亚.恶性嗜铬细胞瘤的诊治进展[J].东南大学学报（医学版）,2016,35（1）:120-124.

[2]中华医学会内分泌学分会.嗜铬细胞瘤和副神经节瘤诊断治疗专家共识（2020版）[J].中华内分泌代谢杂志,2020,36(9):737-750.

[3]张艾米,宋少莉.嗜铬细胞瘤和副神经节瘤的影像学[J].中华核医学与分子影像杂志,2022,42(4):248-256.

[4]徐千越.嗜铬细胞瘤及副神经节瘤的临床及病理研究[D].南京大学,2016.

[5]方娴静,邹立巍,郑穗生,等.CT值在肾上腺嗜铬细胞瘤和肾上腺乏脂肪腺瘤的鉴别诊断价值[J].临床放射学杂志,2019,38(11): 2124-2127.

[6]罗小平，赵余祥,陈奕奕.嗜铬细胞瘤的MSCT诊断及鉴别诊断[J].放射学实践,2010,25(5): 537-539.

（窦允龙　周　舟　王道清）

病例95　原发性肾上腺淋巴瘤

【基本资料】患者，女，46岁，腹痛半月，发现双侧肾上腺占位2天。

【专科检查】腹平坦，双肾区无隆起、无叩击痛，双输尿管走行区无压痛及反跳痛，膀胱区无隆起，叩诊无尿意，无压痛及叩击痛。

【实验室检查】去甲肾上腺素下降，促肾上腺皮质激素升高，血乳酸脱氢酶升高。

【影像图片】

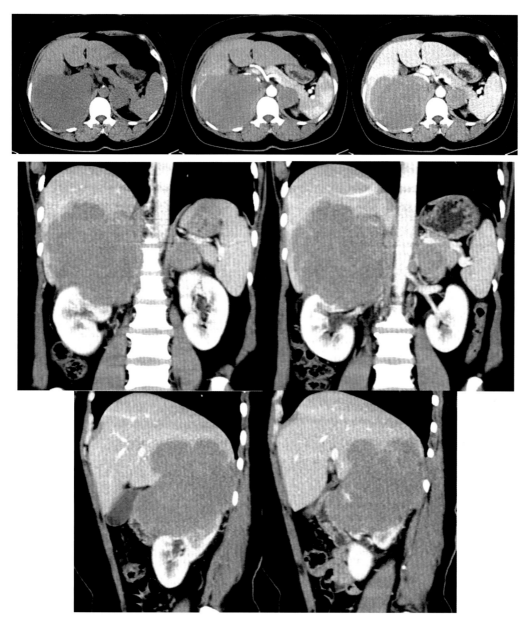

【影像特征】双侧肾上腺正常形态消失，双侧肾上腺区见团块状软组织密度影，右侧病灶体积较大，左侧病灶体积相对较小，双侧病灶边界均清晰，形态欠规则，冠状位示左侧病灶保留肾上腺形态；平扫双侧肾上腺病灶密度均匀，未见明显囊变、坏死及钙化征象；增强扫描动脉期强化轻微，静脉期呈轻中度强化，且强化均匀；冠状位及矢状位示右侧肾上腺病灶向上侵及肝脏，向下侵及右肾。

【病理结果】

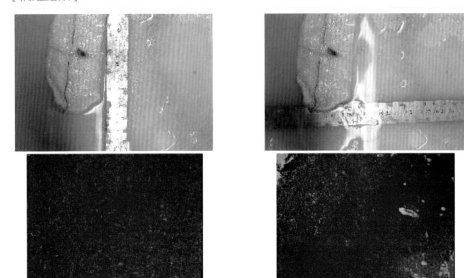

肉眼所见： 灰白、灰红色组织1块，大小为1.5 cm×1.0 cm×0.5 cm，切面灰红，一分为二。

病理诊断：（双侧肾上腺区）非霍奇金淋巴瘤，结核免疫组化，符合弥漫大B细胞淋巴瘤，非生发中心来源。

免疫组化： CD10（－）、BCL-6（＋）、MUM-1（＋）、CD30（－）、ALK（－）、CD31散在（＋）、CD20（＋）、CD79a（＋）、EMA（－）、CD34（血管＋）、Ki-67（约90%＋）。

【病例小结】肾上腺淋巴瘤（adrenal lymphoma，AL）属结外淋巴瘤，是少见的肾上腺恶性肿瘤，可分为原发性和继发性两类。继发性肾上腺淋巴瘤相对多见，为淋巴瘤全身浸润的一部分；原发性肾上腺淋巴瘤（primary adrenal lymphoma，PAL）罕见，多以非霍奇金淋巴瘤（NHL）为主。由于肾上腺无淋巴组织，因此PAL可能起源于肾上腺内残留的造血组织，这些未分化多潜能间叶细胞发生恶变，转变为淋巴瘤。肿瘤表面无包膜或包膜不完整，切面呈灰白色、鱼肉样，质脆易碎，部分有出血。镜下，瘤细胞多呈弥漫或片状分布，大小较均一，瘤体间质成分相对较少，核分裂象易见。PAL组织学类型以弥漫性大B细胞型最为多见，免疫组化CD20多阳性；T细胞型非常罕见，免疫组化CD3、CD45RO多阳性。

PAL病因尚不清楚，可能与自身免疫功能失调或EB病毒感染有关。临床上，PAL在男女均可发病，且男性多于女性，男女比例为2∶1，以40~80岁多发，60岁高发。临床表现往往缺乏特征性，多以发热、腹（腰）痛及腹部包块就诊，部分患者可无任何症状，仅于体检时偶然发现。当双侧肾上腺实质90%以上受累时，可伴有肾上腺皮质功能低下，出现Addison综合征，临床主要表现为食欲缺乏、乏力、体重下降，水、电解质及酸碱平衡紊乱，体位性低血压、皮肤色素沉着、肾上腺皮质危象等。大部分患者血乳酸脱氢酶（LDH）有不同程度升高，可作为标志物，也可作为判断预后的指标。PAL的临床诊断标准为：①双侧或单侧肾上腺NHL；②无淋巴结肿大；③无同型细胞性白血病；④无结外器官受侵。

CT影像学表现：①发生部位：大多数PAL为双侧肾上腺受累，约占2/3以上。仅少数为单侧受累。②大小：由于PAL起病隐秘，且缺乏典型临床表现，发现时一般体积较大，最大径多在6cm以上，可达18cm。③形态：PAL体积较小时可保留肾上腺形态或呈三角形，体积较大时呈不规则形、圆形或长椭圆形，以长椭圆形多见，此种表现与淋巴瘤质地柔软有关。根据其形态，PAL可分为类肾上腺型、肿块型和局限型。④CT平扫特点：PAL多表现为软组织肿块，与后背肌肉相近，密度多均匀或稍不均匀，部分肿块可因囊变、坏死呈混杂密度，出血和钙化少见。⑤CT增强特点：PAL为乏血供肿瘤，由于肿瘤内仅含少数小血管，因此肿瘤在动脉期强化轻微或不强化，静脉期呈轻至中度强化，具有延迟强化的特点，且多强化均匀或稍不均匀，少数可呈不均匀强化。⑥病变周围浸润改变：PAL最常累及的部位是同侧的肾脏和血管结构，表现为肿瘤呈钻缝样生长，包绕肾上极、肾门或相邻的血管，而不造成其形态的改变。

【鉴别诊断】

1. 当PAL体积较小且双侧肾上腺受累时，需与肾上腺增生及转移瘤相鉴别

（1）肾上腺增生：双侧多见，多表现为肾上腺弥漫性增粗，部分呈结节样增生。临床表现及实验室检查典型，可表现为原发性醛固酮增多症、皮质醇增多症，少数可有性征异常，与PAL鉴别不难。

（2）转移瘤：多具有原发肿瘤病史，双侧多见，肿块形态不规则、密度不均匀、境界多不清楚，增强呈中度强化或环形强化，强化不均匀。而PAL密度多均匀，且呈轻中度延迟强化，可与之相鉴别。

2. 当PAL体积较大且单侧肾上腺受累时，需与腺瘤、嗜铬细胞瘤、皮质腺癌相鉴别

（1）肾上腺腺瘤：多单侧单发。腺瘤内含大量细胞内脂质，CT平扫密度较低，甚至可为负值，而PAL多表现为软组织肿块，平扫CT值多在30HU以上，可与之相鉴别。

（2）肾上腺嗜铬细胞瘤：多单侧发生。临床表现典型，为阵发性或持续性高血压发作。肿瘤亦发生液化、坏死，增强扫描肿块实性部分呈快速、明显强化，动脉期多高于100HU，而PAL强化程度较轻，可与之相鉴别。

（3）肾上腺皮质腺癌：多单侧发生，肿块体积较大，形态不规则，密度不均匀，出血、坏死、钙化多见，而PAL密度多较均匀，可与之相鉴别；增强扫描实性成分多呈明显渐进性强化，而PAL大多轻中度强化，可鉴别。

【参考文献】

[1]张文姬,肖文波,彭志毅,等.原发性肾上腺淋巴瘤影像学表现及其病理相关性[J].中国医学影像技术,2019,35(10):1509-1512.

[2]汪俊萍,白人驹.原发性肾上腺淋巴瘤[J].国际医学放射学杂志,2008,31(2):130-132.

[3]时一添,袁凤红,邹耀红.原发性肾上腺淋巴瘤4例临床特点分析并文献复习[J].中外医学研究,2017,15(18):161-164.

[4]YANG L,ZHANG M N,ZHAO S,et al.Correlations between MDCT features and clinicopathological findings of primary adrenal lymphoma,[J].Eur J Radiol,2019,113:110-115.

[5]周良平,彭卫军,丁建辉,等.原发性肾上腺淋巴瘤的CT和MRI特征[J].中华放射学杂志,2009,43（9）:969-972.

（杨世彤　周　舟）

病例96　腺性膀胱炎

【基本资料】患者，女，71岁，尿频尿急半年。

【专科检查】腹平坦，双肾区无隆起，无压痛及叩击痛，双输尿管行程区无压痛及反跳痛，膀胱区无隆起，叩诊无异常，无压痛。

【实验室检查】尿隐血(++)。

【影像图片】

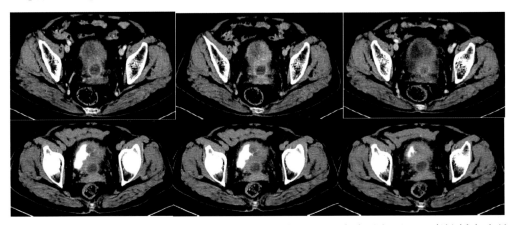

【影像特征】膀胱充盈欠佳，膀胱前后壁不均匀增厚，膀胱后方可见一囊性低密度灶，大小约4.0 cm×3.3 cm，病灶与膀胱后壁分界不清，膀胱前壁周围脂肪间隙模糊，双侧输尿管轻度扩张。增强扫描囊性病灶壁与周围膀胱壁强化相当。

【病理结果】

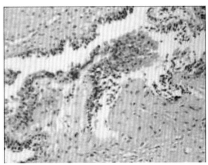 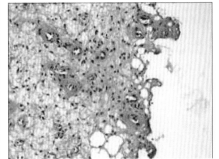

肉眼所见：（送检）直径 0.5 cm 灰白色碎组织一堆。

病理诊断：（膀胱）腺性膀胱炎，黏膜下纤维组织增生伴少量炎症细胞浸润，未见癌细胞。

【病例小结】腺性膀胱炎（cystitis glandularis，CG）是一种较少见的膀胱黏膜慢性增生性炎症性病变，当发生慢性炎症时，膀胱尿路上皮增生，尿路上皮巢出现在固有层内，最终进一步分化为囊性或腺性病变。随着社会环境的变化、膀胱镜检查的普及以及病理诊断水平的不断提高，近年来临床确诊 CG 的患者数量呈现明显上升趋势。目前 CG 病因尚不明确，一般认为，腺体结构是由于正常的尿路上皮长期接受来自炎症、梗阻、结石等刺激，逐渐产生变化，黏膜的基层细胞向下形成移行上皮巢（布鲁恩巢），其内囊液积聚，形成囊性结构，此时成为囊性膀胱炎。囊内形成柱状上皮，腺体形成，演变为 CG，属于膀胱黏膜化生性病变。CG 常见的临床表现为尿频、尿急、排尿困难、血尿以及会阴部不适等，CG 于膀胱三角区及膀胱颈部常见，亦可见于输尿管口周围，肿块还可通过浸润尿道周围黏膜下层阻塞膀胱颈或输尿管，出现排尿困难、肾绞痛等症状。除常见的泌尿系统疾病外，盆腔脂肪增多症患者常合并 CG，究其原因可能为该病往往导致膀胱颈抬高、输尿管移位，从而引起泌尿系梗阻及感染，CG 是其继发病变。

影像学表现：CT 平扫可见膀胱三角区、颈部、输尿管口周围出现膀胱壁增厚或隆起性病变，多 > 5 mm，呈宽基底，与膀胱壁钝角相交，边界清楚，可有小分叶，隆起内可见囊变或钙化。增强后病灶呈轻度强化，与周围正常膀胱密度相似。膀胱外壁往往光滑，可伴输尿管壁受累增厚。无盆腔淋巴结转移。腺性膀胱炎根据 CT 表现特征分为 4 型：①结节型，CT 表现为团块状或索条状局限性结节状隆起，基底宽，该型最为常见；②乳头状型，CT 表现为病灶呈乳头状或息肉样突向膀胱腔内；③弥漫型，CT 表现为膀胱内壁节段性或弥漫性增厚；④混合型，在弥漫型的基础上伴有团块结节。

【鉴别诊断】

1. **膀胱癌** 腺性膀胱炎和膀胱癌的发生有一定关系，且二者在 CT 上都常表现为膀胱壁隆起性病变或增厚。二者鉴别要点为：①膀胱癌发病率男女之比为 3：1，临床上以 60 ~ 70 岁为高峰，约 60% 发生于膀胱后壁，20% 见于三角区。②腺性膀胱炎一般病灶表面较光滑，病灶内可有囊肿形成且病灶范围较膀胱癌广泛。膀胱癌常因缺血性坏死致病灶表面不光整，并可同时出现液化坏死区。③晚期膀胱癌可伴有盆腔淋巴结肿大及膀胱外膜层受侵犯变得模糊；而腺性膀胱炎无盆腔淋巴结肿大。④膀胱癌因血供丰富增强扫描常有明显强化，密度高于正常膀胱壁，增强后 CT 值平均增加 30HU；而腺性膀胱炎病灶内为腺体组织，增强不明显，有文献报道腺性膀胱炎增强后病灶区 CT 值平均提高 13.1HU，密度与周围正常膀胱壁相似。

2. **膀胱副神经节瘤** 膀胱副神经节瘤是副神经节的一种肿瘤，与膀胱壁有胚胎期嗜铬细胞残留有关；存在于膀胱壁各层，以前、后壁多见，三角区最少见；女性多于男性；可偶然发现，也可因肿块占位效应或儿茶酚胺分泌过多出现相应症状。

典型临床表现：头痛（26%）、心悸（21%）、潮汗（25%）、间歇性高血压（64%）。

三联征有诊断意义，敏感性和特异性均＞90%；不典型表现：高血糖、发热、体重减轻、心肌梗死等。CT表现多为单发病灶，多数瘤体病灶较小，肿块最大径范围在1.2～5.0cm。大部分肿块形态规则，呈类圆形或椭圆形改变，境界清晰，实体部分呈快速、显著和较长时间强化特点，延迟扫描膀胱腔内对比剂充盈，肿块表现为低密度充盈缺损，肿块宽基底紧贴膀胱壁。

3. **恶性膀胱嗜铬细胞瘤**　一般CT表现为边界模糊，形态不规则，强化欠均匀，膀胱壁全层侵犯增厚，可伴有淋巴结及远处转移。

4. **膀胱平滑肌瘤**　膀胱平滑肌瘤为最常见的膀胱良性肿瘤，多见于膀胱三角区及穹隆部。60%向膀胱内生长，30%向外生长，10%二者兼有。表现为腔内突出的膀胱壁光滑肿物，膀胱外肿物则压迫膀胱或使其移位，有时很难确定其是否来源于膀胱壁。CT示膀胱腔内软组织密度影，与膀胱壁呈广基底或短蒂相连，病灶形态不规则常呈菜花样改变；强化呈中等程度强化；延迟后扫描呈膀胱腔内不规则的充盈缺损；与膀胱癌难以相鉴别，需膀胱镜活检证实。

【参考文献】

[1]张保.《腺性膀胱炎临床诊断和治疗中国专家共识》解读[J].泌尿外科杂志（电子版），2021,13(4): 28-31.

[2]王秀佳,曲直,张峰波,等.腺性膀胱炎的诊疗研究进展[J].国际外科学杂志,2021,48(3): 207-211.

[3]张虎,马德晶,邹雪雪,等.腺性膀胱炎的MSCT表现与鉴别诊断[J].医学影像学杂志,2018,28(8):1342-1344,1358.

[4]王玉婷,蒲红,陈加源.腺性膀胱炎的临床特点与CT表现分型的研究[J].实用医院临床杂志,2017,14(1):71-74.

[5]刘政江,黄明亮,苟举民.腺性膀胱炎97例诊断与治疗体会[J].实用医药杂志,2016,33(10): 886-887.

（刘　杰　周　舟）

病例97　膀胱副神经节瘤

【基本资料】患者，女，55岁，主诉：间断头晕1年，加重1周。

【专科检查】无明显阳性体征。

【实验室检查】血常规（-），肿瘤标志物（-）；皮质醇及促肾上腺皮质激素均在正常范围。

【影像图片】

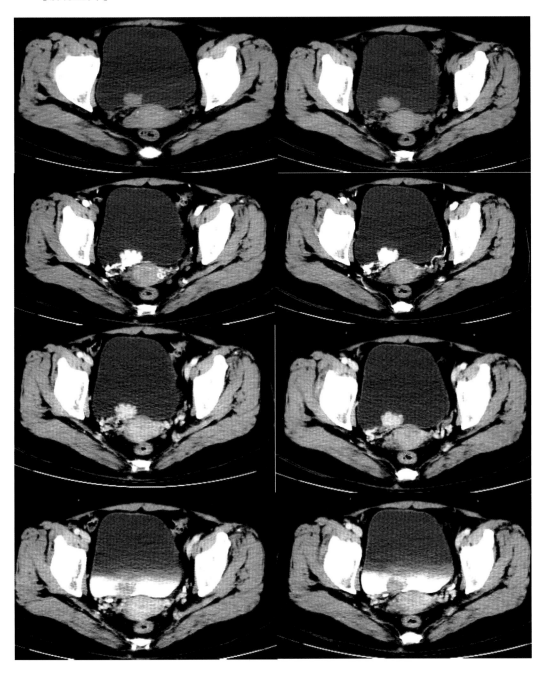

　　【影像特征】膀胱右后壁可见一软组织密度影突入膀胱，大小约 1.8 cm×1.7 cm，呈菜花状，与邻近膀胱壁分界不清，增强后动脉期病灶呈明显均匀强化，静脉期及延迟期强化程度仍较高，排泄期膀胱内见充盈缺损影。

【病理结果】

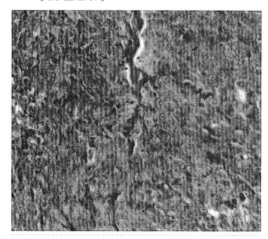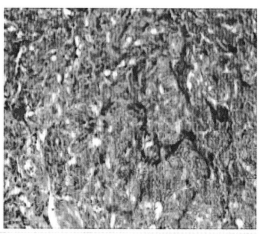

肉眼所见：（送检）3.5 cm×2.5 cm×1 cm 灰黄色组织一堆，全埋制片。

病理诊断：（膀胱）副神经节瘤，局部侵犯固有肌层。

免疫组化：Vimentin（＋）、CgA（＋）、Syn（＋）、S-100（部分＋）、CD56（＋）、GATA-3（局部弱＋）、CK20（－）、CK7（－）、P63（－）、S100P（－）、CD10（局部＋）、PAX-8（－）、Ki-67（约 2%）。

【病例小结】膀胱副神经节瘤（paraganglioma of the urinary bladder，PUB）临床罕见，与膀胱壁有胚胎期嗜铬细胞残留有关；约占嗜铬细胞瘤的 1%，起源于膀胱壁交感神经系统髓质组织，多发生在黏膜下层和黏膜肌层，存在于膀胱壁各层，以前、后壁多见，三角区最少见；好发于 30～50 岁女性。多为单发病灶；多数瘤体病灶较小，肿块最大径范围在 1.2～5.0 cm；大部分肿块形态规则，呈类圆形或椭圆形改变；境界清晰。

在病理组织学上，肿瘤细胞由主细胞和支持细胞组成，主细胞聚集，呈巢状排列，即"Zellballen"模式，细胞略大，呈多形性，核为圆形或卵圆形，可见小核仁，局灶示深染或可见异型性细胞及瘤巨细胞，出血、坏死及核分裂象罕见，瘤细胞巢周围可见单层扁平的梭形支持细胞，间质血管丰富，呈"血窦样"或"裂隙样"。PUB 属于神经内分泌肿瘤，瘤细胞可特异性表达 CD56、CgA 及 Syn 等神经内分泌标志，支持细胞表达 S-100 蛋白。

膀胱副神经节瘤可分为功能性和非功能性的，功能性即分泌过量的儿茶酚胺引起阵发性高血压、心悸和排尿晕厥等症状。膀胱副神经节瘤的症状可表现为无痛性肉眼血尿、高血压和被统称为排尿后综合征的一系列症状。排尿后综合征所表现的症状包括如出汗、心悸、头痛、高血压、晕厥或因膀胱过度膨胀充盈或排尿困难引起的面部潮红等。但典型的症状不存在或与无关症状混淆，易导致临床上难以做出正确的诊断。当怀疑存在功能性膀胱副神经节瘤时须进行内分泌测试，包括 24 小时尿儿茶酚胺和 VMA。临床表现为尿儿茶酚胺及 VMA（香草基扁桃酸）水平升高；血游离去甲肾上腺素升高。神经元特异性烯醇化酶（NSE）、嗜铬素（CgA）、突触素（Syn）等，至少有一种阳性反应支持细胞 S-100 蛋白强阳性，细胞角蛋白（CK）、表面上皮膜抗原（EMA）、平滑肌肌动蛋白（SMA）、纤维连接蛋白（FN）等均为阴性。

影像学表现：肿瘤 CT 平扫呈软组织密度，密度均匀。增强扫描肿瘤明显强化，较小的肿瘤表现为全瘤明显强化，较大的肿瘤明显强化，但强化欠均匀，边缘可见显著强化。肿瘤在 MRI 图像上，T1WI 呈高信号，T2WI 以稍高或高信号为主，增强扫描肿瘤明显均匀强化。较小肿瘤可见膀胱黏膜受压，较大肿瘤内可见出血。综合 CT 及 MRI 表现，定位于膀胱壁而非黏膜上的肿瘤，可向腔内外突出，边缘较光滑，增强扫描后较均匀明显强化，T1WI 呈较高信号，是膀胱副神经节瘤的重要影像学特点。文献报道肿瘤间质血管网丰富，血窦丰富是其明显强化的原因。肿瘤向膀胱腔内、外突出，但以膀胱内为主。文献指出 PUB 囊变、坏死较少见，考虑与间质内富含丰富的血管网的病理基础密切相关。

目前，对于 PUB 最主要的治疗方式为膀胱部分切除，部分学者认为经尿道电切术仍能达到较好的治疗效果，研究指出经尿道手术治疗 PUB 是安全有效的，并总结出适合行尿道手术的指征：①肿瘤为单发，并且其直径 ≤ 3 cm 者；②术前患者血压及心率控制良好者（血压 ≤ 140/90 mmHg，心率 ≤ 100 次 / 分）；③影像学检查提示肿瘤局限于膀胱壁内，无周围组织侵犯及淋巴结或远处转移者。

【鉴别诊断】

1. **膀胱癌**　膀胱壁向腔内突入的软组织肿块，肿瘤呈不规则形，有分叶，多数呈广基底，少数呈菜花状，多数肿瘤密度均匀，膀胱壁增厚；增强扫描呈轻中度强化，渐进延迟强化；临床上表现为无痛性血尿。

2. **平滑肌瘤**　膀胱平滑肌瘤为最常见的膀胱良性肿瘤，多见于三角区及穹隆部；60% 向膀胱内生长；30% 向外生长，10% 两种生长方式都有；腔内突出的膀胱壁光滑肿物，膀胱外肿物则压迫膀胱或使其移位，有时很难确定其是否来源于膀胱壁；增强呈轻中度强化。

3. **乳头状瘤**　CT 示膀胱腔内软组织密度影，与膀胱壁呈广基底或短蒂相连，病灶形态不规则，常呈菜花样改变；强化呈中等程度强化；延迟后扫描呈膀胱腔内不规则的充盈缺损；与膀胱癌难以相鉴别，需膀胱镜活检证实。

【参考文献】

[1]罗瑶,尚攀峰,侯子珍,等.膀胱副神经节瘤：单中心7例报告[J]. 现代泌尿外科杂志,2022,27(1):50-53.

[2]QIN J,ZHOU G,CHENX.Imaging manifestations of bladder paraganglioma[J].Ann Palliat Med,2020,9(2):346-351.

[3]HERMI A,ICHAOUI H,KACEM A,et al.Functional bladder paraganglioma treated by partial cystectomyr[J].Case Rep Urol,2019,2019:4549790.

[4]刘鑫,张劲松,王海峰,等.膀胱副神经节瘤5例报告及文献复习 [J].临床泌尿外科杂志,2019,34(12):980-983.

[5]中华医学会内分泌学分会肾上腺学组.嗜铬细胞瘤和副神经节瘤诊断治疗的专家共识[J].中华内分泌代谢杂志,2016,32(3):181-187.

（李艳若　程留慧　王道清）

病例98 膀胱尿路上皮癌

【基本资料】患者，男，67岁，间断无痛性肉眼血尿2周；既往反复左肾结石病史。彩超：膀胱壁毛糙，膀胱内强回声。

【专科检查】腹部平坦，双肾、双输尿管行程区无压痛及反跳痛，膀胱区无隆起，无压痛。

【实验室检查】未见明显异常。

【影像图片】

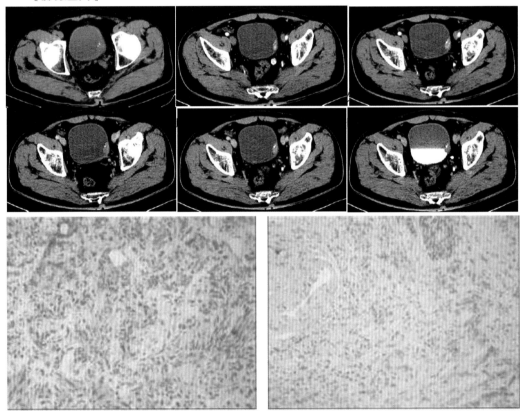

病理诊断：（膀胱）浸润性尿路上皮癌，未见侵犯固有肌层。

免疫组化：CK7（局部＋）、CK20（＋）、GATA3（＋）、P63（＋）、Urop Ⅲ（－）、P53（－）、Ki-67（约40%＋）。

【病例小结】膀胱癌是泌尿系统最为常见的恶性肿瘤，其发病率呈逐年上升趋势，其中90%以上病理类型为膀胱尿路上皮癌（urothelial carcinoma of the bladder, UCB），依据组织成分和分化程度不同分为高级别UCB和低级别UCB。膀胱肿瘤易发生在40岁以上男性，高发年龄段为50～60岁，男女比例约4：1；膀胱癌的发生部位以膀胱三角区和两旁的侧壁最为常见，一些流行病学资料显示，吸烟、接触某些化学物质（如胺）、慢性尿路感染等人群可能容易罹患膀胱肿瘤。膀胱肿瘤有多种组织类型，可分为上皮性和非上皮性肿瘤，上皮性肿瘤约占95%，其中多数为恶性。①移行细胞乳头状瘤：90%～95%；②鳞状上皮癌：约占3%，高度恶性，浸润深、转移早；③腺癌：较少见，3%左右。非上皮性肿瘤少见，可分为平滑肌瘤、淋巴瘤、嗜铬细胞瘤等。

膀胱肿瘤常为单发，可为多发，以两侧壁及后壁较多见，病理上可分为原位癌、乳头状癌、浸润性癌。肿瘤扩散途径：①局部浸润：侵犯前列腺、直肠、子宫和输尿管。②淋巴转移：盆腔淋巴结常见；晚期转移：肝、肺、骨等转移。③多中心发病：有时可先后或同时伴有肾盂、输尿管和尿道肿瘤。另膀胱癌具有很明显的多中心发生特点，10%～15%的表浅性膀胱癌最终发展成肌肉浸润性膀胱癌或发生转移。

膀胱尿路上皮癌多见于老年男性，临床上多出现无痛性肉眼血尿，少数伴有膀胱刺激症状，推测其原因是膀胱癌病灶表面易出现坏死和溃疡，若并发感染时，可以出现尿频、尿急和尿痛等膀胱刺激征。因此膀胱尿路上皮癌患者临床多以无痛性肉眼血尿为主，一般为无痛性、间歇性、全程肉眼血尿；可伴有尿路刺激征：尿频、尿急、尿痛，有时可出现尿路梗阻症状。

影像学表现： CT检查作为UCB常规检查技术，有助于判断膀胱肿瘤的浸润深度和是否有淋巴结转移，并能够在术前对UCB进行诊断及分期。膀胱尿路上皮癌的CT表现：①UCB多呈膀胱壁向腔内突入的软组织肿块影，形态多呈乳头状；②病灶呈宽基底；③密度均匀；④增强呈均匀中等强化，延迟扫描造影剂充盈膀胱时可见充盈缺损影。有相关文献报道，膀胱尿路上皮癌病灶增强前后强化值平均为37HU左右。观察该病例，可发现病灶出现基底部强化，分析原因可能是膀胱尿路上皮癌病灶基底部的黏膜下组织富含纤维、血管、炎性细胞等成分，故增强早期强化程度较肌层明显，从而表现为病灶基底部的线样强化。另外影像组学作为当下研究热点，在膀胱癌领域的初步研究成果令人欣喜，但影像组学特征及筛选受机器平台、扫描参数等诸多因素的影响，且自动分割算法的精确度难以保证，人工分割耗费时力，使其临床应用受限。

【鉴别诊断】

1. **膀胱内阴性结石、血块**　阴性结石和血块也可造成膀胱内充盈缺损，但变换体位检查两者多有位置变化。

2. **腺性膀胱炎**　一般病灶表现较光滑，可有囊肿及蛋壳样钙化，膀胱外膜光滑，无盆腔淋巴结增大，增强扫描病灶呈轻度强化，与膀胱壁强化程度相似，抗感染治疗后复查CT病灶可以缩小。

3. **膀胱炎性肉芽肿**　膀胱壁普遍增厚，常有膀胱容量变小，内有局限性隆起，隆起内可有钙化或囊变，较多见于女性，易误诊，需结合膀胱镜活检进行鉴别。

4. **膀胱腺癌**　膀胱腺癌是一种少见的恶性肿瘤，占膀胱肿瘤的0.5%～2%，多数膀胱腺癌与慢性膀胱炎有关，常位于膀胱三角区，浸润性更强，还可伴有膀胱外翻、膀胱憩室或膀胱顶部的脐尿管残余。其临床表现与膀胱尿路上皮癌相似，但是膀胱腺癌患者更容易产生膀胱刺激征。

【参考文献】

[1]LEIBLICH A. Recent developments in the search for urinary biomarkers in bladder cancer[J].Curr Urol Rep,2017,18(12):100.

[2]LEE C H, TAN C H, FARIA S C, et al. Role of imaging in the local staging of urothelial carcinoma of the bladder[J]. AJR, 2017,208(6):1193-1205.

[3]冉灿,蔡翔,龚杨洋,等.膀胱尿路上皮癌临床诊断及治疗的研究进展[J].分子诊断与治疗杂志,2021,13(6):1015-1018.

[4]王县平,杨学辉,严海员,等.螺旋CT增强扫描在膀胱癌术前分期中的临床价值研究[J].中国CT和MRI杂志,2017,15(11):95-97.

（项改生　王亚洲　张　卉　温泽迎）

病例99　膀胱腺癌

【基本资料】患者，男，36岁，间断肉眼血尿1月，发现膀胱肿物3天。

【专科检查】腹部平坦，双肾、双输尿管行程区无压痛及反跳痛，膀胱区无隆起，无压痛。

【实验室检查】尿常规：红细胞计数883.80/μL↑，白细胞计数348.04/μL↑，隐血（+++），尿蛋白（-），白细胞（+）。

【影像图片】

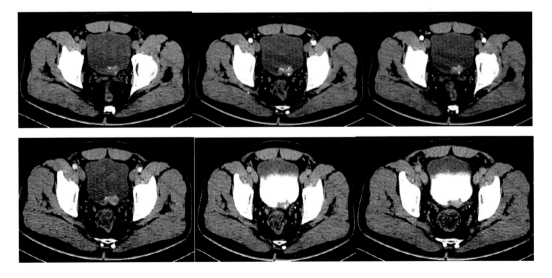

【影像特征】膀胱后壁可见软组织密度影，密度不均匀，内可见点状钙化密度影，邻近膀胱壁增厚，增强扫描病灶呈轻度强化，排泄期膀胱腔后壁呈"充盈缺损"改变。

【病理结果】

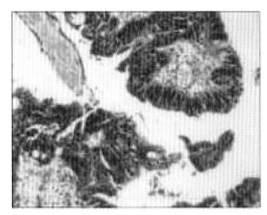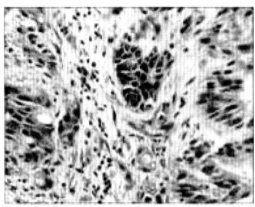

肉眼所见：（送检）2cm×2cm×0.7cm灰白色碎组织一堆，全埋制片。

病理诊断：（膀胱）腺癌，分化中等，未见明确侵犯固有肌层；结合免疫组化结果病变考虑原发，请结合临床。

免疫组化：CK7（局灶＋）、CK20（＋）、GATA3（灶＋）、Urop Ⅲ（局灶＋）、β-catenin（膜浆＋）、P63（-）、P53（＋）、Ki-67（约80%+）。

【病例小结】膀胱肿瘤是泌尿系统最常见的肿瘤，易发生在40岁以上男性，高发年龄段为50～60岁，男女比例约4∶1；膀胱癌的发生部位以膀胱三角区和两旁的侧壁最为常见，流行病学资料显示，吸烟、接触某些化学物质（如胺）、慢性尿路感染等人群可能容易罹患膀胱肿瘤。膀胱肿瘤有多种组织类型，可分为上皮性和非上皮性肿瘤，上皮性肿瘤约占95%，其中多数为恶性。分为：①移行细胞乳头状瘤：占90%～95%；②鳞状上皮癌：占3%左右，高度恶性、浸润深、转移早；③腺癌：较少见，3%左右。非上皮性肿瘤少见，可分为平滑肌瘤、淋巴瘤、嗜铬细胞瘤等。

膀胱肿瘤常为单发，可为多发，具有多中心特点，以两侧壁及后壁较多见，病理上可分为原位癌、乳头状癌、浸润性癌。肿瘤扩散途径：①局部浸润：侵犯前列腺、直肠、子宫和输尿管；②淋巴转移：盆腔淋巴结常见；③晚期转移：肝、肺、骨等转移；④多中心发病：有时可先后或同时伴有肾盂、输尿管和尿道肿瘤。膀胱腺癌是一种少见的膀胱恶性肿瘤，恶性程度高，分期晚，预后差，占膀胱恶性肿瘤的0.5%～2.0%。根据组织学来源，膀胱腺癌可分为原发性非脐尿管腺癌、脐尿管腺癌、转移性腺癌。膀胱腺癌临床罕见，预后可能与性别、年龄、肿瘤位置、数量及大小、TNM分期、病理分级、是否复发转移及术后是否放、化疗等因素相关。

临床表现：膀胱腺癌的临床症状与尿路上皮癌类似，但其壁内生长导致血尿、尿路刺激征等症状出现较晚，导致诊断时分期较晚。临床表现：70%～98%的患者第一症状为肉眼血尿，为无痛性、间歇性、全程肉眼血尿；伴有尿路刺激征：尿频、尿急、尿痛；尿路梗阻症状：排尿困难、尿潴留。40 岁以上患者出现无痛性血尿时应重点考虑，临床诊断主要依靠膀胱镜检查和影像学检查，而实验室检查可作为血尿患者的初步筛选。

影像学表现：腹部平片和排泄性尿路造影检查不易发现膀胱内小肿瘤，但可了解上尿路系统有无肿瘤及肿瘤对肾功能的影响；排泄性尿路造影检查一般无阳性发现或仅见膀胱内细小点状或弧形钙化，膀胱造影表现为膀胱腔内结节或菜花状充盈缺损，基底多较宽，壁僵硬，若肿瘤侵犯输尿管口，可继发输尿管、肾盂积水。CT 检查常用于膀胱肿瘤的分期，并有助于判断膀胱肿瘤的浸润深度和是否有淋巴结转移，在 CT 上膀胱癌大多数单发，呈乳头状、菜花状或浸润性生长，边缘不光整，可伴有坏死，浸润性肿瘤膀胱壁局限性或广泛性增厚，少数肿瘤可伴有钙化，增强后呈轻中度强化，延迟扫描造影剂充盈膀胱时可见充盈缺损影。另外，CT 增强时有助于膀胱内肿瘤和血凝块的鉴别。MRI 形态学表现与 CT 相似，可见突入腔内肿块，或壁局限性增厚。T1WI 肿块类似正常膀胱壁信号，T2WI 多为中等信号，信号强度高于正常膀胱壁，能较准确地显示肿瘤的范围及侵犯深度。相关研究也表明，在膀胱癌的诊断中，多层螺旋 CT 三期动态增强扫描技术的检出率高，可以作为常规筛查膀胱癌的方法之一。

【鉴别诊断】

1.**膀胱内阴性结石、血块**　阴性结石和血块也可造成膀胱内充盈缺损，增强不强化，但变换体位检查两者多有位置变化。

2.**腺性膀胱炎**　一般病灶边缘较光滑，可有囊肿及蛋壳样钙化，膀胱外膜光滑，无盆腔淋巴结增大，增强扫描与膀胱壁强化程度相似，抗感染治疗后复查 CT 病灶可以缩小。

3.**膀胱炎性肉芽肿**　膀胱壁普遍增厚，常有膀胱容量变小，内有局限性隆起，隆起内可有钙化或囊变，较多见于女性，易误诊，需结合膀胱镜活检进行鉴别。

【参考文献】

[1]BOUKETTAYA W，FEKI J，CHARFI S，et al. Primary signet ring cell adenocarcinoma of the urinary bladder: a report of 2 cases[J]. Urol Case Rep, 2014,2(3):85-87.

[2]邵素英,周晓莉,顾文贤,等.原发性膀胱腺癌16例临床病理分析[J]. 江苏医药,2020, 46(9):877-881,973.

[3]翟天元,罗彬杰,贾占奎,等.53例膀胱腺癌的临床特征及预后相关因素分析[J]. 实用医学杂志,2018, 34(14):2393-2397.

[4]王县平,杨学辉,严海员,等.螺旋CT增强扫描在膀胱癌术前分期中的临床价值研究[J].中国CT和MRI杂志, 2017,15(11):95-97.

（张　卉　温泽迎　王道清）

病例100　盆腔孤立囊肿伴化脓性炎症

【基本资料】患者，女51岁，主诉：腹痛2天，加重伴发热1小时。

【专科检查】下腹部触压痛。

【实验室检查】C反应蛋白157.4 mg/L↑。

【影像图片】

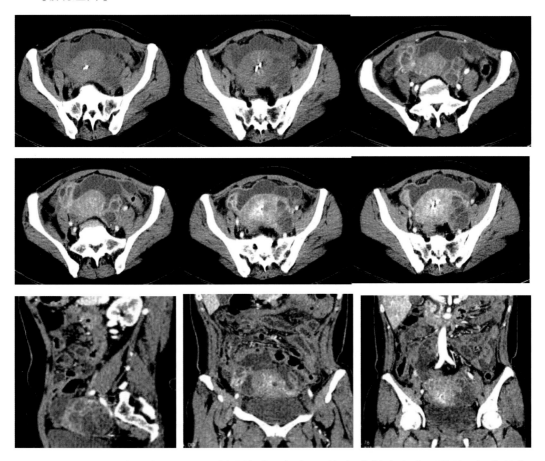

【影像特征】盆腔内空肠肠壁弥漫增厚、水肿，局部轻度扩张积液，增强呈轻度强化；子宫、宫颈体积增大，密度欠均匀，其内可见金属节育器影，增强后不均匀强化；双侧附件区可见囊管状影，左侧其内似可见分隔线影，增强呈边缘轻中度强化，周围多发包裹性积液影。

【病理诊断】

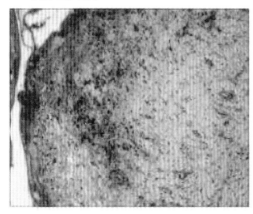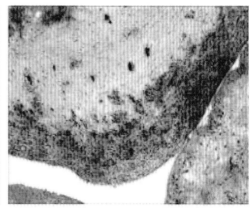

肉眼所见：（盆腔囊肿）送检：5 cm×4 cm×2.5 cm 灰红色囊壁组织一堆，壁厚 0.1～0.3 cm，未见明确卵巢组织，切面灰白、灰红色，质中。

病理诊断：①（盆腔囊肿）孤立性囊肿伴化脓性炎。②（左输卵管）化脓性输卵管炎。③（右输卵管）化脓性输卵管炎伴系膜囊肿。

【病例小结】化脓性输卵管炎是女性较常见的盆腔炎性病变，多发生在育龄妇女，是引起女性不孕、输卵管异位妊娠的重要原因。由于其发生部位深藏于盆腔，症状、体征轻重不一，使其诊断困难，从而导致这类疾病在诊疗上的不规范，输卵管受病原体感染以后，体内的白细胞的浸润形成内膜肿胀、间质水肿、渗出，导致输卵管黏膜上皮脱落，输卵管急性期炎症没有及时治疗就容易形成积脓，输卵管的积脓随着炎症消退之后，脓液也逐渐被吸收，腔内积液由脓性变为浆液性，成为输卵管囊肿，几乎所有病原体都是通过下生殖道上行感染造成的，也有可能细菌经过淋巴管或血管传播而感染。

临床表现：多有高热及下腹痛，常以后者为主要症状。部分患者发病迟缓，缓慢形成脓肿。症状不明显，甚至无发热。50% 的患者有寒战及发热，常伴有恶心，阴道分泌物增多，以及不规则阴道流血；约 35% 的患者无发热。妇科检查可在子宫一侧或两侧触及包块，或在子宫后方直肠子宫陷凹处触及包块，并向后穹膨隆，有波动感，触痛明显。直肠受脓肿刺激可有排便困难、排便疼痛或便意频繁等。常伴外周血白细胞计数升高，但 23% 的患者白细胞计数正常。脓肿可自发破裂引起严重的急性腹膜炎甚至脓毒血症、败血症以致死亡。偶见盆腔脓肿自发穿破阴道后穹或直肠，此时患者症状可迅速缓解。

影像学表现：复杂的盆腔肿块，边缘规则，含有碎片。CT 敏感性为 78%～100%。卵巢脓肿表现为附件区厚壁或囊实性混合肿块。多为多房囊性，少数为单房；囊内有分隔、外缘模糊。一般 2～3 cm 大小，小者以单纯输卵管脓肿多见，表现为子宫角附近不同低密度的囊性病变。形态多为类圆形、不规则形、"葫芦状"、"腊肠样"。"腊肠样"实际上为粘连、扭曲、扩张并积液积脓的输卵管，该表现可作为输卵管脓肿较具特征性的征象。外缘多数模糊不清。病变内容物为浆液性时呈水样密度（5～20HU），为脓液时密度稍高（10～40HU）。输卵管积液或积脓，附件区常伴随有增粗（积液或积脓）的管状或腊肠样输卵管征象。增强扫描，脓肿壁和分隔因强化显示更清楚，呈厚壁分层强化。增强扫描动脉期脓肿壁及分隔轻度强化，门脉期进一步强化达到峰值，延迟期呈持续较高的强化效应。静脉期囊壁及分隔显示最清晰，囊壁明显环状强化并见水肿分层，该征象为输卵管及卵巢脓肿又一较具特征性表现，囊液各期均未见强化。MRI 表现：输卵管结构在 T2 加权序列上表现为高信号，无内部增强。在 T1 加权序列上，信号强度是可变的，这取决于肿块的出血和蛋白质含量。在造影后序列上观察到强化增强，伴随着相邻脂肪平面的增加和致密化。MRI 表现取决于肿块的出血量和蛋白质含量，T1 加权序列显示可变信号强度，取决于这些成分的数量，沿内壁存在高信号边缘，归因于肉芽组织的存在。T2 加权成像显示高信号强度，有多个低信号强度的粗大间隔，T2 加权脂肪抑制序列显示腹膜高信号，对应水肿。间隔、囊性积液、腹部结构强化增强、脂肪浑浊。在附近的腹腔脂肪间隙中经常观察到网状的异常信号影，与粘连和纤维化有关。单房或多房附件囊性灶，伴管状结构，壁和间隔厚且均匀，强化明显，T1WI 内壁呈高信号，囊内容物弥散受限，且增强后不强化，盆腔内脂肪间隙模糊、渗出。输卵管卵巢囊肿和盆腔脓肿是盆腔炎性疾病最严重的并发症。

治疗：一般支持疗法，抗生素治疗，药物治疗无效后可行腹腔镜引导下腹腔引流及手术切除。

〖鉴别诊断〗

1.**急性阑尾炎**　阑尾脓肿与右侧卵巢脓肿相鉴别。右下腹急性疼痛为主要症状，部分患者伴有发热、白细胞升高、右下腹包块、麦氏点压痛及反跳痛等症状。影像学表现为阑尾肿胀增粗，周围渗出，并可伴有局部淋巴结肿大。

2.**异位妊娠**　结合患者年龄、月经周期及 hCG 检查，超声检查子宫内未见孕囊，阴道出血，可与之相鉴别。

3.**卵巢囊肿扭转或破裂**　卵巢增大，囊肿壁光滑性增厚，一般常 < 3 mm，发生扭转后由于血运障碍，囊壁充血水肿，均匀或不均匀增厚，可与周围组织粘连，合并囊肿破裂，边缘不规则凹陷或皱缩。肿瘤内见水肿、出血，肿瘤的被膜下可见散在的卵泡结构，输卵管水肿扭转的索状结构，子宫向患侧偏斜，系膜短缩。

〖参考文献〗

[1]马春,惠庆桃,唐继芳,等.多层螺旋CT鉴别诊断女性阑尾周围脓肿与右侧输卵管卵巢脓肿[J].中国介入影像与治疗学,2020,17(6):360-363.

[2]王珊,张婷,陈伟,等.CT和MRI对输卵管卵巢脓肿的诊断价值[J].南京医科大学学报（自然科学版），2020,40(4):604-606.

[3]INAL Z O, INAL H A, GORKEM U. Experience of tubo-Ovarian abscess: a retrospective clinical analysis of 318 patients in a single tertiary center in middle Turkey[J]. Surg Infect(Larchmt), 2018, 19(1):54-60.

（魏海云　温泽迎）

病例101 子宫腺肌病伴子宫炎性改变

【基本资料】患者，女，24岁，间断下腹部疼痛不适3日，加重2小时。

【专科检查】全腹压痛（＋），反跳痛（＋），腹肌紧张，呈板状腹，下腹部似可见一肿物，大小约 10 cm × 10 cm。

【实验室检查】无明显异常。

【影像图片】

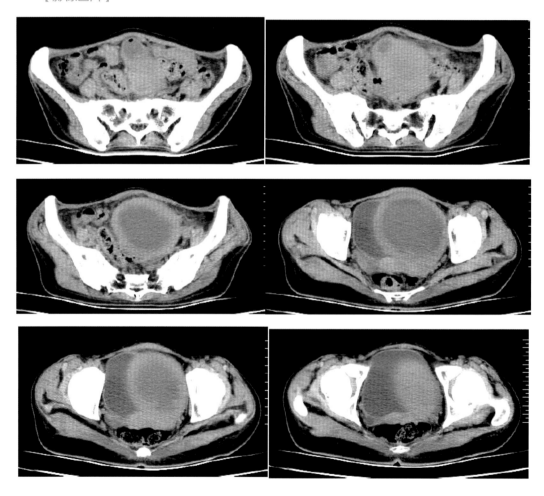

复查后图像如下：

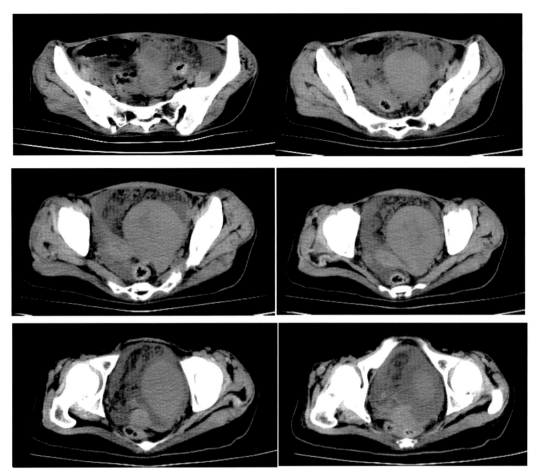

【影像特征】盆腔内可见一巨大囊性病变，局部与子宫关系密切，左侧附件区显示不清。复查显示：病变局部似与子宫右后方相连，体积较前缩小，液性密度减少，考虑破溃可能。

【病理结果】

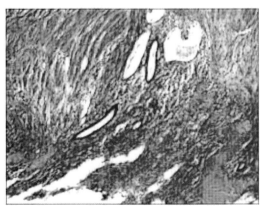
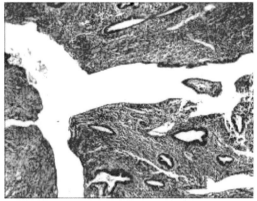

病理诊断： 送检子宫组织，肌壁间少量子宫内膜腺体浸润，局灶多量中性粒细胞及淋巴细胞浸润，病变符合子宫腺肌病伴子宫急性炎性病变。

【病例小结】子宫腺肌病（adeno myosis, AM）是子宫内膜腺体和间质侵入子宫肌层，形成局部或弥漫性病灶的一种雌激素依赖性疾病，好发于 35 ~ 50 岁的育龄期女性，常合并有子宫肌瘤、子宫内膜异位症。约 1/3 的子宫腺肌病患者无临床症状，而症状性子宫腺肌病患者多表现为月经量大、经期延长、盆腔疼痛和痛经，但并无临床特异性，部分患者合并不孕。根据病灶累及范围的不同，子宫腺肌病被分为弥漫性和局灶性，弥漫性子宫腺肌病结合带受累，但结合带厚度可以均匀或不均匀增厚，而局灶性腺肌病只有部分结合带受累。子宫腺肌病最常出现的部位是子宫后壁，其次是子宫前壁，子宫角和近宫颈处均较少见。

影像学表现： 常用的子宫腺肌病影像学诊断方法包括：二维经阴道超声、三维经阴道超声以及 MRI。经腹超声、X 线和 CT 因诊断率不高，故较少使用。CT 对软组织分辨率较低，增强 CT 检查示早期子宫腺肌病病灶内可有点状、线状或斑片状强化，内可夹杂小点状低密度影，病灶无明确边界，与周围正常肌层组织无明确分界。部分子宫腺肌病 CT 表现为有占位征象和宫腔形态改变。彩色多普勒超声示肌层内可见弥漫分布的小血管，在子宫腺肌病患者的肌壁间可见随机分布的点状血流信号，多呈低速血流。MRI 对软组织的分辨率较高，可准确显示子宫内膜、肌层和浆膜层，可用于观察和测量结合带的改变，MRI 图像上子宫腺肌病最常见的表现是非子宫肌瘤引起的子宫对称或不对称性增大、肌层回声不均匀、结合带增厚或显示不清及 T1 序列图像上肌层内的高信号病灶。文献报道结合带的正常上限为 2 ~ 5 mm。诊断子宫腺肌病的最小厚度存在争议。现结合带厚度 < 8 mm 被认为是正常的，结合带厚度 > 12 mm 则提示为子宫腺肌病。有创的病理检查能够为子宫腺肌病提供最精确的诊断，但对于仍有生育要求的患者而言，子宫的完整性至关重要，故病理学检查不能作为首选。

治疗： 子宫腺肌病可以采取观察或者是药物等保守治疗，或者手术治疗，主要是根据患者的年龄、生育要求以及症状的严重程度来决定，治疗需要个体化。子宫腺肌病典型的症状是月经量多和进行性加重的痛经，如果患者本人没有什么明显的症状，只是妇科检查或者超声提示子宫腺肌病，可以定期随访，一般建议半年左右做一次 B 超，随访期间观察发展情况。如果患者还有生育要求，尽早怀孕，因为怀孕期间长时间不来月经，对子宫腺肌病是一个很好的治疗，可以利用生理过程起到治疗的目的。如果患者的症状比较严重，也没有生育要求，可以考虑先进行保守的治疗，比如药物，包括口服的短效避孕药，现在也有磁波治疗等，这些都是保守治疗。如果保守治疗效果不好，也可以考虑做手术，切除子宫腺肌瘤或者是做子宫全切。

【鉴别诊断】

1. **子宫肌瘤** 为妇科最常见良性肿瘤之一，多发于 30 ~ 50 岁，常伴有子宫内膜增生。病理上主要由平滑肌细胞增生而成，常多发、大小不一。肌瘤周围有一层结缔组织包膜。分为 3 种类型：黏膜下型、肌壁间型及浆膜下型。临床常见症状为月经改变，子宫出血、贫血及白带增多、腹部包块、下腹痛及邻近器官受压等，部分可无症状。彩色多普勒超声示子宫肌瘤表现为包绕假包膜的环状血流信号和进入瘤内的滋养血管血流，而局灶性腺肌病和腺肌瘤，则表现为病灶内弥漫性随机分布的血流信号。

2. **子宫内膜癌** 是子宫内膜最常见的恶性肿瘤，又称子宫体癌，多见于绝经后老年妇女，多为腺癌。大体病理分弥漫型和局限型，前者呈绒毛状或多发息肉状，广泛侵犯子宫腔；后者为息肉状病变，常局限于子宫内膜表面，呈突入子宫腔的肿块或结节，后壁较前壁多见。确切病因尚不清楚，可能与外源性雌激素有关。本病的首发症状为无痛性阴道流血，妇科检查可见子宫增大。CT检查对子宫内膜癌的诊断比较困难，子宫内膜癌一般的CT表现为子宫体局限性或弥漫性增大，平扫子宫中央可见不规则低密度区，增强扫描肿瘤轻中度强化，中心坏死区不强化，子宫肌层受侵犯时，表现为正常强化的子宫肌层内局限性低密度区。宫外侵犯时表现为子宫形态不规整，广泛盆腔内播散，盆腔内淋巴结肿大。MRI发现子宫内膜癌的阳性率较高，能较早期发现肿瘤病变，明确判断肿瘤对肌层和宫外侵犯，对肿瘤分期的确定有很大帮助。

【参考文献】

[1]SEIKKULA J, NIINIMAKI M, SUVITIE P. Adenomyosis-diagnostic and therapeutic challenge[J]. Du-odecim,2016,132（9）：836-843.

[2]徐爱云,桂涛,陶佳,等.子宫腺肌病影像学诊断进展及展望[J].现代中西医结合杂志,2018,27(2):222-225.

[3]刘玉洁,邱士军.子宫腺肌病综合诊疗策略[J].中国实用妇科与产科杂志,2017,33(2):137-141.

[4]徐瑞芳,张晶.子宫腺肌病影像学表现研究进展[J].解放军医学院学报,2016,37(6):665-667,封3.

[5] EXACOUSTOS C, MANGANARO L, ZUPI E. Imaging for the evaluation of endometriosis and adeno myosis[J]. Best Pract Res Clin Obstet Gynaecol,2014,28(5):655-681.

（李艳若　王亚洲）

病例102 子宫平滑肌瘤

【基本资料】患者，女，45岁，发现下腹部包块半年余，自觉增大10天。

【专科检查】外阴：发育正常，已婚已产式；阴道：畅，容二指，可见少量白色分泌物；宫颈：常大，光滑，质中，无接触性出血及摇举痛；子宫：前位，常大，质中，偏左侧可触及大小约10 cm×9 cm包块，质硬，活动度可，无触痛；附件：左侧附件区因盆腔包块占位触诊不清，右侧附件区未触及异常。

【实验室检查】红细胞$3.90×10^{12}$/L↓，血红蛋白10^9g/L↓，血小板$454×10^9$/L↑。CA12-5：238 U/mL↑。

【影像图片】

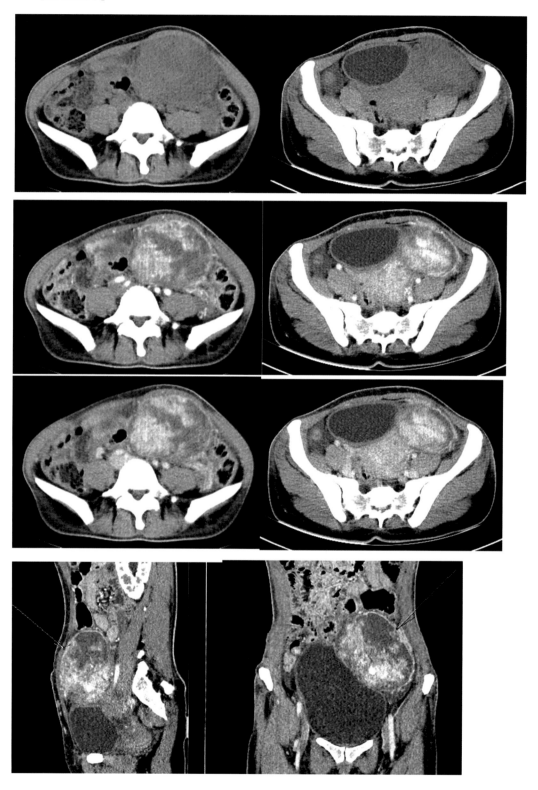

【影像特征】平扫左侧下腹部盆腔内可见团块状软组织密度影，边界欠清，较大截面约 11.2 cm×8.0 cm，内部密度不均匀，可见低密度坏死区，增强后实性成分明显不均匀强化，液化坏死区未见强化；病灶与左侧附件区及子宫底分界不清。腹膜后及盆腔内未见明显肿大淋巴结影。

【病理结果】

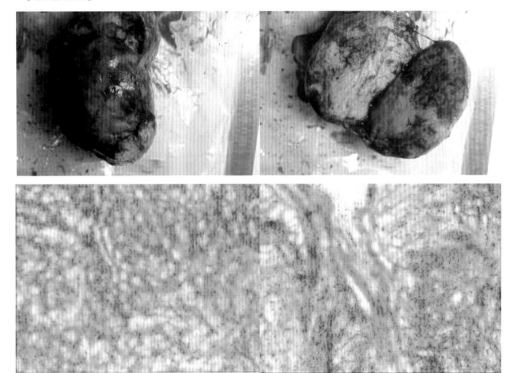

肉眼所见：（送检）11.5 cm×7.5 cm×7 cm 灰红色组织 1 块，包膜完整，切面灰红、灰黄，质稍韧。

病理诊断：（盆腔包块）平滑肌瘤，间质出血伴玻璃样变性及黏液变性。

【病例小结】子宫平滑肌瘤（uterine leiomyoma）又称子宫肌瘤，是女性生殖系统中最常见的良性肿瘤。主要由旋涡状排列的平滑肌细胞构成，并有不等量的胶原细胞外基质和纤维组织。好发于 30~50 岁妇女，在性成熟时期发病率达 20%～40%。肌瘤常为多发，且大小不等；子宫肌瘤可发生玻璃样变、囊性变、脂肪样变、钙化、红色变性、恶性变（变性为肉瘤）；恶变罕见。体积小时无明显症状；目前子宫肌瘤发病原因尚不明确，多数学者认为与卵巢功能失调、雌激素水平增高、微量元素有关，同时与神经免疫系统的调节有关等。有相关研究指出部分子宫肌瘤存在遗传性，也可能与初潮过早、未生育、晚育、肥胖等因素有关。临床上多为月经改变、不孕、反复流产、腹部包块及膀胱压迫症状。肿瘤常多发，也可单发，发生在子宫体多见，分为浆膜下、肌壁间及黏膜下，肌壁间肌瘤最常见。

影像学表现: CT 平扫子宫体积明显增大, 可呈分叶状改变。由于子宫肌瘤常可发生变性、出血和钙化等组织病理学改变, 因此子宫肌瘤的 CT 表现和正常肌层相比, 肌瘤可呈等密度、低密度或高密度。子宫肌瘤坏死或变性后的 CT 表现为不规则的密度减低区。CT 增强扫描时肌瘤可有不同程度的强化, 可见低密度区域或钙化影。绝经后妇女患子宫肌瘤约 10% 会存在钙化。MRI 具有软组织分辨率高、空间三维成像等优点, 能清楚显示子宫肌瘤的数量、大小、位置及与宫腔的关系, 特别是对于多发性及较小的子宫肌瘤。子宫肌瘤的 MRI 信号特征是 T1 加权成像(WI)信号强度与正常肌层相似, 在 T2WI 为很低的信号; 伴坏死、液化或玻璃样变性时, 可表现为 T2WI 高信号; 伴出血时, T1WI、T2WI 均表现为不均匀高信号。

如果是较小的肌瘤, 没有症状, 或者暂时没有生育要求, 可定期复查, 观察变化情况。对于子宫肌瘤直径> 3cm, 或者已经出现月经改变或者影响怀孕的, 需及时治疗。一般是手术治疗为主, 可做子宫肌瘤剔除或者是子宫切除。

【鉴别诊断】

1. **子宫腺肌病** 为异位的内膜及基质向肌层浸润生长被平滑肌包绕挤压所致。CT 仅显示子宫增大, 不易与子宫肌瘤相鉴别。而在 MRI 利用 T2 加权像可以做出诊断, 正常人子宫结合带不应超过 6 mm, 子宫腺肌病表现为结合带增厚, 并有一个与结合带等信号的肿块, 边界不清, 子宫内膜边缘常呈锯齿状, 肿块内有时可伴有点状高信号, 增强后无明显强化。临床表现主要以痛经为主。

2. **卵巢囊腺瘤** 是一种较常见的卵巢良性肿瘤, 属于上皮性卵巢肿瘤, 占整个卵巢肿瘤的 50% ~ 70%, 最常见的是浆液性囊腺瘤和黏液性囊腺瘤两种类型。囊腺瘤占上皮性卵巢肿瘤 45% 以上, 浆液性囊腺瘤, 尤其是乳头状, 需要警惕恶变, 黏液性囊腺瘤有 5% ~ 10% 也会发生恶变, 早期无典型临床表现, 部分患者可能会表现为腹部不适、腹胀甚至腹痛、腹部包块。CT 表现: 肿块呈水样低密度, 黏液性囊腺瘤密度较高。壁和分隔多较薄且均匀一致, 少数囊壁较厚或见乳头状突起, 增强扫描囊壁和分隔有强化。

3. **子宫腺肌瘤** 子宫腺肌瘤是子宫腺肌病的一部分, 主要是指子宫内膜侵入子宫肌层间, 逐渐形成肌瘤的腺瘤改变。临床症状以痛经、月经量多或不规则出血为主, 痛经表现为继发性、渐进性痛经。超声所见的腺肌瘤边界不清, 无完整的包膜。

4. **子宫阔韧带肌瘤** 阔韧带内肌瘤是子宫肌瘤的一种, 可分为真性和假性。真性阔韧带内肌瘤可生长在阔韧带、子宫卵巢韧带和卵巢和子宫血管周围组织。这种肌瘤与子宫不相连。假性阔韧带内肌瘤则是从子宫或宫颈侧壁向外伸展至阔韧带内的肌瘤, 与子宫相连。

【参考文献】

[1]陈庆云,张小燕.子宫肌瘤发病机制研究进展[J].中国实用妇科与产科杂志,2012,28(12):950-952.

[2]黄嘉成,黄英荷,谭理连,等.多层螺旋CT与MRI诊断巨大子宫肌瘤价值[J].中华实用诊断与治疗杂志,2016,30(11):1124-1126.

[3]张骞,汤蓓,张玲,等. CT与超声在子宫肌瘤诊断价值对照研究及影像表现分析[J].中国CT和MRI杂志,2020,18(1):108-110.

[4]张慧英,薛凤霞.子宫肌瘤的分型及临床决策[J].中国实用妇科与产科杂志,2019,35(8):857-860.

(窦允龙　张保朋)

病例103　子宫阔韧带平滑肌瘤

【基本资料】患者，女，54岁，发现盆腔包块4天。

【专科检查】外阴：经产式；阴道：通畅，内见分泌物，质稠，量多，色白，无异味；宫颈：表面光滑，正常大小，质中，无举痛，无接触性出血；子宫：前位，正常大小，质中，无压痛，活动度尚可；附件：右侧附件区似可触及一大小约8 cm×7 cm实性包块，边界清，活动度可，无压痛；左侧附件未见明显异常。

【实验室检查】未见异常。

【影像图片】

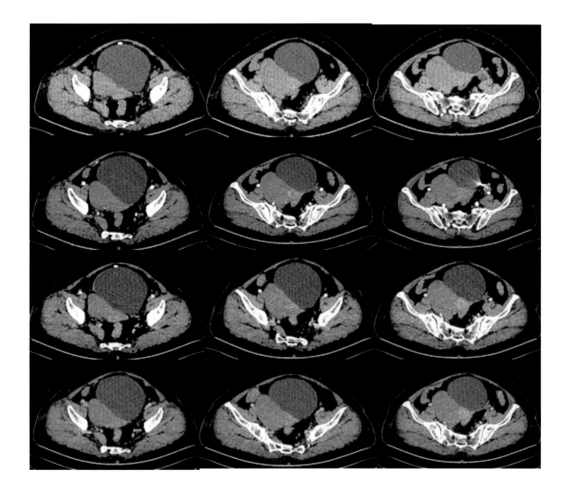

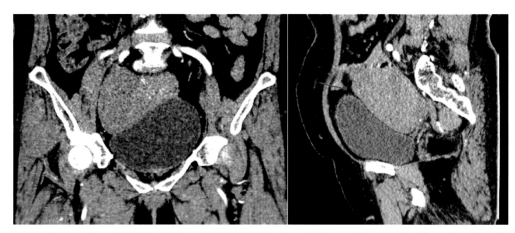

【影像特征】右侧附件区可见一类椭圆形团块状软组织密度影，大部边缘尚清，较大截面约 6.2 cm×10.2 cm，密度均匀，增强后肿块呈轻度延迟强化，子宫受压左移；另左侧附件区可见类圆形低密度影，增强后未见明显异常强化。

【病理结果】

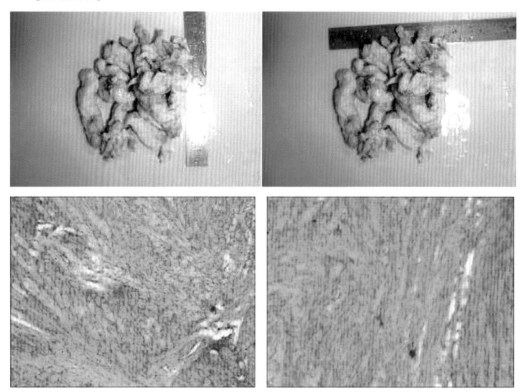

肉眼所见：（送检）14 cm×13 cm×5 cm 灰白色不整形组织一堆，切面灰白，质韧。

病理诊断：（阔韧带）平滑肌瘤，局部间质水肿。

免疫组化：Vimentin（＋）、Actin（＋）、D2-40（－）、CR（－）、CD34（血管＋）、P16（－）、Ki-67（约 2%）。

【病例小结】子宫肌瘤是妇科最常见的良性肿瘤，大多数诊断不难，依肌瘤与子宫肌壁关系分为浆膜下、肌壁间、黏膜下肌瘤。浆膜下肌瘤一般临床症状不明显，发现时肿块多已较大。发病率占妇科肿瘤的 0.3% ~ 1%，其病变部位多变，多存在不同程度的变性、坏死、囊变，极易与卵巢或其他盆腔肿瘤相混淆。阔韧带平滑肌瘤可分为真、假性两种，真性起源于平滑肌或血管平滑肌组织，假性是指自宫体或宫颈侧壁向阔韧带前后叶腹膜间生长的平滑肌瘤，是浆膜下肌瘤中的特殊类型。肿瘤多发生于一侧。质地中等或硬，有完整包膜。约半数可发生变性、坏死。病理上本组肿瘤由纵横交错的胶原纤维束、梭形细胞束构成，伴有程度不同的玻璃样变性、透明变性，肿瘤内平滑肌细胞较少，且细胞胞体大，含水量多，间质少，而胶原纤维组织较多。当肿瘤较小时无明显症状，多为超声检查偶然发现。临床症状出现时肿瘤均已较大；妇科检查常发现阴道受压变形，子宫及宫颈位置偏移，肿块硬而固定；部分病例出现下腹部坠痛，并可触及质硬肿块，病程多较长。

影像学表现：CT 主要以轴位平扫加动态增强来显示病变。当肿瘤较小时，CT 表现为圆形、类圆形结节，密度同子宫大致相仿，增强扫描呈明显强化、较均匀。当肿瘤较大时，表现为实性肿块，内见斑片状低密度影，表现囊性变或透明变性，钙化是其重要特征。增强扫描呈不均匀强化，实性部分明显强化，其明显高于盆壁骨骼肌，周围可见迂曲粗大的血管，多期扫描强化与子宫同步。囊变部分不强化，部分内部可见旋涡状、分层状结构。巨大肿块中的囊变坏死明显表现为大片无强化的低密度灶。肿瘤包膜（纤维组织）与肌瘤细胞的密度差异不大，故 CT 平扫和增强均显示欠佳；由于肿瘤形态不规则，加上较大肿块对盆腔器官的推移以及肠道内容物等因素的影响，仅凭 CT 轴位图像在显示肿瘤边界、与子宫的关系、确定肿瘤性质上都存在一定的限度。

【鉴别诊断】

1. **子宫浆膜下平滑肌瘤** 浆膜下和来自子宫侧壁并伸入阔韧带的假性阔韧带平滑肌瘤与原发于阔韧带的平滑肌瘤鉴别诊断较困难，两者无论组织学成分还是发生部位都十分相似，常常在手术中才能分清其来源，许多学者把它们看成同一类肿瘤。肿块若与子宫分界清晰则多考虑阔韧带平滑肌瘤，但如果肿块与子宫界限不清时则鉴别很困难。

2. **卵巢实性肿瘤** 卵巢实性肿瘤极少见，以恶性居多。卵巢恶性实性肿瘤具有以下特点：①病灶可为单侧或双侧，以双侧多见（60%）；②肿瘤轮廓多不规则，常侵犯周围器官或有淋巴结转移，常伴有腹水；③病程短，病变范围广，发展快；这些都有助于鉴别诊断。卵巢良性实性肿瘤少见，以纤维瘤和卵泡膜细胞瘤居多，单从肿瘤形态上与阔韧带肌瘤难以区别；如能发现正常卵巢的存在则对诊断有重要价值；此外，卵巢纤维瘤和卵泡膜细胞瘤临床上常伴有胸、腹水，有助于鉴别诊断。

3. **阔韧带其他肿瘤** ①阔韧带纤维瘤：罕见，肿瘤质地更坚硬，偶尔引起梅格斯综合征，与平滑肌瘤鉴别困难，常依赖病理确诊。②阔韧带囊肿：阔韧带囊肿非真性肿瘤，为起源于中肾管和中肾小管或米勒管（副中肾管）残迹的囊肿，可位于阔韧带的任何部位，易误诊为卵巢肿瘤，可发生于任何年龄。它们在 CT 密度和 MRI 信号上与平滑肌瘤均有明显差别，易于鉴别。③阔韧带平滑肌肉瘤：罕见，该肿瘤易发生出血、坏死，具有恶性肿瘤的一般特点，CT和MRI检查均对诊断有较大的帮助。④阔韧带转移性肿瘤：多来自原发于生殖器官的癌肿，如宫体癌、宫颈癌、卵巢癌、输卵管癌及绒毛膜癌等，其中宫颈癌的阔韧带内淋巴结转移及绒毛膜癌的阔韧带内血管转移最为多见；直肠、乙状结肠及膀胱的癌肿亦可向阔韧带内转移。原发灶的发现，腹、盆腔淋巴结增大及积液均有助于鉴别诊断。

【参考文献】

[1]林建勤,龚静山,熊斌,等.子宫阔韧带平滑肌瘤的CT与MRI诊断[J].实用医学影像杂志, 2011,12(4):252-254.

[2]刘林,周世柱.阔韧带平滑肌瘤的影像诊断（附九例报告）[J].中华放射学杂志,2000,34(2):118-121.

[3]LI J, BAO R, PENG S, et al. The molecular mechanism of ovarian granulosa cell tumors[J]. J Ovarian Res，2018,11(1):13.

[4]王水,赵惠芳.卵巢颗粒细胞瘤的CT及MRI表现[J].实用放射学杂志,2017,33(9): 1397-1400.

[5]LEE I H, CHOI C H, HONG D G, et al. Clinicopathologic characteristics of granulosa cell tumors of the ovary: a multicenter retrospective study[J]. J Gynecol Oncol,2011, 22(3):188-195.

（李 超 周 舟）

病例104　双侧卵巢巧克力囊肿

【基本资料】患者，女，34岁，下腹痛2天，加重6小时。

【专科检查】宫颈：光滑，常大，摇举痛（＋）。子宫：前位，常大，质中，压痛（＋＋）。附件：左侧附件可触及一大小约6.0 cm×5.0 cm包块，质中，活动度可，压痛（＋＋＋）；右侧附件可触及一大小约5.0 cm×4.0 cm包块，质中，活动度可，压痛（＋）。

【实验室检查】未见明显异常。

【影像图片】

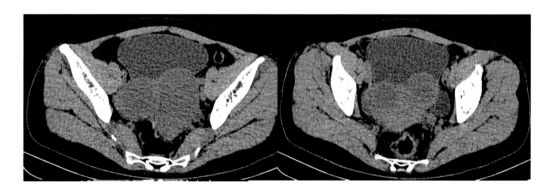

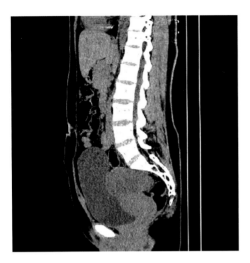

【影像特征】子宫上方可见两囊性低密度影，较大者大小为8.2 cm×5.4 cm。CT值约为22HU，有薄壁。

【病理结果】

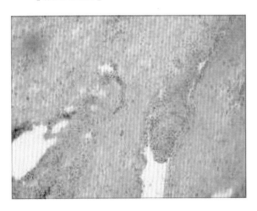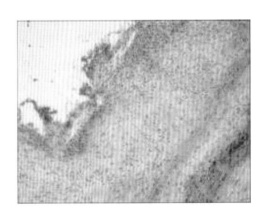

肉眼所见：①（送检左侧卵巢）直径5 cm灰红色碎囊壁组织一堆，切面灰白、灰红，质中，全埋制片。②（送检右侧卵巢）直径5 cm灰白、灰红色碎囊壁组织一堆，切面灰白、灰红，质中，全埋制片。

病理诊断：①（左侧卵巢）病变符合巧克力囊肿；②（右侧卵巢）病变符合巧克力囊肿。

【病例小结】子宫内膜异位症（endometriosis，EMS，简称内异症）是指具有生长功能的子宫内膜组织出现在子宫腔被覆内膜及宫体肌层以外其他组织的一种疾病。EMS是女性常见病，多见于育龄女性，育龄女性发病率高达3%～10%。卵巢囊肿是临床常见病，是最常见的生殖系统肿瘤，保守估计25～45岁女性卵巢囊肿发病率为10%～15%，约80%的EMS发生于卵巢，卵巢子宫内膜异位囊肿（因囊内液体多为暗红色，俗称巧克力囊肿）约占卵巢肿瘤的1/3。卵巢子宫内膜异位囊肿危害较大，可致卵巢功能障碍，急性发作患者以腹痛为主要症状表现，患者还常合并其他部位内异症，40%～50%内异症患者可并发不孕。及早鉴别诊断卵巢子宫内膜异位囊肿，有助于避免病情恶化，保留卵巢功能，改善患者长远预后。

卵巢子宫内膜异位囊肿病因尚不清楚，普遍认为与子宫内膜种植有关，手术解剖证实囊肿多见于术后，多有手术史。卵巢子宫内膜在性激素刺激下反复性出血，并发生纤维化，与周围组织粘连、包裹形成囊肿，囊内反复出血、积血、压力上升，囊壁破口流出部分陈旧积血，故体积一般较小。

临床表现： 巧克力囊肿属于子宫内膜异位的一种类型，附件区巧克力囊肿最常见的一个症状就是痛经，痛经持续时间比较长，另一症状就是月经紊乱，表现为经期增加及月经量多；此外患者可出现腹痛及腹围增粗和腹内肿物等症状表现，若巧克力囊肿巨大时会压迫横膈导致呼吸困难。

影像学表现： ①以囊性征象为主，即使是囊实性征象中仍以囊性为主。部分囊肿形态较规则，囊肿密度较高，CT值在 14～45 HU，以 25～35 HU 为多见，且密度均匀居多。②囊肿的密度与囊肿内血液蛋白含量高低有关，当囊肿内以陈旧性出血为主时，蛋白含量低，其密度较低。③囊壁部分清晰，部分模糊，囊壁厚度多不均匀，囊内壁光滑，无结节影。卵巢巧克力囊肿的多房及分隔常见，且呈大囊外有多个囊肿聚集，即"卫星囊"，其为卵巢巧克力囊肿的特征性表现之一。④巧克力囊肿都程度不等地伴有周围纤维组织的增生和粘连，所以这也决定了 CT 图像中病灶边缘与周边组织部分或大部分界限不清。⑤卵巢巧克力囊肿常伴有其他的如盆腔炎粘连造成的结节影或囊性影；或是盆腔除卵巢之外的子宫内膜异位病灶造成的形态不规则的异常影，其边缘模糊、毛糙。

治疗： 附件上的巧克力囊肿，一般采用手术治疗。发现之后需要根据卵巢巧克力囊肿的大小来决定如何去处理，一般卵巢巧克力囊肿发展到 5 cm，建议做腹腔镜下的剔除手术，如果比较小，＜3 cm 的话，治疗方法就是观察，长大之后再做处理。还有一种是开腹治疗，即手术切除囊肿。

【鉴别诊断】

1. **卵巢单纯囊肿** 在 CT 图像上，卵巢单纯囊肿的壁清晰度及均匀度都较巧克力囊肿显示好，囊壁较薄，囊液的密度更低，通常 CT 值在 20 HU 以下，囊肿与外周的分界常较清晰。

2. **卵巢囊腺瘤** 卵巢良性囊腺瘤表现为壁薄，壁清晰，单房或多房，形态规则。浆液性囊腺瘤，直径多较大，囊内近似于水密度，可见纤细分隔。黏液性囊腺瘤可伴有恶变，体积多较大，壁薄且不均匀，密度高于水。当病变为囊实性改变时，且实性病变范围超过囊性病变范围，CT 值为软组织密度影，肿块较大，外缘凹凸不平，囊壁增厚，囊内密度不均，当伴有高密度出血时，则提示囊腺癌的可能性大，可同时伴有盆腔积液，转移病灶等征象。另外对于输卵管积液有"腊肠样"表现时，诊断还较容易，但呈类圆形时，与巧克力囊肿的鉴别有一定困难。

3. **畸胎瘤** 成熟性畸胎瘤表现为囊性，多为圆形或椭圆形，边缘清晰，多有两种或以上不同密度影，可见液 - 脂平面，成熟脂肪密度、钙化、牙齿骨骼密度是典型表现，有典型的钙化及脂肪密度均可诊断。

【参考文献】

[1]唐帅生,梁定,崔延安,等.88例卵巢巧克力囊肿的CT诊断及误诊分析[J].中国中西医结合影像学杂志,2018,16(6):645-646.

[2]张爱娟,李慧,顾爱燕,等.卵巢子宫内膜异位囊肿的CT诊断及误诊分析[J].中国临床研究,2017,30(2):256-258.

[3]李莉,蒋睿,马彩玲.CT对卵巢子宫内膜异位囊肿的诊断及鉴别诊断价值分析[J].中国CT和MRI杂志,2016,14(8):28-30.

[4]TRIUNFO S, SCAMBIA G. Cancer in pregnancy: diagnosis, treatment and neonatal outcome[J]. Minerva Ginecol, 2014,66(3):25-334.

（李　超　温泽迎）

病例105　卵巢畸胎瘤

【基本资料】患者,女,31岁,发现腹部包块4个月,小腹隐痛2个月。

【专科检查】外阴:已婚未产式。阴道:通畅,内见大量分泌物,质稠,色黄,无异味。宫颈:轻度糜烂,正常大小,质中,无举痛,接触性出血阳性。子宫:前位,正常大小,质中,活动度可,轻压痛。附件:左侧附件区可触及一大小约10 cm×7 cm囊实性包块,边界尚清,活动度可,轻压痛;右侧附件区未触及明显异常。

【实验室检查】未见明显异常。

【影像图片】

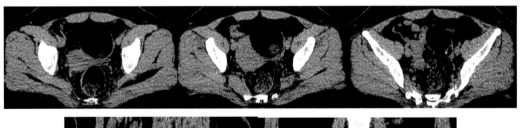

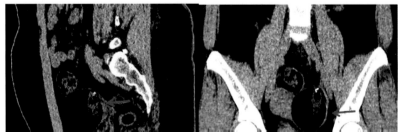

【影像特征】左侧附件区见类圆形混杂密度影，边界清晰，形态规则，内以脂肪成分为主，可见壁结节，壁结节表面光滑，内可见脂肪密度影及钙化影。

【病理结果】

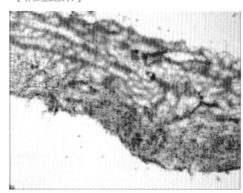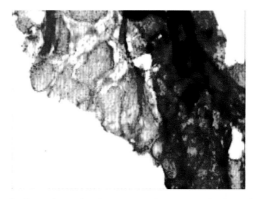

肉眼所见：（送检盆腔肿物）直径 5 cm 灰白、灰红色碎组织一堆，切面灰白、灰红，质中。

病理诊断：（左侧附件肿物）成熟性畸胎瘤。

【病例小结】卵巢畸胎瘤为卵巢最常见的生殖细胞肿瘤，起源于具有全能分化功能的生殖细胞，其成分包含有外胚层、中胚层、内胚层的组织，可分为成熟性畸胎瘤和未成熟性畸胎瘤。成熟性畸胎瘤为良性肿瘤，临床上较多见，占所有卵巢肿瘤 10% ~ 20%，占卵巢畸胎瘤的 97%。多发生于生育年龄妇女，以 20 ~ 40 岁居多。临床上，患者一般无特殊表现，少数患者可有低热、恶心、呕吐等；若肿瘤发生蒂扭转或破裂时常表现为急腹痛、附件区包块、腹膜炎三联征。

卵巢成熟性畸胎瘤又可分为实性成熟性畸胎瘤及囊性成熟畸胎瘤。前者罕见，为实性肿块，切面可见大小不等、蜂窝状小囊及出血坏死灶，瘤内三胚层衍化组织均分化成熟，此类肿瘤实性成分多，介于良性囊性畸胎瘤和恶性未成熟性畸胎瘤之间，极易被误诊为恶性肿瘤。后者多见，又叫皮样囊肿，大体上呈圆形、卵圆形或浅分叶状，包膜完整，外表光滑；切面多数为单一大囊，亦可为多囊，囊内为黄色脂状物，可见毛发等上皮组织；组织学上囊壁衬以多层鳞状上皮及其附属物如毛囊、皮脂腺、汗腺等；囊壁上可见壁结节，其表面光滑或长有头发及牙齿，切面可见骨、软骨和脂肪组织。

影像学表现：发生部位：肿瘤多位于一侧卵巢，左右发病率无明显差异；大约 10% 的成熟性囊性畸胎瘤为双侧发病。大小：大部分肿瘤直径在 4 ~ 15 cm，少数肿瘤直径为 1 ~ 2 cm 或巨大。CT 平扫特点：肿瘤内见脂肪密度影为其特征性表现，根据含脂肪组织多少，可分为：①液性为主型：肿瘤内主要为液体，呈水样密度，脂肪成分较少；②液脂型：液体与脂肪含量相近，CT 值为负值，可见脂 - 液平面；③壁结节型：由脂肪成分及大小不等壁结节构成，壁结节呈圆形或椭圆形，边界清，与囊壁以锐角相交，结节内可见脂肪、钙化或有毛发附着；④脂肪瘤型：主要由脂肪组织构成，密度均匀或不均匀；⑤囊肿型：完全由液性组织构成。CT 增强特点：大多数囊壁或实性成分有轻度强化，壁结节无或轻度强化。恶变：壁结节是恶变的好发部位,当壁结节直径＞5 cm,且形态不规则,肿块边缘模糊,周围器官间的脂肪层消失,分界不清时,应考虑恶变。

【鉴别诊断】

1. **骶前畸胎瘤**　畸胎瘤的CT表现与本病相同,但其位于骶前,通常造成直肠、子宫等器官向前移位。

2. **卵巢囊腺瘤**　多为囊性、囊实性肿块,以囊性成分为主,钙化少见,不含脂肪成分,可与畸胎瘤进行鉴别;囊腺瘤的囊壁及壁结节多明显强化,而成熟性畸胎瘤的囊壁及壁结节强化不明显,可鉴别。

3. **卵巢囊肿**　以液性成分为主,钙化少见,不含脂质成分,且增强无强化,可与成熟性畸胎瘤相鉴别。

4. **其他卵巢肿瘤**　其中常见者为卵巢癌,其CT表现为分叶状肿块,多有分隔,内部囊变明显,且有恶性肿瘤征象。

【参考文献】

[1] 郭淑敏,朱玲.双侧卵巢成熟性畸胎瘤并一侧腺癌变一例报告及文献复习[J].国际妇产科学杂志,2017,44(4):402-403,封3.

[2] 杨洁,陈涛.输卵管成熟性畸胎瘤合并扭转超声表现1例[J].中国医学影像技术,2020,36(3):443.

[3] 陈佩芬,张建发.CT对卵巢未成熟畸胎瘤与成熟性畸胎瘤的鉴别诊断价值[J].汕头大学医学院学报,2022,35(2):78-81.

[4] 张河淦,林红,戴金城,等.腹腔镜手术治疗卵巢成熟性畸胎瘤患者的临床效果[J].医疗装备,2021,34(24):38-39.

[5] 苏家林,张赟,卢朝霞,等.卵巢成熟性畸胎瘤恶变的诊断及合理治疗[J].实用癌症杂志,2021,36(10):1705-1710.

（杨世彤　温泽迎）

病例106　卵巢浆液性囊腺瘤

【基本资料】患者,女,16岁,主诉:腹部膨隆3周余,发现腹部包块1天。

【专科检查】腹部膨隆,未见腹壁静脉曲张,腹肌稍紧张,腹部无压痛及反跳痛,腹部可触及大小约20 cm×20 cm×14 cm质韧包块,边界尚清晰,活动度欠佳,肝肋下未触及,墨菲征阴性,肝浊音界正常,双肾区无明显叩击痛,移动性浊音阴性,肠鸣音4次/分。

【实验室检查】无明显异常。

【影像图片】

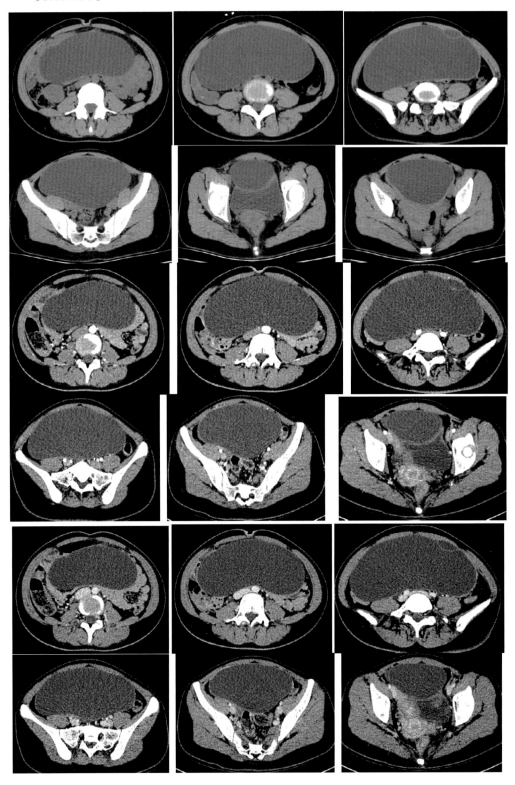

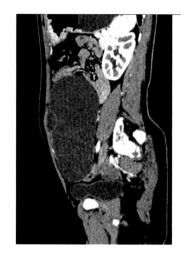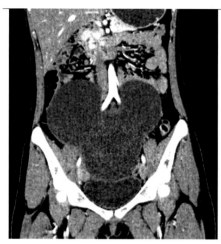

【影像特征】CT 平扫示腹盆腔内巨大囊性低密度影，内见少量分隔，最大截面大小约 19.9 cm×8.9 cm，周围组织受压推移，分界较清。增强后囊壁及囊内分隔轻中度强化，囊液未见强化。

【病理结果】

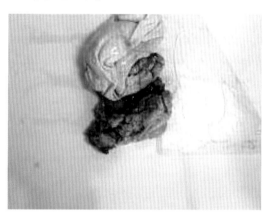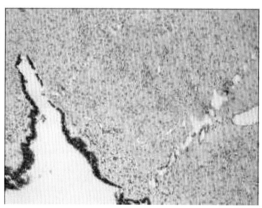

肉眼所见：（送检右侧）12 cm×9 cm×1 cm 囊肿 1 个，囊壁已破，内容物已流失，可见 17 cm×10 cm×2 cm 肿物 1 个，另见多个囊肿，囊内均为清亮液体，壁厚 0.1 ~ 0.2 cm。

病理诊断：（右侧）卵巢浆液性囊腺瘤。

【病例小结】卵巢浆液性囊腺瘤是卵巢良性上皮性肿瘤之一。卵巢表面上皮来自体腔上皮，胚胎时期参与米勒管的形成，由米勒管进一步分化为输卵管、宫内膜、宫颈管等各种不同类型上皮。浆液性囊腺瘤细胞分化形成输卵管、宫内膜样上皮和子宫内膜上皮形态结构特点，其上皮大多为单层立方或柱状上皮，上皮与输卵管上皮相似，分泌物为淡黄色清亮液体。浆液性囊腺瘤可分为：①单房性浆液性囊腺瘤。由于其表现为单房薄壁的囊肿，常被称为单纯性囊肿；②多房浆液性囊腺瘤或浆液性乳头状囊腺瘤。囊腔因纤维组织被分隔为多房，表面可呈结节状，房内可见乳头状生长，乳头可呈内生型、外生型或内外型均有；③浆液性表面乳头状瘤，较少见，特点是乳头全呈外生型，大小不等；④纤维囊腺瘤和腺纤维瘤。来自卵巢生发上皮及其间质，腺纤维瘤以纤维间质为主，多为实性，有少量散在小囊腔。卵巢浆液性囊腺瘤是卵巢上皮肿瘤中最常见的良性肿瘤，发病率占全部卵巢良性肿瘤20%，多数单侧发病，可发生于任何年龄，幼女及绝经后妇女多见。较小时症状不明显，较大时可引起压迫症状，蒂扭转或肿瘤感染时，可出现急性腹痛，合并出血时，瘤体可迅速增大。

病理上肿瘤呈囊性，圆形或卵圆形，表面光滑，多见于单侧，也可见双侧，囊内充满稀薄淡黄色透明液体，壁菲薄，囊内外壁光滑或内壁可衬覆稀疏、致密簇状乳头结构。镜下可见囊壁，腺腔或乳头皆衬覆单层输卵管型上皮，约15%病理间质内有砂粒体沉着。

CT表现：①盆腔内单房或多房囊性肿物，体积常较大，境界清晰，壁薄、光滑、均匀，囊内液体CT值接近于水，内部可有分隔；多房性浆液性囊腺瘤，体积在15 cm³以上，囊内显示多个细条样间隔，囊壁和间隔厚壁一致，厚度≤3 mm房的大小形态不一，并相互挤压变形，囊内及房壁有细小、扁平、坚硬或疣状突起的乳状生长。②单侧附件区多见，囊内密度均匀且接近于水样密度，CT值多在0~20HU，壁菲薄。③部分囊性肿物壁上可有外生或内生的乳头，少数囊内可见形态不规则的钙化影。④肿物可合并出血或感染，密度增高。⑤肿物囊壁、分隔及伴生的乳头可有较明显强化改变。

【鉴别诊断】

1. **卵巢黏液性囊腺瘤**　好发于25~40岁左右的育龄期妇女，发病年龄相对浆液性偏年轻，呈多囊性，子囊多且大小不等，囊壁和间隔厚薄不均，少数呈单囊改变，囊壁稍厚，囊内密度不均，囊内液体密度较浆液性偏高，这与黏液性囊腺瘤囊内含有较高蛋白成分或出血有关。囊壁及间隔可强化，但厚度不超过3 mm，囊壁或间隔可出现钙化。若出现一些小囊簇拥在大囊的侧壁的征象，对诊断黏液性囊腺瘤有帮助，子囊的出现是黏液性囊腺瘤的特征性表现。囊肿破裂可引起腹膜或腹腔内广泛种植，产生大量黏液，形成腹腔黏液瘤。

2. **单纯囊肿**　卵巢生理性囊肿：包括黄体囊肿和卵泡囊肿，体积多较小，内部密度均匀，境界清晰，随着生理周期时间的不同，影像上可有变化，多在查体时发现，呈单发或多发小囊肿，圆形或卵圆形，直径一般≤5 cm，内多无间隔或软组织成分，无明显强化。

3. **卵巢巧克力囊肿**　临床有典型的周期性痛经史，影像学表现一般为体积较小，囊壁薄，无分隔，薄壁可呈轻度强化。一侧或两侧卵巢囊性肿块，由于反复出血，囊肿穿破后新的出血又被包裹，在大囊周围常伴多数小的囊肿，呈卫星灶样改变，是其特征性表现。

4. **交界性囊腺瘤和囊腺癌**　交界性囊腺瘤介于良恶性之间，具有某种恶性特征，属低度恶性，囊腺癌患者年龄偏大，特别以绝经后的妇女多见，CT表现为囊实性肿块，实性部分形态多样、不规则，壁厚或不均，可有乳头壁结节，与周缘组织分界不清，可出现腹水及转移灶。增强扫描实性成分明显强化。

5. **卵巢转移瘤**　多有较明确的既往肿瘤病史，如胃肠道、乳腺、胰腺等部位肿瘤，以胃肠道、乳腺部位肿瘤多见，镜下可有印戒细胞。CT表现：双侧附件区实性肿物，明显强化，有时一侧可以实性为主，一侧以囊性为主，内部密度多欠均匀。

6.**性索间质瘤** 占卵巢肿瘤的6%,有颗粒细胞瘤、卵泡膜细胞瘤及纤维瘤等,多数为良性或潜在恶性,CT表现为均质软组织密度肿物,可为圆形、类圆形或分叶状,肿瘤多数呈实性,实性内密度可均匀或欠均匀,增强时实性部分呈无强化或轻度强化,密度低于子宫肌。

【参考文献】

[1]钱仲余,钱利明,袁文斌,等.卵巢浆液性囊腺瘤的CT诊断及鉴别诊断[J].中国实用医药,2010,5(3):117-118.

[2]范治国,戴捷,曹俊华,等.卵巢浆液性囊腺瘤20例的CT诊断及鉴别[J].中华现代影像学杂志,2012,9(3):165-167.

[3]李松年,唐光健.现代全身CT诊断学[M].2版.北京:中国医药科技出版社,2007.

[4]SHAH A A,AAINANI N I,KAMBADAKONE A R,et al.Predictive value of multi-detector computed tomography for accurate diagnosis of serious cystadenoma: radiologic-pathologic correlation [J]. World J astroenteral,2009,15(22):2739-2747.

[5]陈凯,柳学国,杨林,等.腹部巨大囊性病变CT诊断[J].放射学实践,2000,15(5):330-332.

（李 超 程留慧 王道清）

病例107 卵巢黏液性囊腺瘤

【基本资料】女,20岁,转移性右下腹疼痛3天。

【专科检查】腹部平坦,未见腹壁静脉曲张,腹壁紧张度正常,右下腹压痛及反跳痛,以麦氏点压痛及反跳痛明显,腹部未触及包块,肝脾肋下未触及,墨菲征阴性,肝浊音界正常,双肾区无明显叩击痛,移动性浊音阴性,肠鸣音正常。

【实验室检查】无明显异常。

【影像图片】

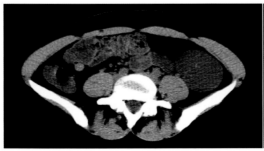
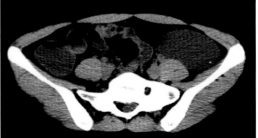

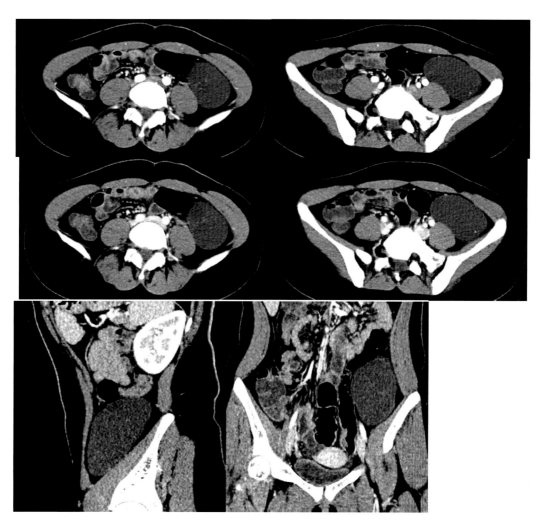

【影像特征】平扫显示左侧腹腔内可见一类圆形混杂密度肿块影，大小约9.6 cm×7.6 cm×4.8 cm，边界清，其内以囊性成分为主，其内可见细线样分隔及小结节状钙化影，增强扫描其内细分隔呈轻度强化。

【病理结果】

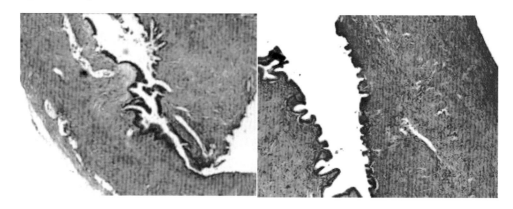

病理诊断：(左腹腔肿物) 黏液性囊腺瘤，倾向卵巢来源。

免疫组化：PAX8 (个别细胞＋)、ER (-)、cK20 (-)、CD×2(-)、SATB2 (-)、Ki-67 (约3%+)。

【病例小结】腹腔黏液瘤是一种低恶性潜能，一般起源于阑尾和卵巢，并可向腹腔播散引起腹腔内胶冻样腹水的疾病，卵巢黏液性囊腺瘤与黏液性囊腺癌均属卵巢上皮性肿瘤。卵巢良性上皮性肿瘤是最常见的卵巢肿瘤，占卵巢良性肿瘤50%。临床常见的肿瘤类型为浆液性肿瘤、黏液性肿瘤和子宫内膜样肿瘤。卵巢黏液性肿瘤在卵巢上皮性肿瘤中仅次于浆液性肿瘤，良性较多，占77%～87%，交界性约10%，其余为恶性。病理观察黏液样囊腺瘤大多数为多房，一般中等大小，也可充满整个腹腔，直径达50 cm。肉眼观察肿瘤呈灰白色有光泽，用手压迫肿物有弹性感，触及"实性部分"极易误认为肿物为囊实性成分混合而成；切开肿物可发现实性部分系多数蜂窝状的小房积聚而成，房大小相差较大、分布疏密不一，常见一个房内套有数量不等的子房，囊内容物为黏液性，不透明，黏稠液似胶冻样，系由黏蛋白或糖蛋白构成。卵巢黏液性囊腺瘤好发于育龄期妇女，少数发生在绝经后，平均发病年龄41.8岁，交界性或恶性年龄一般要大5～8岁；多数患者无特殊症状，肿瘤巨大时，可产生腹胀、腹部隐痛、下腹坠胀和压迫症状如尿频、尿急等，小部分病例因肿瘤蒂发生扭转、囊壁破裂产生急腹症症状。临床检查常见腹部膨隆，子宫旁可触及光滑、活动的囊性肿块。肿瘤多呈囊性、圆或卵圆形，囊壁菲薄，囊外壁光滑，内壁光滑。黏液性囊腺瘤部分病例囊壁破裂，内容物种植于腹膜，产生大量黏液，形成腹膜假黏液瘤。良性肿瘤细胞缺乏非典型性，交界性肿瘤囊壁可局部增厚或形成明显的乳头状突起，衬覆上皮2~3层，呈轻度至中度非典型性，但两者均无间质浸润。

影像学表现：黏液性囊腺瘤直径大小1～50 cm，平均直径＞15 cm，绝大多数为薄壁多房囊性，囊内分隔光滑或毛糙，可厚薄不一，子囊形态各异，大小悬殊，密度相同或有明显差异，部分子囊密度较高，CT值在40～70HU，接近实性密度；部分子囊内可见更小的子囊，是其特征性表现。双侧卵巢发生率为3%～5%。腹膜假性黏液瘤表现形如腹水，但密度略高，有时呈多囊状，可于肝脏边缘产生波浪状压迹。

总之，卵巢黏液性囊腺瘤术前通过临床表现、肿瘤标志物及影像学辅助检查均很难对良性和恶性做出判断，只有通过术中冰冻切片病理学检查，从而决定手术切除的范围。同时结合患者年龄、生育情况及对侧卵巢临床情况决定手术操作过程。对于年轻妇女、单侧良性肿瘤者，要对患侧行卵巢切除术或者卵巢肿瘤剥除术，从而保留其对侧正常卵巢的功能；对于绝经后期的患者，可以行全子宫、双侧附件切除术。注意术前对已经发生破裂的卵巢黏液性囊腺瘤，要反复进行盆腔、腹腔冲洗，防止囊液对盆腔、腹腔造成污染，以免出现肿瘤种植，进而引起腹膜假性黏液瘤。

【鉴别诊断】

1. 浆液性囊腺瘤　在浆液性囊腺瘤中其腺瘤多表现为单房多囊腔，单侧患者病例较为多见，20% 为双侧发病，其囊内容物为清亮或是草黄色液体。根据病理分型可分为单纯型和乳头型，单纯型常为单房，乳头型为多房，在镜下可见有乳头状凸起，有少数患者囊肿间质间存在有砂粒体沉着。而黏液性囊腺瘤常见多房，体积较大，不同分房之间密度差异较大，极少数患者会存在乳头状凸起。在CT检查鉴别上需要有足够的临床经验，最终诊断依据临床病理检查。

2. **卵巢交界性囊腺瘤** 交界性囊腺瘤属于良性和恶性肿瘤之间，且具有低度恶性潜能的肿瘤。此类患者年龄较大，易出现于绝经后女性，或绝经后存在阴道不规则出血的患者中。为囊实性肿块，实性部位形态多样，不规则，囊壁厚度较一致，多在3 mm以上，囊内可存在乳头状壁结节，而肿瘤多与周围组织分界不清。如果出现以上征象需要考虑为交界性囊腺瘤或出现恶性病变的可能。

3. **卵巢囊腺癌** 如果患者肿瘤周围存在组织浸润、腹水、淋巴结转移等多提示为卵巢囊腺癌。不论卵巢是否发现病灶，只要有腹膜浸润性种植则提示很大可能为癌。

【参考文献】

[1] 胡征宇,沈起钧,冯湛,等.CT纹理分析在量化胰腺囊腺瘤影像表型中的诊断价值[J].中华胰腺病杂志,2017,17（5）:330-334.

[2] 沈月红,刘小红.卵巢上皮性肿瘤的MRI影像表现与病理学的对照研究[J].海南医学,2019,30（13）:1715-1719.

[3] 杜文,何永胜,冯晓强,等.联合ADC值与最大强化百分比提高卵巢交界性囊腺瘤的诊断效能[J].医学影像学杂志,2019,29（5）:875-878.

[4] 吴梦楠,全显跃,黄志明,等.磁共振动态增强扫描、ADC及3D减影技术对卵巢囊腺瘤和囊腺癌的诊断价值[J].中国医学物理学杂志,2018,35（5）:573-579.

[5] 王禹涵,李佩玲.卵巢癌肿瘤标志物的研究进展[J].现代肿瘤医学,2018,26（12）:1966-1969.

（窦允龙　王亚洲）

病例108　卵巢纤维卵泡膜细胞瘤

【基本资料】患者，女，48岁。主诉：发现盆腔包块6天。

【专科检查】左侧附件区可触及一大小约5cm包块，活动度可，右侧附件区未触及明显异常。

【实验室检查】血常规（－），肿瘤标志物（-）。

【影像图片】

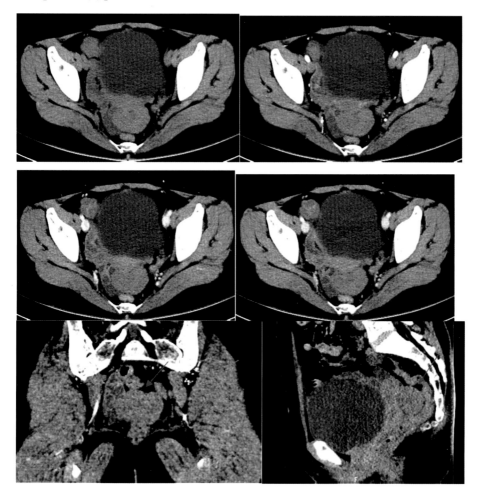

【影像特征】平扫期子宫后方见软组织肿块影，大小约为 5.24 cm × 4.78 cm，边界清晰，密度不均，平均 CT 值约 48HU。增强后动脉期肿块未见明显强化，门脉期及平衡期肿块呈轻度强化，其内可见低密度坏死区；重建图像病灶与周围子宫及直肠分界较清。

【病理结果】

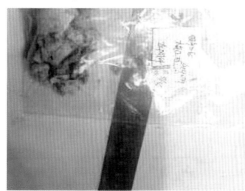
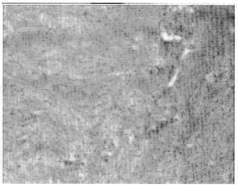

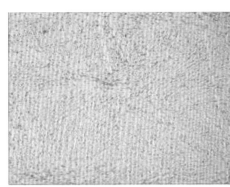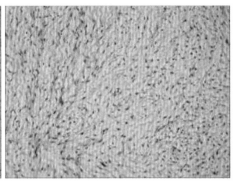

　　肉眼所见：（送检）6.2 cm×4 cm×3 cm 白色碎组织一堆。另见长 18 cm 直径 0.5 cm 输卵管组织一段，切面灰红、灰白，质中。

　　病理诊断：（左侧附件）病变符合卵泡膜细胞瘤，输卵管慢性炎。

　　免疫组化：Vimentin（＋）、β-catenin（部分＋）、Caldesmon（局灶＋）、CD10（－）、CK（－）、CR（－）、Desmin（－）、Inhibin-a（－）、P53（－）、S-10（－）、Ki-67（1%＋）。

　　【病例小结】卵巢纤维卵泡膜细胞瘤为来自卵巢性索间质的特殊间胚叶组织向卵泡膜细胞分化而形成的肿瘤，占卵巢良性肿瘤的 2%。根据肿瘤所含卵泡膜细胞和纤维细胞所占的比例分为卵泡膜细胞瘤、卵泡膜纤维瘤、纤维瘤和硬化性间质瘤等亚型，其中卵泡膜细胞瘤和卵泡膜纤维瘤两者免疫组织学大部分重叠，较难区分，故统称为纤维卵泡膜细胞瘤。卵巢纤维卵泡膜细胞瘤常发生在老年患者，特别是绝经后妇女。

　　临床表现：主要临床症状为月经不规律、不规则阴道出血、月经紊乱，60% 绝经后妇女伴有阴道不规则流血，甚至伴发子宫内膜癌，主要原因可能由于肿瘤本身可分泌雌激素，从而导致子宫内膜增生，内膜增生过长甚至发生癌变，部分肿瘤黄素化时可出现男性化体征。部分患者可出现胸、腹水（即麦格综合征）及癌抗原 125 升高。卵泡膜细胞瘤合并胸/腹水时称为梅格斯综合征，但其发生率比卵巢纤维瘤要少见。卵泡膜细胞瘤切除后，胸/腹水可以消失。可以与卵巢恶性肿瘤转移引起的胸/腹水进行鉴别。

　　影像学表现：CT 表现：①多为单侧附件区的实性肿块，两侧发生少见，病灶大小不一；②肿块呈类圆形、椭圆形，部分肿块可有分叶，肿块边界清晰；③较小肿块的密度多均匀，较大者多不均匀；④平扫时肿瘤的密度略低于或接近子宫密度，较大病灶内可见斑片状或云絮状低密度影；⑤增强后肿块实性部分呈轻度"慢进慢出"强化特征；⑥囊变、钙化：较大肿块容易出现囊性变，囊性部分密度均匀或不均匀，有时可见高密度影，病理证实为少量出血；⑦其他：部分患者伴子宫内膜增厚、子宫肌瘤甚至子宫内膜癌；部分患者可出现胸、腹水。MRI 表现：①肿瘤以单发多见，体积较小者信号一般均匀，T1WI 呈等或稍低信号，T2WI 抑脂呈等或稍低信号，部分病灶呈稍高信号。② DWI 表现：病灶实性部分呈稍高或高信号，坏死部分呈更高信号；通过 ADC 图测得的 ADC 值结合病理结果显示含卵泡膜成分多的肿瘤的 ADC 值高于含纤维成分多的肿瘤的 ADC 值。③增强扫描后病灶轻度强化，呈"慢进慢出"强化特征。肿瘤卵泡膜细胞及纤维成分含量的多少与增强特征有直接关系：肿瘤含卵泡膜细胞成分越多者，强化越明显；含纤维细胞成分越多者，增强后强化相对不明显。④实质性成分强化多为轻度不均匀持续性强化，时间—信号曲线为缓慢上升型，信号强度及上升幅度均较子宫正常肌层低，提示肿瘤血供较少。

治疗手术是卵泡膜细胞瘤的首选治疗方式，术式选择取决于患者的年龄、生育状况，肿瘤的病理类型和是否合并子宫病变。有生育要求者可行单纯肿瘤切除或患侧附件切除；绝经前无生育要求者原则上采用卵巢肿瘤剥除术或患侧附件切除；绝经后患者为避免子宫内膜癌等继发病变可行全子宫加双附件切除术；高龄或体弱者可酌情采用创伤较小的卵巢肿瘤剥除或患侧附件切除。

【鉴别诊断】

1. 阔韧带肌瘤 好发于 50 岁以下妇女，肌瘤内的纤维组织呈旋涡状排列，故影像表现为"旋涡征"；而卵泡膜细胞瘤 CT 显示部分病灶内见细点状、斑片状或不规则低密度影，MRI 示 T1WI 均呈等或稍低信号，DWI 呈高信号，有别于子宫肌瘤 DWI 呈稍低信号表现；增强扫描时子宫肌瘤与子宫肌层基本同步呈明显强化，与轻度且缓慢延迟性强化的纤维卵泡膜细胞瘤明显不同。

2. 卵巢癌 部分纤维卵泡膜细胞瘤易发生坏死并常伴腹水，有的还伴有血清癌抗原 125 升高，故常误诊为卵巢癌，但卵巢癌的癌抗原 125 指标明显高于纤维卵泡膜细胞瘤的指标；部分卵巢子宫内膜样癌也易误诊为卵巢癌。卵巢癌肿块多为双侧、形态不规则，边界不清，增强扫描不均匀强化，腹膜及腹腔脏器转移灶及发现淋巴结肿大多考虑为卵巢癌。而卵泡膜细胞瘤多单发，形态规则，边界清晰，增强轻度强化，很少伴有淋巴结肿大。

3. 卵巢纤维瘤 两者均属性索间质来源的实性肿瘤，中年人多见，多并发梅格斯综合征和皮肤基底细胞痣综合征，肿块均具有良性肿瘤的特点，边界均清晰，卵巢纤维卵泡膜细胞瘤更容易出血、坏死，卵巢纤维瘤的成纤维细胞丰富，故其质地硬，钙化相对较多，DWI 信号较纤维卵泡膜细胞瘤低，增强早期肿瘤多轻度强化，随时间延迟呈持续性强化，但确诊仍需病理诊断。

4. 囊腺瘤 当卵泡膜细胞瘤囊变或坏死较完全者，肿瘤实体成分大多消失，此时应与囊腺瘤相鉴别，后者多表现为单房或多房较大囊性病灶，可伴有乳头或壁结节影，增强后乳头或壁结节强化明显。

【参考文献】

[1]唐向利,李志.MRI对卵巢卵泡膜细胞瘤的诊断价值[J].浙江实用医学,2017,22(6):446-448,465.

[2]杨婷,田思娟,贾泓然,等.卵巢卵泡膜细胞瘤 32 例临床分析[J].中国妇幼健康研究,2017,28(10):1262-1264,1267.

[3]顾康琛,郑穗生.卵巢卵泡膜细胞瘤的CT诊断临床研究[J].中国医疗器械信息,2017,23(2):1-2.

[4]赵国芳,赵会军,刘长正,等.卵巢卵泡膜细胞瘤的CT影像诊断分析与病理对照[J].影像研究与医学应用,2019,3(13):16-18.

（魏海云 程留慧 王道清）

病例109 卵巢硬化性间质瘤

【基本资料】患者，女，21岁，体检超声发现左侧附件区不均质回声2天。平素无腰酸腹痛，无阴道出血等症状。既往史、过敏史（-）。月经规律，偶有血块，无痛经。

【专科检查】外阴：已婚未产式。阴道：通畅，内见少量白色分泌物，质中，无异味。宫颈：正常大小，表面光滑，质中，无举痛，无接触性出血。子宫：前位，常大，质中，无压痛。附件：左侧附件区可触及一大小约6 cm×4 cm不均质包块，质韧，活动度可；右侧附件区未及明显异常。

【实验室检查】无明显异常。

【影像图片】

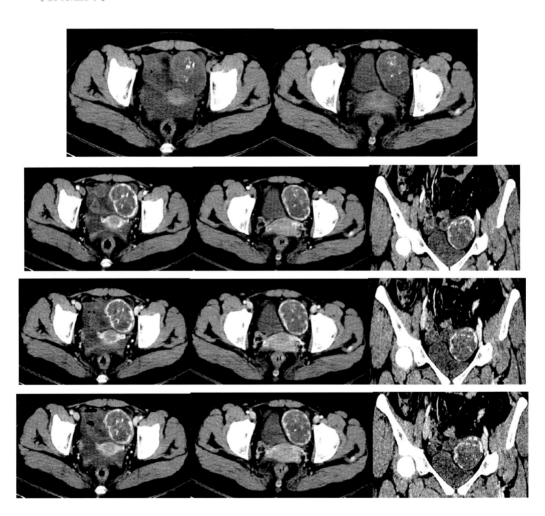

〖影像特征〗平扫左侧附件区见类椭圆形软组织密度影，大小约 6.5 cm×5.2 cm，边界清晰，形态尚规则，内部密度不均匀，可见多发斑片状高密度钙化影及片状低密度影；增强扫描动脉期肿块边缘明显强化，局部呈结节状，静脉期及延迟期肿块持续强化，且强化范围扩大，对比剂缓慢向中心填充。

〖病理结果〗

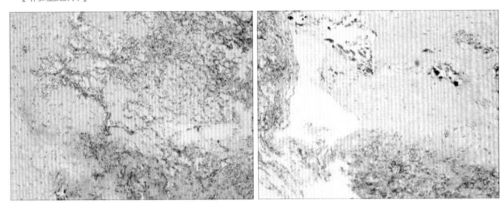

肉眼所见：（左侧卵巢肿瘤 2）送检：6cm×5cm×3cm 灰白色不整型组织一堆，质中。

病理诊断：（左侧卵巢肿瘤 2）结合免疫组化病变符合硬化性间质瘤，局灶钙化。

免疫组化：CK（－）、Vimentin（＋）、CR（局部＋）、WT-1（局灶＋）、CD56（局灶＋）、P53（灶＋）、CD117（－）、Inhibin-a（－）、Ki-67（约 3%+）。

〖病例小结〗卵巢硬化性间质瘤（ovarian sclerosing stromal tumor，OSST）是卵巢罕见的、良性、性索间质肿瘤，属于性索间质肿瘤中卵泡膜细胞 - 纤维瘤的一个亚型，占卵巢性索间质肿瘤的 2%～6%。目前 OSST 的发病机制尚无定论，有文献认为 OSST 可能起源于卵巢皮质的具有多分化潜能的未成熟基质细胞。治疗多以手术切除为主，由于 OSST 为良性肿瘤，所以其预后良好，术后无复发及远处转移。

临床与病理特点：80% 的 OSST 发生于 20～30 岁的青年女性，也可发生于绝经后妇女及婴幼儿，但极为罕见。由于肿瘤细胞能分泌雌激素、雄激素，临床上可出现性激素紊乱所致月经异常、原发或继发不育、绝经后出血、男性化等症状，但临床功能失调不明显，主要症状为月经不调和（或）下腹疼痛，少数患者仅表现为腹部包块。少数 OSST 患者可有少量至中等量胸、腹水，且伴有肿瘤标志物 CA12–5 轻度升高，表现为梅格斯综合征，且 CA12–5 的水平与腹水量呈正相关，而与肿瘤的大小无关，术后复查 CT 胸、腹水消失。

OSST 有完整包膜，可呈结节状或分叶状，切面以实性为主，偶见钙化灶，质韧，色黄白相间，部分呈编织状，常有局灶性水肿及囊腔形成。镜下见大小不一的多个假小叶结构错落分布为典型特征，假小叶为胶原纤维或疏松水肿区分隔瘤细胞形成。假小叶内瘤细胞形态多样，其中核偏于一侧的印戒细胞最有诊断价值。细胞间血管丰富，且多为薄壁小血管。术后病理行免疫组化对疾病的确诊也具有重要意义，研究显示 Vimentin、SMA 阳性，A-Inhibin 多数阳性，PAS、CK、EMA、CEA 阴性具有一定的诊断价值。

CT 影像学表现：①发生部位：多为单侧发生，双侧发病罕见，左右发生率相似。②形态：多为圆形或类圆形囊实性肿块，少数可成分叶状，界线清楚。③大小：瘤体多偏大，直径在 1.5 ~ 17 cm，多为 5 ~ 6 cm。④CT 平扫特点：多呈稍低密度，密度不均匀，多囊变，钙化少见。⑤CT 增强特点：动脉期肿块边缘呈结节状、斑片状明显强化，静脉期及延迟期肿块持续强化且强化范围扩大，向中心填充，这种强化方式与肝脏海绵状血管瘤强化方式类似，具有特异性，若病灶出现类似强化，可提示 OSST 诊断。部分肿块表现为轻中度强化或不强化，不具有特征性；部分肿块较小且密度均匀时，动脉期全瘤明显均匀强化，静脉期为持续明显均匀强化，呈"快进慢出"强化特点。⑥由于 OSST 为良性肿瘤，一般无远处转移或盆腔淋巴结肿大；少数患者可有胸腔积液及腹水的 CT 表现。

【鉴别诊断】

1. 卵巢卵泡膜细胞瘤　同为性索间质组织来源的良性肿瘤，多发生于绝经前后的中老年妇女，年龄 > 40 岁。而 OSST 好发于 20 ~ 30 岁的青年女性，可与之相鉴别。卵泡膜细胞瘤多为实性肿块，较大者可囊变，增强后肿瘤仅轻至中度强化，无向心性强化及延迟强化，亦可与 OSST 相鉴别。

2. 卵巢纤维瘤　亦为性索间质组织来源的良性肿瘤，发病高峰年龄为 50 ~ 60 岁。密度较均匀，增强强化不明显或仅有轻度强化，而 OSST 多明显向心性强化，可与之相鉴别。同时，纤维瘤可伴发大量腹水及同侧胸水，而 OSST 合并有胸、腹水时，只有少量或中等量。

3. 卵巢囊腺癌　为卵巢上皮源性的恶性肿瘤，好发于中老年女性。表现为分叶状肿块，多有分隔，内部囊变明显，增强动脉期肿瘤实性部分及分隔多明显强化，静脉期强化程度下降，可与 OSST 相鉴别。其他辅助表现有盆腔周围组织侵犯，腹水或淋巴结增大。

4. 卵巢畸胎瘤　为卵巢生殖源性肿瘤，多发生于生育年龄妇女，以 20 ~ 40 岁居多。肿瘤成分复杂，可有钙化、脂肪及壁结节等，与 OSST 鉴别不难。

【参考文献】

[1] BAIRWA S, SATARKAR R N, KALHAN S, et al. Sclerosing stromal tumor: A rare ovarian neoplasm[J]. Iranian Journal of Pathology, 2017, 12(4): 402-405.

[2] 胡喜斌, 孙新海, 白雪琴, 等. 卵巢少见原发性肿瘤的 MR 表现[J]. 医学影像学杂志, 2013, 23(6): 930-934.

[3] 潘佳佳, 林达, 吴灵智, 等. 卵巢硬化性间质瘤 CT 和 MRI 表现与病理特征[J]. 医学影像学杂志, 2020, 30(12): 2284-2287, 2326.

[4] 李梅, 刘劲松, 徐国蕊, 等. 卵巢硬化性间质瘤 1 例[J]. 临床与实验病理学杂志, 2008, 24(3): 384-385.

[5] 袁林, 周一敏, 叶蕾. 卵巢硬化性间质瘤的超声及临床病理特征[J]. 中国超声医学杂志, 2022, 38(3): 326-328.

（杨世彤　程留慧　王道清）

病例110 睾丸皮样囊肿

【基本资料】患者，男，65岁，阴囊肿大1个月余。

【专科检查】睾丸可触及肿物，质韧，轻压痛。

【实验室检查】未见明显异常。

【影像图片】

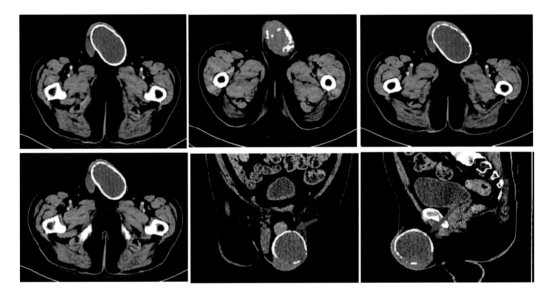

【影像特征】左侧睾丸体积增大，内可见类圆形低密度影，大小约6.0 cm×9.1 cm，CT值为22~39HU，边缘可见蛋壳样钙化，边界较清，增强后未见确切强化；右侧睾丸呈受压改变。

【病理结果】

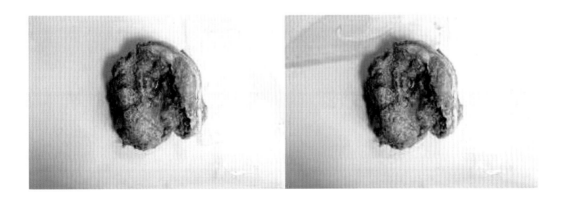

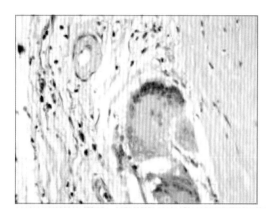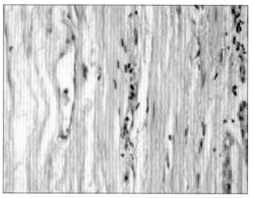

肉眼所见：（送检）10 cm×10 cm×5 cm灰黄色囊性组织1块，已切开，囊内为灰黄色豆腐渣样物质，壁厚0.1～0.2 cm，局部囊壁钙化，切面灰白、灰红，质中。

病理诊断：（左睾丸）囊性肿物，囊壁纤维组织增生，玻璃样变伴局部钙化，囊内壁未见明显衬覆上皮，囊壁内可见少量坏死样物，局灶可见少量多核巨细胞，病变，考虑皮样囊肿。

【病例小结】皮样囊肿是一种特殊类型的青春期前型畸胎瘤，来源于外胚层，比较罕见，目前国内外未见大样本病例报道。皮样囊肿是由偏离原位的皮肤细胞原基所形成的先天性囊肿，属于错构瘤，与原始神经管闭合期间组织成分移行异常有关。皮样囊肿是一种良性、囊性肿块，具有成熟的鳞状上皮、角化物和附属结构（毛囊、皮脂腺和汗腺），生长缓慢，多位于皮下，也见于器官和黏膜。皮样囊肿如果位于脑部，常见于颅内中线处，鞍上池是最常见的部位，头痛、呕吐、癫痫为常见临床表现；如果为椎管内皮样囊肿以胸腰段、圆锥和马尾部多见，以腰部疼痛、下肢无力和小便功能障碍为常见症状；如果位于其他部位，皮样囊肿持续生长破裂可能会引起邻近部位的感染。

大体病理：皮样囊肿是鳞状上皮分层排列形成的厚壁单房囊肿。通常包含厚的脂肪成分、角蛋白碎片和皮肤附属物，如毛囊。镜下表现：外壁由鳞状上皮组成。内层包含多个皮脂腺和大汗腺、脂肪和毛囊。

影像学表现：皮样囊肿CT上多表现为卵圆形、圆形不均匀低密度肿块，边界清楚，由于含有大量脂肪，CT值更低，在-20～80HU，有时可有钙化呈混杂密度影，可合并藏毛窦。增强扫描肿瘤无强化。MRI：由于皮样囊肿内含有液态的脂类物质，在T1WI表现为高信号，有时也可因囊内含有毛发团等其他成分呈高低混杂信号。T2WI多为略高信号。增强扫描肿瘤无强化。

【鉴别诊断】

1. 睾丸结核　CT表现为睾丸肿大，形态不规则，实质内多发结节状或斑点状低密度灶，边界不清，增强后不均匀强化或环形强化，睾丸实质与包膜分界不清，阴囊隔与患侧睾丸融合，睾丸内斑点状钙化灶是睾丸结核CT表现特征。CT表现因病理基础不同而不同：①感染初期：渗出性病变，血行感染者形成广泛粟粒样改变，CT仅表现为睾丸增大或者密度不均匀；

未吸收继续发展则形成睾丸结核肉芽肿、干酪样结节（5～15mm）。CT表现为边界不清、大小不等的多发低密度灶，环形或多环状强化（静脉期更明显）；干酪灶相互融合：结核性睾丸脓肿，增强后病灶边缘强化而内部无强化。②渗出、增殖期：MRI显示结节常有肉芽或纤维化组织构成，较正常睾丸实质在T1WI呈等或稍高信号，T2WI呈低信号，增强扫描结核结节明显均匀强化；病灶周围可见渗出，部分可累及睾丸及阴囊壁，与周围组织粘连明显。③干酪样坏死期：结节呈囊实性，实性部分在T1WI上呈等、稍高信号，T2WI呈低信号。囊性部分T1W1呈低信号，T2W1呈高信号，增强扫描呈不均匀强化或环形强化，囊性部分是由结核中央干酪样坏死所致的。

2. **睾丸肉芽肿性炎** 多发生于中年人。病因尚未阐明，患者常有睾丸损伤史，故可能为生殖细胞损伤后，产生或释放的某种物质引起肉芽肿形成，临床上可呈急性经过，睾丸呈明显的炎性肿痛，亦可进展缓慢，似睾丸肿瘤。CT：睾丸肿大，包膜不规则增厚，增强扫描明显强化，与实质分界清，阴囊隔向健侧呈弧形偏曲。MRI：阴囊病变信号混杂，T1WI上呈稍低信号，T2WI上呈高、低混杂信号，强化不均，鞘膜不均匀增厚、强化，阴囊隔清晰并向健侧移位，可合并鞘膜腔积液。

3. **表皮样囊肿** CT：类圆形或类椭圆形的低或稍低密度，境界清晰，病灶内及壁可见钙化密度，增强后病灶无明显强化。MRI：典型的"牛眼征"或"靶征"，其病理基础主要为靶心结构、囊壁结构及靶心和包囊之间的结构三者构成物质的不同。靶心多由稠密的角化组织和钙化构成，由于钙化成分的多样性，致其在T1WI上信号多变，可以呈低信号、等信号或高信号。靶心和囊壁之间由较疏松的无定形角质样物质构成，呈洋葱皮样分层排列。"洋葱皮征""靶征"，可表现为T1WI均匀或不均匀的稍低信号，T2WI信号欠均匀的稍高信号，病变周围见环形T2WI低信号影，DWI呈高信号，ADC呈低信号。

4. **卵黄囊瘤** 好发于4岁以下儿童，多有完整包膜，早期为边缘强化，后期呈渐进性不均匀强化，并常伴有出血。

【参考文献】

[1]胡慧勇,许云峰,陈亚青,等.儿童常见睾丸生殖细胞肿瘤的超声表现和临床特征[J].中华男科学杂志,2020,26(2):143-148.

[2]VELHO V L, KHAN S W, AGARWAL V, et al. Intra-axial CNS dermoid cyst[J].Asian J Neurosurg,2012,7(1): 42-44.

[3]袁鑫慧,向茜,王丽芸,等.浅表部位皮样囊肿临床及超声特征分析[J].中国超声医学杂志,2020,36(2):139-141.

（郭 伟 温泽迎）

病例111 腹膜后纤维化

【基本资料】患者，男，77岁，发现腹膜后占位3天。

【专科检查】腹平坦，双肾区无隆起，无压痛及叩击痛，双输尿管行程区无压痛及反跳痛，膀胱区无隆起，叩诊无异常，无压痛。

【实验室检查】尿隐血（±），D-二聚体测定（D-D）0.56 mg/L↑，纤维蛋白（原）降解产物（FDPs）5.48 μg/mL↑，C反应蛋白15.70 mg/L↑。

【影像图片】

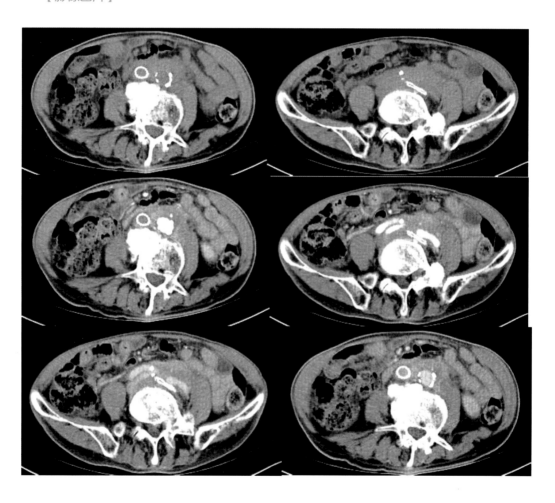

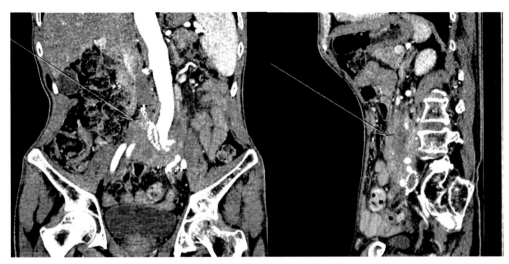

【影像特征】腹膜后可见不规则软组织密度影，上至约 L_3 椎体，下达 S_1 水平，增强扫描呈持续性轻中度强化，腹主动脉、下腔静脉及双侧髂动脉局部被包绕，下腔静脉及左侧髂静脉内局部可见支架影，局部管腔受压变窄，邻近左侧输尿管中下段管腔显示不清，管壁粘连、分界不清，上段局部管壁增厚，管腔扩张积水。

【病理结果】

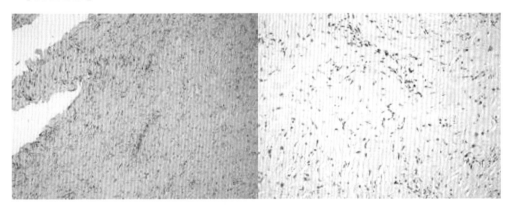

肉眼所见：（送检）0.5 cm×0.4 cm×0.1 cm 灰白色组织 1 块，质中，全埋制片。

病理诊断：（腹膜后）镜下为增生纤维结缔组织，间质玻璃样变性，其间少量炎症细胞浸润，考虑为特发性腹膜后纤维化。

免疫组化：CK（－）、Vimentin（＋）、S-100（局灶＋）、CD34（－）、Desmin（局灶＋）。

【病例小结】腹膜后纤维化（retroperitoneal fibrosis，RPF）是以腹膜后慢性非特异性炎症为特征的疾病，导致腹膜后结构广泛纤维化，引起腹膜后脏器梗阻，尤其是输尿管的梗阻，导致肾积水。原发性 RPF 占所有 RPF 病例的 2/3 以上，其余病例继发于不同原因，如肿瘤、感染、放疗和药物。原发性腹膜后纤维化（idiopathic retroperitoneal fibrosis，IRPF）属于罕见疾病，有限的国外流行病学数据显示患病率为 1.4/100 000，年发病率（0.1 ~ 1.2）/10 万，男女比例为 2 ~ 3 ∶ 1，发病中位年龄为 55 ~ 60 岁。

病理上 RPF 分良性和恶性两类，绝大多数为良性。镜下早期表现为活跃的炎症反应，成纤维细胞、炎症细胞、增生的毛细血管及组织液位于疏松的胶原纤维网内；后期表现为胶原纤维玻璃样变性，细胞成分减少，纤维化明显增多，并且包裹血管和输尿管等腹膜后器官，使之受压变窄。纤维包块还可累及肠系膜、肠管及膀胱，造成肠梗阻和尿路梗阻。恶性腹膜后纤维化多继发于恶性肿瘤，表现为胶原纤维网内炎症细胞间散在分布恶性细胞。

RPF 的临床症状始于腰痛和无法解释的全身症状（疲劳、体质量减轻），以及较少见的下肢肿胀、少尿或无尿和睾丸疼痛，炎症因子水平升高。目前，急性期的治疗依赖于类固醇，逐渐减少至维持剂量，后期可适时联合应用免疫抑制药。对于难以坚持长期药物治疗或需要缓解输尿管梗阻的进展期患者，则需行手术治疗。该病起病隐匿，临床表现无特异性，常由于对其缺乏认识而延误诊治，错过最佳治疗时机。

影像学表现：CT 表现为腹膜后血管周围弥漫性不规则软组织病灶和局限性肿块，两侧对称或非对称分布，边界可清晰或模糊。病变多沿腹主动脉长轴分布，不同程度包绕腹主动脉、下腔静脉及其分支、髂动脉及髂静脉等，与其分界不清，但无推移表现；常累及单侧或双侧输尿管，致肾盂输尿管扩张积水。病变也可累及十二指肠、胰腺、胆管等器官，造成肠梗阻和胆道梗阻。多期增强扫描有利于观察病变的细微组织结构，病变的强化程度取决于病变纤维化分期、炎性细胞浸润的程度以及病变内血管的多少，早期血管和炎性细胞数量多，表现为中度或明显强化；随着纤维化程度的进展，病灶多表现为渐进性强化，少数呈延迟强化。多层螺旋 CT 图像后处理功能（包括 MPR、VR、MIP 等）可更加立体、清晰、直观地显示病变形态及周围器官侵犯程度等，如 MPR 可进行多角度旋转观察病变范围，VR 可从不同方向、不同角度显示病灶、血管性结构和输尿管的三维空间关系，MIP 可以显示血管和输尿管与病灶之间的关系，以及管壁钙斑。CTU 全面、直观地全程显示输尿管，对输尿管的包绕和侵犯的观察更具有优势。

【鉴别诊断】

1. 淋巴瘤　淋巴瘤范围多较为广泛，除累及腹膜后外，常累及腹腔、纵隔及颈部淋巴结，还可伴有淋巴结外脏器的受累，如肝、脾的增大，胃肠道壁的均匀增厚等，CT 表现多为肿大、融合的淋巴结，呈结节状分布，边缘多清晰，增强扫描多为均匀强化，肿块较大时，病变中心可以坏死，累及周围血管、输尿管时，表现为受推移，而不是包绕。

2. 转移瘤　转移瘤由于肿大的淋巴结融合，在腹主动脉及下腔静脉周围形成分叶状团块影，病变中心部位坏死囊变较多，增强后呈环形强化，同时有其他部位的病灶，特别是有原发肿瘤的病史。

3. 腹膜后间叶源性肿瘤　腹膜后间叶源性肿瘤多位于脊柱一侧，多表现为单发、较大、不均匀密度的肿块，可伴有坏死、囊变、出血及钙化，增强扫描表现为实性部分不均匀强化，以周围血管、输尿管受推移为主。

4. 其他 原发于输尿管的肿瘤,多较小,且向腔内生长,早期即可出现血尿及积水,与腹膜后纤维化易于鉴别。另外,RPF 还应与腹膜后感染、出血等良性病变相鉴别,临床病史在该类疾病的鉴别诊断中起很重要的作用,如有无感染的临床表现及外伤史等,血肿 CT 平扫密度高于纤维化、增强无强化,感染容易坏死等都有助于鉴别。

【参考文献】

[1] 张警丰,赵金霞,刘湘源.特发性腹膜后纤维化诊治研究进展[J].中华风湿病学杂志,2015,19(8):567-569.

[2] 冯京京,陆芳,滑炎卿.特发性腹膜后纤维化的MSCT表现[J].放射学实践,2016,31(12):1219-1222.

[3] 钱燕敏,许国强,阮凌翔,等.特发性腹膜后纤维化[J].中华消化杂志,2012,32(4):277-278.

[4] 谢小春,曾俊杰,刘君,等.多层螺旋CT对腹膜后纤维化的诊断价值[J].实用临床医学,2015,16(7):79-81,96,108.

[5] 彭波,张玉东,侯键,等.腹膜后纤维化的CT诊断价值[J].中国CT和MRI杂志,2014,12(6):80-83.

[6] 张峰,牛磊,孟凡来.CT及磁共振成像对腹膜后纤维化的诊断价值[J].实用医学影像杂志,2016,17(4):335-337.

(窦允龙 周 舟)

病例112 腹膜后神经鞘瘤

【基本资料】患者,女,36岁,主诉:腰痛伴右下肢疼痛4天,加重1天。

【专科检查】腰椎生理曲度存在,平 L$_{4-5}$、L$_5$-S$_1$ 棘突水平双侧压痛,叩击痛,无下肢放射痛,腰椎活动受限,活动度:前屈45°,后伸5°,双侧直腿抬高试验阳性,双下肢肌力及触痛觉无明显异常,右侧腹股沟压痛,右侧"4"字试验阳性。

【实验室检查】血常规(-),各项肿瘤标志物无异常。

【影像图片】

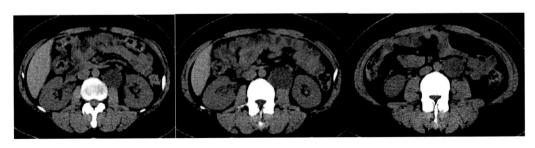

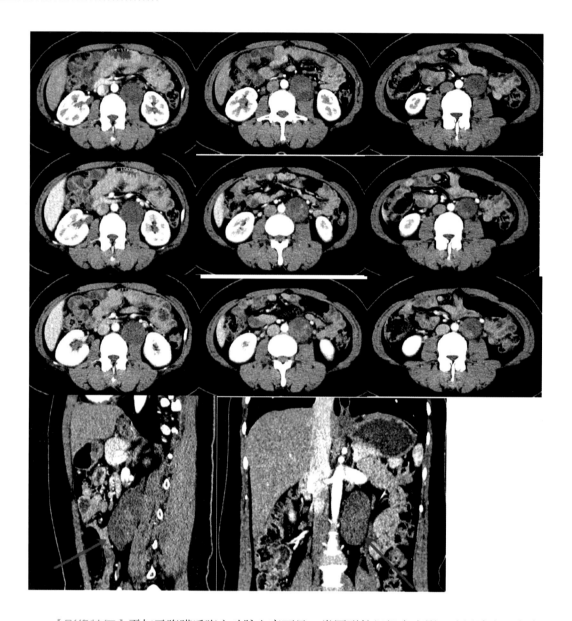

【影像特征】平扫示腹膜后腹主动脉左旁可见一类圆形软组织密度影，边界清晰，密度均匀，略低于同层肌肉，大小约：4.4 cm×3.3 cm×7.9 cm（长 × 宽 × 高），增强后动脉期病灶呈轻度不均匀强化，内可见云絮状强化，静脉期及延迟期病灶持续轻度强化，重建可见病灶边缘较清晰，与邻近组织界线清晰，未见侵犯。

【病理结果】

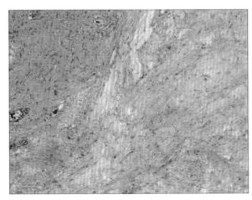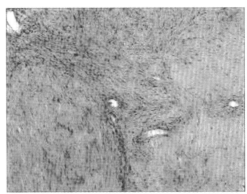

病理诊断:(腹膜后肿物)病变考虑神经源性肿瘤,倾向神经鞘瘤,局部细胞伴有非典型性,建议治疗后复查。

免疫组化:S-100(+)、SOX-10(+)、CD34(血管+)、VIM(+)、SMA(局灶+)、SE(部分+)、DES(-)、P16(弥漫+)、CDK4(+)、MDM2(+)、RB1(+)、CD117(-)、ALK(-)、STAT-6(-)、Ki-67(约2%+)。

【病例小结】神经鞘瘤起源于周围神经鞘的施万细胞,是最常见的外周神经源性肿瘤,约占腹膜后肿瘤的4%,多为良性,恶性仅占所有神经鞘瘤的1.2%,既往研究报道腹膜后神经鞘瘤好发于女性,好发年龄为20~50岁。好发于头、颈部及四肢的屈侧,腹膜后神经鞘瘤常好发于脊柱旁、肾脏内侧和盆腔骶前区等神经组织丰富的部位,与腰大肌关系紧密。

临床症状:由于腹膜后间隙位置深,潜在腔隙大,故肿瘤可以生长较长时间而无临床症状,大部分患者是因为体检或其他症状就诊时发现,而患者出现症状就诊时往往肿瘤体积已生长较大。腹膜后神经鞘瘤无特异性临床表现,比如腹痛或背痛。部分患者出现症状通常是由于相邻组织结构受压而引起的,最常见的症状是迷走神经症状,如腹胀和疼痛,除此之外,肿瘤较大压迫直肠时可能出现不完全性肠梗阻,压迫神经时可能出现腹痛、腰背痛及下肢放射痛或麻木感,压迫膀胱时可能出现尿频、尿急等症状,压迫静脉时可能引起静脉引流障碍,进而出现阴囊及下肢水肿等。但是,在出现肉眼或镜下血尿、便血、骨痛等转移症状时,考虑可能是肿块侵犯邻近组织引起的相关症状,此时应怀疑恶性神经鞘瘤可能。

病理诊断:根据肿瘤细胞形态将神经鞘瘤分为Antoni A区:由密集梭形细胞构成,细胞核排列为栅栏或旋涡状,称Verocay小体,境界不清,不易发生囊变。Antoni B区:瘤细胞较稀疏,排列呈网状,基质含水量较高,易发生囊变或出血。Antoni A区和Antoni B区可并存,也可分别存在,少数肿瘤两种结构交织存在。当肿瘤增大到一定程度,会发生继发性退行性改变,包括囊肿形成、钙化、出血和透明质化。神经鞘瘤染色S-100、波形蛋白和CD56在内的蛋白呈强阳性,而Desmin、平滑肌肌球蛋白、SMA、CD34和CD117呈阴性。S-100蛋白阳性对于诊断神经鞘瘤至关重要。

影像学表现:表现为圆形、椭圆形,边界清楚之软组织肿块,密度常不均匀,多沿脊柱缘纵向生长，神经鞘瘤的病理组织学表现分为 Antoni A 型和 Antoni B 型，两型细胞成分分布不等，Antoni A 型富含细胞，其结构主要由梭形细胞组成，形态主要为栅栏状，界限不清，出现囊变的概率低，而 Antoni B 型细胞排列主要为网状，出血、囊变概率高，此特点决定了其相应的影像表现差异。神经鞘瘤可表现为实性、囊性、囊实混合性包块。CT 平扫呈等或低于周围肌肉密度，增强扫描实性成分于扫描过程中呈现斑片状渐进性强化，完全囊性者囊壁延迟轻度强化，而完全实性病变者呈渐进延迟强化，主要强化呈云絮状、蜂窝状，于静脉期呈进一步轻度渐进性强化，延迟期肿瘤强化趋于均匀，强化范围及强度与前相似或继续增加。

治疗：腹膜后神经鞘瘤的治疗首选完整手术切除，并达到切缘阴性，为此根据术中情况需切除部分邻近组织以保证切缘阴性。预后与肿瘤性质、切除范围密切相关。

【鉴别诊断】

1. **神经纤维瘤** 通常为良性，男多于女，30～50岁，单发多见，圆形，边界清楚，密度均匀，增强呈轻度强化，椎间孔扩大，呈哑铃形，椎体边缘扇贝样破坏，偶可见"靶征"。

2. **副神经节瘤** 良性多于恶性，无性别差异，30～40岁，约40%分泌儿茶酚胺，约10%发生于肾上腺外，来源于脊椎旁交感神经链。部分形态较规则，边界清楚，密度不均匀，可出现出血、坏死、钙化，增强显著强化，可见肿瘤血管，呈早期、进行性延迟强化。

3. **淋巴瘤** 表现为呈团块状融合的肿大淋巴结和散在的不同程度增大的淋巴结。边界清楚，多数淋巴结融合，包绕血管，病灶位于腹主动脉和腔静脉周围，可造成腹主动脉和下腔静脉向前移位，呈"漂浮"状。增强检查呈轻度强化，囊变、坏死及出血少见。

【参考文献】

[1] 纪仁浩,樊页川,王斌,等.原发腹膜后副神经节瘤与神经鞘瘤的CT表现对比研究[J].中国医学计算机成像杂志,2017,23(3):207-211.

[2] LIU Q Y,LIN X F,ZHANG W D,et al.Retroperitoneal schwannomas in the anterior pararenal space:dynamic enhanced multi-slice CT and MR findings[J].Abdom Imaging,2013,38(1):201-210.

[3] HAGJER S,PAUL A,PATIL A,et al.Primary benign mesenteric schwannoma[J].Hellenic Journal of Surgery,2014,86(5):323-326.

[4] 周坤,齐永海,孙昊,等.腹膜后节细胞神经瘤的CT影像学特点[J].癌症进展,2018,16(5):587-590.

（李艳若　程留慧）

病例113　腹膜后精原细胞瘤

【基本资料】男性，49岁，1天前无明显诱因出现左下腹疼痛，伴尿频、尿急，无尿痛，加重3小时。小便色红，呈洗肉水样。

【专科检查】左侧腹部可触及一大小约5 cm×8 cm肿物，质硬，边界清，轻压痛，活动度差，余无明显异常。

【实验室检查】C反应蛋白8.9 mg/L（0～4）↑，白细胞2.9×10^9/L（3.5～9.5）↓，血红蛋白95 g/L（130～175）↓；尿蛋白（+），隐血（+++）。肿瘤标志物：特异性生长因子66.9 U/mL（0～64）↑。

【影像图片】

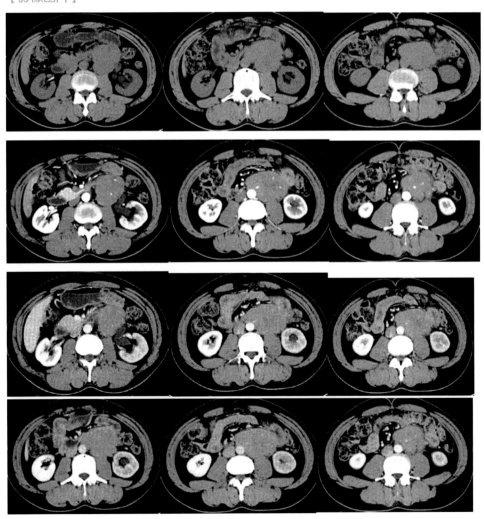

【影像特征】平扫左侧腹膜后可见软组织肿块影，大小约 8.3 cm×6.1 cm×8.5 cm，密度较均匀，增强病灶呈轻度延迟强化，病变内见穿行血管影，平衡期病灶内可见低密度区，病变与左侧输尿管局部分界欠清，左侧输尿管上段及肾盂扩张积水；病变与邻近肠管亦分界不清，腹膜后未见明显肿大淋巴结影。

【病理结果】

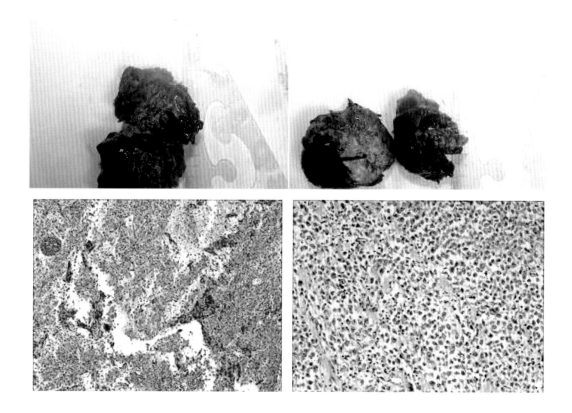

肉眼所见：（送检）10 cm×7 cm×6 cm 灰红、灰黄色组织 2 块，切面灰黄、灰红，质中。

病理诊断：（腹腔）精原细胞瘤。

免疫组化：SALL4（＋）、CD117（＋）、D2-40（＋）、Desmin（局部＋）、CK（局灶＋）、Vimentin（局灶＋）、LCA（淋巴细胞＋）、S-100（局部弱＋）、Ki-67（约70%）。

【病例小结】性腺外生殖细胞肿瘤（EGCT）极少见，仅占所有生殖细胞肿瘤的 1%～2%。其常见于身体的中线部位，例如：松果体、垂体、纵隔、腹膜后等。其中精原细胞瘤占 EGCT 的 30%～40%，且多见于纵隔，位于腹膜后的原发性精原细胞瘤约占 25%，目前国内文献有报道的约 10 例。原发性腹膜后精原细胞瘤多见于 30～50 岁青壮年，关于肿瘤发生的原因有两种解释：①原始生殖细胞在胚胎早期，由卵黄囊内皮层移位所致；②在胚胎发育时因多能细胞残余存留而发病。

精原细胞瘤可分为 3 类：①典型精原细胞瘤，最多见，约占 93%，隐睾患者多见，属低度恶性肿瘤，对放、化疗均敏感。此型中5%～10%患者可检测到血浆中β-HCG低水平升高，少数AFP升高患者。②间变性精原细胞瘤，又称未分化型，较少见，占5%～10%，恶性程度较高，易发生淋巴道转移，预后较差。③精母细胞性精原细胞瘤，占3.5%～9%，好发于50岁以上男性患者，极少发生转移，预后较好，极少发生转移。组织学上，前两者外观相似，呈均质、鱼肉样；而精母细胞瘤肿块质软，呈胶冻样外观。镜下病理示癌细胞散在分布，胞质因富含糖原而空亮，核仁明显，可见核分裂现象，细胞间质含丰富血管间质，并有淋巴细胞浸润。免疫组织化学有一定的特异性，PLAP（＋）、CD117（＋）及OCT4（＋）能够辅助确诊精原细胞瘤。

生殖细胞瘤在临床上无特殊表现，术前诊断困难，大多数病例常在手术探查后才获确诊；病变较大时可有腹部无痛性包块，对周围组织压迫或浸润时出现相应症状，如泌尿系症状。

生殖细胞瘤的影像学表现无明显特异性。CT表现：平扫上呈等、稍低密度影，边界清楚或不清，体积较大的肿块影，境界清楚，多有比较完整的包膜，呈类圆形或分叶状，肿块内常见边缘规则或不规则的低密度坏死囊变区；增强后肿块实质部分以轻中度强化为主，坏死区或囊变区未见强化；原发性腹膜后精原细胞瘤是起源于腹膜后胚胎残余组织的低度恶性肿瘤，其CT表现与原发于睾丸的精原细胞肿瘤相似，其CT增强肿瘤的分隔样强化是特征性的征象，其病理基础是病灶内的纤维血管分隔，对临床术前诊断有重要意义。MRI：肿块T1WI呈等、稍高信号，T2WI呈低、等、高不同信号，增强均匀或不均匀轻中度强化，扩散受限或不受限。

目前，腹膜后精原细胞瘤的治疗主要是早期手术完整切除。典型精原细胞瘤对铂类为基础的化疗敏感性高，75%的患者可以从化疗中获益，对于肿瘤较晚的患者可于术前或术后采用该化疗方案。值得注意的是，原发性腹膜后精原细胞瘤患者的两侧睾丸可无异常，这是原发性腹膜后精原细胞瘤与睾丸精原细胞瘤腹膜后转移最主要的区别。因此，对于有隐睾病史者，并且影像学提示腹膜后近中线区域可见软组织肿块，此时应仔细检查睾丸有无病变，对以上两种病变加以鉴别，以确定相应的治疗方案。

【鉴别诊断】

1. 腹膜后淋巴瘤　特异征象："CT血管造影征"或"主动脉漂浮征"，肿瘤在正常组织间生长，包绕邻近血管，腹盆腔淋巴结多受侵，增强呈轻度均匀强化，少见坏死、囊变。

2. 间叶组织肉瘤　①平滑肌肉瘤：好发于中老年，直径多≥5 cm，不规则，密度不均，易出血、坏死、囊变，钙化少见；②纤维肉瘤：CT无明显特异性，软组织肿块，形态不规则，常见出血、坏死，少见钙化，增强中度以上强化，强化不均。

3. 腹膜后神经母细胞瘤　CT平扫表现为肾上腺区、腹膜后混杂密度肿块，形态不规则，没有明确包膜，易出血、坏死，70%～80%可见钙化。增强扫描呈轻、中度不均匀强化。

4. 腹膜后转移瘤　多有原发肿瘤病史，表现腹主动脉、下腔静脉周围多发结节或团块，均匀或不均匀强化。

【参考文献】

[1]李才林,代云蒙,曾珍,等.精原细胞瘤的影像学表现及其病理学基础[J].实用放射学杂志,

2018,34(2):241-244.

[2]GÎNGU C V, MIHAI M, BASTON C, et al. Primary retroperitoneal seminoma-embryology, histopathology and treatment particularities[J]. Rom J Morphol Embryol,2016,57(3):1045-1050.

[3]田保玲,高霭峰,徐灿,等.精母细胞型精原细胞瘤的临床病理分析[J].中华病理学杂志, 2012,41(11):752-755.

[4]刘冬,沈海林,付芳芳,等.原发性生殖腺外精原细胞瘤的MSCT表现分析[J].临床放射学杂志,2012,31(3):443-446.

（杨晓曼　窦允龙　孟　轲　温泽迎）

病例114　腹膜后节细胞神经瘤

【基本资料】男，28岁，间断右腹部疼痛3个月，伴腹胀1个月，患者3个月前久坐后出现右腹部疼痛不适，站立活动后症状稍减轻，未予重视治疗。期间上述症状反复发作，1个月前再次疼痛，伴食后腹胀，减少进食量后可自行缓解，未予治疗。1周前体检彩超发现右下腹部包块。右侧腹部疼痛不适，纳食量较前明显减少，眠可，二便正常。

【专科检查】腹部柔软，右腹部有压痛，无反跳痛。BP：126/93 mmHg。

【实验室检查】无明显异常。

【影像图片】

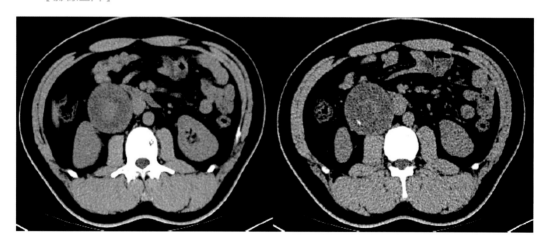

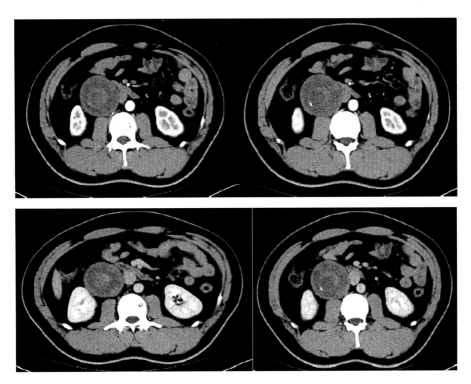

【影像特征】平扫十二指肠水平部与右肾间可见类圆形混杂密度团块影，边缘清楚，大小约 6.1 cm×6.3 cm，病灶以囊性成分为主，内可见斑点状钙化密度影；增强后病灶边缘及中心实性成分呈轻度延迟强化；邻近下腔静脉及十二指肠受压。

【病理结果】

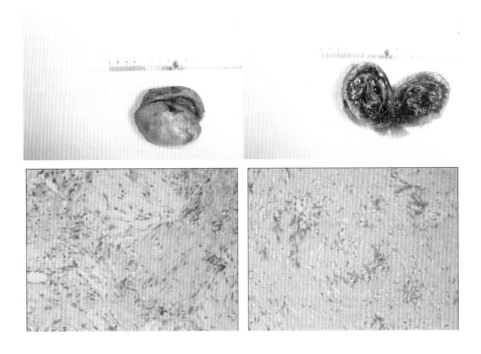

肉眼所见：（送检）8 cm×6 cm×4 cm 灰白、灰红色圆形组织 1 块，表面光滑，带完整包膜，切面灰红、灰黄，质中。

病理诊断：节细胞神经瘤。

免疫组化：CD117（＋）、Vimentin（＋）、S-100（＋）、SOX-10（＋）、Actin（－）、Desmin（－）、CD34（＋）、BCL-2（弱＋）、EMA（－）、SYN（弱＋）、Ki-67（5%＋）。

【病例小结】节细胞神经瘤是一种有纤维性包膜的相对成熟的起源于交感神经节细胞的良性肿瘤；病理主要由黏液基质、成熟神经节细胞、施万细胞和胶质纤维组成，故又称为节细胞神经纤维瘤。节细胞神经瘤好发于脊柱两旁的交感神经丛分布区，文献报道以后纵隔（39%～43%）和腹膜后（32%～52%）多见，而颈部（8%～9%）则少见。多见于青少年和40 岁以下成年人。患者多无明显临床症状，通常在体检或者其他检查时偶然发现，也可仅表现为局部不适或其他症状。病变大多位于右侧，左侧少见。部分节细胞神经瘤可以合成儿茶酚胺，但很少导致高血压，大多数产物以儿茶酚胺前体形式存在，导致尿中香草杏仁酸、高香草酸和其他产物排出，95% 以上患者可以检测出异常，偶尔导致严重腹泻，切除后消失。节细胞神经瘤大体病理：肿瘤质地柔软，多呈圆形或卵圆形，部分为不规则形或梭形，沿周围器官及血管呈塑形生长，呈"伪足征"或"滴水状"。切面呈灰色或黄色，有完整纤维包膜。节细胞神经瘤镜下主要由成熟的神经节细胞、施万细胞和胶原纤维组成，肿瘤间质含大量的黏液基质。免疫组化：S-100、NSE、CgA 通常为阳性，CD57、CD99 等为阴性。

影像学表现：①密度：CT 平扫大部分为边界清楚的类圆形或圆形软组织肿块，密度低于肌肉密度，也可为等密度。多数密度均匀，一般不发生囊变坏死，多有完整包膜。②形态：柔软，呈"钻孔样""塑形样"生长；可包绕大血管，血管管腔形态无明显异常，不引起血流动力学异常，较大肿块对邻近器官可产生推挤，但不侵犯周围结构。③钙化：节细胞神经瘤 20%～42% 出现钙化。钙化位于肿瘤内部者多表现为斑点状或短条状，也可见结节状的较大钙化，但边缘清晰。位于边缘者多为弧形钙化。少量、微细、点状钙化，对节细胞神经瘤有定性意义。④增强：早期不强化或轻度渐进性强化，瘤内可见细线样分隔，并可轻度强化。增强后不强化，这与肿瘤内含有相对大量黏液基质而其他成分含量相对较少有关。轻度延迟强化，这可能与部分肿瘤内细小血管含量相对较多、肿瘤细胞外间隙内含有的大量黏液基质阻滞了对比剂的灌注有关，这也可作为其重要的影像学征象之一。肿瘤细胞向周围组织、器官间隙蔓延，可形成塑形或铸型生长，部分可见"钻孔样"或"伪足征"特征性改变。

治疗：早期和中期节细胞神经瘤患者，以手术治疗为主。对于肿瘤边缘切除不完全的患者，需配合放疗、化疗进行辅助治疗，降低癌细胞复发概率。治疗药物一般适用于晚期节细胞神经瘤和老年节细胞神经瘤患者，通常采用化疗联合中药治疗。

【鉴别诊断】

1. 神经纤维瘤及神经鞘瘤　好发于中青年，常呈"哑铃状"改变伴椎间孔扩大，神经鞘瘤易坏死囊变，钙化少见，增强扫描呈不均匀轻中度强化，而节细胞神经瘤密度低且呈轻度渐进性强化方式，且囊变坏死少见。神经鞘瘤和神经纤维瘤形态较规则，多较圆，而节细胞神经瘤略扁，长径多与人体长轴一致；神经鞘瘤和神经纤维瘤较规则，且可压迫邻近结构和骨质，甚至可对骨质造成侵蚀和破坏。

2. 嗜铬细胞瘤　可伴有高血压，密度多不均匀，易出血、囊变及坏死，增强扫描实性成分明显强化。

3. 神经母细胞瘤　好发于8岁以下儿童，多表现为不规则软组织肿块，多呈分叶状，边界不清，多数密度不均匀；体积较大，肿块内多见不规则钙化，易发生囊变、坏死，肿瘤恶性程度高，生长迅速，易发生转移，增强扫描不均匀中度或明显强化。

4. 淋巴瘤　好发于40~60岁的中老年人，全身症状表现为低热、乏力、消瘦，肿瘤常见不规则形态、圆形、椭圆形，以椭圆形最多见，病灶呈均匀较低密度，钙化不常见。受累肿大的淋巴结可融合，病灶动脉期呈轻度强化，静脉期持续中度延迟强化，部分病灶强化不均匀，但病灶很少有大片状坏死。

【参考文献】

[1]李玉林.病理学[M].8版.北京:人民卫生出版社,2013.

[2]GALUKANDE M, KHINGI A.Chest wall schwannoma presenting as a solitary malignant lesion: a case report[J]. Springerplus,2016,5(1):1549.

[3]FENG W H, LIU T, HUANG T W, et al. Schwannoma of the Intercostal Nerve Manifesting as Chest Pain[J]. Ann Thorac Surg,2020(110):281-283.

[4]朱玉春,王建良,邢伟，等.胸壁神经鞘瘤的CT表现与病理分析[J].临床放射学杂志,2016,35(5):723-726.

（孟　轲　王亚洲　王道清）

病例115　腹膜后滤泡型淋巴瘤

【基本资料】女，45岁，主诉：无明显诱因发热大于38℃，体重半年下降约10kg。

【专科检查】无明显阳性征象。

【实验室检查】WBC：0.8×10^9/L ↓；PLT：20×10^9/L ↓；异型细胞：8.0×10^9/L ↑；LDH明显高于正常值；HGB：50g/L ↑；β_2-微球蛋白：10mg/L ↑。

【影像图片】

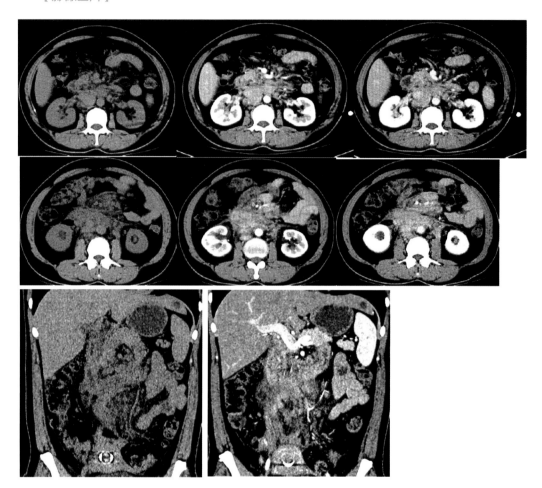

【影像特征】平扫腹膜后及肠系膜根部多发软组织密度影，病灶大部分融合，范围广泛（小网膜囊—盆腔上缘），病灶局部与十二指肠及部分小肠分界不清。动脉期及静脉期显示病变呈轻中度较均匀强化，肠系膜血管及腹膜后血管受侵包埋，下腔静脉管腔显示欠佳。

【病理结果】

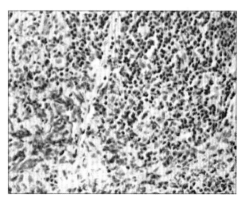
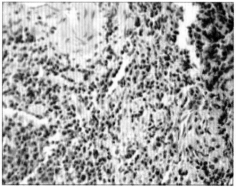

肉眼所见：（送检）长 0.2 ~ 0.4 cm，直径 0.05 cm，灰白、灰黄色组织 4 条，全埋制片。

病理诊断：（腹膜后占位）病变符合滤泡型淋巴瘤。

免疫组化：BCL-2（＋）、CD10（＋）、CD20（＋）、Vim（＋）、CK（－）、EMA（－）、CD3（－）、Ki-67（20%）（－）。

【病例小结】滤泡型淋巴瘤（follicular lymphoma，FL）为非霍奇金淋巴瘤的一种常见类型，肿瘤来源于滤泡生发中心的低度恶性的 B 细胞肿瘤，肿瘤由中心细胞（有裂滤泡中心细胞）和中心母细胞（也称无裂滤泡中心细胞）所构成。在肿瘤内的少部分区域存在着滤泡型结构。国际上大量的研究资料表明，滤泡型淋巴瘤是所有恶性淋巴瘤中第二常见的淋巴瘤，约占所有淋巴瘤的 20%，在各型恶性淋巴瘤中，其发病率仅次于弥漫性大 B 细胞淋巴瘤。在欧美国家中滤泡型淋巴瘤占所有非霍奇金淋巴瘤的 25% ~ 45%，在我国约占所有非霍奇金淋巴瘤的 10%。滤泡型淋巴瘤主要发生于淋巴结，肿瘤也可累及脾脏、骨髓、Waldeyer 环、胃肠道、软组织及皮肤等处。患者主要为成年人，中位发病年龄为 59 岁，男女之比为 1 ∶ 1.7，20 岁以下的患者较罕见，儿童患者多为男性。

肿瘤的大体形态与其他类型的淋巴瘤相似，淋巴结常肿大，表面呈灰白色，有时肿瘤可形成实性结节状的肿块。肿瘤在切面上可呈灰白色、黄褐色及鱼肉样。肿瘤与周围组织之间的界线常较为清楚。显微镜下见淋巴结的组织结构被破坏，在淋巴结内有多量增生的肿瘤性淋巴滤泡形成，增生的淋巴滤泡可不断扩大及相互融合，增生的淋巴滤泡与周围组织之间的界线常不清楚，在滤泡的周围缺乏由小淋巴细胞所构成的套区。在病变内常可见瘤细胞呈弥漫性浸润的区域，并伴有纤维化及硬化，瘤细胞可浸润淋巴结包膜外的脂肪结缔组织。当肿瘤内滤泡性区域大于 75% 时可称为滤泡型，当滤泡性区域为 25% ~ 75% 时可称为滤泡和弥漫型；当滤泡性区域小于 25% 时，可称为少滤泡型。淋巴瘤大体病理切面呈鱼肉状，发生坏死较少，质地较均匀。影像检查常表现为腹腔、腹膜后密度较均匀肿块状或结节状肿块，包绕肠系膜血管呈"三明治"样表现，增强扫描呈轻中度较均匀强化。

治疗：绝大多数患者在 FL 晚期得到明确诊断，无症状的 FL 无须立即治疗，除非伴有淋巴结病变引起相关症状，利妥昔单抗的出现改变了治疗 FL 的传统疗法。在化疗联合与不联合利妥昔单抗的多项随机试验中证实，利妥昔单抗联合化疗组的反应率有所提高，总生存期得到改善。目前针对 FL 的治疗已研究出了一些新方法，包括单克隆抗体、独特型疫苗、免疫调节药和激酶抑制药等，目前正在研究针对其他 B 细胞相关抗原的单克隆抗体以及新的抗 CD20 单克隆抗体应用到 FL 中，免疫刺激剂被用来研究作用于增强利妥昔单抗的活性，尽管其具有免疫调节作用，但增强利妥昔单抗的治疗效果还需要 III 期临床试验证实。

【鉴别诊断】

1. **淋巴结结核** 好发于青壮年，常伴有结核中毒症状，并多有肺内原发结核灶，增强扫描环形强化或花环状强化或呈多房样改变。

2. **腹膜后纤维化** CT 平扫位于腹膜后近似于肌肉密度的不规则软组织病变，包绕腹膜后血管及输尿管，引起输尿管梗阻狭窄，梗阻以上肾盂、输尿管扩张积水。增强早期（活动期）

病灶明显均匀强化；晚期（静止期）无强化。

3. 卡斯尔曼病　局灶型：①孤立性较大均质软组织肿块；②增强早期呈显著均匀或不甚均匀强化，并呈持续性强化；③较少合并坏死、出血、囊变表现；④病灶中央可伴有点状或分支状钙化。多中心型：主要表现为一组或多组肿大，与其影像表现相似，两者的鉴别需密切结合病理活检及免疫组化分析。

4. 转移性淋巴结　淋巴结肿大密度多不均匀，可有液化坏死，少有钙化，呈不均匀或环形强化；多数有原发恶性肿瘤病史。

【参考文献】

[1]刘文宾,陈均法,郑智茵.并发自身免疫性溶血和单克隆免疫球蛋白血症的滤泡型淋巴瘤临床分析[J].中国现代医生,2011,49(25):132-133.

[2]莫伟明,苏萍,刘军,等.骨髓组织印片在浆细胞骨髓瘤诊断及化疗后形态学缓解度监测中的价值[J].中国医师杂志,2017,19(9):1361-1365.

[3]方志坚,王明迪,黄燕华,等.浆细胞骨髓瘤相关骨骼病变的综合治疗方案分析[J].癌症进展,2018,16(12):1543-1545.

[4]段晓晖,王健红,郝彩霞,等.滤泡型淋巴瘤患者临床特征及预后因素分析[J].现代肿瘤医学,2018,26(23):3841-3845.

（杨富阁　程留慧）

病例116　非霍奇金淋巴瘤

【基本资料】患者，男，47岁，腹痛3月余，发热3天。

【专科检查】腹部平坦，未见腹壁静脉曲张，左下腹部至脐部见30cm手术瘢痕，腹部柔软，腹部无压痛及反跳痛，腹部未触及包块，肝脾肋下未触及，墨菲征阴性，肝浊音界正常，双肾区无明显叩击痛，移动性浊音阴性。

【实验室检查】癌胚抗原（CEA）：1.69ng/mL，CA19-9：9U/mL↑，CA15-3：18U/mL↑，CA12-5：1415U/mL↑。

【影像图片】

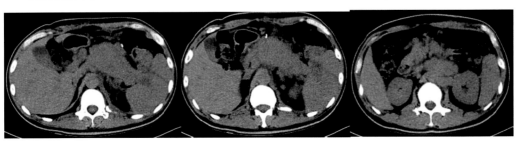

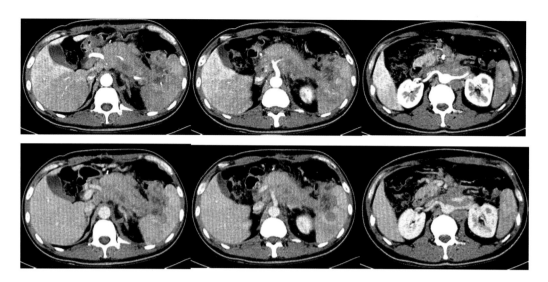

【影像特征】平扫胰腺体尾部可见一团块状低密度影，胰管扩张不明显，胰腺周围脂肪间隙尚可，未见明显渗出性改变，增强后肿块呈轻中度持续性强化，强化程度略低于胰腺正常组织，肿块包绕腹腔干，小网膜、腹膜后及脾门区多发肿块影，增强方式与胰腺肿块相似，肿块与左侧肾上腺界线欠清，强化欠均匀。

【病理结果】

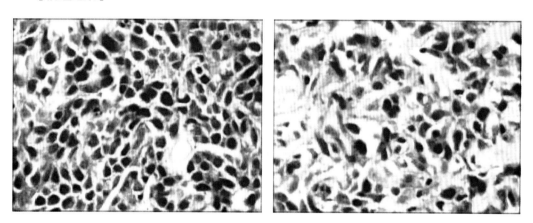

病理诊断：（腹膜后）病变符合非霍奇金淋巴瘤，弥漫性大 B 细胞淋巴瘤。

【病例小结】淋巴瘤已经成为严重威胁人类健康的常见恶性肿瘤之一。淋巴瘤常发生于中老年患者，也是发生于青壮年和儿童的常见恶性肿瘤，给患者带来沉重的经济负担。我国淋巴瘤的发病率增长较快，目前淋巴瘤的发病率居所有恶性肿瘤第 8 位。虽然近年来我国淋巴瘤的病理诊断与分型、分期和治疗方法等有了较大进展，但不同地区间仍存在较大的差异。淋巴瘤是起源于淋巴造血系统的恶性肿瘤，根据病理特点可分为霍奇金淋巴瘤和非霍奇金淋巴瘤两类，非霍奇金淋巴瘤（NHL）可有结外病变，胃肠道是其结外受累常见部位，而胰腺受累却非常罕见。胰腺淋巴瘤分为原发性和继发性胰腺淋巴瘤，胰腺原发性淋巴瘤（PPL）指淋巴瘤侵及胰腺组织，可伴有胰腺区域淋巴结的浸润，无纵隔及浅表淋巴结肿大，无肝脾浸润，外周血白细胞计数正常；胰腺继发性淋巴瘤（SPL）指淋巴瘤不仅侵及胰腺组织，还侵及其他脏器和（或）其他部位淋巴结。PPL 罕见，约占胰腺肿的 0.5%，而 SPL 相对多见，占 NHL 的 30%，多来源于邻近器官或淋巴结的浸润。SPL 的主要病理类型为 B 细胞来源的 NHL，好发于中老年男性。两者临床表现无特异性，常表现为腹痛、体重降低、黄疸、恶性呕吐，而 NHL 的临床症状发热、盗汗、体重减轻少见；肿瘤指标 CA19-9 多表现为正常，或当胆管、胰管扩张时表现为轻度增高，部分患者乳酸脱氢酶（LDH）和 β_2- 微球蛋白升高，且 β_2- 微球蛋白 > 2mg/L，LDH 异常为预后不佳的标志，这两项可作为随访观察的指标。NHL 病理：病变的淋巴结其切面外观呈鱼肉样，镜下正常淋巴结结构破坏，淋巴滤泡和淋巴窦可消失。增生或浸润的淋巴瘤细胞成分单一、排列紧密，大部分为 B 细胞性。NHL 分为结节型（滤泡型）与弥漫型两种，每种又分为 4 型，即高分化淋巴细胞型、低分化淋巴细胞型、混合细胞型（淋巴细胞与组织细胞）及组织细胞型。

影像学表现：原发性与继发性胰腺淋巴瘤影像学表现类似，包括局灶肿块型及弥漫型。局灶肿块型：多位于胰腺头部，体积较大；边界通常清晰，少数边界不清，易误诊为胰腺癌；CT 上为等、稍低密度，密度一般均匀，坏死囊变少见；MRI 上表现为 T1WI 均匀低信号，T2WI 低或高信号，信号均匀，DWI 呈高信号，ADC 值减低明显；增强后肿块均匀性轻中度强化，且持续性强化，强化程度低于胰腺实质的强化；包绕血管但不侵犯血管造成血管壁不光整、管腔狭窄；一般无胰管扩张，很少造成胰腺实质的萎缩；可有肾静脉平面以下的淋巴结肿大。弥漫型：常表现为胰腺体积弥漫性肿大，可取代正常胰腺实质，周围无包膜显示，这种表现可类似于急性胰腺炎，但是胰腺周围渗出通常较少；病灶信号通常均匀，增强后轻中度强化；可伴有胰腺周围及腹膜后淋巴结肿大。

治疗：胰腺淋巴瘤对化疗与放疗高度敏感，可应用以环磷酰胺、阿霉素、长春新碱和泼尼松（CHOP 方案）等为主的化疗或辅助放疗。单独使用化疗或放疗的患者术后存活时间为 13 ～ 22 个月。由于手术治疗创伤大、不能彻底切除淋巴瘤，术后并发症多以及恢复慢，一直存在较大的争议。

【鉴别诊断】

1. **胰腺癌**　胰腺癌相比胰腺淋巴瘤体积较小，密度不均，可有坏死囊变；胰管及胆管可见明显扩张，伴有远端腺体的萎缩。胰腺癌具有噬血管、噬神经生长特点，常侵犯邻近血管，导致狭窄及栓塞。胰腺癌转移肿大淋巴结几乎不会出现在左肾静脉水平以下。胰腺癌为乏血供肿瘤，相对正常胰腺组织弱强化。

2. **急性胰腺炎**　弥漫型胰腺淋巴瘤表现为胰腺体积弥漫性增大，需与急性胰腺炎相鉴别。典型的急性胰腺炎有胰周脂肪间隙模糊及胰周渗出，炎症可累及腹膜后、肠系膜根部，急性重症胰腺炎可见胰管的断裂，而胰腺淋巴瘤无或较少有胰周炎症，且无胰管的断裂。若伴有胰周及腹膜后淋巴结肿大，更容易排除急性胰腺炎的可能。

3. **自身免疫性胰腺炎**　自身免疫性胰腺炎表现为胰腺弥漫性或局灶性的增大，伴有胰管不规则的狭窄；假包膜是其特征之一，因炎症及纤维化累及胰腺周围脂肪组织造成自身免疫性胰腺炎，具有延迟强化特点。胰腺淋巴瘤无包膜，T2WI信号较高且均匀，增强轻中度强化。

【参考文献】

[1]SWERDLOW S H, CAMPOE, PILERISA, et al. The 2016 revision of the world Health Organization classification of lymphoid neoplasms[J]. Blood,2016,127(20):2375-2390.

[2]FUJINAGA Y, LALL C,PATEL A, et al. MR features of primary and secondary malignant lymphoma of the pancreas:a pictorial review[J]. Insights imaging,2013,4(3):321-329.

[3]GHOBAKHLOU M, MOHAMMAD AIIZADEH A H, NADERI N,et al. A patient with cllronic hepatitis C and a pancreatic mass in endoscopic ultmsound[J].Case Rep Gastroenterol,2012(6):387-393.

[4]YOSHO F,TSUTOSHI A, SEITARO A, et al.Non-Hodgkin Lymphoma MimickingPancreatic Adeno-carcinoma and Peritoneal Carcinomatosis[J]. J Clin Oncol,2013(31):e373-e376.

[5]LI Z, ZHANG S, VASDANI N, et al. Clues for diagnosing primary pancreatic lymphoma[J]. CaseRep Gastmenterol,2012,6(2):438-445.

（郭　伟　王亚洲　王道清）

病例117　高分化脂肪肉瘤

【基本资料】女，26岁，因"孕检时发现腹腔肿块，引产后求进一步治疗"入院，患者神志清，精神差，诉腹部疼痛，行走时加重，休息后缓解，大小便正常。

【专科检查】腹部平坦，腹部紧张度正常，腹部有压痛，无反跳痛，腹部未触及包块，移动性浊音阴性，肠鸣音未见异常。

【实验室检查】无明显异常。

【影像图片】

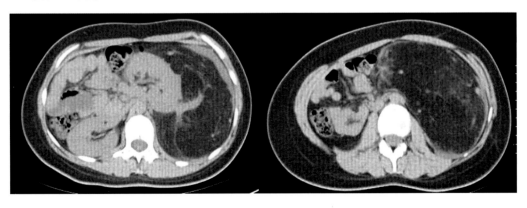

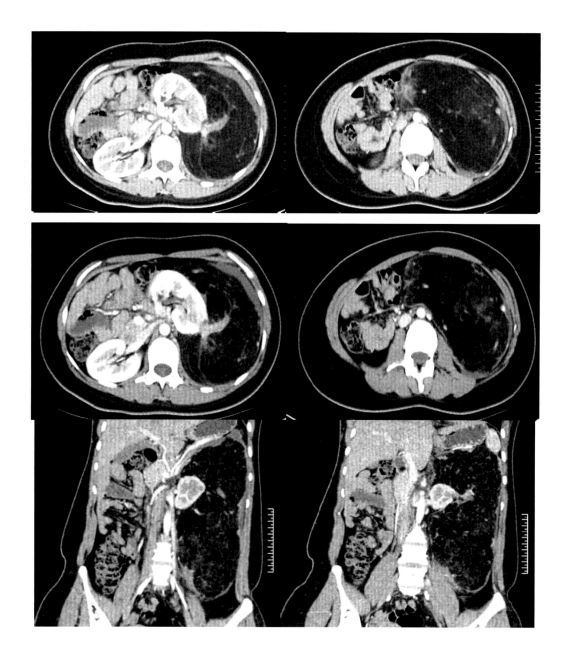

【影像特征】平扫显示左侧腹膜后可见巨大团块状影,脂肪密度为主,上方至脾脏下缘,下方至盆腔入口处,较大截面约 11 cm × 14.5 cm × 27.6 cm,CT 值约 - 92HU 左右,内部密度不均匀,可见条索状、片状软组织密度影,增强后病灶内软组织成分呈明显不均匀渐进性强化,脂肪成分未见明显强化,周围组织脏器明显受压、移位,左肾局部皮质变薄、缺损。

【病理结果】

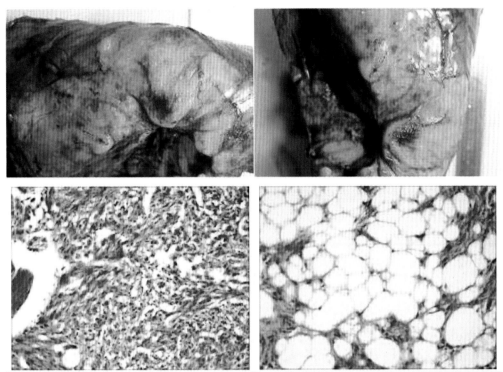

　　肉眼所见：（送检）大小 32.5 cm×15 cm×6.5 cm 灰黄组织 1 块，包膜完整，切面灰黄质软，部分质稍硬。

　　病理诊断：（腹膜后占位）高分化脂肪肉瘤，部分去分化。

　　免疫组化：MDM2、CDK4（部分＋）、CK（－）、Desmin（部分＋）、P16（部分＋）、S-100（＋）、Vimentin（＋）、CD34（－）、HMB45（部分＋）、Ki-67（3%＋）。

　　【病例小结】脂肪肉瘤是最常见的软组织肉瘤之一，占所有软组织肉瘤的 14%~18%。病因至今不明，可能与外伤、血肿、病毒、感染及放射治疗有一定关系。脂肪肉瘤是来源于血管周围、体腔及肌腱间隙的未分化间叶组织细胞，由成脂肪细胞到成熟脂肪细胞不同分化阶段的细胞构成，由脂肪瘤恶变而来者罕见。脂肪肉瘤按照病理类型分型：高分化型脂肪肉瘤、黏液型脂肪肉瘤、去分化型脂肪肉瘤、圆细胞型脂肪肉瘤及多形型脂肪肉瘤。高分化型脂肪肉瘤、黏液型脂肪肉瘤属低度恶性肿瘤，转移率低，但局部复发率高，5 年生存率达 90%；去分化型、圆细胞型及多形型属高度恶性，极易复发及转移，5 年生存率分别为 75%、60%、30% ~ 50%，多局部浸润性生长，切除后易复发。低分化者易转移，多转移至肺和肝。脂肪肉瘤可以以混合的形式存在，包括上述 5 种亚型的混合类型。其中高分化脂肪肉瘤占所有脂肪肉瘤的 30%，类似脂肪瘤，脂肪组织＞75%；恶性程度较低，预后较好，有局部复发和发生去分化的倾向，几乎从不转移；肿瘤巨大，部位较深，常位于腹膜后和四肢深部，境界清楚。肿瘤几乎全由成熟脂肪细胞组成，并由纤维组织分成大小不等的叶，酷似脂肪瘤。瘤细胞轻度多形，在某些纤维组织区可见空泡性细胞，核大而深染多形。如纤维组织增多，可称为硬化性脂肪肉瘤。分化好的脂肪肉瘤又包括脂肪瘤样脂肪肉瘤、硬化性脂肪肉瘤。

影像学表现：CT见肿瘤内大部分成分呈脂肪密度，肿块巨大，边界清楚，瘤内可见云絮状、条纹状边缘模糊的略高密度影及粗细不一间隔，肿瘤外缘形成假包膜，血供多不丰富，增强扫描多轻度强化。肿瘤内分隔及不均质是其特点，CT所示的云絮状、条纹状略高密度影及分隔与脂肪母细胞、梭形细胞、胶原和纤维组织等成分有关。T1WI、T2WI上均呈高信号，脂肪抑制信号明显下降，常含有纤维分隔和局灶性的其他非脂肪结构，增强后轻中度不均匀强化。

治疗：脂肪肉瘤的治疗方法包括手术治疗、放射治疗、化疗、靶向治疗和免疫治疗，其治疗原则是以手术为主，手术原则是尽量采取扩大切除，除肿瘤组织外，要切除肿瘤周围1～2cm的正常组织，以减轻局部复发；对于难以一期手术切除的巨大肿瘤或术后肿瘤有残留的患者，可进行局部放疗，降低局部的复发率；对于晚期转移的患者，化疗也是首选方案；目前主要的化疗方案是异环磷酰胺联合阿霉素或者异环磷酰胺联合阿霉素和达卡巴嗪。目前免疫治疗和靶向治疗在脂肪肉瘤中也起到了很大的作用；免疫治疗的药物主要是PD-1抑制药，靶向治疗的药物主要是小分子TKI的抑制药，包括安罗替尼、瑞戈非尼和索拉非尼。

【鉴别诊断】

1. **畸胎瘤**　好发于婴幼儿，成人少见，女性多于男性。多表现为较大不均质肿块，边界清楚。密度或信号混杂，可见实性、囊性成分，并可有脂肪成分、毛发或者钙化。增强扫描后实性成分可见强化。

2. **平滑肌肉瘤**　占原发性腹膜后肿瘤的第2位，女性多见。表现为腹膜后类圆形或分叶状巨大肿块。起源于腹膜后平滑肌、下腔静脉壁平滑肌，可侵犯血管腔。特征：实性肿块，信号/密度欠均匀，其内可见多发不规则坏死与囊变，不含脂肪。增强扫描实质部分不均匀明显强化，也可呈不规则环形强化。当脂肪肉瘤内不含成熟脂肪成分时，两者很难鉴别。

3. **肾血管平滑肌脂肪瘤**　多见于肾包膜下或突出于肾轮廓，呈圆形、卵圆形或不规则分叶状，边界清楚，肿块密度或信号取决于其内脂肪与非脂肪成分的比例，其内可见脂肪密度或信号具有特征性，增强扫描后脂肪成分不强化，血管平滑肌成分动脉期明显不均匀强化，髓质期及延迟期强化减低。

4. **脂肪瘤**　病理、影像上都难与分化良好的脂肪肉瘤相鉴别。脂肪瘤很少发生于腹膜后，脂肪肉瘤发生于腹膜后多见。脂肪瘤多为良性，一般比较小，而脂肪肉瘤多为恶性，呈侵袭性生长，易形成较大的肿块。

【参考文献】

[1] 洪志友,张禹,朱友志,等.腹盆部非固有脏器恶性软组织肿瘤的CT和MRI征象分析[J].中国CT和MRI杂志,2022,20(2):149-154.

[2] 景传博,万振法,刘继鹏.腹膜后脂肪肉瘤病理及CT多样性分析[J].山西医药杂志,2022, 51(6):644-645.

[3]吴琼,姜慧杰,张瑾,等.原发性腹膜后肿物的影像诊断思维[J].影像诊断与介入放射学,2022,31(2):153-156.

[4]解文静,张海燕,王喜林.原发性腹膜后脂肪肉瘤MSCT影像学征象分析[J].中国CT和MRI杂志,2021,19(5):48-50.

（孟 轲 王亚洲）

病例118 腹腔淋巴结结核

【基本资料】患者，女，24岁，10个月前因黏液便于县级人民医院行肠镜检查，提示"溃疡性结肠炎"，给予对症处理，用药后症状缓解；2个月前于我院行肠镜检查，考虑克罗恩病，给予乌司奴单抗治疗，用药后症状缓解。现大便1～2次/日，糊状便，偶有黏液，小便正常。患者平素身体状况良好,否认肺结核；既往史：2021年4月于县级医院做肛周脓肿引流术，2022年2月于我院行肛周脓肿一次性根治术，术后恢复可。

【专科检查】肛缘5点位可见一陈旧性瘢痕。指检：肛门括约肌功能可，距肛缘5 cm处可触及肠黏膜凹凸不平，退指指套未见明显染血；镜检：直肠黏膜松弛，堆积镜口。

【实验室检查】结核特异抗原刺激 γ 干扰素测定 162 SFCs/108PBMC（0~8）↑，余生化检查及肿瘤标志物无特异性表现。

【影像图片】

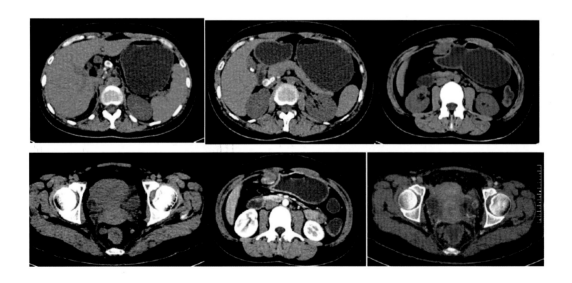

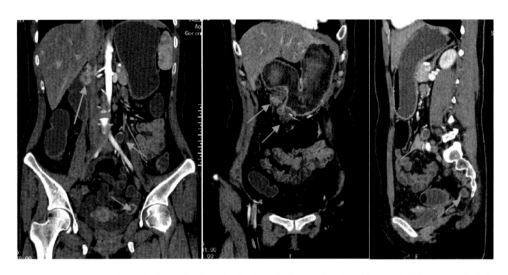

【影像特征】平扫肝门部、腹腔、腹膜后、盆腔、双侧髂血管区、骶前及直肠周围可见多发肿大淋巴结影，部分伴钙化，部分边界模糊，周围可见炎性渗出影；增强部分淋巴结呈环形强化，部分其内可见低密度液化影。

【病理结果】

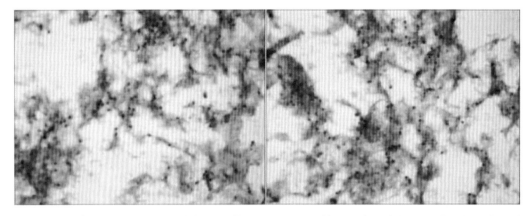

病理诊断：（盆腔脓肿细针穿刺液及薄层细胞 TCT）镜下见多量中性粒细胞及坏死物，未见恶性肿瘤细胞。

（漂浮物）镜下见少量炎性渗出及个别上皮样细胞，局灶坏死，考虑肉芽肿性变。院外 TB-DNA 回示：（+），符合结核。

免疫组化：CK（-）、Vim（+）、CD68（+）、CD163（+）、CD1a（-）、LCA（+）、Ki-67（3%）。

【病例小结】结核病是一种非特异性传染性疾病，其中腹腔结核病的发病率为 11%～16%。结核杆菌侵犯腹腔腹膜、网膜、肠以及腹腔淋巴系统等各脏器引起的病变，称为腹腔结核，该病早期发病较为隐匿，可表现为某一器官为主的单独发病，也常见与腹外结核并发，一定程度上增加了临床腹腔结核的诊疗难度。结核病中肺外结核病占全部的 25%～30%，病死率占总病死率的 14%～17%，而腹部则是肺外结核最常见的发病部位，可见单个脏器或多器官、多系统发病。然而，腹部结核的临床表现缺乏特异性，常缺乏典型结核病表现，一定程度上给临床准确诊断和及时治疗带来困难，故需临床表现、影像与病理检查相结合进行诊治。腹腔结核作为一种弥漫性感染性疾病，是腹部结核病最常见的表现，占55%~66%，主要因结核分支杆菌感染腹膜、脏器、腹腔淋巴结所致，在临床影像诊断等方面具有多样性、复杂性及不典型性的特征。腹部淋巴结结核按其病理组织学改变分为：结核肉芽肿性淋巴结炎；结核性淋巴结干酪样坏死；结核性淋巴结脓肿；结核性淋巴结钙化，常多种改变同时存在。

影像学表现：淋巴结结核患者早期结核中毒症状不典型，多仅表现为单侧单发或多发无痛肿块，因此不易与淋巴结炎、恶性淋巴瘤及颈部转移癌等相鉴别，早期容易造成漏诊、误诊。早期病变多呈聚集状或簇状分布，随病情进展，淋巴结周围炎症浸润，淋巴结外包膜破坏，淋巴结结构消失，中央大片坏死，各淋巴结间结缔组织间隙消失，呈典型的环形强化。脓肿成熟后，可见囊性结构，形成寒性脓肿，破溃后形成窦道。腹部淋巴结结核最常见的表现是肠系膜和胰腺周围淋巴结肿大，常多组淋巴结同时受累。大多数（40%~60%）腹部淋巴结结核表现为干酪样坏死的特征：淋巴结肿大，中央低密度，增强扫描呈环形强化。其他的表现包括淋巴结融合成混合密度肿块，密度均匀、强化均匀的肿大淋巴结及淋巴结数量增多但大小正常或稍增大等。腹部淋巴结结核所致淋巴结肿大一般不会导致胆道、胃肠道或泌尿生殖道的梗阻。淋巴结钙化为结核后遗症，表现为点片状不规则高密度影，边界清晰。

【鉴别诊断】

1. **淋巴瘤** 影像检查表现为腹腔、腹膜后均质的椭圆形肿块，也可以是圆形或融合成团块状，腹部恶性淋巴瘤在邻近血管时，肿大淋巴结对周围血管不是侵蚀浸润或破坏，而是包埋或沿着血管串珠状排列，或轻度推移血管，血管似漂浮于这些融合成片的淋巴结中，称为血管漂浮征或包埋征。坏死及钙化少见，腹部与盆腔多区域同时受累，范围较转移性淋巴结广泛，不遵循淋巴引流途径。

2. **巨淋巴结增生** 又称血管滤泡型淋巴组织增生，是一种非常少见的良性淋巴结增生病，又称卡斯尔曼病。根据组织病理学特征，将其分为两型：即透明细胞型和浆细胞型，前者占80%~90%，而后者仅占10%。按病变范围分为局灶型和弥漫型两种。好发部位为胸部，尤其是中纵隔、颈部、腹部，多表现为边界清楚的孤立软组织肿块影，病灶大小不等，密度均匀，极少有出血和坏死。部分病例可见分支状、斑点状或弧形钙化影，强化形式可多样，强化方式多为持续性强化，另有部分病灶周边可见索条状明显强化影，为环绕病灶周边的分支血管，是本病的一个特征性表现。肿块本身对周围组织、血管多呈推压改变，少见侵犯征象。

3. **恶性肿瘤淋巴结转移** 腹部淋巴结转移大多数来自腹、盆部器官的恶性肿瘤，少数来自肺癌、乳癌及恶性黑色素瘤等。腹部淋巴结转移有一定的规律性，主要分布于网膜、腹主动脉上区，其次为肠系膜及肾旁前间隙，而腹主动脉下区分布较少。病灶多孤立、散在分布，少数平扫融合呈块状。增强扫描多呈均匀强化，少数坏死范围较大的病灶可出现环状强化，但强化环较厚且厚薄不均匀、其内无强化的液化坏死区多呈不规则斑片状，无钙化，结核菌素试验或全身检查可以进行排除。

4. 感染引起的淋巴结反应性增生 部分病毒或金黄色葡萄球菌感染患者可出现淋巴结反应性增大，利用实验室检查及胸部CT有鉴别价值。

【参考文献】

[1]刘万里,黄子慧.淋巴结结核中西医诊疗学[M].北京:中国中医药出版社,2018.

[2]高璐珏,黄子慧,王新方,等.淋巴结结核1082例临床分析[J].中国感染与化疗杂志,2021,21(5):505-511.

[3]李文飞.129例首次诊断淋巴结结核的临床特点：一项回顾性分析[D].广州：南方医科大学,2018.

[4]何敏,苟安营,赖广顺,等. T-spot.TB在克罗恩病和肠结核鉴别诊断中的价值[J].医学综述,2014,20(23):4364-4366.

[5]刘小利,刘涛.新版《肺结核诊断标准》解读[J].中华灾害救援医学,2018,6(4):181-183.

（孟 轲 张保朋）

病例119 腹壁淋巴管囊肿

【基本资料】患者，女，12岁，主诉：发现左下腹肿物1天余。

【专科检查】左下腹可触及肿物，大小约4cm×4cm，表面光滑，质软，活动度可，无触痛，表面皮肤无红肿。

【实验室检查】未见明显异常。

【影像图片】

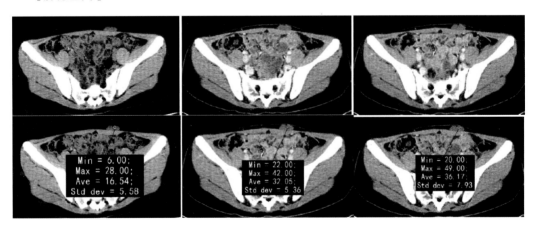

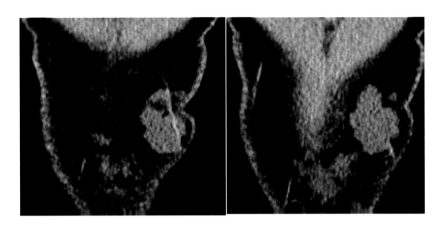

【影像特征】左侧下腹壁皮下脂肪层内见软组织密度影，大小约 1.1 cm×3.1 cm×3.7 cm，边缘清晰，形态不规则，内部密度较均匀，平均 CT 值约 16.5HU；病灶质地较软，冠状位呈塑形性改变；增强扫描病灶呈轻度强化，动脉期、静脉期 CT 值分别约 32.0HU、36.1HU，与肌肉分界清晰；冠状位可见"血管穿行征"，穿行的血管管壁光滑，管腔均匀，无明显受压移位性改变。

【病理结果】

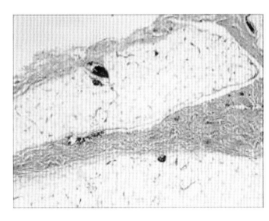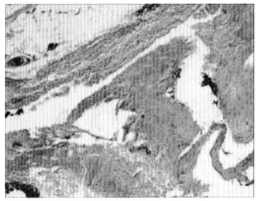

肉眼所见：（送检）8.7 cm×6 cm×2 cm 灰黄色组织 1 块，切开呈囊实性，囊内可见红褐色液体，壁厚 0.1 cm。

病理诊断：（腹壁肿物）符合淋巴管囊肿。

【病例小结】淋巴管囊肿又叫淋巴管瘤、囊性水瘤，是起源于淋巴管系统的良性病变，也是一种先天性良性错构瘤。目前，淋巴管囊肿的病因尚不明确，多数学者认为是由于淋巴管先天发育畸形或某些后天因素（如外伤、感染、炎症、寄生虫等）引起的发病部位淋巴液排出障碍所致；前者多见于婴幼儿，后者多见于年长儿或成年人。淋巴管囊肿的临床表现无特异性。浅表部位淋巴管囊肿多表现为无痛性肿块；腹腔淋巴管囊肿多以腹痛为首发症状；随着囊肿体积的增大，可压迫周围组织器官出现相应症状，如呼吸困难、吞咽困难、肠梗阻、肠扭转等；若囊肿合并感染，可出现发热。

淋巴管囊肿以淋巴管扩张、增生、结构紊乱为病理特征；组织学上根据淋巴管扩张的程度将其分为3型：①单纯性淋巴管囊肿：由扩张的不规则的毛细淋巴管丛所组成，间质较少，主要发生在皮肤、皮下组织和黏膜层。②海绵状淋巴管囊肿：淋巴管扩大呈窦状，其内充满淋巴液，呈多房性囊腔，周围间质较多，病变侵及皮肤、黏膜、皮下组织和深部结构，如肌肉、后腹膜、纵隔等。③囊状淋巴管囊肿：其囊腔大，可单房或多房，互相交通，腔内有大量透明微黄色的淋巴液，囊壁甚薄，覆有内皮细胞，偶带有淋巴细胞及纤维基质。常常紧贴在大静脉和淋巴管旁，好发于颈部、腋窝、腹部及腹股沟区域，与海绵状淋巴管瘤不同的是有更大的囊性腔隙。

影像学表现：①发生部位：淋巴管囊肿好发于颈部，其次为腋下及纵隔，发生腹壁的淋巴管囊肿很少见。②形态：病变形态多样，多呈多房型，形态不规则；单房型多呈圆形或卵圆形；病灶多较大，边界清楚，包膜完整。③生长特点：多数病变具有沿组织间隙"爬行性生长"的特点，可同时累及多个组织间隙，病灶形态与局部间隙相吻合，呈塑形性改变，病灶内可见被包裹的血管、肌肉，且无浸润破坏表现，此为淋巴管囊肿特征性影像学表现。④CT平扫特点：绝大多数病变呈均匀一致的液性低密度，当囊液为乳糜液时密度较低；含脂性成分时CT值可为负值，大部分脂肪成分位于囊肿边缘或分隔旁；合并出血感染时囊液密度增高。囊壁菲薄，多数无显示，钙化少见，无壁结节；囊内多有分隔。⑤CT增强特点：肿块无增强，囊壁和分隔可有轻度增强；部分囊内可见"血管穿行征"，即血管在囊肿内无明显受压移位性改变，此征象对确诊淋巴管囊肿及与其他囊肿相鉴别有非常重要的意义。

[鉴别诊断]

1. 腹壁脂肪瘤 多表现为类圆形脂肪密度肿块，边界多清晰，密度均匀，CT值呈负值；淋巴管囊肿多为液性密度，少数可含有脂肪成分且多位于囊肿边缘或分隔旁，可鉴别。

2. 腹壁疝 多为腹腔肠管或腹腔内脂肪成分疝入腹壁，连续层面可观察到腹壁肿块与腹腔肠管或腹腔脂肪有延续，而淋巴管囊肿为腹壁独立肿块，与腹腔组织脏器无关联，可与之相鉴别。

3. 腹壁神经纤维瘤 为多为圆形、椭圆形肿块，边界清，密度均匀，平扫CT在15～25HU，增强后可均匀强化；淋巴管囊肿平扫多为液性密度，增强后囊内容物不强化，囊壁及分隔可有轻度强化，可与之相鉴别。

[参考文献]

[1]崔楷悦,苏南,段于河,等.胸腹壁巨大淋巴管瘤1例报告及文献复习[J].临床小儿外科杂志,2018,17(9):717-718.

[2]韩明丽,王栋华,陈红燕.腹膜后淋巴管囊肿超声表现1例[J].临床超声医学杂志,2019,21(6):463.

[3]蒋泽波,谢秀娟,陈惠娴,等.超声引导下置管引流术在卵巢恶性肿瘤术后淋巴管囊肿治疗中的应用价值[J].中国实用医药,2019,14(4):20-21.

[4]门昌君,张国梁,王烨,等.内镜黏膜下剥离术治疗胃淋巴管囊肿一例[J].中华消化内镜杂志,2021,38(4):321-322.

（杨世彤　温泽迎　王道清）

第四章

骨肌

病例120　颅骨骨瘤

【基本资料】男，18岁，发现左侧颅骨包块2年，约鸡蛋大小，无明显疼痛，未治疗。

【专科检查】左侧顶枕部可触及约鸡蛋大小质硬肿块，未见明显压痛，质硬，活动度差，余无特殊。

【实验室检查】生化检查及肿瘤标志物未见明显特异性异常。

【影像图片】

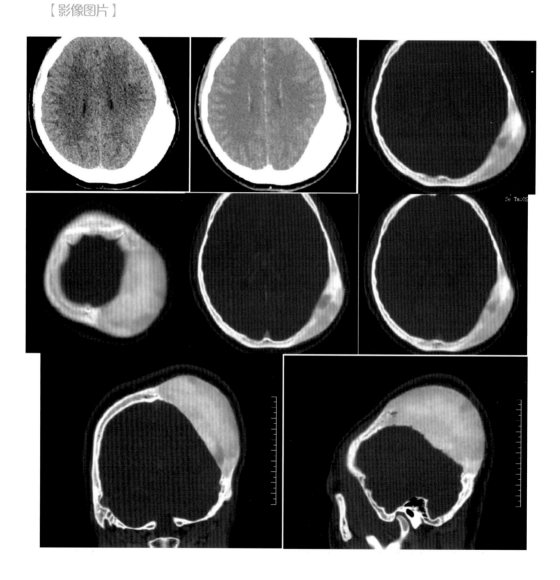

【影像特征】左侧颞顶枕骨局部骨质明显增厚，可见磨玻璃样改变，内部局部可见斑片状略低密度影，余密度较均匀，邻近脑实质呈略受压改变。增强骨性病灶及脑实质内未见明显强化灶。

【病理结果】

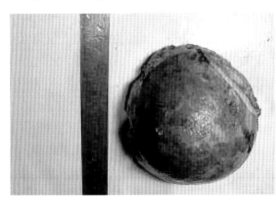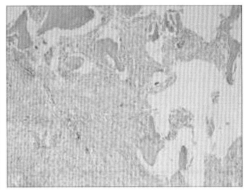

肉眼所见：（送检颅骨）15 cm×13.5 cm×8 cm 颅骨组织 1 块，切面灰白、灰红，质硬，脱钙处理。

病理诊断：（颅骨）镜下可见增生的成熟编织骨，局部可见黏合线形成，间质内纤维组织增生伴水肿，病变考虑骨瘤。

【病例小结】骨瘤是一种良性骨肿瘤，好发于青少年。95% 以上发生在颅骨和鼻旁窦内，骨瘤是一种形成成熟、高分化的骨的良性肿瘤。多发生于鼻旁窦，总体发生率 75%，也可以发生于颅骨外板，下颌骨和管状骨表面。形态呈圆形或卵圆形，边界清楚，可以为宽基底或有蒂。10 ~ 80 岁均可见，50% 以上在 50 ~ 70 岁年龄，男女比例 2：1，临床症状不明显，通常偶然发现，< 5% 的骨瘤是有症状的，可以表现为无症状的肿块，肿块较大时症状与邻近组织相关。多发骨瘤应警惕 Gardner 综合征（常染色体显性遗传）的可能性。

骨瘤在组织学上，大体表现质硬、色白，致密皮质骨。镜下可表现为混合骨类型，松质骨区域见薄的小梁结构，有髓质，包含编织骨，通常显示转化成层状骨的活性骨形成。编织骨表现为大量的圆形骨细胞间隙。板层骨区域见窄的成熟骨基质平行层，致密成束的胶原纤维，有小的和少量的腔隙，在骨髓间隙没有哈弗斯系统。

骨瘤的影像学表现：CT 表现与 X 线平片类似，大多表现为类骨质，骨质密度大多均匀，混合的板层骨和松质骨可以在鼻旁窦病变中见到，密度混杂。病变可以产生于骨表面，髓内延伸和膨胀常见于鼻窦，无软组织肿块，无骨膜反应或罕见骨膜反应，边界清楚。罕见者可见包含脂肪密度区域。

【鉴别诊断】

1. **骨样骨瘤** 骨样骨瘤是一种生长潜能有限的成骨性骨肿瘤，由成骨性结缔组织及其形成的骨样组织所构成，故称为骨样骨瘤，属于常见的良性成骨性肿瘤，主要发生于四肢长骨骨干，多见于胫骨和股骨，其次是足部短骨、脊柱、肱骨和腓骨，它可以发生在骨的任何部位，但主要发生在骨干。骨样骨瘤的一个重要临床特征是持久性疼痛，夜间加重，多数可用阿司匹林缓解，临床上常以此为诊断依据。瘤体的大小是骨样骨瘤的另一特点，其大小为 1.0 ~ 1.5 cm。综上所述，骨样骨瘤通常临床疼痛症状明显，有周围软组织炎症反应的表现，有特征性瘤巢。

2. **骨软骨瘤**　是一种常染色体显性遗传病，以多发性、外生性骨疣为特征。骨软骨瘤有恶变的可能，主要治疗方法为手术治疗。骨软骨瘤也是儿童期常见的良性骨肿瘤，通常位于干骺端软骨化骨的一侧骨皮质，向骨表面生长，长骨多见。有软骨帽，又称外生骨疣。本病可分为单发性和多发性，后者有遗传倾向，并影响骨骺发育或产生肢体畸形，称为多发性遗传性骨软骨瘤病，或骨干续连症。

3. **颅骨脑膜瘤**　邻近颅骨的脑膜瘤常可造成骨质的变化。典型的脑膜瘤在未增强的 CT 扫描中，呈现孤立的等密度或高密度占位病变，其基底较宽，密度均匀一致，边缘清晰，瘤内可见钙化；增强后通常增生硬化明显，有软组织肿块，有明显脑膜增厚和强化，可出现脑膜尾征。而颅骨骨瘤和脑膜瘤的区别在于发生的位置、生长部位不同。首先，颅骨骨瘤发生在颅骨，这是一种良性病变。脑膜瘤发生在蛛网膜帽状细胞中。大部分为良性病变，少数为恶性脑膜瘤。其次，颅骨骨瘤大多生长在颅盖，但也生长在颅底和脑组织。脑膜瘤大多生长在大脑的凸面、颅底和大脑镰旁处，并与脑膜紧密黏附。

4. **额骨内板增生症**　额骨内板增生症临床上较少见，又称 Morgagni 或 Morgagni-Stewart Morel 综合征，是骨纤维的异常增生，其特点除额骨内板增生外，还有肥胖和多毛，常见于停经后的老年妇女，额骨内板明显呈波浪状不规则增厚。

5. **嗜酸性肉芽肿**　嗜酸性肉芽肿是一种孤立的组织细胞的非肿瘤性质的异常分化，是朗格汉斯细胞增多症的一种表现。嗜酸性肉芽肿多发生于儿童或青少年，5 ~ 10 岁多见，多数情况下发生于骨骼的部位，最常见的发病部位在颅骨、脊柱、肋骨、四肢。嗜酸性肉芽肿产生的原因多是感染性和免疫原性的，不属于恶性肿瘤，是一种良性的细胞增生。临床有疼痛症状，颅骨通常无明显膨胀，有"穿凿样"骨质破坏，边缘清楚，常伴周围软组织肿块和肿胀。

6. **表皮样囊肿**　表皮样囊肿也称为毛囊漏斗部囊肿，通常位于颅缝位置，常在面部、颈部、躯干，其边缘清楚光滑，有硬化囊，内呈低密度但较混杂。

【参考文献】

[1]蒋瑞芳,宿玉成,余立江,等.Gardner 综合征的病例报告及文献回顾[J].口腔颌面外科杂志,2017,27（2）:144-149.

[2]熊南翔,赵洪洋,张方成,等.颅骨骨瘤临床分类和手术方法的探讨[J].中华神经外科杂志,2006,22（3）:166-167.

[3]李龙,孙亚邓,苏亦明.硬膜下骨瘤一例[J].中华神经外科杂志,2004.20（1）:21.

[4]曲华丽,彭旭红,张雪林.骨瘤的MRI表现及其与病理对照分析[J].临床放射学杂志,2010,29（4）:482-485.

[5]吴近芳,赵启明,陆新,等.经发际的远位切口切除额部颅骨骨瘤:附7例临床病例报告[J].中国美容整形外科杂志,2012,23（10）:601-603.

（孟　轲　张保朋）

病例121　颅骨海绵状血管瘤

【基本资料】患者，男，55岁，10天前无明显诱因于午后出现头痛，前额及枕部明显，呈搏动样、发作性，无头晕、头懵，无恶心、呕吐，无意识丧失及肢体障碍，数小时后可自行缓解。近10天来症状反复发作，时轻时重。

【专科检查】一般情况：神志清楚，意识内容无异常，计算力正常，记忆力正常，理解力正常，定向力正常，语言功能无异常，无失认及体象障碍。运动系统：右利手，正常步态。脑膜刺激征：颈抵抗阴性，克氏征阴性，布鲁津斯基征阴性。自主神经机能：皮肤温度未见异常，排汗功能正常，皮肤划痕试验阴性。

【实验室检查】未见明显异常。

【影像图片】

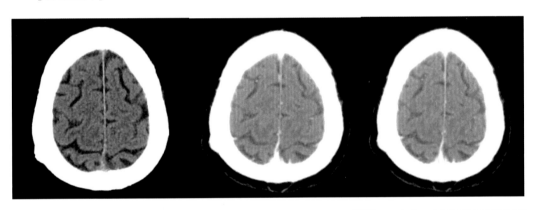

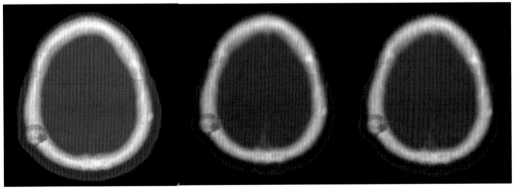

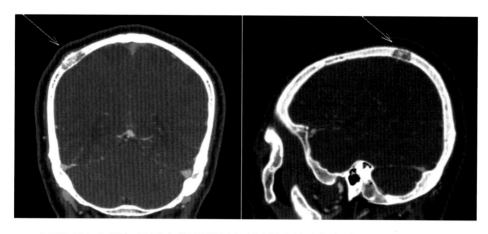

【影像特征】平扫显示右侧顶骨局部类椭圆形混杂密度影，大小约 1.6 cm × 1.2 cm，边界清晰，病灶内可见溶骨性骨质破坏，邻近颅骨外板可见骨膜反应。增强及三维重建后显示病灶强化不明显。

【病理结果】

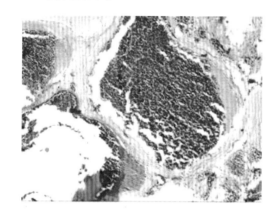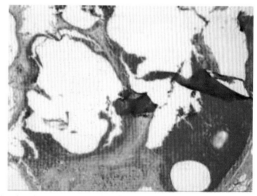

肉眼所见:（送检）2 cm × 2 cm × 1.5 cm 灰黄色骨组织 1 块，脱钙处理。

病理诊断:（颅骨）海绵状血管瘤。

【病例小结】颅骨海绵状血管瘤（calvarial cavernous hemangioma,CCH）是起源于颅骨的良性血管源性肿瘤，发病率较低，约占颅骨肿瘤的 0.2%，占颅骨良性肿瘤 10%，其可发生于颅骨的任何部位，多见于顶骨，其次为额骨，多为单发，多发者罕见；以中年女性多见，男女比约为（2 ~ 4）：1；发病高峰年龄在 40 ~ 50 岁，其生长缓慢，但可引起疼痛或不同程度的颅骨破坏。颅骨海绵状血管瘤主要起源于板障中的血管，主要由颈外动脉的脑膜分支和颞浅动脉供血。颅骨海绵状血管瘤大多侵犯颅骨板障和颅骨外板，颅骨内板鲜有受累，颅骨内板和颅外广泛受累较罕见。由于颅骨海绵状血管瘤与其他颅骨肿瘤很难辨别，所以术前确诊率仅 55%。血管瘤根据主要血管组织成分，分为 4 种类型，即海绵状血管瘤、毛细血管瘤、动静脉畸形与静脉畸形，这些类型可以共同存在。海绵状血管瘤是其中最常见的类型，它多发生于椎体，极少发生于颅骨。

组织学上骨内海绵状血管瘤由薄壁的血管通道构成，内皮细胞呈单层扁平排列，散布于骨小梁之间。毛细血管瘤与海绵状血管瘤相似，但包括了更多放射状扩张的毛细血管大小的血管样。混合型的可以包括两种类型的组织学形式。骨小梁是正常骨周围血管畸形扩大所引起的应力反应性破骨细胞重塑的结果，骨小梁被认为是由于血管畸形扩大所引起的应力引起的骨碎屑重塑。

影像学表现：CT 平扫可呈高密度影或高、稍高密度的混合密度。骨窗可以确定骨内病变及周围软组织侵及的范围。颅骨海绵状血管瘤典型表现为板障膨胀，内外皮质变薄或外板破坏消失，呈边界清晰的膨胀性破坏区，内有放射状骨性间隔，放射状骨针与颅板垂直，表现为典型的溶骨性的"蜂窝状"或"日光放射状"改变。骨皮质可以显著扩张，只剩下薄薄的骨壳。CT 也能准确地显示对邻近骨质的破坏及并发的并发症如骨内外板的骨折。MRI 对于 CCH 评估同样有效。信号特征取决于慢流静脉血管的数量和骨髓脂肪组织的数量。T1WI 上，小病灶趋于高信号而大病灶趋于低信号。T2WI 上病灶因低流速的血管显示为高信号。颅骨海绵状血管瘤内部骨质的破坏程度、残余骨质的致密程度不一，肿瘤内可破裂出血、血肿机化、钙化、血栓形成、纤维结缔组织增生等诸多原因，导致病灶信号不均匀。DWI 以等或低信号多见，ADC 值有不同程度升高。少数病灶 DWI 信号不均匀增高。增强扫描病灶明显不均匀强化，颅骨残余板障区域强化程度较低，颅骨内侧或内外两侧瘤体区强化程度较高。

【鉴别诊断】

1. **颅骨嗜酸性肉芽肿** 好发于儿童和青少年，好发年龄为 5～10 岁，好发于额骨。50% 患者年龄均≤ 15 岁。最常见的症状是逐渐增大的触痛肿块。主要为肉芽肿所在部位的颅骨遭受溶骨性破坏而出现局灶性颅骨缺损征象，呈椭圆形或不规则破坏透亮区，边界清楚，骨破坏程度一般外板大于内板，无骨膜反应。CT 骨窗可见缺损颅骨呈"斜边征"或"双边征"；增强扫描多明显强化。

2. **颅骨表皮样囊肿** 又称胆脂瘤，一般发病年龄在 30～40 岁，主要临床表现为头痛或逐渐增大的无痛性包块。常见于颅骨近中线部位的额、颞、枕骨。有"见缝就钻"的生长特点，形态不规则。CT 表现为颅骨局限性膨胀性骨质破坏，典型表现可呈"火山口样"骨质缺损。MRI T1WI 主要表现为稍低信号伴有不均匀高信号，T2WI 则以高信号为主伴有片状低信号，DWI 呈高信号对诊断此病具有重要价值。CT 或 MRI 增强扫描后多数病变不强化。

3. **骨髓瘤** 40 岁以上患者多见。影像学表现为颅骨弥漫性分布，边缘清楚的溶骨性破坏区，无骨膜反应，常可见软组织肿块。实验室检查尿中可见"本 - 周蛋白"，骨髓涂片中可见骨髓瘤细胞。

4. **颅骨转移瘤** 好发于中老年，常有原发肿瘤病史，好发于颅盖骨，亦可出现肿瘤横跨颅骨内外板，呈夹心面包状结构，颅骨的溶骨性转移瘤常边界不清，瘤内无日光放射状结构。CT 主要表现为病灶局部骨质破坏，部分伴有肿瘤骨形成，显示为混杂密度或高密度；MRI 示病灶 T1WI 呈低信号或等信号，T2WI 为等信号或高信号，增强后可强化。

5. **骨纤维异常增殖症（又称纤维结构不良）** 病变区骨皮质膨胀变薄，可呈磨玻璃样、囊肿膨胀透亮及丝瓜络样改变。该病变影像学表现与不典型颅骨血管瘤相似，需依靠组织病理学鉴别。

【参考文献】

[1]NAAMA O, GAZZAZ M, AKHADDAR A, et al. Cavernous hemangioma of the skull:3 case reports [J]. Surg Neurol,2008,70（6）: 654-659.

[2]狄广福,胡杨杨,江晓春,等. 颅骨海绵状血管瘤影像及病理分析[J]. 中国神经精神疾病杂志，2017,43（4）:225-228.

[3]XU P, LAN S, LIANG Y, et al. Multiple cavernous hemangiomas of the skull with dural tail sign: a case report and literature review[J]. BMC Neurol, 2013, 13: 155-159.

[4]泮旭铭,潘锋,黄小燕,等.颅骨海绵状血管瘤的MSCT、MRI表现[J].医学影像学杂志,2015,25（2）:346-348.

（窦允龙　程留慧　王道清）

病例122　软骨瘤

【基本资料】患者，男，52岁，发现左腹股沟肿物2年。

【专科检查】左侧腹股沟区可扪及肿物，局部触痛明显。

【实验室检查】未见明显异常。

【影像图片】

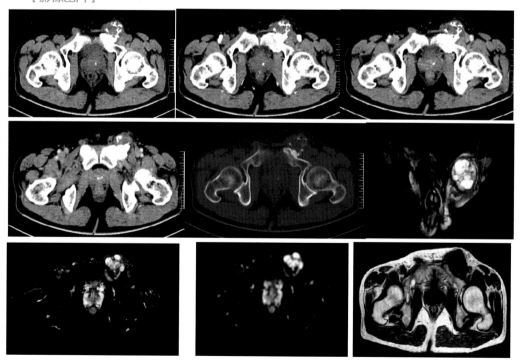

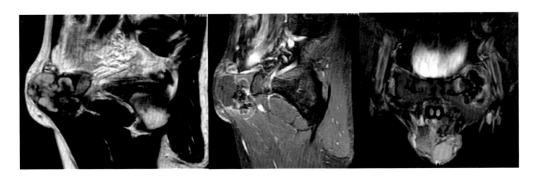

【影像特征】

CT 表现：左侧腹股沟区可见团块状软组织影，内可见多发结节状、团块状钙化影，增强后强化不明显，肿块与左侧闭孔外肌分界不清，邻近左侧耻骨可见骨质增生改变。MRI 表现：左侧腹股沟区见团块状长 T1 长 T2 信号，压脂序列呈高信号，内可见多发斑片状短 T2 低信号影，弥散呈显著高信号，增强扫描呈不规则腺样或条片状强化，肿块与左侧耻骨上支关系密切，左侧耻骨上支局部形态欠规则，可见局限性斑片状长 T1 短 T2 向外凸起影，与肿块内短 T2 信号相连，压脂序列示左侧耻骨上支可见斑片状高信号，增强扫描可见斑片状强化。

【病理结果】

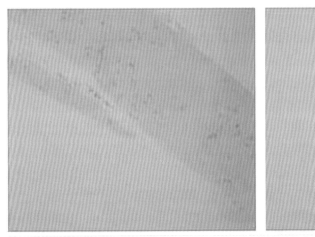
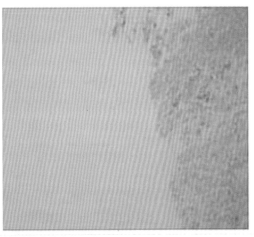

肉眼所见：（送检）长 0.3 ~ 0.6 cm，直径 0.1 cm，灰白灰黄色组织 2 条，全埋制片。

病理诊断：（左侧腹股沟肿物）镜下为软骨样组织、增生的纤维组织，间质少许炎症细胞浸润，病变符合软骨瘤，未见明确恶性征象。

【病例小结】软骨瘤是一种来源于软骨骨质的良性肿瘤，由透明软骨组织构成，多见于手和足的管状骨。根据肿瘤的生长方式，可分为内生性和外伤性软骨瘤（骨膜软骨瘤）。根据肿瘤发生的多少，可分为单发性和多发性软骨瘤。可发生于全身骨骼。多发性软骨瘤可恶变，多形成软骨肉瘤，又称为 Ollier 病。女性多于男性，多发骨软骨瘤病例中男性占大多数。20 ~ 50 岁的软骨瘤患者约占 50%。内生性软骨瘤主要发生在四肢长骨，多见于指骨，其次为肱骨和股骨，可单发或多发，外生性软骨瘤多见于手足短骨。

临床表现：多为无痛性、生长缓慢的肿块，通常偶然被发现。如肿瘤部位表浅，可因骨膨胀刺激引起局部肿痛。由于肿块的发生，可致关节畸形，出现关节活动障碍。轻微外伤引起病理性骨折可为首发症状。

病理学特征：软骨瘤在不同的发病部位有不同的组织学特征。内生性软骨瘤：肉眼可见肿瘤呈粗大的小叶状或结节状，蓝白色，常有黏液样变，钙化程度不一，肿瘤的质地有砂粒感；镜下显示团块状透明软骨病损，内有裂隙，是软骨细胞退变消失而形成的。肿瘤团块带有滋养血管，其周围常有钙化和骨化。黏液样变显著时会被误认为黏液瘤或软骨黏液瘤。有时内生软骨瘤会恶变，特别在长骨，组织学显示细胞丰富程度增加，细胞核增大，双核细胞增大，但不一定看到有丝分裂象。外生性软骨瘤：肉眼表现为肿瘤表面被覆一层纤维组织，肿瘤分叶状，半透明，白色或淡蓝色，切面可见钙化骨化；镜下表现为瘤组织由成熟的透明软骨构成，分叶状，小叶边缘为纤维血管组织，瘤细胞为排列不均匀的较成熟的软骨细胞组成。细胞分布不均，部分区域密集，部分区域稀疏，但并不见多形性，仍属良性。

影像学表现：内生软骨瘤有典型的影像学表现，发生在手足短管状骨的肿瘤大多位于骨干，也可延伸至末端，X线片上病灶主要以单发、边界清晰、分叶状为特点，通常表现为圆形或卵圆形、形态不规则、结节样低密度阴影，其内可见砂粒样钙化。骨干中心或边缘皮质骨内的溶骨性破坏使得其与皮质交界处呈不规则的扇形。扇形边缘的形成往往与骨皮质变薄和骨膨胀有关，除非发生病理性骨折，一般不会出现骨皮质破坏和骨膜反应。长骨内生软骨瘤大多居于骨干或干骺端髓腔内，生长于干骺端髓腔内的肿瘤可造成干骺端膨胀，其X线影像学表现与短管状骨有相似的特点。CT检查可更清晰地显示钙化灶。MRI检查可更清晰地显示骨外软组织侵犯程度，它是确定病变范围最佳的影像学检查方式。肿瘤常呈分叶状，T1加权像上呈中等或低信号，T2加权像上呈高信号；T1加权像上可见肿瘤内高信号区域，这是肿瘤包裹的正常骨髓脂肪组织，T2加权像上可见软骨分间隔呈低信号，在增强MRI检查中可见这些纤维血管束来源的分叶间隔出现信号增强。由于MRI检查对于钙化并不敏感，因此肿瘤组织中散在的钙化灶可表现为点状或弧线状的无信号区。特征性表现：内生软骨瘤表现为中心性生长的无硬化边的地图样钙化，无骨皮质破坏，无软组织肿块，无病理性骨折；外生型软骨瘤可以出现骨皮质缺损，表现出侵袭性。

【鉴别诊断】

1. **原发性软骨肉瘤**　为恶性肿瘤，起源于躯体任何软骨内化骨的骨骼，可能与染色体的异常有关，多见于青少年。临床表现多见开始以钝性痛、间歇痛为主，后逐渐变为持续性痛，邻近的关节多可出现活动受限。局部可触及骨性肿物，压痛不明显，周围皮肤可有红热现象。X线表现为病灶区和周围软组织界线不清，骨皮质膨隆，可见骨皮质被侵蚀和破坏。病理学上可见至少2个或以上的宿主板层骨小梁完全被软骨浸润、包围，即松质骨间的骨髓腔隙或骨髓脂肪完全由浸润的软骨所取代。

2. **骨样骨瘤**　是骨的良性肿瘤，疼痛是本病的主要的症状，并且进行性加重，疼痛可放射至邻近关节及肢体远端。非甾体抗炎制剂可使疼痛减轻为其特征。X线表现为病灶呈圆形或椭圆形，透光阴影最大直径不超过2cm，透光中央有点状密度增高阴影，在透光区周围常有反应性骨质增生，肿瘤与硬化带之间有一透亮区。

3. **骨纤维异常增殖症** 是一种病因不明、缓慢进展的自限性良性骨纤维组织疾病。正常骨组织被吸收，而代之以均质梭形细胞的纤维组织和发育不良的网状骨骨小梁，可能系网状骨未成熟期骨成熟停滞或构成骨的间质分化不良所致。骨纤维异常增生症的X线表现为半透明的磨玻璃样变，皮质变薄，与正常组织有明显的边界，没有软组织浸润，一般看不到骨膜反应。CT和磁共振可显示骨组织异常生长和骨小梁、骨皮质弯曲，核磁信号增高。

4. **动脉瘤样骨囊肿** 是一种良性单发骨肿瘤，特点是瘤内有均匀泡沫状透亮区，主要症状是进行性的疼痛和逐渐发展的局部肿胀，按压时肿胀似有弹性感。X线表现为偏于一侧的显著溶骨性病变，骨皮质变薄，呈吹气样，边缘有狭窄的硬化带，其中有粗或细的不规则小梁分隔成蜂窝状。肿瘤穿刺可抽出血液，并有骨腔内高压，血液可从穿刺处喷出。

【参考文献】

[1]高宇琪.内生软骨瘤的治疗进展[J].世界最新医学信息文摘（连续型电子期刊），2018,18(58):94-96.

[2]彭加友,孙洋,王吉东,等.长骨内生软骨瘤的影像诊断[J].广东医学,2014,35(11): 1688-1690.

[3]陈对梅,汪青山,陈文静,等.单发型四肢长骨内生软骨瘤影像学诊断[J].罕少疾病杂志,2016,23(2):58-60,64.

[4]任俊涛，张云飞、廖辉，等.内生软骨瘤影像学诊断及治疗体会[J].中国骨与关节损伤杂志,2014,29(S1):103-104.

（孟　轲　温泽迎）

病例123　非骨化性纤维瘤

【基本资料】患者，男，15岁，左髋部疼痛2周。

【体格检查】左髋无畸形、局部无肿胀，左侧腹股沟无压痛或叩击痛，双侧髋部皮温正常，左髋关节前外侧压痛及叩击痛，双髋关节活动正常，左髋关节"4"字试验阳性，右髋关节"4"字试验阴性，双下肢等长，双下肢肌力及感觉未见明显异常。

【实验室检查】各项实验室检查及肿瘤标记物阴性。

【影像图片】

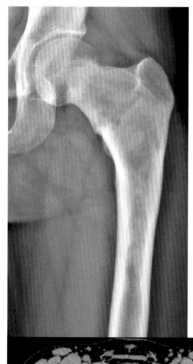

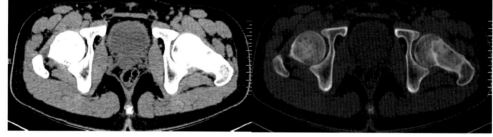

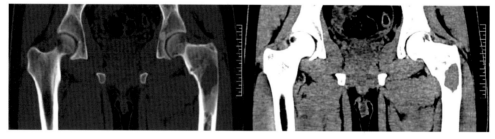

【影像特征】X线表现：左侧股骨颈、股骨干上段膨大，增粗，骨密度不均匀，局部骨质密度增高呈磨玻璃样改变，病变中心区域可见囊性低密度影，边缘清晰；病灶长轴与骨干平行，周围未见明显骨膜反应，软组织未见明显异常。CT表现：左侧股骨颈远端膨胀，左侧髋臼、股骨颈及股骨干密度不均性骨质密度增高，见磨玻璃密度影及囊变区，局部骨皮质厚薄不均。

【病理结果】

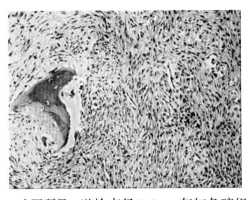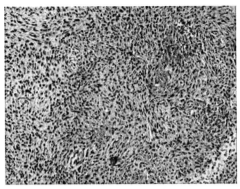

肉眼所见：送检直径 0.6 cm 灰红色碎组织一堆。

病理诊断：左侧股骨颈良性梭形细胞肿瘤，考虑非骨化性纤维瘤。

免疫组化：SATB2（＋）、MDM2（＋）、S-100（个别＋）、P16（灶＋）、CK（－）、Desmin（－）、CD34（血管＋）、Ki-67（约 2%＋）。

【病例小结】非骨化性纤维瘤（non-ossifying fibroma，NOF）是一种起源于成熟的骨髓结缔组织的良性肿瘤，多数学者认为该病是骨骺板软骨的骨生长障碍后局部纤维异常增殖导致的，而不是一种真正的肿瘤，但究竟是骺板软骨还是骨膜化骨障碍的问题仍存在分歧。好发于长骨的干骺端或骨干，以股骨下端及胫骨上端多见，常为单发病灶。病灶较小，无明显症状，局限于骨皮质内，仅引起骨皮质轻微凹陷者称为骨纤维皮质缺损，而病灶持续增大累及髓腔，引起临床症状者称为 NOF。好发于 8～20 岁的儿童和青少年，男性略多于女性。大体病理解剖表现为薄层硬化包绕的骨腔，肿瘤由坚韧的纤维结缔组织构成。镜下肿瘤由梭形结缔组织细胞、多核巨细胞和泡沫细胞组成，在病灶内看不到骨组织是本病特点。本病病程较长，临床上常无明显症状，偶有局部酸痛肿胀或出现肿块，常于体检时发现，实验室检查无明显异常。当骨骼发育趋于成熟时，偶可自行消失。本病有自愈倾向，一般不用特殊治疗，手术的适应证是发生病理性骨折。

影像学表现：X 线能明确病变单发或多发，病灶发生的部位及病灶主体。大多发生于长骨的干骺端近骨骺板处，不累及骨骺或越过骺板线。表现为皮质或皮质下的密度减低区，常偏于一侧生长，病灶长轴与骨干平行，大部累及骨髓腔，但是不累及对侧骨皮质，有薄层硬化边，无骨膜反应，呈单房型、多房型及不规则型，内可见粗细不一的骨嵴，可伴有病理性骨折。病灶在髓腔侧多有硬化缘，无骨膜反应和软组织肿块，这是 NOF 的典型表现。病灶可单发或多发，较大病变中有些可发生病理性骨折。CT 则具有更高优势，经过后处理横断位、冠状位、矢状位重建清晰展示病灶形态特征，能解决 X 射线平片中影像重叠，显示不清，遗漏小病变等问题。瘤体的 CT 值与邻近肌肉组织相近。有学者指出，瘤体的密度（CT 值）则与其组织成分相关：若瘤体无出血等并发症，主要由致密的梭形细胞和胶原纤维构成，其 CT 值较高；若间以较多泡沫细胞（含脂质），且细胞中含铁血黄素较多时，其 CT 值则较低。换言之，CT 值对于肿瘤的确诊不具特异性。

【鉴别诊断】

1.**骨巨细胞瘤**　多见于20～40岁骨骺愈合的青壮年，为单发性病变，常发生于长骨干骺端，呈偏心性生长。肿瘤呈圆形，内有典型皂泡状透亮区。病变较局限，常有骨包壳，周围硬化环不明显。

2.**畸形性骨炎（Paget病）**　发病年龄较大，好发于头颅、脊柱、股骨、胫骨及骨盆。发生于头颅时，颅骨增厚、外板疏松、内板硬化。颅内有囊状低密度影和斑片状密度增高影。发生在长骨时可见骨管增粗、密度增高、内杂有透亮区。发生于脊柱时，椎体压缩变扁。实验室检查碱性磷酸酶增高。

3.**骨囊肿**　多见于四肢长骨，以干骺端松质骨内为多见。其内为均匀一致低密度区，正常骨小梁结构消失，偶可见骨间隔，无纤维增生及钙化。

4.**内生骨软骨瘤**　好发于短状骨，以手部最多见。病灶呈圆形或椭圆形透亮区，周围有硬化带，其内有砂粒样钙化。若病变累及长骨骨干则可显示多房性低密度区，并伴有不规则钙化。病变常较骨纤维异常增殖症局限而且小。

5.**单骨性纤维结构不良**　纤维结构不良呈膨胀性单囊状透亮区，边缘硬化，骨皮质菲薄，外缘光滑，内缘稍毛糙，骨干常增粗增厚。

6.**软骨瘤**　软骨瘤的破坏腔边缘呈分叶状，并且常见环状、点状及斑片状钙化影；而发生于髓内的非骨化性纤维瘤常无明显分叶边缘，病灶内只有分隔线而无钙化。

【参考文献】

[1]张海滨.探讨X射线和CT对非骨化性纤维瘤的临床表现和诊断价值[J].中国医疗器械信息,2020,26(19):60-61.

[2]陈胜伟.病灶刮除自固化磷酸钙人工骨植骨治疗股骨远端非骨化性纤维瘤[J].临床骨科杂志,2019,22(2):243.

[3]张龙,彭明惺.儿童长骨非骨化性纤维瘤的诊疗与康复[J].中国骨与关节杂志,2019,8(10):766-770.

[4]吴恩惠.医学影像诊断学[M].北京:人民卫生出版社,2001.

[5]王云钊.中华影像医学.骨肌系统卷[M].北京：人民卫生出版社,2002.

[6]李立,郭茂凤,郭亮.非骨化性纤维瘤的X线及CT诊断及鉴别诊断（附29例报告）[J].实用放射学杂志,2006,22(6):709-711.

（魏海云　周　舟）

病例124　骨巨细胞瘤

【基本资料】患者，男，53岁，右膝关节疼痛3个月，活动受限。

【专科检查】右膝关节外侧肿胀，触之皮温稍高，压痛明显，右膝髌骨研磨试验阴性，挺髌试验阴性，右膝关节活动度基本正常。

【实验室检查】未见明确异常。

【影像图片】

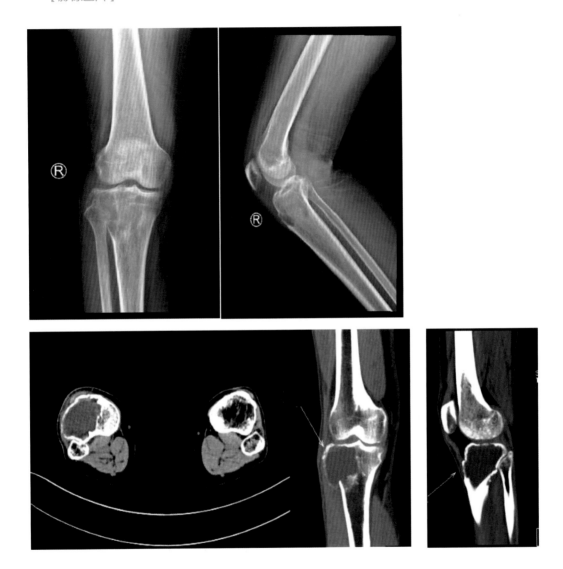

【影像特征】X线正侧位片示右胫骨外侧关节面下见一偏心性、溶骨性、膨胀性的骨质破坏区，呈"肥皂泡"样改变；CT轴位及冠状、矢状位显示右胫骨平台关节面下囊性膨胀性骨质破坏，未见硬化边，病变周围骨皮质变薄，出现程度不一的骨皮质连续性中断，未见骨膜反应。

【病理结果】

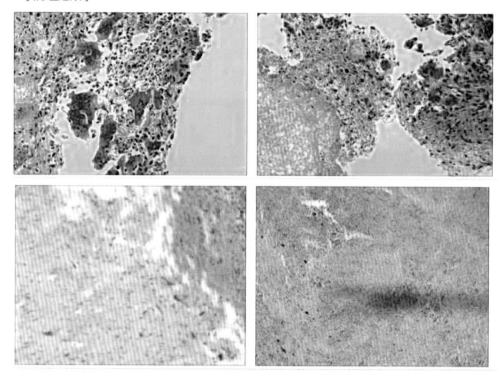

病理诊断：右胫骨近端骨巨细胞瘤，局灶坏死。

免疫组化：CD68（＋）、P63（散在细胞＋）、P16（－）、S-100（－）、SATB-2（点灶＋）、Ki-67（约40%＋）。

【病例小结】骨巨细胞瘤是一种比较常见的、局部侵袭性的骨肿瘤，由结缔组织、基质细胞和巨细胞组成，占骨原发性肿瘤的4%～5%，约占良性骨肿瘤的20%。有70%～90%骨巨细胞瘤发生于长管骨骨端，尤其以股骨远端、胫骨近端和桡骨远端多见，脊柱和不规则骨的发生率较低。脊椎骨中以骶骨最好发，胸椎、颈椎和腰椎的发生率依次下降，不规则骨中以髂骨为多见。在颅骨，骨巨细胞瘤可以和Paget病伴发出现。约有5%的病变可以发生于手、足骨，下肢发生率为上肢骨的3倍。有60%～70%的骨巨细胞瘤发生于20～40岁；女性稍多于男性。疼痛是最常见的症状，可伴有局部肿胀和相邻关节活动有限。肿瘤位于脊柱和骶骨者可出现神经压迫症状。

长管状骨X线表现：以股骨远端、胫骨近端和桡骨远端最好发，典型表现为偏心性、溶骨性、膨胀性的破坏区，并呈"肥皂泡"样改变，破坏区可达软骨下骨，病变周围骨皮质变薄，可出现程度不一的骨皮质连续性中断，但很少出现骨膜反应。"肥皂泡"样改变是骨巨细胞瘤的典型表现，但并非特征性征象，根据文献报道，其出现率为50%～67%，越来越多的报道认为以往的报道过分强调了"肥皂泡"样改变作为诊断骨巨细胞瘤特征性表现；病灶的边缘可以是规则或不规则的，和周围的骨质缺乏锐利的分界而略显模糊为其特征，但是病变区和正常的骨组织移行区常不超过1cm，部分案例可以出现不规则的硬化缘。侵袭性或恶性骨巨细胞瘤可以表现为病变的范围不清、虫噬样改变、骨皮质的连续性中断或侵及周围的软组织形成软组织肿块，肿瘤可穿越关节而累及邻近骨质。

短管状骨X线表现：X线表现特点和长管骨的表现特点相似，但手部病变多位于掌骨头或近节指骨的基底部，且其膨胀性改变比长管骨更加明显。

不规则骨X线表现：扁平骨和不规则骨的骨巨细胞瘤表现与长管骨的X线表现有所不同，虽呈溶骨性骨质破坏，但膨胀程度不明显，"肥皂泡"状改变不典型，并且溶骨性改变更加显著。和长管骨的病灶多位于骨髓区一样，病变常位于相应的骨髓部位，如邻近髓关节胸骨和骶骨的病变表现为溶骨性破坏，可由于病变体积较大和软组织肿块形成与恶性肿瘤有相似的表现。在骶骨可以发现病变跨关节侵犯脊柱，以骶骨多见，胸椎次之，颈椎、腰椎少见，且病变多位于椎体，侵犯附件较少见，肿瘤可引起椎体塌陷，侵犯到椎间盘、邻近的椎体、椎管和周围的软组织。

CT表现：典型的CT表现为干骺端或骨髓偏心性的溶骨性、膨胀性骨质破坏，骨皮质变薄，连续性完整或中断，可有或无软组织肿块形成，少见有骨膜反应，肿瘤的边界清晰，周围正常的骨质可有不同程度断续的硬化，硬化的发生率在20%左右；肿瘤内极少有贯穿整个肿瘤组织的骨嵴，同时可见肿瘤呈分叶状；大部分关节组成骨的病灶可见肿瘤达关节面下的软骨下骨，其出现率为84%～98%。和其他恶性肿瘤不同的是，虽有骨皮质连续性中断，但常无软组织肿块突出其外，往往可见非骨性的、密度较高的、纤维组织样密度的边界。

MRI表现：骨巨细胞瘤的MRI信号改变在骨巨细胞瘤的诊断中缺乏特征性，但仍有一定的特点，典型的骨巨细胞瘤表现为长骨骨端偏心性达关节软骨下骨的异常信号区，T1WI为中等信号夹杂有范围不定低信号区，T2WI中高信号混杂，形成"卵石征"，大部分案例其肿瘤的边缘有一相对比较规则的低信号线状影，由于周围骨质硬化引起；如果出现T1WI高信号改变代表着肿瘤内出血，T2WI上常出现液－液平面。MRI增强扫描对于肿瘤组织的定性意义不大，但增强扫描对于确定肿瘤的范围、周围结构的关系是有帮助的；通常肿瘤的实质部分呈显著性强化，而坏死出血及囊变区无强化，这对指导经皮穿刺活检也有一定的意义。

【鉴别诊断】

1. 动脉瘤样骨囊肿　青少年多见，好发于长骨干骺端，很少波及关节面，MRI检查有液－液平面。

2. 软骨母细胞瘤　好发于20岁以下青少年长骨的骨骺，溶骨性病灶，CT检查病灶内常可见点状钙化，MRI检查病变周围有骨髓水肿。

3. 巨细胞修复性肉芽肿　是一种少见的病变，和骨巨细胞瘤相比，其临床症状轻，生物行为也较为良性。巨细胞修复性肉芽肿只位于颅面骨和鼻旁窦，和外伤有关，巨细胞修复性肉芽肿约占下颌骨良性肿瘤的10%。X线片上为圆形的透亮区，其内可见骨嵴、骨化和膨胀性改变。

4. 骨纤维结构不良　在各个年龄阶段都可发病，以儿童、青少年多见。多位于骨干或干骺端，较少侵犯骨髓及关节的软骨下骨。X线片上其病变区域的密度相对较高，典型者为磨玻璃样改变；CT片上，病灶的边缘常有明显的硬化，多无骨皮质蛋壳样变薄，除非恶变，多无软组织肿块或皮质连续性中断。MRI片上多为T1WI均匀低信号，T2WI高信号。

【参考文献】

[1]虎鑫,文阳,闵理,等.膝关节周围骨巨细胞瘤的外科治疗进展[J].中华骨与关节外科杂志,2022,15(4): 315-320.

[2]孙士鹤,刘芬,王李丽.X线CT磁共振成像联合应用对骨巨细胞瘤的诊断效果及准确率分析[J].实用医学影像杂志,2021,22(6):556-558.

[3]孙万龙.X线、CT检查对骨巨细胞瘤的价值分析[J].中国医疗器械信息,2021,27(2): 133-134.

[4]丛浩伦,张燕,王国华.长管状骨骨巨细胞瘤CT、MRI特征与病理分级相关性[J].医学影像学杂志,2020,30(7):1280-1283.

[5]高志翔,周旭峰,何莎莎,等.脊柱骨巨细胞瘤的CT及MRI表现[J].医学影像学杂志,2018, 28(8):1352-1354.

（杜海豪　周　舟　王道清）

病例125　股骨良性纤维组织细胞瘤

【基本资料】患者，女，13岁，右大腿下段疼痛1周。

【专科检查】右下肢外观无明显畸形，局部无红肿，右大腿下段外侧压痛，右下肢皮肤浅感觉痛温觉、粗触觉存在，右下肢皮肤深感觉、位置觉、振动觉存在，右下肢复合感觉两点辨别觉、图形觉、实体感觉存在，右下肢近端肌力及远端肌力Ⅴ级，右下肢肌张力正常，右侧膝跳反射及跟腱反射存在，病理征（-），右下肢末梢血液循环可。

【实验室检查】常规CRP114.13mg/L↑，超敏C反应蛋白＞5.0mg/dL↑。肿瘤标志物无异常。

【影像图片】

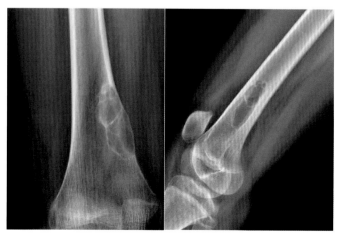

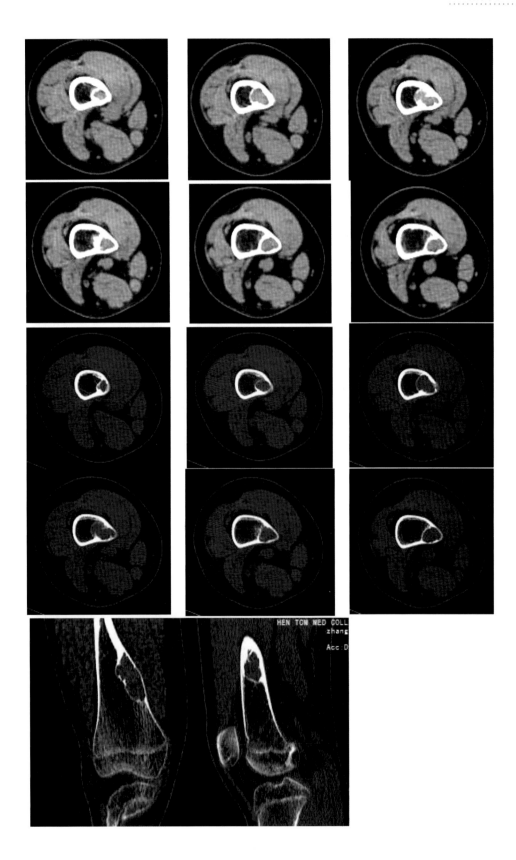

【影像特征】X 线表现：右侧股骨远端内侧皮质可见轻度膨胀生长囊性病灶，边缘清晰，轻度硬化，内见分隔，未见明显骨膜反应。CT 影像表现：右侧股骨下段皮质内可见一膨胀性生长的类椭圆形低密度影（较大截面约 4.8 cm×1.6 cm，距骨骺约 3 cm），内可见分隔，边缘清晰，轻度硬化，囊内密度尚均匀；骨皮质明显变薄，未见明显骨质破坏，病灶周围软组织结构清晰，未见明显软组织肿块影。

【手术记录】右股骨下段肿瘤刮除髓腔灭活植骨术。手术股骨远端内侧骨肿瘤周围进行开窗，范围约 3 cm×0.8 cm，术中见髓腔内肿瘤呈淡黄色，松脆，搔之出血，彻底刮除病变组织，见瘤壁光整，内侧有一约 3 mm 洞与髓腔相通，瘤腔灭活后，大量生理盐水冲洗，植入同种异体骨，取标本，术后送病理检查。

【病理结果】

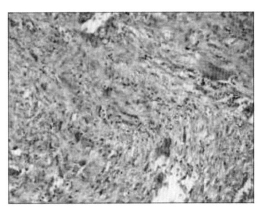 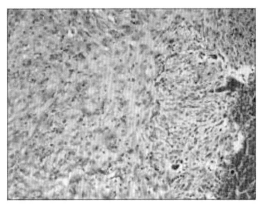

肉眼所见：（送检）2.5 cm×2 cm×1 cm 灰红色组织一堆，全埋制片。

病理诊断：（右侧股骨下段）梭形细胞肿瘤，病变考虑为骨良性纤维组织细胞瘤。

【病例小结】骨良性纤维组织细胞瘤（benign fibrous histiocytoma of bone,BFH）原发于骨的间叶肿瘤，在分类中属组织细胞源性肿瘤，常见于软组织中，极少数起源于骨中，两者具有相同的组织学表现。骨良性纤维组织细胞瘤具有成纤维细胞与组织细胞分化特点，在组织学上与骨干骺端非骨化性纤维瘤类似，但具有不同的临床和放射学特点。骨良性纤维组织细胞瘤（BFH）、非骨化性纤维瘤（NOF）及干骺端纤维性缺陷（MFD）在组织形态上相似，有时被列为同一种疾病，使三病在名称上较为混乱。骨良性纤维组织细胞瘤好发于成人，男女发病相似。全身骨骼均可发病，以四肢长骨居多，多见于股骨、胫骨的干骺端。也有发生在长骨骨干、骨盆、肋骨、指（趾）骨、颈椎及上颌骨。

BFH 临床表现以局部疼痛为主，可并发病理性骨折。本病具有局部侵袭性，刮除术后可局部复发，表现为进展性骨破坏，无转移。其组织学基本特征是梭形成纤维细胞排列成旋涡状或轮辐状结构（即 storiform 结构），其间散在或成簇片状分布较小的破骨样多核巨细胞和泡沫细胞，可伴有淋巴细胞为主的炎细胞浸润及含铁血黄素沉着，偶见核分裂，但一般无病理性核分裂。

影像学特征：X 线表现病变呈囊状膨胀性骨质破坏，表现为中心性或偏心性，以单囊为主，亦可呈多房状改变。CT 表现病灶呈边界清楚的软组织密度，CT 值等于或稍低于同层面肌肉，多可见残留骨嵴或骨性分隔，骨质破坏区可见出血、坏死及囊变。病变无钙化或骨化，可见硬化边，膨胀明显者可见骨皮质断裂，周围一般无骨膜反应及软组织肿块，增强扫描后呈轻、中度强化。MRI 表现：骨 BFH 中的纤维细胞和组织细胞所占的比例不同，表现不同：①当肿瘤中组织细胞所占比例较高时，肿瘤在 T1WI 上呈低信号，在 T2WI 及 T2WI 压脂像上呈高信号，多见于长骨干骺端或骨端，病灶大多呈中心性生长，称为组织细胞型，较多见；②当肿瘤中纤维细胞所占比例较高时，肿瘤在 T1WI、T2WI 及 T2WI 压脂像上均呈低信号，多见于骨皮质，或以骨皮质破坏为主的呈偏心性生长的肿瘤，称为纤维细胞型。

【鉴别诊断】

1. **非骨化性纤维瘤骨**　BFH 和非骨化性纤维瘤在病理上现归为一类，有学者认为它们是一组既有形态学联系又各具特点的异质性梭形细胞肿瘤。非骨化性纤维瘤好发年龄为 20 岁以下，除发生病理性骨折外很少有疼痛等临床症状。多见于膝关节上、下骨干骺端，显示为干骺端纤维缺损，边界更加光滑、清楚，硬化边完整，骨骼发育成熟时病灶有可能自行消失。

2. **骨巨细胞瘤**　多发生于 20～40 岁骨骺板闭合者，疼痛症状较重，局部肿块有压痛。几乎均发生于骨端关节面下骨骺端，多呈偏心溶骨性破坏，膨胀性更明显，呈肥皂泡样，少见硬化边，病灶内无钙化及骨膜反应，血管造影显示血流增加，有助于鉴别。

3. **骨纤维结构不良**　骨质破坏膨胀性更明显，破坏范围广泛，常由骨干骺端向骨干发展，病变长径较长，边缘硬化边多较厚或厚薄不均匀，无骨皮质中断。如出现囊状膨胀性改变，磨玻璃样、丝瓜络样有助于鉴别。对于发生在股骨上段病灶，其典型"牧羊拐杖样"改变更有助于临床鉴别。

4. **骨恶性纤维组织细胞瘤**　边界不清，无残留骨嵴和硬化边缘，少数病例可有钙化及轻微骨膜反应，皮质常有中断，周围软组织肿物块常见且巨大。而 BFH 破坏区内可见残留骨嵴，一般边界清楚，周围可有硬化边，其内无钙化或骨化成分，病灶周围软组织肿物少见且较小。

【参考文献】

[1] 陈旺强,卢华君,陈久尊,等.儿童骨良性纤维组织细胞瘤的影像诊断[J].中华全科医学,2014,12(5):796-798.

[2] 褚涛.良性骨纤维组织细胞瘤的影像学诊断及其价值探讨[J].中国现代医生,2019,57(22):103-106.

[3] 戴灼南,司建荣.骨良性纤维组织细胞瘤的影像诊断分析[J].医学影像学杂志,2016,26(6):1072-1075.

[4] 雷贞妮,严静东,陈涛,等.骨良性纤维组织细胞瘤的影像学表现及临床病理分析[J].实用医学杂志,2016,32(13):2168-2171.

（魏海云　张保朋）

病例126 肋骨多发内生软骨瘤

【基本资料】患者，女，28岁，胸部CT体检发现左侧多发肋骨病变。

【专科检查】胸廓对称无畸形，胸骨及肋骨无明显叩击痛。双侧肋间隙正常。

【实验室检查】未见明确异常。

【影像图片】

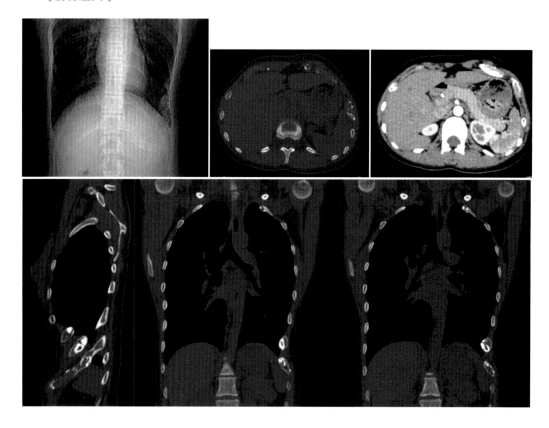

【影像特征】左侧第1、6、7、8肋骨及左侧第8肋软骨局部呈膨胀性骨质破坏，边缘清楚，其内可见多发斑点状、斑片状钙化，增强后软组织呈轻度强化。

【病理结果】

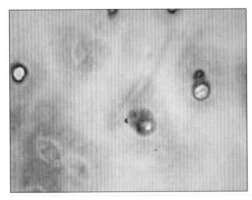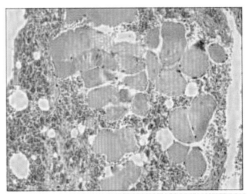

肉眼所见：（送检）长 0.5 cm，直径 0.1 cm，灰白、灰黄色组织 1 条，另见直径 0.2 cm 灰红色凝血块样组织一堆，全埋制片。

病理诊断：（肋骨）镜下可见血块、横纹肌组织和少量软骨组织，软骨组织分化较好，病变考虑成软骨性肿瘤，镜下未查见明确浸润性成分，考虑内生性软骨瘤。

【病例小结】软骨瘤为常见的良性骨肿瘤，根据发生部位分为髓腔型（起自骨髓腔）和皮质型（起自骨皮质）。内生（髓腔型）软骨瘤是指发生在髓腔内的软骨瘤，最为常见；骨膜下（皮质旁）软骨瘤则较少见。可以是单一病灶，也可以是多发的（内生软骨瘤病），软骨瘤也可伴有软组织血管瘤（Maffucci 综合征）。位于盆骨、胸骨、肋骨、四肢长骨或椎骨的软骨瘤易恶变；发生在指（趾）骨的软骨瘤极少恶变。

内生软骨瘤又称中央型软骨瘤或孤立型内生软骨瘤，为良性透明软骨肿瘤，是一种起源于软骨内化骨的良性骨肿瘤，以手足短管骨多见，四肢长管骨及肩胛骨等不规则骨亦可发生。发生在长管状骨的内生软骨瘤，通常位于干骺端的中心。当骨骺闭合后，肿瘤的部位可向骨干或骨骺端推移。在手足部则位于短管状骨骨干的中心。青少年患者多见，男女比例相同。肿瘤生长缓慢，可长达数年或十数年，患者通常全身症状，局部肿块，疼痛不明显。如有病理性骨折可出现疼痛，常于拍摄 X 线片时发现肿瘤。在长管状骨、骨盆及肩胛带出现疼痛症状，应注意有无恶性变。内生软骨瘤一经发现，应行病灶刮除灭活术及病骨切除术、自体骨植骨术，术后局部切除手术有可能出现复发；因病灶有恶性变或复发倾向，故需定期行影像学随访。

影像学表现：长骨内生软骨瘤早期的影像学表现并不明显，随着时间的推移，可在长骨干骺端、骨干内见囊状骨质改变，而且绝大部分的病灶（95%）内根据矿化程度可有点状、斑块状、环状或不规则等多种形态的钙化。内生软骨瘤在 X 线上的表现是典型的：常为一个局限的、边缘整齐的，呈分叶外形的椭圆形透明阴影。常为中心位，骨皮质变薄。肿瘤周围有一薄层的增生硬化征象，在阴影内可见到散在的砂粒样致密点，这是软骨瘤在 X 线方面的主要特征。发生在掌骨或距骨的单发内生软骨瘤，其 X 线特征与指骨基本相似，但肿瘤阴影较大，常偏向于骨端，骨皮质膨胀亦较显著。

发生在长骨干中的单发内生软骨瘤，常表现为位于中心或偏心的髓腔内病变，有大小不同的溶骨性病变，伴有钙化阴影，骨皮质边缘常呈分叶状侵蚀。位于扁平骨或不规则骨中的单发内生软骨瘤，常无典型表现，单凭X线有时诊断困难。单发内生软骨瘤有时合并病理性骨折，也为X线特点之一。

CT在内生软骨瘤的诊断中发挥着越来越重要的作用，特别在长骨内生软骨瘤的诊断中更是不可或缺。CT表现呈囊状圆形、类圆形或分叶状软组织密度影，CT值多为30～50HU，密度等或略低于肌肉，可见典型的斑点状、砂粒状、斑片状钙化，局部骨皮质可轻度变薄或极度膨胀呈蛋壳样，可出现筛孔样变，甚至溶解缺失，病灶边缘光整，围绕高密度硬化边，可见深入病变骨嵴影，增强扫描低密度区稍强化，无骨膜反应及软组织肿块。相比于X线平片，CT更容易发现早期的微小内生软骨瘤骨质病灶，且对于病灶小钙化有着很高的发现率。此外，CT对骨皮质的完整性及破坏程度有着更好的评估。

【鉴别诊断】

1. **骨纤维异常增殖症**　病灶多位于髓腔内，呈囊状磨玻璃样透亮影，少数有不规则钙化，病灶边界清楚，病变区骨干可弯曲变形，无骨膜反应。

2. **骨囊肿**　病灶多为中心性生长，呈卵圆形改变，其长轴多与骨干平行，膨胀较轻，病灶内密度较低且均匀，边界清楚，无硬化边。

3. **上皮样囊肿**　病灶多发生于末节指骨远端，呈囊状透亮影，内无钙化，长轴与骨干一致，有不同程度膨胀，骨皮质周围无骨膜反应。

4. **软骨母细胞瘤**　与内生软骨瘤相似，其内可见钙化，且有硬化边包绕。好发于青少年男性，肿瘤多发于四肢长管骨的骨骺区，X线表现为骨骺区溶骨性破坏，周围可见细的硬化缘，少见软组织肿块和病理性骨折。

5. **骨梗死**　病灶呈圆形、类圆形或不规则地图样硬化斑状影，边界欠清楚。

6. **骨巨细胞瘤**　多发生在长管骨骨端，为中央或偏心性溶骨性破坏，膨胀明显，可穿越骺线侵及干骺区，病变周围边界清晰，周围可见反应性薄层骨壳，病灶内常见骨嵴突入。

7. **低度恶性软骨肉瘤**　侵袭性强，生长迅速，常见软组织肿块、骨膜反应、骨皮质破坏，病灶范围较大。

【参考文献】

[1]郭树农,张国庆,卢超,等.内生软骨瘤的影像学诊断[J].中国中西医结合影像学杂志,2018,16(6):613-615.

[2]冯贻正,郑从宽,王超.长骨内生软骨瘤的影像学分析[J].中国医药导报,2015,12(13):136-139,143.

[3]MURPHEY M D,FLEMMING D J,BOYEA S R, et al. From the archives of the AFIP. Enehondroma versus ehondrosareoma in the appendieular skeleton:differentiating features[J]. Radiographics,1998(18):1213-1237.

[4]邓雪英.长骨原发性中央型软骨肉瘤与内生软骨瘤的影像诊断及鉴别诊断[D].浙江大学,2015.

[5]赵宪.多发性内生软骨瘤影像学分析20例[J].中国现代药物应用,2009,3(3):26.

（杜海豪　周　舟）

病例127 肋骨高分化软骨肉瘤

【基本资料】患者，男，21岁，发现肋骨占位1周入院。

【专科检查】右侧前胸壁轻度隆起，无明显压痛。

【实验室检查】未见明显异常。

【影像图片】

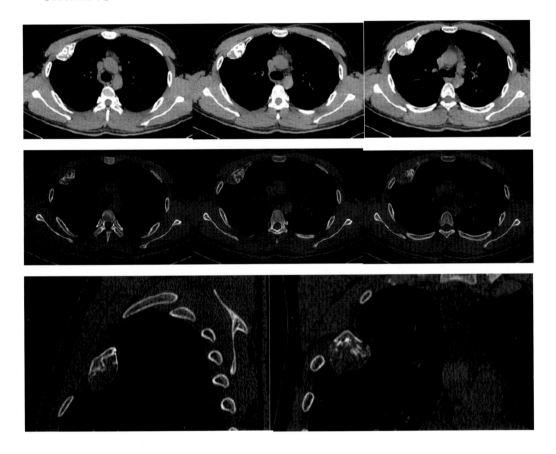

【影像特征】右侧第3前肋局限性梭形膨胀，大小约为9.2 cm×7.6 cm，骨皮质变薄，骨包壳较完整，内侧突入肺内，病变内可见软组织密度及多发钙化灶影，周围软组织未见明显受侵征象。

【病理结果】

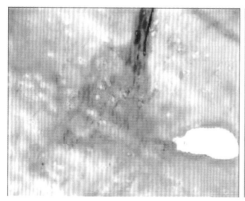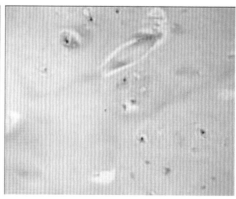

肉眼所见：10 cm×3.7 cm×2.5 cm 灰白、灰红色骨组织 1 块，可见直径 3.7 cm 质硬区，另见 3 cm×2 cm×1 cm 灰白、灰红色碎骨组织 3 块，质硬。

病理诊断：肋骨肿物病变符合高分化软骨肉瘤，切缘未见肿瘤。

【病例小结】软骨肉瘤是临床上患病率仅次于骨肉瘤的第二大恶性骨肿瘤，好发于四肢长骨干骺端与躯干骨，以股骨近远端、肱骨近端、胫骨近端、骨盆、肩胛骨等部位较为多见，而发生于肋骨者少见。软骨肉瘤一般起源于软骨或软骨结缔组织，也可由软骨瘤、骨软骨瘤、骨纤维异常增殖症等恶变而来。发病年龄文献报道多为 40～60 岁，男女之比约为 1.8：1。根据 2013 年 WHO 骨肿瘤分类：软骨肉瘤可分为去分化型、间叶型和透明细胞型。按部位分为中央型和周围型，前者发生于骨髓腔或皮质内部，呈一大的单房或多房状透亮区，边缘不规则，其间夹杂不规则的钙化点和碎骨片；后者发生于骨膜下皮质或骨膜，发病较晚，发展缓慢，预后稍佳。

软骨肉瘤按病因分为原发性和继发性，前者发病年龄一般＜30 岁，以钝性疼痛为主要症状，可由间歇性转为持续性，并影响邻近关节使之活动受限，有时局部扪及肿块，但无明显压痛，周围皮肤可有充血红热现象；后者一般＞30 岁，主要表现为出现肿块、疼痛不明显、病程缓慢，周围皮肤无红热现象，邻近关节时，可引起关节肿胀、活动受限，如刺激压迫神经则可引起放射性疼痛、麻木等症状。位于胸腔和骨盆的肿瘤，一般难以较早发现，直至肿瘤压迫内脏，产生相应症状后才被发现。肋软骨肉瘤可由肋软骨起源，突向胸壁外或胸腔内缓慢生长，前者可于胸壁处触及包块，较大者可有胸痛等压迫症状，后者早期常无特殊临床症状，肿块较大者可有咳嗽、胸闷等症状。

影像学表现：溶骨性破坏、环状钙化、软组织肿块、骨质硬化及瘤骨形成为典型的软骨肉瘤影像学表现。发生于肋骨的软骨肉瘤与其他部位软骨肉瘤有一定的共同点，主要表现在骨质破坏、软骨基质钙化、软组织肿块和肿瘤边缘骨质扇贝状凹陷、增厚。肋骨软骨肉瘤的好发部位为肋骨前缘与肋软骨连接处和肋骨头，与该部位软骨成分较多有关。与发生于其他部位的软骨肉瘤比较，肋骨原发性软骨肉瘤形态更规则，多接近于球形，可同时向外凸向胸壁及向内凸向胸膜生长；软组织肿块多见；软骨基质钙化更为丰富。CT上常表现为轻度或显著膨胀性溶骨性骨质破坏伴软组织肿块，骨质破坏区或软组织肿块内出现软骨基质钙化或骨化是本病的重要影像特征，钙化多呈绒毛状、棉团状、环状、斑点状或无定形，此种钙化是软骨小叶间隔的钙化，在软骨类肿瘤常见，为其特征性表现。肿块大小差异较大，非钙化部分密度可不均匀，可见坏死、囊变区的更低密度影。软骨肉瘤富含水分，CT扫描病灶密度很低，不仅低于一般骨骼肿瘤，也低于绝大多数软组织肿瘤，对诊断很有提示性。当软骨肉瘤向胸壁生长时，低密度的软骨肉瘤病灶与周围肌肉往往无清晰的分界；向胸膜生长时，软骨肉瘤病灶与胸膜的分界亦不清楚，且可见胸膜增厚、突起表现。突起的胸膜组织与正常胸膜之间一般呈锐角，显现出类似"鼠尾征"的表现。软骨肉瘤的CT增强扫描仅显示肿瘤周边及肿瘤内间隔轻度强化，此表现与大多数侵袭性肿瘤的软组织肿块增强表现不同。

软骨肉瘤是一种临床进展相对缓慢，转移率低的恶性骨肿瘤，尽可能彻底切除肿瘤、防止复发是临床基本治疗目的，该肿瘤对放、化疗不敏感，但可作为手术后的辅助治疗。

【鉴别诊断】

1. **骨肉瘤**　发病年龄以15~25岁多见，病情进展快，临床症状较明显，常出现肿瘤骨，囊变少见，骨膜反应和远处转移多见，而软骨肉瘤发病年龄较大，囊变多见，病情进展缓慢，常见特征性钙化，骨膜反应和远处转移少见。

2. **内生软骨瘤**　两者影像学上较难鉴别，内生软骨瘤儿童相对多见，多无明显临床症状，肿瘤多较软骨肉瘤小，周围不形成软组织肿块，而95%的软骨肉瘤临床上有疼痛症状，影像上肿瘤呈膨胀性骨质破坏且多伴有软组织肿块。

3. **骨巨细胞瘤**　发病年龄多在20~40岁的青壮年，肿瘤好发于长骨骨端，以股骨远端、胫骨近端及桡骨远端多见，呈偏心性、膨胀性及多房性骨质破坏，内无钙化，无软组织肿块。发生于肋骨者肿瘤位于肋骨后端居多，瘤内无钙化或骨化致密影。

4. **肋骨结核**　骨质破坏边缘不会出现肿瘤骨，软组织肿胀较为局限，边缘模糊，易形成窦道，临床上有结核中毒表现，结合实验室检查，可与之相鉴别。

5. **后纵隔神经源性肿瘤**　多位于脊柱旁沟，呈类圆形或哑铃状，邻近椎间孔扩大，椎体骨质破坏，但该病灶主体位于椎管或椎间孔内。

6. **骨化性纤维瘤**　好发于11~30岁人群，肿瘤边缘多有完整骨硬化带，无软组织肿块。

【参考文献】

[1]翁磊,钱占华,宫丽华,等.肋骨软骨肉瘤的X线、CT及MRI表现[J].肿瘤防治研究,2014,41(6):631-634.

[2]冯晨雅,范惟,罗振东,等.骨外粘液样软骨肉瘤的病理与影像学特点[J].分子影像学杂志,2022,45(4):470-474.

[3]赵德政,郭潇.CT与MRI增强扫描对透明细胞软骨肉瘤诊断的对比研究[J].中国CT和MRI杂志,2018,16(5):128-130,153.

[4]巩潇,刘太峰,俞丽,等.肋骨软骨肉瘤的MSCT影像学表现[J].医学影像学杂志,2021,31(5):894-896.

[5]唐军,董江宁,李乃玉,等.CT和MR联合诊断不同级别软骨肉瘤的影像特征对比分析[J].中国医学装备,2019,16(5):43-47.

[6]JESUSGARCIA R, OSAWA A, FILIPPI R Z, et al.Is PET-CT an accurate method for the differential diagnosis between chondroma and chondrosarcoma? [J]. Springerplus, 2016,5:236

（李　超　温泽迎）

病例128　左髋高分化软骨肉瘤

【基本资料】患者，女，56岁，发现左髋部内侧肿物并左髋活动受限3年，加重1个月。既往发现全身多发骨软骨瘤多年。

【专科检查】左侧腹股沟包块，质硬，范围约15 cm×15 cm×15 cm，下肢多发包块，左髋关节活动度：屈90°、内收10°、外展15°、内旋5°及外旋5°。右髋活动度在正常范围。

【影像图片】

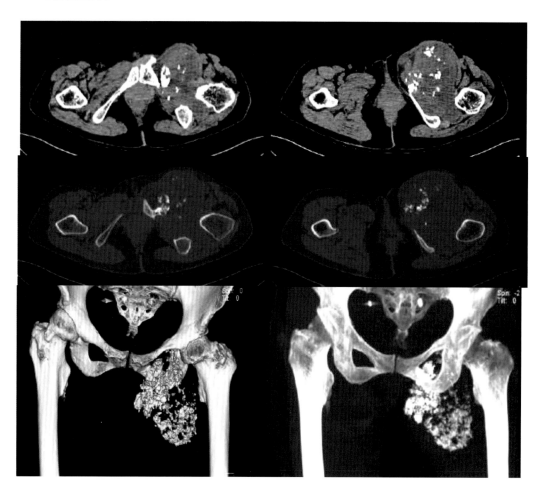

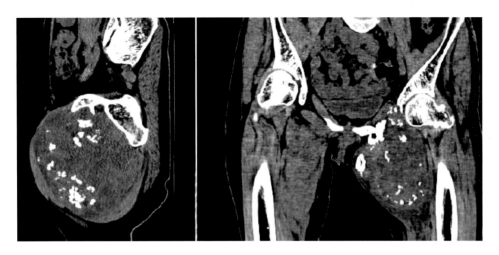

【影像特征】左髋可见巨大混杂密度软组织团块影并包绕左侧髋关节，范围约 13.4 cm×9.8 cm×12.8 cm，密度不均，其内可见多发结节状钙化密度影，邻近肌肉组织局部受压。

【病理结果】

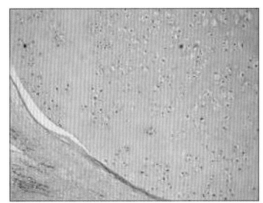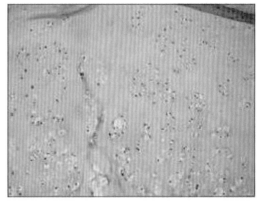

病理诊断:（左侧髋部）高分化软骨肉瘤。

【病例小结】软骨肉瘤是临床上患病率仅次于骨肉瘤的第二大恶性骨肿瘤，好发于四肢长骨干骺端与躯干骨，以股骨近远端、肱骨近端、胫骨近端、骨盆、肩胛骨等部位较为多见。

软骨肉瘤一般起源于软骨或软骨结缔组织，也可由软骨瘤、骨软骨瘤、骨纤维异常增殖症等恶变而来。文献报道发病年龄多为 40 ~ 60 岁，男女之比约为 1.8：1。根据 2013 年 WHO 骨肿瘤分类：软骨肉瘤可分为去分化型、间叶型和透明细胞型。按部位分为中央型和周围型，前者发生于骨髓腔或皮质内部，呈一大的单房或多房状透亮区，边缘不规则，其间夹杂不规则的钙化点和碎骨片；后者发生于骨膜下皮质或骨膜，发病较晚，发展缓慢，预后稍佳。按病因分为原发性和继发性，前者发病年龄一般＜30 岁，以钝性疼痛为主要症状，可由间歇性转为持续性，并影响邻近关节使之活动受限，有时局部触及肿块，但无明显压痛，周围皮肤可有充血红热现象；后者一般＞30 岁，主要表现为出现肿块、疼痛不明显、病程缓慢，周围皮肤无红热现象，邻近关节时，可引起关节肿胀、活动受限，如刺激压迫神经则可引起放射性疼痛、麻木等。

位于胸腔和骨盆的肿瘤，一般难以较早发现，直至肿瘤压迫内脏，产生相应症状后才被发现。肋软骨肉瘤可由肋软骨起源，突向胸壁外或胸腔内缓慢生长，前者可于胸壁处触及包块，较大者可有胸痛等压迫症状，后者早期常无特殊临床症状，肿块较大者可有咳嗽、胸闷等症状。溶骨性破坏、环状钙化、软组织肿块、骨质硬化及瘤骨形成为典型的软骨肉瘤影像学表现。

影像学表现： 常表现为轻度或显著膨胀性溶骨性骨质破坏伴软组织肿块影，骨皮质增厚或变薄、边缘呈扇贝状分叶，骨质破坏区或软组织肿块内出现软骨基质钙化或骨化是本病的重要影像特征，钙化多呈绒毛状、棉团状、环状、斑点状或无定形。肿块大小差异较大，非钙化部分密度可不均匀，可见坏死、囊变区的更低密度影。X线上可出现爆米花样钙化、溶骨性病变、骨内膜扇贝形、皮质增厚、皮质侵蚀或破坏、软组织受累，原先良性骨软骨瘤出现皮质破坏和软组织扩大可能是继发性软骨肉瘤的表现；与X线平片相比，CT和MRI扫描有助于显示肿瘤的范围和形态，CT检查显示骨质破坏、细微处的钙化和软组织侵犯效果更好。MRI T1多呈低或等信号，T2以高信号为主，高度恶性者信号往往不均匀，增强扫描可见明显强化。软骨肉瘤的分叶状或者花朵状强化具有强烈的特征性。

治疗： 软骨肉瘤是一种临床进展相对缓慢，转移率低的恶性骨肿瘤，尽可能彻底切除肿瘤、防止复发是临床基本治疗目的。此外，部分肿瘤还可结合化疗、放疗方法进行。低度软骨肉瘤多考虑切除病灶的手术治疗方法，高度软骨肉瘤、透明细胞软骨肉瘤考虑手术治疗结合放疗，去分化软骨肉瘤、间叶型软骨肉瘤治疗方法为手术治疗结合化疗。

【鉴别诊断】

1. **骨肉瘤** 发病年龄以15~25岁多见，病情进展快，临床症状较明显，常出现肿瘤骨，囊变少见，骨膜反应和远处转移多见，而软骨肉瘤发病年龄较大，囊变多见，病情进展缓慢，常见特征性钙化，骨膜反应和远处转移少见。

2. **内生软骨瘤** 两者影像学上较难鉴别，内生软骨瘤儿童相对多见，多无明显临床症状，肿瘤大小多较软骨肉瘤小，周围不形成软组织肿块，而95%的软骨肉瘤临床上有疼痛症状，影像上肿瘤呈膨胀性骨质破坏且多伴有软组织肿块。

3. **骨巨细胞瘤** 发病年龄多在20~40岁的青壮年，肿瘤好发于长骨骨端，以股骨远端、胫骨近端及桡骨远端多见，呈偏心性、膨胀性及多房性骨质破坏，内无钙化，无软组织肿块。发生于肋骨者肿瘤位于肋骨后端居多，瘤内无钙化或骨化致密影。

4. **骨结核** 骨质破坏边缘不会出现瘤骨，软组织肿胀较为局限，边缘模糊，易形成窦道，临床上有结核中毒表现，结合实验室检查，可与之相鉴别。

5. **后纵隔神经源性肿瘤** 多位于脊柱旁沟，呈类圆形或哑铃状，邻近椎间孔扩大，椎体骨质破坏。

6. **骨化性纤维瘤** 好发于11~30岁人群，肿瘤边缘多有完整的骨硬化带，无软组织肿块。

【参考文献】

[1] 翁磊,钱占华,宫丽华,等.肋骨软骨肉瘤的X线、CT及MRI表现[J].肿瘤防治研究,2014,41(6):631-634.

[2] 刘国清,黄信华,许乙凯.原发性软骨肉瘤的组织病理学与影像学表现的对比研究[J].临床放射学杂志,2007,26(1):80-82.

[3]OHATA K,CHEN F,DATE H.Rib chondrosarcoma with intramedullary progression completely resected by magnetic resonance imaging:useful short inversion time inversion recovery sequence[J]. Interact Cardiovasc Thorac Surg,2011,12(5):853-854.

[4]NAM S J, KIM S, LIM B J, et al. Imaging of primary chest wall tumors with radiologic- pathologic correlation[J].Radiographics,2011,31(3):749-750.

[5]周建军,丁建国,曾蒙苏,等.原发性软骨肉瘤影像学表现与病理关系[J].放射学实践,2008, 23(1):62-65.

（李 超 王亚洲）

病例129 腓骨低度恶性肌成纤维细胞瘤

【基本资料】患者，男，8岁，左膝关节肿胀疼痛，活动受限半个月。

【专科检查】左膝关节及左小腿局部皮温正常，小腿上段外侧压痛，膝关节屈伸活动功能可，双下肢皮肤针刺觉存在，末梢血运可。

【实验室检查】未见明显异常。

【影像图片】

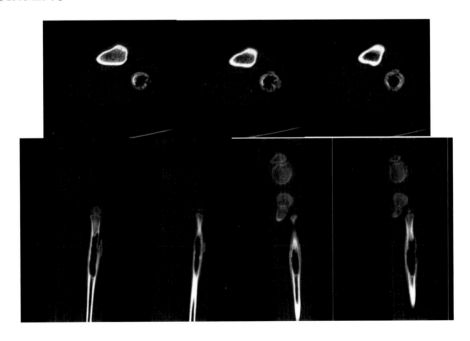

【影像特征】左腓骨上段呈膨胀性改变，并见囊状低密度，长径与骨干平行，内密度较低，局部可见骨嵴形成，骨皮质局部缺损，外侧可见条带状稍高密度影。

【病理结果】

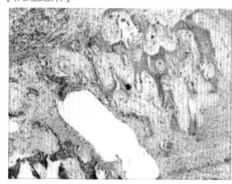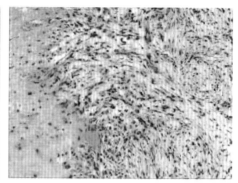

肉眼所见：①送检（左侧腓骨占位）：2.5 cm×1.5 cm×1.3 cm 灰红、灰白色碎组织一堆，切面灰红、灰白，质中；②送检（左侧腓骨占位旁骨质）：直径 1.3 cm 灰红、灰白色碎组织一堆，部分为骨组织，脱钙制片。

病理诊断：（左侧腓骨占位）梭形细胞肿瘤，倾向低度恶性肌成纤维细胞肿瘤。

免疫组化：CD34（血管＋）、Desmin（局部弱＋）、SATB-2（局灶＋）、SMA（＋）、S-100（－）、CK（－）、ALK（－）、H-Caldesmon（部分＋）、EMA（－）、MyoD1（－）、Myogenin（－）、P16（局部＋）、TLE-1（－）、P53（野生型）、Ki-67（约20%）。

【病例小结】炎性肌成纤维细胞瘤（inflammatory myofibroblastic tumor，IMT）是一种少见的间叶组织来源的肿瘤。WHO 定义为由分化的肌成纤维细胞性梭形细胞组成，常伴大量浆细胞和（或）淋巴细胞的一种间叶性肿瘤。包括浆细胞肉芽肿、组织细胞瘤、纤维黄色瘤、炎性肌纤维组织细胞增生、黏液样错构瘤、假性淋巴瘤、炎性纤维肉瘤和炎性假瘤等，尤以后者常见。IMT 早期曾用名较多，如：炎性假瘤、浆细胞肉芽肿、肌成纤维细胞瘤等，2002 年 WHO 建议统一命名为炎性肌成纤维细胞瘤。IMT 是一种真性肿瘤，并非所谓的"炎性假瘤"，IMT 是以炎症为背景、肌成纤维细胞增生为主的一种少见的交界性（偶有转移型）肿瘤，少数具有复发倾向及恶变潜能，因此 IMT 与炎性假瘤不是同一疾病。IMT 包括炎性假瘤，除炎性假瘤外，还包括浆细胞肉芽肿、组织细胞瘤、纤维黄色瘤、炎性肌纤维组织细胞增生等。IMT 起病隐匿，病因未明，可能的诱因有细菌或 EB 病毒感染、手术损伤、炎症修复、染色体畸变等。各年龄段均可发病，平均年龄为 10 岁，极少数病例可发生于 40 岁以上，报道最大年龄为 74 岁，女性略多见。发病部位较广泛，最常见于肺、肠系膜、网膜、头颈、内脏等，肺外病变仅占 5%，发生于腓骨者罕见。IMT 的临床表现主要取决于肿瘤的发病部位和大小，起病多较隐匿，临床症状多由肿块本身及其压迫周围脏器引起，肺部的发病症状主要表现为咳嗽、胸痛、咳血甚至是呼吸困难。腹部的发病症状主要是肠胃不适、呕吐、排气停止等。头颈部的发病症状主要是局部疼痛、张口受限或者是吞咽困难，全身反应可有发热、体重下降、疼痛、贫血、血小板增多、血沉加快等，临床症状与恶性肿瘤相似，但均缺乏特异性，症状和体征往往在肿瘤切除后消失。

光镜下 IMT 分为 3 种组织学分型：①黏液血管型：梭形肌成纤维细胞疏松分布在明显水肿及黏液样改变间质中，其内分布大量不成熟新生血管及较多炎性细胞；②梭形细胞致密型：梭形细胞丰富致密，可见散在少量炎性细胞浸润；③少细胞纤维型：以致密胶原纤维为主，瘤细胞及炎症细胞稀少。所有病例均弥漫强阳性表达 Vimentin，多数灶性表达 SMA 或 Desmin，SMA 表达认为是肌成纤维细胞的反应性标记，是诊断 IMT 的有力证据。大多数炎性肌成纤维细胞瘤浸润性都不强，也极少转移，但是，也有部分病例中的炎性肌成纤维细胞瘤会呈现出恶性肿瘤的生长方式与生物学特性。

影像学表现：发生于腓骨的 IMT 罕见，查阅以往文献，发生于骨的影像学表现如下：X 线平片、CT 表现为虫蚀样、斑片状溶骨性破坏，无硬化边，无骨膜反应，周围未见骨质增生。MRI 表现为长 T1、长 T2 信号肿块，内可见坏死囊变或出血。影像学特点有待更多病例积累总结及验证。

在临床上，将炎性肌成纤维细胞瘤归为低度恶性肿瘤。因此，在治疗方面，炎性肌成纤维细胞瘤的首选治疗方法和良性肿瘤类似，需要手术切除。如果肿瘤没转移，没有明显地浸润周围组织器官，手术切除完全，通过手术往往就可以治愈，复发概率也不大。但是，如果肿瘤已经表现出了一些恶性的特征，或者肿瘤长的部位不太好完全切除，那么除了手术以外，还要考虑化疗、靶向药物等其他疗法。

【鉴别诊断】

1. **尤因肉瘤**　儿童常见的骨恶性肿瘤，好发于长骨干骺端或近骨干部位，恶性程度较高，病变处的骨皮质破坏显著，以溶骨性为主，骨膜反应及软组织肿块常见。发生于长骨骨干和扁骨的尤因肉瘤常有较大的软组织肿块。

2. **溶骨性转移瘤**　此病发生年龄较大，多有原发肿瘤病史，且以躯干为主。

3. **急性骨髓炎**　X 线和 CT 的影像学表现早期并不典型，可以表现为相应软组织的肿胀、局限性的骨质疏松或者是骨皮质骨膜的小脓肿的表现。磁共振在早期，对骨髓炎可以做出相应的分辨，在压脂序列中可以表现为骨髓脂肪高信号受到抑制而使病灶相应的水肿的情况更加清晰，软组织的肿胀以及骨髓内的异常信号，会出现水肿、充血、渗出以及坏死的这些表现，均可以作为骨髓炎诊断的一个依据。

【参考文献】

[1]FLETCHER C D M, BRIDGE J A, HOGENDOORN P, et al. WHO Classification of Tumours of Soft and Bone[M]. Fourth Edition. Lyon: IARC Press, 2013.

[2]BINMADIA N O, PACKMANB H, PAPADIMITRIOU I C, et al. Oral inflammatory myofibroblastic tumor: case report and review of literature[J]. Open Dent J, 2011,5:66-70.

[3]刘志燕,李平,任基浩,等.颞骨炎性肌成纤维细胞瘤1例并文献复习[J].中华耳科学杂志,2019,17(6):993-995.

[4]路易思,孙彦.面颊部肌成纤维细胞瘤1例及文献复习[J].中国超声医学杂志,2019,35(7):666.

[5]姜星原,邵志清,柴亚婷,等.1例乳腺炎性肌成纤维细胞瘤影像学表现[J].中国临床医学影像杂志,2022,33(6):448-449.

（郭　伟　王亚洲）

病例130 右肩小细胞恶性肿瘤（尤因肉瘤）

【基本资料】患者，女，31 岁。右侧肩颈部肿物伴疼痛 10 天，加重 1 天。

【专科检查】右肩部按压痛，皮肤无红肿热痛。

【实验室检查】无明显异常。

【影像图片】

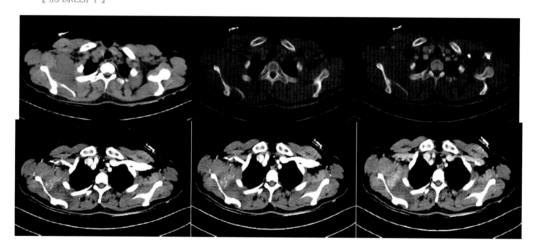

【影像特征】平扫右侧肩胛下肌可见软组织肿块影，密度略低，增强后软组织肿块多呈轻中度不均匀强化，右侧肩胛骨近关节盂处可见斑片状低密度区。

【病理结果】

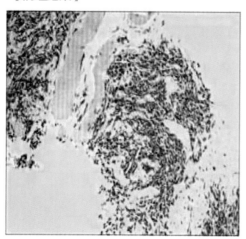
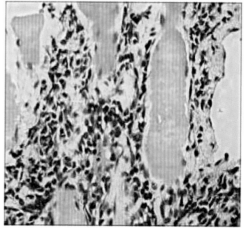

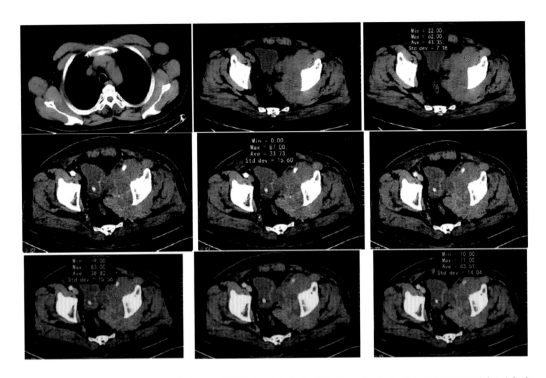

病理诊断：（肩部肿物）小细胞恶性肿瘤，结合免疫组化，首先考虑 EWS／PNET（尤因肉瘤／原始神经外胚瘤）。

免疫组化：Vimentin（＋）、CD99（弥漫强＋）、BCL-2（＋）、DI2（＋）、INT-1（＋）、STN（局灶弱＋）、CK（－）、CD56（－）。

【病例小结】发生于骨的小细胞恶性肿瘤（small cell malignant tumor, SCMT）是由淋巴瘤、骨的浆细胞瘤、小细胞骨肉瘤、尤因肉瘤、间叶性软骨肉瘤、神经母细胞性肿瘤、转移性骨小细胞癌等不同组织来源、生物学行为和临床特征各异的一系列肿瘤组成，以小圆细胞为形态特征，曾被命名为骨小细胞肿瘤或骨蓝染小圆细胞肿瘤。由于骨 SCMT 中各种肿瘤的临床症状及影像表现难以区分，在病理学上亦不易鉴别。骨尤因肉瘤是小圆形细胞的低分化的恶性肿瘤。它占所有原发性骨肿瘤的 4%～8%，是儿童和青少年第二常见的恶性原发性骨肿瘤，发病率仅次于骨肉瘤，发病高峰年龄为 11～25 岁，90% 为单发，10% 为多发，男性多见。骨尤因肉瘤患者临床表现缺乏特征性，疼痛和肿胀是最常见的早期症状，部分患者可触及肿物，其次是神经根及脊髓等神经功能损伤或出现活动障碍、压迫症状，部分患者伴低热，血清高密度脂蛋白胆固醇和红细胞沉降率明显升高，有时伴有白细胞计数增多和贫血。术前诊断及鉴别主要依靠影像学检查，穿刺活检可以确诊。

影像学表现：影像学能够详细地显示肿瘤解剖部位、周围软组织浸润、椎管侵占程度及远处的转移。骨尤因肉瘤主要分布于非脊柱结构，好发于长骨骨干，也可见于扁骨、骨盆、肋骨，累及脊柱的罕见。骨尤因肉瘤骨质破坏多以溶骨型骨质破坏与混合型骨质破坏为主，硬化型骨质破坏少见。骨质破坏以虫蚀样或筛孔样骨质破坏多见。约 85% 患者可见骨膜反应。骨尤因肉瘤囊变少见，少数病灶周围软组织明显水肿。X线无明显特征性，发生于长骨骨干和干骺端者均可分为中心型和周围型。骨干中心型最多见，病灶位于骨干中段髓腔内，呈弥漫性骨质疏松及斑点状、"虫蚀样"破坏，边界不清。骨膜反应常呈"葱皮样"或"放射状"，可形成 Codman 三角，早期即可见软组织肿块。CT 可见骨质破坏区内常包含有斑片状骨质增生硬化，病变早期可见广泛的骨旁肿块影，增强扫描肿块内可有不同程度的强化。MRI 显示髓腔浸润及骨破坏早于平片和 CT，能较好地判断肿瘤的范围及侵犯软组织的情况，一般呈不均匀长 T1、长 T2 信号，皮质信号不规则中断，骨膜反应呈等 T1、中短 T2 信号，病变周围软组织肿块呈长 T1、长 T2 信号。

治疗：骨尤因肉瘤可以进行手术、化疗和放疗等治疗方法，临床上在对本病治疗时需要将这 3 种治疗方法结合起来。骨尤因肉瘤对放疗极为敏感，放疗是治疗的主要措施。骨尤因肉瘤属于恶性肿瘤，肿瘤的恶性程度比较高，病情进展比较快，患者的生存时间相对较短。所以，对于骨尤因肉瘤早期发现后要及早进行手术治疗，手术是治疗骨尤因肉瘤的基础治疗，可以切除发生肿瘤的组织，手术切除后无法将肿瘤组织完全切除，需要通过药物化疗或者是放射治疗进行辅助治疗，将残余的肿瘤细胞消灭。

【鉴别诊断】

1. **其他原始神经外胚层肿瘤（PNET）** 是一类起源于神经外胚层，由原始未分化的小圆细胞组成的恶性肿瘤。根据发病部位的不同，它又分为中央型和外周型两类。外周型 PNET 是指发生于颅外骨骼系统及软组织的一组具有相似细胞形态和细胞基因学特征的肿瘤。外周型 PNET 在儿童和青少年中发病率较高，本病高度恶性，早期即发生转移，预后差。发生于骨的 PNET 表现为溶骨性骨质破坏及软组织肿块，骨质破坏显著，软组织肿块往往较大，并与周围组织分界不清，其内常见囊变、坏死，增强为不均匀强化。PNET 发生钙化少见。

2. **骨转移瘤** 通常侵袭性较强，骨皮质破坏更为彻底，一般无骨嵴残留或硬化边，常有原发肿瘤病史。

3. **骨髓炎** 急性骨髓炎全身症状较重，表现为软组织弥漫性肿胀，慢性骨髓炎骨质硬化明显。骨膜反应较尤因肉瘤的侵袭性小。

4. **多发性骨髓瘤** 40 岁以上多见，绝大多数为多发，广泛骨质疏松及多发骨质破坏，典型者呈穿凿状改变，约 50% 可见 Bence-Jones 蛋白尿，骨髓涂片可见骨髓瘤细胞。孤立浆细胞瘤：单发膨胀性溶骨性骨质破坏，伴密度均匀的软组织填充，增强后均匀强化，通常无坏死、囊变及骨膜反应。

【参考文献】

[1]范娇娇.原发性骨淋巴瘤的临床、病理及影像研究进展[J].国际医学放射学杂志,2016,39(2):171-174

[2]刘斯润,蔡香然,邱麟.新版(2020)WHO骨肿瘤分类解读[J].磁共振成像,2020,11(12):1086-1091.

[3]乐剑平,苏刚,徐雷鸣,等.脊柱骨尤文肉瘤:影像学特征与预后关系[J].临床放射学杂志,2016,35(8):1238-1243.

[4]LE LOARER F, PISSALOUX D, COINDRE J M, et al. Update on families of round cell sarcomas other than classical ewing sarcomas [J]. Surg Pathol Clin, 2017,10(3):587-620.

（刘　杰　王亚洲）

病例131 原发性肌肉高级别 B细胞淋巴瘤

【基本资料】男，67岁，左下肢肿胀伴疼痛4月余，加重2个月，14月前（2020年3月）在当地医院因"左侧腹股沟淋巴结肿大"行"左侧腹股沟淋巴结清扫术"。

【专科检查】左下肢皮肤颜色暗红，足踝部显著，肢体肿胀呈指凹性水肿，压痛（+），平卧或抬高肢体，肿胀不能明显缓解，未见浅表静脉扩张。双下肢皮肤粗糙，弹性差，硬如皮革，测量髌骨上沿15 cm大腿周径：左侧56.5 cm，右侧40 cm；髌骨下沿15 cm处小腿周径：左侧45 cm，右侧34 cm；足踝周径左侧26 cm，右侧27 cm。

【实验室检查】血沉：77 mm/h↑，特异性生长因子：76.8 U/mL↑，铁蛋白：740.5 ng/mL↑，C反应蛋白：105.7 mg/L↑。

【影像图片】

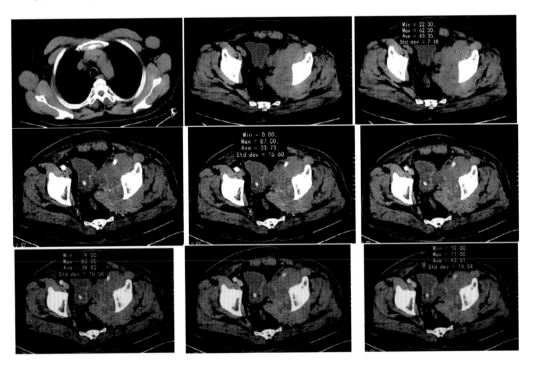

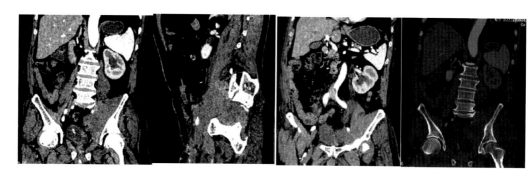

【影像表现】左侧髂骨周围见不规则形软组织肿块影，密度不均，增强扫描局部呈轻度不均匀延迟强化，肿块局部向盆腔内突出，邻近膀胱及肠管局部呈受压改变，相邻输尿管及软组织分界不清，左侧髂血管局部被包绕，管腔未见明显变窄，左侧髂静脉可见充盈缺损，栓子形成，邻近髂骨骨质未见明显异常改变；左侧腹股沟多发肿大淋巴结，增强环形强化。所示右侧上腹壁、左侧下腹壁、左侧大腿根部局部软组织水肿。另左侧腋下可见 1 枚肿大淋巴结影。

【病理诊断】

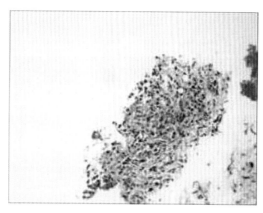 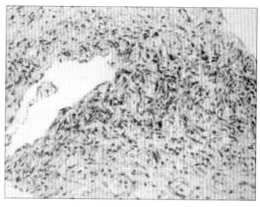

肉眼所见：（送检）直径 0.2 ~ 1.2 cm 组织 4 条，全埋制片。

病理诊断：（左髋部软组织）恶性肿瘤，结合免疫组化病变符合淋巴瘤，倾向高级别 B 细胞淋巴瘤。

免疫组化：CD3（散在 +）、CD20（+）、MUM-1（+）、LCA（+）、Vimentin（+）、CD163（组织细胞 +）、CD34（血管 +）、CDX2（-）、CK（-）、CK20（-）、CK7（-）、GATA-3（-）、Hepatocyte（-）、WT-1（-）、Ki-67（80%+）。

【病例小结】淋巴瘤是起源于淋巴造血系统的恶性肿瘤，主要表现为无痛性淋巴结肿大，肝脾肿大，全身各组织器官均可受累，伴发热、盗汗、消瘦、发痒等全身症状。根据瘤细胞分为非霍奇金淋巴瘤（NHL）和霍奇金淋巴瘤（HL）两类。病理学特征表现在霍奇金淋巴瘤为瘤组织内含有淋巴细胞、嗜酸性细胞、浆细胞和特异性的里 - 斯（Reed-Steinberg）细胞，HL 按照病理类型分为结节性富含淋巴细胞型和经典型，后者包括以淋巴细胞为主型、结节硬化型、混合细胞型和淋巴细胞消减型。NHL 发病率远高于 HL，是具有很强异质性的一组独立疾病的总和，病理上主要是分化程度不同的淋巴细胞、组织细胞或网状细胞，根据 NHL 的自然病程，可以归为三大临床类型，即高度侵袭性、侵袭性和惰性淋巴瘤。根据不同的淋巴细胞起源，可以分为 B 细胞、T 细胞和 NK 细胞淋巴瘤。

恶性淋巴瘤是具有相当异质性的一大类肿瘤，虽然好发于淋巴结，但是由于淋巴系统的分布特点，使得淋巴瘤属于全身性疾病，几乎可以侵犯到全身任何组织和器官。因此，恶性淋巴瘤的临床表现既具有一定的共同特点，同时按照不同的病理类型、受侵部位和范围又存在着很大的差异。一般局部表现为浅表及深部淋巴结肿大，多为无痛性、表面光滑、活动，扪之质韧、饱满、均匀，早期活动，孤立或散在于颈部、腋下、腹股沟等处，晚期则互相融合，与皮肤粘连，不活动，或形成溃疡；脾脏是 HL 最常见的膈下受侵部位，胃肠道则是 NHL 最常见的结外病变部位；肠系膜、腹膜后及髂窝淋巴结等亦是淋巴瘤常见侵犯部位；恶性淋巴瘤可原发或继发皮肤侵犯，多见于 NHL；此外，恶性淋巴瘤还可以原发或继发于脑、硬脊膜外、睾丸、卵巢、阴道、宫颈、乳腺、甲状腺、肾上腺、眼眶球后组织、喉、骨骼及肌肉软组织等，临床表现复杂多样，应注意鉴别。

影像学表现： 肌肉淋巴瘤的影像表现多为肌肉弥漫性增大，常多处肌肉同时受累，但受累肌肉大多保持大体轮廓，肌间筋膜脂肪间隙存在是原发性骨骼肌淋巴瘤的特征性表现。CT 平扫密度与正常肌肉相似，病灶密度较均匀，增强扫描病变的强化程度可等于、轻度高于或明显高于正常肌肉。MRI 软组织分辨率较高，诊断本病较具优势；在平扫 T1WI 病变呈肌肉等信号，边界显示不清，T2WI 肿瘤呈明显高信号，病变范围显示较清；增强扫描肿瘤的强化信号均明显高于未受累肌肉，而且 MR 多平面成像可显示受累肌肉的梭形全貌和肌间留存的筋膜脂肪信号；另外原发肌肉淋巴瘤的影像诊断还需满足下列指标：①大的软组织肿块，其邻近的骨髓正常或骨髓病变范围比软组织肿块小。②既往无淋巴瘤病史。

【鉴别诊断】

1. **软组织肉瘤** 包括横纹肌肉瘤、平滑肌肉瘤、纤维肉瘤、脂肪肉瘤、滑膜肉瘤等。上述肿瘤表现为不规则肿块，受累肌肉的形态、轮廓发生改变；肿块内的密度及信号不均匀，病灶内易出现坏死、液化，病灶周围软组织水肿较淋巴瘤明显；增强后肿块大多呈不均匀强化，实性部分大多强化明显。

2. **神经纤维瘤病** 发病年龄较轻，多见于青壮年；病灶大部分发生于肌间隙，少部分可发生于肌肉内，病灶形态不规则；发生于肌间隙病灶时，与肌肉分界清，邻近肌肉受压变形但信号大多正常；病灶发生于肌肉内时，受累肌肉多失去正常形态，多肌肉受累时，肌间隙模糊欠清；病灶内信号不均匀。

3. **炎症** 起病急，临床症状明显，表现为局部红、肿、热、痛，部分患者全身症状明显；

CT 或 MRI 表现为受累肌肉明显肿胀，肌间隙模糊，筋膜及皮下水肿较明显；抗感染治疗有效。

【参考文献】

[1]刘瑛,吴宁,石木兰.肌肉淋巴瘤的CT表现[J].临床放射学杂志,2002,21(11):876-879.

[2]明小春,龙世亮,温凤玲,等.肌肉软组织淋巴瘤的影像诊断[J].中国CT和MRI杂志,2018,16(9):131-133.

[3]周建军,王建华,曾蒙芬,等.肌肉原发非霍奇金淋巴瘤的MRI表现[J].中华放射学杂志,2009,43（10）:1067-1071.

（魏海云　张保朋）

病例132　小腿纤维瘤病

【基本资料】患者，男，12岁，发现左小腿后外侧肿块2年。

【专科检查】双下肢发育无畸形，左小腿后外侧有一大小约为 12 cm×10 cm 肿块，局部无压痛，皮温正常，无破溃，左足部皮肤感觉减退，左下肢肌力Ⅳ＋级，双下肢肌力正常，生理反射存在，病理反射未引出。

【实验室检查】未见明显异常。

【影像图片】

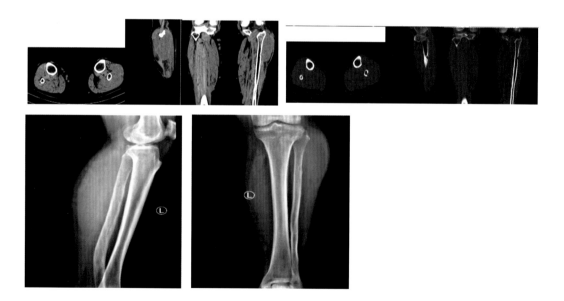

【影像特征】左侧小腿中上段周围软组织内可见肿块影，其内密度不均，可见不均匀低密度影，与周围软组织分界不清，左侧胫腓骨上段局部骨质缺损，周围可见轻度骨膜反应。

【病理结果】

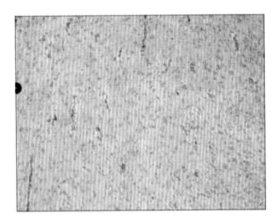 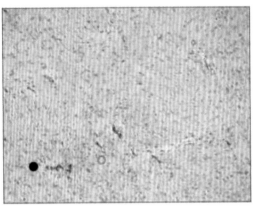

肉眼所见：（送检）5cm×5cm×2cm灰白色碎组织一堆，切面灰白，质韧。

病理诊断：（左小腿）纤维瘤病。

免疫组化：Vimentin（＋）、β-catenin（核＋）、S-100（－）、Desmin（-）、CD34（－）、CD117（－）、Ki-67（约2%＋）。

【病例小结】纤维瘤病是由纤维组织构成的一组良性疾病，多发生于患者的皮肤、皮下组织、筋膜等处，其生物学特性介于一般良性纤维瘤与纤维肉瘤之间，倾向于浸润性生长。临床上起病隐匿，多见于中年以上患者。本病的主要症状为肿块，日久后逐渐出现疼痛，患者的症状与病灶大小有密切关系，即病灶越大，症状越明显。

纤维瘤病在任何年龄段均可患病，包括婴儿和老年人。该病可发生于全身各处，根据发病部位不同，可以分为腹外纤维瘤病、腹壁纤维瘤病、腹腔和肠系膜纤维瘤病，所以表现症状也不一样，但大多都伴有微痛感。根据发病年龄和部位的不同主要包括幼年性纤维瘤病、颈纤维瘤病、婴幼儿纤维瘤病、婴幼儿肌纤维瘤病、脂肪纤维瘤病等。发病年龄多在30～50岁，儿童和青少年也不少见。肿瘤可发生在身体任何部位的大肌肉，以腹壁的腹直肌及其邻近肌肉的腱膜最为常见，好发于妊娠期和妊娠后期。腹壁外者则多见于男性，好发于肩胛部、股部和臀部。

肿瘤位于深部组织，无明显自觉症状或稍有不适感。生长缓慢。形状不规则或呈椭圆形，其长径与受累肌纤维方向一致。肿瘤的大小与病程长短有关，直径从数厘米到十几厘米。肿瘤周界不清，表面光滑，无压痛，质坚韧如橡皮。与侵犯肌肉的纵向较固定，而横向稍能移动，与皮肤无粘连。巨大肿瘤可影响活动和压迫神经。

影像学表现：软组织内纤维瘤病主要是位于软组织内的病损，影像学表现差异很大，部分病例界线清楚，部分病例呈浸润性生长，但病灶中心或周围常伴有钙化。长骨内的病灶，影像学上表现为干骺端多发骨质破坏、缺损改变，常有硬化性边缘和中心性钙化。CT扫描显示，病变与周围正常组织分界常欠清晰，增强CT显示病变可有不均匀强化。MRI检查，纤维瘤一般在T1加权像呈低等信号，但在饱含脂肪区域可见高信号区，T2加权像，病变信号多欠均匀，表现为高和中等信号混合，增强扫描瘤内可见不同程度强化表现。

本病在临床采用药物及手术治疗处理该疾病，通常进行治疗的患者预后较好。治疗主要是外科手术广泛切除。放射治疗和应用激素在个别病例可抑制肿瘤生长，但一般认为不能作为主要的治疗手段，可作为无法手术者的姑息治疗。

【鉴别诊断】

1. **婴幼儿皮肤血管瘤** 皮肤血管瘤起源于皮肤血管，以血管内皮细胞增生为主要特征，多见于头颈部皮肤。常在出生时或出生后不久发现，婴幼儿期增长迅速，随着年龄增长，出现增长停止，具有自限性。血管瘤的症状主要表现为皮肤颜色改变，多发生在颜面部和口腔黏膜部，随着年龄增长，会出现丘疹、结节甚至斑块。

2. **婴儿型纤维肉瘤** 婴儿型纤维肉瘤也称先天性纤维肉瘤，通常发生在 1 岁和 1 岁以下的儿童中，其发病特点是生长较迅速。其是成纤维母细胞、肌成纤维细胞来源的梭形细胞肿瘤，属于较少发生转移的低度恶性肿瘤，其在组织学形态上和成年纤维肉瘤相似，但预后较成人好，最常发生的部位为四肢软组织、躯干、头颈部。

3. **结节性筋膜炎** 结节性筋膜炎是一种生长迅速、具有自限性的浅筋膜结节型成纤维细胞增生病变，具有反应性、自限性，呈坚实单发性结节，有时有触痛，位于深肌膜并常伸展到皮下组织，其是一种非肿瘤性病变，以手术切除治疗。

4. **具有血管外皮瘤样结构的肿瘤** 包括骨外尤因肉瘤 PNET、间叶性软骨肉瘤和滑膜肉瘤等，当肌纤维瘤病以呈血管外皮瘤样排列的原始间叶细胞成分为主时，应与上述肿瘤进行鉴别。

【参考文献】

[1] 田小丽,黄文先,袁静萍.乳腺纤维瘤病样化生性癌3例临床病理分析[J].临床与实验病理学杂志, 2022,38(1):107-109.

[2] 梁德峰,王杉杉,伊丹,等.胰腺侵袭性纤维瘤病1例[J].中华普通外科杂志,2022,37(5):384.

[3] 张贤华,杨明.儿童头皮侵袭性纤维瘤病的临床分析[J].中华神经外科杂志,2022,38(6):561-565.

[4] 段世军,朱小飞,雷学斌.胸壁韧带样纤维瘤病的HRCT和MRI诊断价值[J].放射学实践,2021, 36(12):1509-1513.

[5] 宁静,李灿,关志伟,等.Ⅰ型神经纤维瘤病合并腹膜后恶性周围神经鞘瘤~(18)F-FDG PET/CT显像一例[J].中华核医学与分子影像杂志,2021,41(11):682.

（杜海豪　温泽迎）

病例133　左腹股沟侵袭性纤维瘤病

【基本资料】患者，女，25岁，发现左腹股沟肿物1周。

【专科检查】腹部平坦，未见腹壁静脉曲张，腹部柔软，腹部无压痛及反跳痛，左侧腹股沟区触及1个大小约10 cm×4 cm的包块，质硬，不可推动，压之无明显痛感，肝脾肋下未触及，墨菲征阴性，肝浊音界正常，双肾区无明显叩击痛，移动性浊音阴性，肠鸣音未见异常，4～5次/分。

【实验室检查】未见明显异常

【影像图片】。

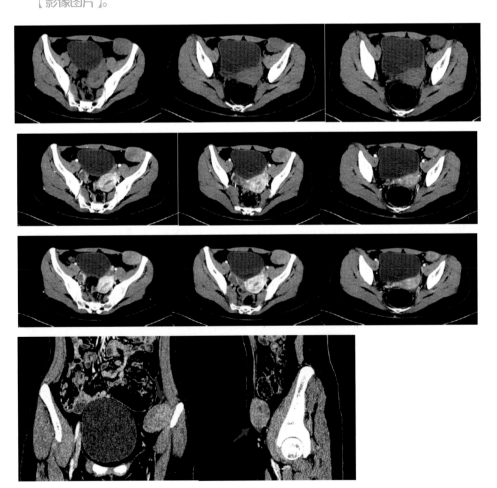

【影像特征】左侧腹内斜肌可见团块状软组织密度影，大小约 4.2 cm×4.8 cm，CT 值 36HU，增强后呈渐进性延迟强化，强化程度欠均匀，边缘清楚，周围脂肪间隙清晰，邻近左侧髂骨翼未见明显骨质异常。

【病理结果】

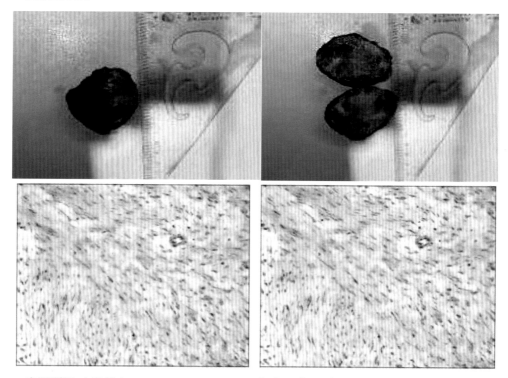

肉眼所见：（送检）5.5 cm×5 cm×4 cm 灰白、灰红色椭圆形组织 1 块，包膜完整，切面灰白、灰红，质中。

病理诊断：（腹股沟肿物）结合形态及免疫组化结果病变符合纤维瘤病。

免疫组化：Vimentin（＋）、S-100（灶＋）、CD99（局灶＋）、CK（－）、Actin（－）、Desmin（－）、CD34（－）、BCL-2（－）、EMA（－）、Ki-67（2%）。

【病例小结】侵袭性纤维瘤病（aggressive fibromatosis，AF）又称韧带样纤维瘤病，是一种发生于筋膜、肌腱膜或深部的成纤维细胞、肌成纤维细胞过度增生性纤维性肿瘤，容易复发，几乎不发生转移，又称低度恶性肿瘤。AF 可发生于任何年龄，高发年龄为 30～40 岁，男女发病比例为 1∶5～1∶2。AF 可发生于全身各个部位，根据肿瘤发生部位可分为腹壁型、腹壁外型及腹内型，其中腹外型最多见（50%～60%），其次为腹壁型（25%），腹内型最少（15%），腹外型发病部位比较广泛，全身各部位（四肢、胸壁、臀部、颈部等）骨骼肌及骨骼均可发生；腹壁型侵袭性纤维瘤病多发生于腹壁的腹直肌、腹内斜肌及腹外斜肌；腹内型侵袭性纤维瘤病则主要发生于腹腔、腹膜后及肠系膜。发病机制与原因：AF 主要分为两类：散发型和遗传型。散发型较多见，发病与 β-catenin 基因突变相关。而遗传型侵袭性纤维瘤则在家族性腺瘤样息肉病

（familial adenomatous polyposis,FAP）和 Gardner 综合征患者中多见，肿瘤主要位于腹内，多伴有腺瘤性结肠息肉病（adenomatous polyposis coli,APC）基因突变。

临床大多数侵袭性纤维瘤表现为无痛性的肿块，部分较大病变累及周围血管、神经后可引起疼痛或相应功能障碍。对于腹内病变，需关注患者是否合并有 FAP 和 Gardner 综合征，必要时可行结肠镜予以排除。实验室检查多无特殊。免疫组化：肿瘤细胞核表达 β-catenin，瘤细胞恒定表达 Vimentin、SMA，不同程度表达 Cox2、PDGFRb、雄激素受体和 β - 雌激素受体。

影像学表现：腹壁型侵袭性纤维瘤病在 CT 上呈类圆形或梭形，常沿肌肉呈长轴走行且向周围组织浸润性生长，其密度多与肌肉密度一致，增强扫描肿瘤多呈轻至中度均匀强化。腹外型侵袭性纤维瘤病主要表现为不规则或分叶状等或略低密度肿块，跨解剖间室生长，易与神经血管束或骨质粘连、包绕及侵犯骨质，因与肌肉密度相近，故边界多不清，肿瘤呈均匀或不均匀中等强化，位于胸壁者可向胸腔内侵犯胸膜及相邻的骨质，巨大者可向内侵犯心包、腹腔，肿瘤邻近骨质受侵犯时其影像表现不一，可仅表现为骨膜反应及边缘侵蚀改变，亦可表现为明显的溶骨性骨质破坏，增强扫描肿瘤呈轻或中度强化；腹内型侵袭性纤维瘤病 CT 表现主要与其浸润性生长方式、肿瘤程度及血液供应情况密切相关，肿瘤密度以等或低密度为主，当肿瘤以黏液基质为主时主要表现为低密度，而以胶原基质为主时则为等密度，肿瘤内较少出现出血、钙化及坏死，肿瘤与周围组织的关系亦表现多样，可表现为具有明确界线、浸润性及混合性 3 种，主要与肿瘤的浸润生长有关，增强扫描肿瘤呈轻至中度均匀或不均匀强化，可侵及肠腔浆膜层、肌层，包绕肠系膜血管。

侵袭性纤维瘤病治疗以手术切除和长期随访为主，预后较好。

【鉴别诊断】

1.腹壁型侵袭性纤维瘤病鉴别诊断

（1）腹部血肿：近期多有外伤史，常见于腹直肌鞘。早期 CT 表现为高密度梭形肿物，边界不清；1 周后由于血红蛋白的降解 CT 表现为血肿周边晕状低密度，增强扫描可见环形、显著强化。

（2）腹壁结核：常有肺结核史，肿块触摸柔软有波动感。CT 平扫表现为密度不均匀的低密度梭形肿块，其内常见钙化和坏死，增强后病灶多呈明显的环形强化。

（3）腹壁子宫内膜异位症：有较为特征性的临床表现，即周期性疼痛和肿块大小与月经周期密切相关，肿块常位于皮下脂肪层，亦可在腹肌内。CT 平扫病灶与肌肉等密度，增强后为明显不均匀强化，常见囊变。

2.腹外型侵袭性纤维瘤病鉴别诊断 腹外型侵袭性纤维瘤病全身各部位骨骼肌及骨骼均可发病。软组织侵袭性纤维瘤病需与软组织肉瘤相鉴别，包括纤维肉瘤、恶性纤维组织细胞瘤、脂肪肉瘤。软组织肉瘤虽然为恶性肿瘤，但对周围组织多为推压改变，周边较少存在水肿区，且随瘤体增大多出现囊变坏死而使肿瘤密度不均，而侵袭性纤维瘤病对周围组织具有侵蚀性，瘤体体积可较大，但较少出现囊变坏死，密度多较均匀，且瘤体周边水肿区较常见。

3.腹内型鉴别诊断　腹内型侵袭性纤维瘤病主要与胃肠道间质瘤、软组织肉瘤、淋巴瘤等相鉴别。胃肠道间质瘤好发于中老年人群，体积较大者多有囊变、坏死及钙化，多与肠腔相通，增强扫描肿瘤明显强化；腹内型侵袭性纤维瘤病与软组织肉瘤的鉴别要点与腹外型相似；淋巴瘤形态多不规则，呈多结节融合状或分叶状，可包绕肠系膜血管，腹膜肿大淋巴结易见。

【参考文献】

[1]于国洋,陈涛,赵一,等.韧带样型纤维瘤病超声临床研究[J].中国超声医学杂志,2020,36(8):734-737.

[2]王琦美慧,刘美含,谭文佳,等.腹壁纤维瘤病的超声诊断价值[J].中华医学杂志,2016,96(31):2507-2508.

[3]洪睿霞,赵怀,罗丽,等.侵袭性纤维瘤病的超声表现及误诊分析[J].中国介入影像与治疗学,2017,14(6):374-377.

[4]KREUZBERG B,KOUDELOVA J, FERDA J, et al. Diagnostic problems of abdominal desmoid tumors in various locations[J]. Eur J Radiol, 2007, 62(2):180-185.

[5]ESOBAR C, MUNKER R, THOMAS J O, et al. Update on desmoid tumors[J].Ann Oncol,2012,23(3):562-569.

（郭　伟　张保朋）

病例134　浆细胞骨髓瘤

【基本资料】男，85岁，主诉：右肩关节疼痛1月余。

【专科检查】右肩关节压痛，叩击痛，伸展明显受限。

【实验室检查】成熟红细胞呈"缗钱"状排列。有少数幼粒 - 幼红细胞。血沉加快。全血细胞减少。骨髓瘤细胞外周血可见，3.0×10⁹/L。骨髓瘤细胞占有核细胞总数20%。浆细胞在骨髓内呈弥漫性分布，成熟浆细胞大，直径为30～50μm，外形不规则，有伪足。胞核为长圆形，偏心，核染色质疏松，排列紊乱，部分有1～2个大而清楚的核仁。

【影像图片】

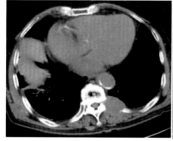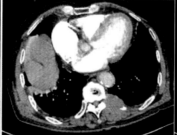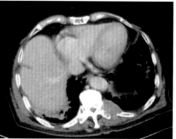

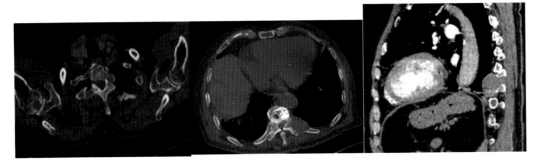

【影像特征】平扫左侧脊柱旁软组织肿块影，密度均匀，边界清晰，邻近肋骨及胸椎左侧横突局部骨质破坏。增强后动脉期及静脉期病变呈轻度较均匀持续强化。静脉期矢状位图像显示病变沿肋间隙向后方突出，与邻近后胸部肌肉分界不清。同一患者右侧肱骨头类圆形骨质破坏。

【病理结果】

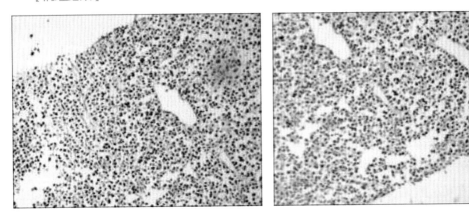

肉眼所见：（送检）长 0.2 cm 及 0.6 cm，直径 0.1 cm，灰白、灰黄色组织 2 条，全埋制片。

病理诊断：（胸膜）结合形态及免疫组化结果病变符合浆细胞骨髓瘤。（TCI）镜下未见恶性肿瘤细胞。

免疫组化：CD79a（＋）、CD56（＋）、CyclinD1（＋）、CD3（－）、BCL-2（部分＋）、MUM-1（＋）、Kappa（局部＋）、Lambda（＋）、CD10（局部＋）、CD20（－）、CD5（－）、CD21（－）、CD38（－）、Ki-67（70%＋）。

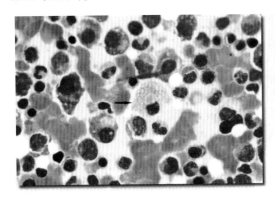
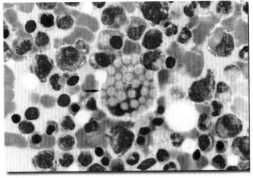

骨髓涂片：骨髓瘤细胞增生旺盛，可见胞浆充满空泡的桑葚细胞或葡萄状细胞。成熟红细胞呈缗钱样排列。

【病例小结】浆细胞瘤属于血液系统恶性肿瘤，是源于骨髓的浆细胞克隆性异常增殖所致，分为单发性和多发性，多发性骨髓瘤临床较为常见。单发性浆细胞瘤又称孤立性浆细胞瘤，临床少见，浆细胞瘤的诊断标准：①病理证实为单发于骨的克隆性浆细胞增殖；②骨髓组织学检查，浆细胞比例＜5%；③影像学检查发现病灶区邻近骨受侵，无多发病灶，无远处骨受累；④无高钙血症、浆细胞瘤导致的肾功能不全、贫血或骨质损害等终末器官受损；⑤免疫球蛋白水平大致正常，无或仅表现为低水平的血清及尿单克隆蛋白。因此浆细胞瘤诊断应结合临床表现、影像资料及病理检查。临床特点：浆细胞瘤好发于 40 ~ 60 岁中年人，一般发病年龄比多发性骨髓瘤年轻 10 岁左右，男性多见，男、女发病比例为（2 ~ 3）：1，早期临床可无症状，当椎体发生病理性骨折或脊柱稳定性受到破坏压迫脊髓或神经根时，可出现脊髓受压或神经根压迫症状和体征，表现为局部疼痛。

影像学表现特点：①溶骨性破坏，表现单发椎体骨质破坏或椎体及附件骨同时受侵犯，病灶边界较清晰，部分病灶内可见残存的骨嵴，CT 表现为弯曲线样高密度影，在 MRI 上表现为低信号，形似脑回样表面的压迹；②骨质硬化少见；③椎体形态改变，破坏的椎体呈膨胀性改变，局部骨皮质可不连续，分析原因主要是由于肿瘤组织取代正常椎体骨，并侵犯骨皮质，但椎体轮廓尚存在、规则，表现"破而不烂"的特点，部分破坏的椎体塌陷造成椎体病理性压缩骨折；④脊柱周围软组织肿块，病灶破坏椎体后方侵及椎管沿脊膜生长并四周压迫脊髓，形成"袖套征"。⑤ MRI 信号特点，表现多样无特征性，T1WI 多表现为低信号或等信号，T2WI 信号较混杂，多为高或等信号混杂；⑥增强扫描，强化明显，脊膜强化形似脊膜尾征。

目前对于浆细胞骨髓瘤最有效的治疗方法主要以化疗为主，化疗的药物有长春新碱、环磷酰胺、地塞米松等化疗药物，也可以进行造血干细胞移植，但大部分患者无法适应。近年来，来那度胺、沙利度胺等生物调节剂也可用于浆细胞骨髓瘤的治疗，其效果良好，同时还能有效促进骨髓瘤细胞的凋亡，但无法做到完全清除。

综上所述，浆细胞骨髓瘤临床症状复杂多样，最终诊断主要依靠组织形态学、影像学以及临床特征 3 方面的情况。当患者出现贫血、骨痛、乏力等症状时，应注意排查浆细胞骨髓瘤，而骨髓穿刺活检并结合免疫组织化学检查是诊断浆细胞骨髓瘤必不可少的手段。

【鉴别诊断】

1. **脊柱血管瘤**　瘤体内增厚的骨小梁与应力方向一致，呈"栅栏样"上下纵行方向排列，MRT1WI 常呈高信号，很少形成椎旁软组织肿块，而浆细胞瘤内增厚的骨小梁是不规则线状的，在 MRT2WI 上呈低信号，椎体周围常见软组织肿块，有助于鉴别。

2. **脊椎结核**　常累及多个相邻的椎体及椎间盘，表现椎体及相邻椎间盘破坏，并形成椎旁冷脓肿。

3. **转移瘤** 好发于老年人，常有原发肿瘤病史，椎体骨质破坏易累及椎体后缘及椎弓根，瘤内无残存骨小梁，少见肿瘤组织包绕椎管生长的特点。

4. **椎体原发淋巴瘤** 椎体骨质破坏、密度减低呈"云雾样"改变，其内少见骨嵴，淋巴瘤侵袭性强，椎旁或椎管内形成较大范围的软组织肿块，沿硬膜跨脊柱节段生长，软组织肿块上下径较大，与骨破坏不成比例。

【参考文献】

[1]齐曼,陈红,梁小龙,等.伴有浆膜腔累及的浆细胞骨髓瘤6例临床病理分析[J].诊断病理学杂志,2021,28(6):443-446.

[2]石新兰,李玉广,贾静,等.浆细胞骨髓瘤的临床病理特征分析[J].检验医学与临床,2019,16(16):2296-2299.

[3]方志坚,王明迪,黄燕华,等.浆细胞骨髓瘤相关骨骼病变的综合治疗方案分析[J].癌症进展,2018,16(12):1543-1545.

[4]姚剑明.多发性骨髓瘤的X线、CT及MRI临床表现研究[J].影像研究与医学应用,2018,2(19):38-39.

[5]莫伟明,苏萍,刘军,等.骨髓组织印片在浆细胞骨髓瘤诊断及化疗后形态学缓解度监测中的价值[J].中国医师杂志,2017,19(9):1361-1365.

（李　超　杨富阁　王道清）